Michio Kushi mit Alex Jack

Das große Buch der Makrobiotik

Ein universaler Weg
zu Gesundheit, Glück und Frieden

Aus dem Amerikanischen
von Christopher Baker

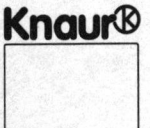

Inhalt

3. Nahrung und die Konstitution des Menschen

4. Ernährungsprinzipien für die Menschheit

5. Die Lebensweise für die Menschheit

6. Ursachen und Heilung von Krankheiten

7. Eine friedliche Welt

8. Die Verwirklichung unseres endlosen Traumes

Anhang

Widmung

Dieses Buch ist dem Traum der vergangenen, gegenwärtigen und zukünftigen Menschheit gewidmet, jenem ewigen Traum von Gesundheit, Glück und Frieden.

Dieses Buch ist auch all denjenigen bekannten oder unbekannten Menschen gewidmet, die in Vergangenheit oder Gegenwart, im Osten und Westen, im Norden und Süden mit ihrem Leben und Wirken die Familie der Menschheit inspiriert haben.

Dieses Buch ist ebenfalls unseren Vorfahren und allen ungeborenen Generationen gewidmet wie auch allen Kindern und Eltern unserer Tage.

Dieses Buch möchte ich im Geiste der Liebe und der Dankbarkeit George und Lima Ohsawa widmen, ferner meinen Eltern, Keizo und Teru Kushi; meiner Frau Aveline; meinen Kindern Lilian, Norio, Haruo, Yoshio und Hisao und ihren Familien; den Eltern von Alex Jack, Esther und Homer, sowie seiner Lebensgefährtin Gale und ihrem Sohn Jon; seiner Schwester Lucy und ihrer Familie sowie allen unseren Freunden und Mitarbeitern auf der ganzen Welt, die unseren Traum einer friedlichen Welt teilen.

Tägliche Gedanken für eine friedliche Welt

Wenn wir unsere Nahrung zu uns nehmen, sollten wir daran denken, daß jene Nahrung, die durch die Ordnung des ewigen Universums aus der Natur hervorgegangen ist, auch jeden von uns mithervorgebracht hat, und wir sollten für all das, was uns gegeben wird, dankbar sein.

Wenn wir andere Menschen treffen, wollen wir sie als Brüder und Schwestern betrachten und uns daran erinnern, daß wir alle, durch unsere Eltern und Vorfahren hindurch, dem ewigen Universum entstammen, und wir sollten zusammen mit der ganzen Menschheit für universale Liebe und Frieden auf Erden beten.

Wenn wir die Sonne und den Mond, den Himmel und die Sterne, die Berge und Flüsse, Felder und Täler, Vögel und Tiere erblicken und uns an den Wundern der Natur erfreuen, sollten wir uns daran erinnern, daß wir alle gemeinsam dem unendlichen Universum entstammen. Wir sollten Dankbarkeit für unsere Umwelt hier auf Erden empfinden und mit all dem, was uns umgibt, in Harmonie leben.

Wenn wir die Landwirtschaft und Dörfer, Ortschaften und Städte betrachten wie auch die Künste, die Kultur, die Gesellschaftsformen und die Zivilisation, die die Menschheit hervorgebracht hat, sollten wir nicht vergessen, daß unsere Kreativität dem unendlichen Universum entsprungen ist, von Generation zu Generation weitergegeben wurde und sich so über die ganze Erde ausgebreitet hat. Wir sollten dankbar sein für unsere Geburt auf diesem Planeten und unser Dasein mit Intelligenz und Weisheit; wir wollen gemeinsam geloben, unseren ewigen Traum von einer friedlichen Welt durch Gesundheit, Freiheit, Liebe und Gerechtigkeit zu verwirklichen.

Gebete von Michio Kushi

Wir alle entstammen der Unendlichkeit,
Wir alle leben in der Unendlichkeit,
Wir alle werden zur Unendlichkeit zurückkehren,
Wir sind alle Manifestationen der einen Unendlichkeit,
Wir sind alle Schwestern und Brüder des einen unendlichen Universums,
Wir wollen einander lieben,
Wir wollen einander helfen,
Wir wollen einander ermutigen,
Lasset uns alle zusammen an der Verwirklichung
Des endlosen Traumes einer friedlichen Welt arbeiten.

– Mai 1976

Die Unendlichkeit ist unser Ursprung, Anfang und Ziel,
Möge unser endloser Traum ewig auf dieser Erde verwirklicht werden.
Möge unsere bedingungslose Hingabe stets der Liebe und dem Frieden dienen.
Möge unsere tiefe Dankbarkeit und Hingabe allen Menschen, allen Dingen und allen Wesen zugute kommen.

– Juni 1977

Aus der Unendlichkeit ist diese Nahrung zu uns gekommen.
Durch diese Nahrung verwirklichen wir uns auf diesem Planeten.
Für diese Nahrung sind wir dankbar.
Der Natur und den Menschen, die uns diese Nahrung gebracht haben, sind wir dankbar.
Diese Nahrung geht in uns über.
Indem wir zusammen essen, werden wir zu einer Familie auf diesem Planeten.
Durch diese Nahrung sind wir alle eins.

11

Wir wollen einander lieben in diesem Leben.
Wir wollen unseren endlosen Traum verwirklichen.

– August 1984

ICH BIN DANKBAR

Ich bin meinen Eltern und Vorfahren dankbar,
Ich bin meiner Frau und meinem Partner dankbar,
Ich bin meinen Kindern und Nachkommen dankbar,
Ich bin allen Menschen und allen Wesen dankbar.

Ich bin dankbar für die Nahrung, die mir gegeben wird,
Ich bin dankbar für die Natur, die mich umgibt,
Ich bin dankbar für das Universum, in dem ich mich manifestiert
habe,
Ich bin dankbar für alle Phänomene und alle Wesen.

Ich bin dankbar für meine Krankheit,
Ich bin dankbar für meine Unwissenheit,
Ich bin dankbar für meine Feinde,
Ich bin dankbar für meine Schwierigkeiten,
Ich bin dankbar für das, was ich erleiden muß.

Ich bin nichts, doch ist mir alles gegeben worden,
Daher bin ich reich und dem ganzen Universum gleich.

Ich empfinde eine grenzenlose Dankbarkeit für mein Dasein im
Hier und Jetzt.

– Dezember 1984

12

Vorwort

Im August 1945 ging der Zweite Weltkrieg zu Ende und hinterließ ausgedehnte Zerstörungen in weiten Teilen Europas und Asiens. Hunderte von Millionen Menschen hatten während der langen Jahre des Kriegselends gelitten oder gar ihr Leben gelassen. Bald nach dem Ende dieses Krieges brachen jedoch andere Kriege in verschiedenen Teilen der Welt aus. Mit dem zunehmenden technischen Wohlstand der modernen Zivilisation ging eine Beschleunigung der Degeneration der Menschheit einher.

Während der späteren Jahre meiner Jugend habe ich oft Schreine aufgesucht, um dort für die Seelen der Soldaten, die im Krieg sterben mußten, zu beten. Viele meiner Freunde mußten so ihr Leben lassen, und ich stellte mir oft die Frage, warum die Menschen gegeneinander kämpfen mußten auf dieser schönen Erde. Einige Zeit darauf wurde ich zur Armee eingezogen – ich sah Hiroshima unmittelbar vor und nach dem Abwurf der Atombombe und war bei den Hilfsaktionen für die Bevölkerung von Nagasaki dabei. Diese Erlebnisse haben einen tiefen Eindruck in mir hinterlassen. Als ich Anfang zwanzig war, richteten sich meine Fragen nach den verschiedenen anderen Schattenseiten des Daseins, mit denen die Menschen konfrontiert werden, wie Krankheit, Streitigkeiten und Mißstimmigkeiten, Eigensinn und Egoismus, und ich suchte nach einem universalen Weg zu Gesundheit, Glück und Frieden.

Ich bin dankbar dafür, daß ich George Ohsawa, der die Makrobiotik in unserer Zeit begründete, kennenlernen durfte; dies geschah während meines Studiums als World Federalist und Teilnehmer am Fachseminar der Universität von Tokio und später während meiner Zeit an der Columbia University. Ich denke auch in Dankbarkeit zurück an andere Persönlichkeiten, die ich kennenlernen durfte, wie den hochwürdigen Toyohiko Kagawa, den christlichen Führer; Professor Shigeru Nanbara, den Rektor der Universität von Tokio; Toyohiko Hori, Professor an der Universität von Tokio, sowie viele andere ältere, erfahrene Menschen in Japan. Ferner denke ich in Dankbarkeit an Albert Einstein, Thomas Mann, Upton Sinclair, Norman Cousins, Robert Hutchins und andere, die ich später in den Vereinigten Staaten kennengelernt habe. Ich empfinde ebenfalls Dankbarkeit für die vielfältigen Arbeitserfahrungen, die ich nach meiner Einreise in die Vereinigten Staaten im Jahre 1949 machen durfte – als Tellerwäscher, Hotelpage, Nachtwächter, Dolmetscher, Einzelhändler, Kaufmann, Geschäftsführer eines Restaurants und als Korrespondent. Während dieser ganzen Zeit fuhr ich mit dem Studium verschiedener Wissenschaften fort, die mir für die Entwicklung der menschlichen und biologischen Evolution als nützlich erschienen. Wenn wir zu einem umfassenden Verständnis des Schicksals der Menschheit und einer Neuorientierung zum Frieden hin gelangen wollen, dann müssen die Philosophie, die Medizin und die Kultur des Ostens eine Synthese mit der modernen westlichen Wissenschaft eingehen.

Um eine vereinigte Welt herbeizuführen, müssen wir ein vereinigendes Prinzip finden, dem alle Bereiche der Religion, Philosophie, Wissenschaft und Kultur unterstehen sowie auch alle physischen, geistigen, spirituellen und gesellschaftlichen Phänomene. Das universale Prinzip der Wandlung, Yin und Yang, das allen Denkweisen und Gesellschaftsformen des Fernen Ostens zugrundeliegt und auch in der traditionellen Philosophie des Westens seine Entsprechungen hat, sollte mit Hilfe der modernen Wissenschaft belegt und untermauert werden.

Im Jahre 1955 nahm ich meine Vortragstätigkeit in New York auf. Zusammen mit vielen Freunden fuhr ich damit fort, über eine Lebensweise, die mit der Ordnung des Universums in Einklang steht, vor der Öffentlichkeit zu berichten. Der Traum, das Ziel, das mir seither Tag und Nacht vor Augen steht, heißt »Eine friedliche Welt«. Besonders seit dem Jahre 1963 haben viele meiner Studentenfreunde damit begonnen, jene Lebensweise, die zu Gesundheit, Glück und Frieden führt, in Amerika, Europa und anderen Teilen der Welt zu verbreiten. Jenem Traume folgend, haben wir die Naturkostbewegung nach makrobiotischen Prinzipien gefördert, und wir haben gleichzeitig auch versucht, durch harmonischen Austausch und Begegnungen zwischen dem Osten und dem Westen, dem Norden und dem Süden den gesellschaftlichen Boden für einen dauerhaften Weltfrieden zu schaffen.

Seit Mitte der sechziger Jahre haben fast zehntausend Geschäfte in Nordamerika damit begonnen, Naturkost zu verkaufen, sind einige hundert Naturkost-Restaurants entstanden neben zahlreichen landwirtschaftlichen Betrieben, die zu natürlichen Anbaumethoden übergegangen sind. Unsere Einstellung zur Ernährung und zur Umwelt ist allmählich von der modernen Medizin anerkannt worden, während traditionelle Methoden wie die Shiatsu-Massage, die Akupunktur, das Heilen durch Auflegen der Hände sowie Visualisierungsmethoden und Meditationstechniken sich einer zunehmenden Verbreitung innerhalb der modernen Gesellschaft erfreuen. Eine friedliche biologische Revolution ist in Gang gekommen, die nun die Menschheit aus ihrem derzeitigen Zustand der Degeneration zu einem Neuaufbau der Welt führt.

Dieses Buch ist eine einfache Einführung in die Prinzipien der Gesundheit, des Glücks und des Friedens, die auf einem Verständnis der natürlichen Ordnung beruhen, und stellt die Anwendung der universalen Gesetze des Wandels und der Harmonie vor in den Bereichen der Ernährung, der menschlichen Beziehungen, der Vorbeugung und der Behandlung von körperlichen und geistigen Leiden sowie ihre Anwendung zur Transformation der Gesellschaft und zur spirituellen Entwicklung.

Dieses Buch erschien zum ersten Mal vor zehn Jahren und stellte so etwas wie die Quintessenz aus etwa fünftausend Vorträgen und

Seminaren dar, die der Verfasser über einen Zeitraum von einigen Jahren in Amerika und Europa gehalten und geleitet hatte. Zu den zahlreichen Sprachen, in denen es übersetzt worden ist, gehören Deutsch, Französisch, Italienisch, Spanisch, Portugiesisch, Holländisch, Dänisch, Norwegisch, Japanisch und Hebräisch. In der Library of Congress (Kongreßbibliothek) in Washington D. C. liegt auch eine Ausgabe in Blindenschrift vor. In den letzten zehn Jahren haben meine Frau Aveline und ich, zusammen mit unseren Mitarbeitern zahlreiche Bücher geschrieben über die verschiedenen Aspekte der Makrobiotik, die in diesem Band vorgestellt werden. Dazu gehören Themen wie Krebs und Ernährung, die orientalische Diagnose, Schwangerschaft und Kinderpflege und der Weltfrieden. Das *Buch der Makrobiotik* bleibt jedoch die grundlegende und umfassendste Einführung und Überblick über unsere Lehren als Ganzes.

In den letzten zehn Jahren haben wir einige tausend weitere Vorträge gehalten und Seminare veranstaltet, und unser eigenes Verständnis und die eigene Praxis haben sich stetig weiterentwickelt. Im Verlauf der Jahre haben sich Inhalte und ihre Darstellung geändert. Das Studium und Verständnis der Makrobiotik sind ein Prozeß, der kein Ende kennt, und ganz gleich, wie lange wir die Makrobiotik schon praktizieren, haben wir immer noch das Gefühl, daß wir vieles zu lernen haben und daß wir niemals an ein Ende gelangen werden.

Diese Neuausgabe des *Buches der Makrobiotik* stimmt vom Inhalt und Aufbau her mit dem Original überein, ist jedoch im Lichte unserer neuen Erkenntnisse völlig überarbeitet worden. Diese erweiterte Ausgabe enthält nun neues Material zu den folgenden Themen: die Geschichte der Makrobiotik, die Struktur des Universums und der kosmischen Zyklen, Yin und Yang und die fünf Wandlungszustände, Ursprung und Schicksal der Menschheit, die Herausforderung der Biotechnologie und die Beziehungen zwischen Mann und Frau. Es wurden zwei neue

Kapitel über medizinische und wissenschaftliche Studien hinzugefügt (eine Zusammenfassung von fast einhundert Forschungsarbeiten des letzten Jahrzehnts auf dem Gebiet der makrobiotischen Medizin, der Ernährungswissenschaft und anderen verwandten Gebieten) sowie ein Kapitel über den spirituellen Bereich, welches unter anderem Material enthält, das wir in entsprechenden Seminaren in unserem neuen Weiterbildungszentrum in den Berkshire Mountains vermitteln.

Das Buch ist ferner mit vielen neuen Tabellen und Illustrationen versehen worden, und die erweiterten Tabellen über die Zusammensetzung von Nahrungsmitteln enthalten nun Angaben über Dutzende von hochwertigen makrobiotischen Lebensmitteln wie Tempeh, Seitan, Reiskuchen, Pfeilwurz und Amazake, die bislang nicht erhältlich waren. In den letzten zehn Jahren sind von Regierungsstellen in den Vereinigten Staaten, Kanada und Großbritannien, aber auch von seiten internationaler medizinischer Organisationen Ernährungsrichtlinien vorgestellt worden, die sich dem makrobiotischen Standpunkt annähern. Diese sind im Anhang zusammengefaßt, welcher auch einen Abriß über den derzeitigen Verfall der modernen Gesellschaft in biologischer und gesellschaftlicher Hinsicht wie auch im Bereich der Umwelt enthält. Des weiteren findet der Leser eine mit Anmerkungen versehene Ost-West-Liste empfohlener Literatur, die dem weiteren Studium dienen und die Freude am Thema fördern möge.

Mein Dank gilt Alex Jack, dem Mitautor von *The Cancer-Prevention Diet, Diet for a Strong Heart, Macrobiotic Diet* und *One Peaceful World*[1], der geholfen hat, diese neue Ausgabe zusammenzustellen und der auch mein fehlerhaftes Englisch korrigiert hat, das mit den Jahren leider nicht besser wird. Ich möchte auch Olivia Oredson und Janet Lacey danken für ihre Mitarbeit an der ersten Ausgabe. Die neuen Diagramme und Illustrationen von Christian Gautier sind eine schöne Ergänzung zu den graphischen Arbeiten der ursprünglichen Ausgabe, die von Peter Harris stammen. Im Verlauf der Jahre haben der Präsident von Japan Publications Inc., Herr Iwao Yoshizaki, und der Vizepräsident, Herr Yoshiro Fujiwara, dieses Buch sowie zahlreiche andere makrobiotische Veröffentlichungen zuverlässig betreut, und ich möchte mich an dieser Stelle für ihre Güte, ihre wertvollen Ratschläge und für ihre harte Arbeit bedanken. Gale Beith, eine wunderbare makrobiotische Praktikerin und Kochlehrerin aus Dallas, Texas, hat Alex während seiner Arbeit am Manuskript inspiriert und ihm geholfen, wofür er außerordentlich dankbar ist. Bei Donna Cowan, meiner persönlichen Sekretärin, Mary Brower, Marlene Sciascia und anderen Büromitarbeitern möchte ich mich für ihren unermüdlichen Einsatz bedanken. Anna Ineson hat wertvolle Arbeit bei der Überarbeitung der Nahrungsmitteltabellen geleistet, und Edward Esko half bei der Zusammenstellung der Chronologie.

Ich möchte allen meinen Lehrern, meiner Familie, meinen Schülern und Freunden auf der ganzen Welt meine grenzenlose Freude und Dankbarkeit bekunden, die ich darüber empfinde, auf diesem schönen Planeten während dieses Abschnittes unserer gemeinsamen Reise leben zu dürfen. Ich bete dafür, daß wir fortfahren mögen, einander zu helfen und zu lieben in diesem Leben und im nächsten und daß wir gemeinsam unseren ewigen Traum verwirklichen werden.

MICHIO KUSHI
Brookline, Massachusetts,
am Valentinstag 1986

Einführung:
Die Regeneration
der modernen Menschheit

Niemand weiß, wieviel Zeit vergangen ist, seit unsere Galaxie durch eine wirbelartige Bewegung im unendlichen Ozean des Weltraumes gebildet wurde. Die Entwicklung, die die Erde bis zu ihrem jetzigen Zustand durchlaufen hat, umfaßt etwa eine Zeitspanne von mehr als vier Milliarden Jahren. Seit mehr als drei Milliarden Jahren existiert biologisches Leben auf diesem Planeten, während die physische und spirituelle Entwicklung des Menschen wahrscheinlich einen Zeitraum von 20 Millionen Jahren umfaßt. Obwohl wir nicht genau wissen, wie die Vorfahren der heutigen menschlichen Rasse gelebt und sich an ihre Umwelt angepaßt haben, sind im Verlauf unserer jüngsten Entwicklung als *homo sapiens*, besonders innerhalb der Zeitspanne, die unsere Geschichtsschreibung umfaßt, mehr als zwanzig verschiedene Kulturen entstanden und wieder vergangen. Im Verlauf dieser ständigen Wechselfälle hat die Menschheit Gesundheit und Krankheit, Stabilität und Chaos, Krieg und Frieden, Wohlstand und Armut, Glück und Unglück erlebt in einem wellenartigen Auf und Ab. Unser modernes Zeitalter und die heutige Weltzivilisation sind diesen Schwankungen ebenfalls unterworfen.

Unsere moderne Zivilisation bietet dem Großteil der Weltbevölkerung materiellen Wohlstand und die Annehmlichkeiten der modernen Technik, wozu ein weltumspannendes Kommunikationsnetz und eine enorme Verbreitung und Verfügbarkeit menschlichen Wissens gehören. Zu den Vorteilen dieser Entwicklungen, die wir derzeit genießen, zählen Dinge wie die weltweite Verteilung von Nahrungsmitteln sowohl als Konsum-

güter als auch – um das Überleben von Menschen in Hungerge-
bieten zu gewährleisten – Verkehrsmittel, die uns gestatten, an
einem Tag um die halbe Erde zu reisen, Kommunikationssysteme, die uns in kürzester Zeit über das unterrichten, was sich auf
fremden Kontinenten ereignet, hervorragende Bildungsmöglich-
keiten, auch auf religiösem Gebiet, die internationale Zusammenarbeit zwischen den Regierungen sowie ein eindrucksvolles Niveau von wissenschaftlicher und technologischer Entwicklung.
Die mögliche Kolonisierung anderer Planeten ist beileibe kein
bloßer Traum mehr. Von den Tiefen der Meere zu den eisigen
Polarwüsten, von den undurchdringlichen Regenwäldern zum
uns umgebenden Weltraum dringt der menschliche Forschergeist
immer weiter vor. Von der mikroskopischen Welt der Atome und
der subatomaren Partikel bis zu den makroskopischen Bereichen
der Galaxien ist das Wissen in stetigem Anwachsen begriffen. Es
hat den Anschein, als ob wir vor der Verwirklichung des Goldenen Zeitalters stünden, jenes Zeitalters, von dem Dichter und
Künstler, Propheten und Futuristen durch die Geschichte hindurch berichtet haben.

Bei näherer Betrachtung jedoch müssen wir feststellen, daß der
gesundheitliche Zustand der Menschheit sich zunehmend ver-
schlechtert, und ebenfalls zur Kenntnis nehmen, daß in weiten
Teilen der Erde chaotische, kriegerische Zustände und Elend
herrschen, anstatt geordneter Verhältnisse, Wohlstand und
Glück. Anstatt die kreative Entwicklung des menschlichen Po-
tentials zu fördern, geben die Regierungen der großen Länder
Unsummen aus für Programme, die der Abwehr von Faktoren
dienen, die als Bedrohungen der modernen Lebensweise angesehen werden. Zu den negativen Aspekten unserer modernen Zivilisation zählen:

– *Globales Wettrüsten:* Während wir die Vorteile des weltweiten Austausches, Handels und Reisens genießen, gibt es kaum

eine Nation, die nicht damit beschäftigt ist, Waffen herzustellen und ihre militärischen Kräfte ständig zu vergrößern. Das Zerstörungspotential, das den modernen Nationen zur Verfügung steht, reicht aus, um den gesamten Planeten innerhalb weniger Stunden vollkommen zu zerstören.

– *Ständige Ausweitung des Gesundheitswesens und der damit verbundenen Kostenexplosion:* Obwohl im Bereich der medizinischen Forschung und auch auf den Gebieten der Notfallmedizin und der Schmerzbeseitigung große Fortschritte erzielt worden sind, gibt es immer mehr Menschen, die im körperlichen, geistigen und seelischen Bereich erkrankt sind. In den Industrienationen haben Krankheiten wie Krebs, Herzerkrankungen, Diabetes, Geisteskrankheiten, Erkrankungen der Geschlechtsorgane und Störungen der Fortpflanzungsfähigkeit ein epidemisches Ausmaß erreicht, während die genannten Krankheiten in Entwicklungsländern im Zunehmen begriffen sind. Aids und andere unheilbare Krankheiten des Immunsystems sind ebenfalls im Anwachsen. Viele große Krankenhäuser sind überfüllt, und ein endloser Strom von Menschen geht tagtäglich bei den Apotheken ein und aus.

– *Ständige Ausweitung der Sozialhilfeprogramme und des Versicherungswesens:* Während die Senkung der Säuglingssterblichkeit und der Rückgang der Infektionskrankheiten die Lebenserwartung erhöht haben und die Altersversorgung der Rentner weitgehend gesichert ist, erleben wir eine Ausweitung verschiedener Versicherungssysteme, um den Folgen von Krankheit, Unfällen, Verletzungen, Arbeitslosigkeit, Feuer, Diebstahl, Eigentumsschäden und Todesfällen zu begegnen. Der heutige Zeitgenosse hat im Durchschnitt zwei oder drei Versicherungspolicen. Inzwischen steigen die Sozialabgaben für Krankenkassen, Altersversorgung und ähnliches, was eine zunehmende finanzielle Belastung für die normale Familie darstellt.

– *Ständige Ausweitung des Justiz- und Polizeiapparates:* Trotz des modernen Schul- und Bildungssystems herrscht ein Ausmaß an Gewalttätigkeit, Verbrechen, Egoismus und Gier, das ein größeres staatliches Eingreifen erfordert, um schlimmere Auswüchse zu verhindern. Ja innerhalb des Schulsystems selbst sind Gewalttätigkeit und Mißtrauen weit verbreitet. Obwohl die grundlegenden Arbeitnehmerrechte und Beihilfen gesichert sind, herrscht oft ein angespanntes, disharmonisches Verhältnis zwischen Angestellten und der Firmenleitung. Die gesundheitlichen Belastungen am Arbeitsplatz und die Krankenkassenabgaben sind eine Quelle von zunehmenden Auseinandersetzungen. Prozesse wegen Körperbeschädigung haben enorm zugenommen, besonders zwischen Patienten und Ärzten. Durch die bei leitenden Angestellten, Autoren, Sportlern, Unterhaltern und Personen aller Berufssparten allgemein üblich gewordene Praxis, einen Rechtsanwalt in Anspruch zu nehmen, um möglichst gewinnträchtige Arbeitsverträge auszuhandeln, ist die Loyalität innerhalb von Gemeinden und Organisationen so gut wie nicht mehr vorhanden.

– *Anhaltender Verfall des Familienzusammenhaltes:* Während die Entwicklung weltweiter Kommunikationssysteme in unserer modernen Gesellschaft voranschreitet, nimmt das Verständnis zwischen Familienmitgliedern ständig ab. Nur ein halbes Jahrhundert zuvor waren Scheidungen und die Trennung verheirateter Paare eine Seltenheit, während heute jede zweite Ehe geschieden wird. Wir erleben eine stetige Verschlechterung der Beziehungen zwischen Eheleuten, Eltern und Kindern, zwischen den Großeltern und den Familien und bei anderen Familienbeziehungen. Die erhöhte Mobilität der Menschen in der modernen Gesellschaft hat dazu geführt, daß einzelne Familienmitglieder oft weit voneinander entfernt leben, was zum Verlust der Familientradition und einem Gefühl der Entwurzelung ebenfalls beiträgt.

– *Anhaltendes Auftreten von Geschlechtskrankheiten und Störungen der Fortpflanzungsfähigkeit:* Trotz der toleranten Haltung innerhalb moderner Gesellschaften, was Fragen der Sexualität anbelangt, sind harmonische sexuelle Beziehungen im Rückgang begriffen, und Mann und Frau sind dabei, die grundlegende Verbindung zur natürlichen Ordnung zunehmend zu verlieren. Unnatürliche Methoden der Geburtenregelung wie die Durchtrennung des Eileiters oder des Samenstranges und auch der Gebrauch der Pille sind im Zunehmen begriffen wie auch das Auftreten von Geschlechtskrankheiten, Unfruchtbarkeit, Geschwulstbildungen der Eierstöcke und der Prostata und andere Störungen der Geschlechtsorgane und der Fortpflanzungsfähigkeit. Die durchschnittliche Spermien-Anzahl ist in den letzten Jahrzehnten dramatisch gesunken, und viele Männer sind aufgrund von Herzkrankheiten, Gefäßleiden oder Diabetes impotent. Bei der Hälfte aller sechzigjährigen Amerikanerinnen ist die Gebärmutter entfernt worden. Um dieser Welle der freiwilligen und unfreiwilligen Sterilisation entgegenzuwirken, greift man nun auf eine Reihe von künstlichen Maßnahmen zurück wie Samenbanken, Retortenkinder und Leihmütter, was zum weiteren Verfall der natürlichen Familienbeziehungen beiträgt.

– *Anhaltender Verfall von traditionellen Werten:* Die religiösen Traditionen, die den Menschen über Jahrhunderte hinweg eine Quelle der Inspiration waren, sind im Verfall begriffen, und die Kirchen, Synagogen, Moscheen und Tempel üben auf viele Menschen keine Anziehung mehr aus. Der Einfluß der Schulen, Universitäten und anderen Bildungsinstitutionen, die in der Vergangenheit das soziale Bewußtsein der Menschen geprägt haben, ist ebenfalls kaum noch vorhanden, statt dessen beschränken sich diese Institutionen darauf, lediglich Informationen weiterzugeben und untereinander zu konkurrieren. Die Familie und das Erbe der sozialen Gemeinschaft – seit endlosen Generationen der traditionelle Nährboden des menschlichen Geistes – sind so gut wie nicht mehr vorhanden.

Trotz des beispiellosen materiellen Wohlstands und der Vorteile der modernen Gesellschaft sind die meisten Menschen von Furcht und Unruhe erfüllt, suchen vergebens nach Glück und Erfüllung und sind voller Zweifel, ob sie ihren Kindern eine lebenswerte Welt werden hinterlassen können. Was für Fehler haben wir bloß beim Aufbau der modernen Zivilisation gemacht, daß wir an einem solchen traurigen Punkt angekommen sind? Denn das, womit wir konfrontiert sind, ist die biologische, psychologische und spirituelle Degeneration der Menschheit. Wenn die gegenwärtigen Entwicklungen ungebremst weiterlaufen, wird die moderne Zivilisation entweder langsam aussterben aufgrund von Herzkrankheiten, Krebs, Geisteskrankheiten, Aids und anderen degenerativen Leiden, oder durch einen Atomkrieg vernichtet werden.

Alle Menschen in unserer modernen Welt – und alle zukünftigen Generationen – sind von der Vernichtung durch das universale Feuer, den globalen Atomkrieg, bedroht oder durch die universale Flut, durch unnatürliche Nahrung, vergiftetes Wasser, verschmutzte Luft, elektromagnetische Störschwingungen und disharmonische Gedanken. In alter Zeit entgingen die Menschen der Weltvernichtung durch die Erbauung einer Arche. Wo können wir die Arche finden, um unser Leben und das unserer Nachkommen zu retten? In unserer Zeit liegt die Rettung in unserer eigenen physischen, geistigen und spirituellen Konstitution. Wir müssen in uns gehen, um unsere Fehler zu entdecken, und wir brauchen eine biologische Revolution, um unsere eigene Konstitution zu verändern, die Degeneration der menschlichen Rasse zu verhindern, den Weltfrieden zu sichern und eine neue, planetarische Ordnung, die auf Liebe und Vertrauen beruht, zu schaffen. Diese friedliche Revolution wird nicht durch die Arbeit der Regierun-

gen hergestellt werden; sie ist weder die Aufgabe von Religions-
gemeinschaften noch die Pflicht der Schulen. Diese Revolution
entspringt den Anstrengungen eines jeden Individuums, die Beschaffenheit seines Blutes und seiner Körpersäfte zu verändern,
jede der Milliarden von Zellen des Körpers und des Gehirns zu
verbessern und körperliche Gesundheit, geistige Klarheit und
spirituelles Bewußtsein zu entwickeln.

Diese Revolution des Individuums zur Wiederherstellung der
körperlichen, psychologischen und spirituellen Gesundheit ruht
auf zwei Grundlagen: 1. einem Verständnis dessen, was die
Menschheit, was unser Leben ist – unsere Herkunft und unser
Schicksal – und insgesamt auf einem Verständnis der Ordnung
des Universums und 2. auf der biologischen, psychologischen,
spirituellen und gesellschaftlichen Anwendung jener Ordnung
des Universums, was mit der richtigen Ernährungsweise beginnt,
die mit den wechselnden Umweltbedingungen und persönlichen
Umständen im Einklang ist.

Diese Revolution ist der friedlichste und zugleich wirkungsvoll-
ste Weg, um die Erde zu regenerieren. Auf diese Art und Weise
können wir uns selbst und unsere Familien und Freunde vor der
gewaltigen Woge der Degeneration retten, die den Erdball erfaßt
hat. Auf diese Art und Weise können wir sogar den allgemeinen
Verlauf der modernen Zivilisation in eine gesündere, konstrukti-
vere Richtung lenken. Schließlich werden wir das Tor zu einer
neuen Welt durchschreiten, und das Zeitalter der Humanität wird
anbrechen, in dem endlose Generationen der Menschheit Gesundheit und Frieden, Gerechtigkeit und Freiheit und endloses
Glück erfahren werden.

1. Die Ordnung des Universums

Obwohl ein Fluß endlos dahinströmt,
ist das Wasser des Stroms nicht dasselbe.
Der Schaum auf dem Strom erscheint
und hält sich nicht lange.
Die Menschen und ihre Heime in dieser Welt
verändern sich fortwährend.

– Chomei Kamo
Writings in a small house (13. Jahrhundert)

In der Stimme des Gongs aus dem Gionshoja (dem alten Tempel
des Buddha) hallt der Ton der Vergänglichkeit wider.
Die Farbe der Blüten am Baum des Shara-Soju deutet an,
daß das Schicksal der Reichen unvermeidlich der Niedergang ist.
Die Mächtigen bleiben nicht bestehen und verschwinden
wie ein Traum einer Frühlingsnacht.
Die Gewalttätigen vergehen wie der Staub im Wind.

– *Tale of the Heike*
Bd. 1, Abschnitt 1 (13. Jahrhundert)

Das Leben ist Eitelkeit

Die Ordnung des unendlichen Universums – die ewigen Prinzipien des Wandels – dies sind nichts anderes als verschiedene Namen für den lebenden Gott oder die unendliche Schöpfung. Wenn das Wort »Gott« verwendet wird, denken die Menschen oft fälschlicherweise an eine statische Person, und wenn das Wort »Ewigkeit« benützt wird, ist es für viele Menschen schwierig zu begreifen. Die Ewigkeit Gottes ist weder eine Person noch ein Phänomen; sie ist die universale Einheit, die alles umfaßt – jedes Wesen, jedes Phänomen – und ist das Universum selbst. Andere

27

Bezeichnungen für diese endlose Quelle oder diesen ewigen Prozeß sind Schönheit, Wahrheit, Liebe, Gerechtigkeit und Frieden. Das Universum verharrt nicht im gleichen Zustand, sondern ist im stetigen Wandel, in einem andauernden Prozeß der Umwandlung und Verwandlung begriffen, vom ewigen Anfang bis zum ewigen Ende. Das ewige Universum ist ein Prozeß absoluten dynamischen Wandels, innerhalb dessen zahlreiche relative Veränderungen sich dauernd und in allen Dimensionen ereignen.

Ohne die Ordnung des Universums zu kennen, ist es müßig, über das Leben oder die Wahrheit zu sprechen, und sinnlos, vom Leben und Dasein des Menschen zu reden. Ohne ein Verständnis der Ordnung des Universums kann weder jemand aus eigener Initiative Gesundheit, Freiheit und Glück erlangen noch irgendeine Gesellschaft Ordnung, Fortschritt und Harmonie verwirklichen; ohne ein solches Verständnis werden die Länder dieser Erde weder Sicherheit, Wohlstand und Fortschritt erlangen, noch wird unsre Welt zu Gerechtigkeit und Frieden finden.

Wo das Verständnis der Ordnung des Universums fehlt, gibt es weder wahre Liebe noch echte Wahrheit und Glück. Von Zeit zu Zeit mag es so erscheinen, als ob Liebe, Frieden und Glück unter den Menschen gegeben wären, doch ist dies so vergänglich wie der Morgentau, oder der Schaum auf dem Wasser, von dem die Dichter reden. Zweifelsohne gab es in der Vergangenheit und existieren auch heute viele religiöse und spirituelle Lehren, viele wissenschaftliche Abhandlungen, und ein wahres Füllhorn von Wissen gesellschaftlicher und kultureller Natur. Überall suchen die Menschen nach Liebe, überall wird über Gesundheit diskutiert, und von Gnade und Erlösung ist endlos die Rede. Doch wo man nur hinsieht, gibt es nur wenige, die ernsthaft nach der Ordnung des Universums und dem Prinzip des ewigen Wandels suchen. Als Folge davon sind alle religiösen und spirituellen Lehren sowie alle theoretischen und ästhetischen kulturellen Begegnungen verfallen, und alle Rassen und Gesellschaften auf dieser Erde sind nicht imstande gewesen, dem Elend von Krankheit und Armut, Egoismus und Krieg zu entrinnen.

Hier und da auf der Erde sind Stimmen des Trostes oder der Zuversicht zu vernehmen. Sie rufen uns zu, wie es ihre Vorfahren schon getan haben: »Komm zu uns, hier findest Du Frieden.« Nichtsdestotrotz gibt es wenige Lehren, die die Ordnung des ewigen Universums vermitteln, und noch weniger Lehren, die die praktische Anwendung jener Ordnung zum Inhalt haben. Wenn wir uns jedoch nicht als Manifestation der Ordnung des Universums begreifen lernen, werden wir unseren endlosen Traum niemals verwirklichen können.

Wenn wir um uns blicken, kann es sein, daß wir naive, unschuldige und gute Menschen sehen, die Ungerechtigkeit ertragen müssen. Wir sehen Menschen, die anscheinend vernünftig leben und dennoch an Krankheiten leiden. Wir sehen andere, die tagtäglich mit scheinbar ungebührlichen Härten fertigwerden müssen. Jederzeit können wir selbst einen unvorhergesehenen Unfall, ein Unglück oder gar einen plötzlichen Tod erleiden. Alle diese Dinge mögen uns ungerecht erscheinen, doch gibt es nichts, das nicht der Ordnung des Universums untersteht. Als winzig kleine Bewohner eines unendlich großen Kosmos sind wir in unserer Unwissenheit nicht imstande, die größeren Strömungen von Ursache und Wirkung wahrzunehmen, jene Bewegung des ewigen Lebens, das unsere eigene kleine Existenz miteinschließt. Alles und jedes, was sich ereignet, geschieht nach einer bestimmten Ordnung, aufgrund einer gegebenen Ursache und eines bestimmten Prozesses. Von der höchsten Warte aus betrachtet, gibt es nichts Ungerechtes, nichts Sinnloses, denn die Ordnung des unendlichen Universums, oder das göttliche Gesetz, regelt das Entstehen und Vergehen aller Dinge. Solange wir diese Ordnung, oder mit anderen Worten, die Gerechtigkeit des Himmelreiches, nicht kennen und auch nichts von der praktischen Anwendung dieser Ordnung wissen, wird alles, was wir in diesem Leben auf diesem Planeten tun, zu Asche werden. Dies ist die Bedeutung jener berühmten Bibelstelle im Buche Jesus Sirach: »Vergänglichkeit der Vergänglichkeiten«, sagt der Prediger, »Vergänglichkeit der Vergänglichkeiten, alles ist Vergänglichkeit. Welchen Gewinn hat der Mensch von all seiner Arbeit unter der Sonne? Ein Geschlecht vergeht, das andere kommt. Die Erde aber bleibt immer bestehen. Die Sonne geht auf und geht unter und läuft an den Ort, wo sie aufging. Der Wind geht nach und dreht sich nach Norden und kehrt wieder zurück. Alle Wasser laufen ins Meer, doch wird das Meer nicht voll, sie kehren zurück an den Ort, von dem sie kommen.«

Die Gesetze und Prinzipien des Universums

Die universalen Prinzipien und Gesetze des Wandels wurden seit alter Zeit von verschiedenen Kulturen verstanden und sind in verschiedenen Formen in Schriften, Mythen, Systemen der Landwirtschaft und der Herstellung von Nahrungsmitteln, in der Architektur und in der Volkskunst zum Ausdruck gekommen. In unserer Zeit sind diese Prinzipien und Gesetze von verschiedenen Philosophen, Wissenschaftlern, Autoren und Künstlern wiederentdeckt und ausgedrückt worden, meist in mehr fragmentarischer Form. In diesem Jahrhundert wurden sie von George Ohsawa umfassend dargestellt und sind durch den Verfasser und seine Mitarbeiter aufgrund ihrer Erfahrungen und Beobachtungen der Natur und der Gesellschaft während der letzten 35 Jahre weiter vereinfacht worden.

Die ewige Ordnung des Universums kann auf zwei Arten und Weisen betrachtet und verstanden werden, und zwar nach den sieben universalen Prinzipien und nach den zwölf Gesetzen des Wandels. Diese zwei Sichtweisen ergänzen einander und werden durch unser intuitives Verständnis wahrgenommen oder auch durch das, was wir als gesunden Menschenverstand bezeichnen. Wir erleben sie täglich, wo immer wir uns auch befinden, zu allen Zeiten und unter allen Bedingungen und in allen Situationen. Alles geschieht im Einklang mit dieser universalen Ordnung, und alle Phänomene wandeln sich nach diesen Richtlinien.

Die sieben Prinzipien des unendlichen Universums sind:

1. Alles, was existiert, ist eine Differenzierung der einen Ewigkeit.
2. Alles ist dem Wandel unterworfen.
3. Alle Gegensätze sind komplementär.
4. Es gibt nichts Identisches.
5. Was eine Vorderseite hat (d. h. eine sichtbare Seite), hat auch eine Rückseite (d. h. eine unsichtbare Seite).
6. Je größer die Vorderseite, desto größer die Rückseite.
7. Was einen Anfang hat, hat auch ein Ende.

Die zwölf Gesetze des Wandels des unendlichen Universums sind:

1. Die eine Unendlichkeit manifestiert sich als komplementäre und gegensätzliche Kräfte, als Yin und Yang, im endlosen Wandel.
2. Yin und Yang werden dauernd durch die ewige Bewegung des einen unendlichen Universums manifestiert.
3. Yin stellt das zentrifugale, Yang das zentripetale Prinzip dar. Zusammen erzeugen Yin und Yang Energie und bringen alle Phänomene hervor.
4. Yin zieht Yang an, Yang zieht Yin an.
5. Yin stößt Yin ab. Yang stößt Yang ab.
6. Yin und Yang in wechselnden Anteilen erzeugen unterschiedliche Phänomene. Der Grad der Anziehung und der Abstoßung unter den Phänomenen verhält sich proportional zum Gefälle der Yin- und Yang-Kräfte.

7. Alle Phänomene sind dem Wandel unterworfen und ändern dauernd ihre Zusammensetzung der Yin- und Yang-Kräfte; Yin wird zu Yang, Yang wird zu Yin.
8. Nichts ist ausschließlich Yin oder Yang. Alles setzt sich aus beiden Kräften in wechselnden Anteilen zusammen.
9. Es gibt nichts Neutrales. Bei allem, was sich ereignet, gibt es stets ein Übergewicht von Yin oder Yang.
10. Großes Yin zieht kleines Yin an. Großes Yang zieht kleines Yang an.
11. Extremes Yin erzeugt Yang, extremes Yang erzeugt Yin.
12. Alle physischen Manifestationen sind im Zentrum Yang und an der Oberfläche Yin.

Mit den Begriffen Yin und Yang werden keine Phänomene bezeichnet, noch werden sie im Sinne von Fürwörtern gebraucht. Sie zeigen relative Tendenzen an, welche in einer dynamischen Weise miteinander verglichen werden, und sind daher im umfassenden Sinne zu verstehen. Im täglichen Leben auf diesem Planeten erleben wir sie in folgender Weise: der Tendenz nach neigt Yin mehr zur Ausdehnung und Yang mehr zur Zusammenziehung. Hinsichtlich der Dimension ist Yin mehr räumlich und Yang mehr zeitlich. Was die Lage anbelangt, ist Yin mehr außen und Yang mehr innen. Die Richtung von Yin ist mehr aufsteigend, während die Richtung von Yang mehr absteigend ist. Was Farben betrifft, ist Yin eher Purpur, Blau und Grün, während Yang eher Gelb, Braun, Orange und Rot ist. Nach der Temperatur ist Yin kälter und Yang heißer. Was das Gewicht anbelangt, ist Yin leichter und Yang schwerer. Hinsichtlich des natürlichen Einflusses führt Wasser zu Yin, während Feuer Yang zur Folge hat.

Bei der Atomstruktur sind Elektronen und andere periphere Teilchen mehr dem Yin zuzuordnen, während die Protonen und die Kernteile mehr dem Yang entsprechen. Bei den Elementen sind

Sauerstoff, Stickstoff, Kalium, Phosphor und andere mehr dem Yin zugeordnet und Wasserstoff, Kohlenstoff, Natrium, Arsen und andere eher Yang. Im Bereich des Lichtes ist Yin dunkler und Yang heller. Hinsichtlich des physischen Aufbaus befindet sich Yin stärker an der Oberfläche und der Peripherie, während Yang eher im Innern und im Zentrum angesiedelt ist. Was Schwingungen betrifft, sind kürzere Wellen und höhere Frequenzen eher Yin, während längere Wellen und niedrigere Frequenzen eher Yang sind.

Auf Arbeit bezogen, ist Yin mehr psychologisch, geistig und spirituell orientiert, während Yang mehr körperlich, materiell und gesellschaftlich ausgerichtet ist. Von der Einstellung her ist Yin eher sanft, passiv und empfangend, während Yang mehr aggressiv, aktiv und nach außen gerichtet ist. In der biologischen Welt ist das Pflanzenreich mehr Yin, während das Tierreich stärker zum Yang neigt. Nach botanischen Merkmalen kommt Yin in Ästen, Blättern und Blüten zum Ausdruck sowie in höher gewachsenen, saftigeren Pflanzen von mehr tropischem Ursprung, während Yang sich als Wurzeln und Stengel manifestiert sowie als Pflanzen, die eher trocken und von kurzem Wuchs sind und mehr den nördlicheren, kälteren Regionen entstammen. Yin manifestiert sich stärker im weiblichen Geschlecht, während Yang mehr im männlichen Geschlecht zum Ausdruck kommt. Wenn wir die Körperstrukturen betrachten, sind weichere und größere Organe wie der Magen, der Darm und die Blase mehr Yin-Organe, während härtere und kompaktere Organe wie die Leber, Milz und die Nieren mehr Yang-Organe sind. Beim Nervensystem sind die peripheren Nerven und der Sympathikus mehr Yin, die zentralen Nerven und der Parasympathikus hingegen mehr Yang. Bei den Geschmacksempfindungen sind würzig, sauer und ausgeprägte Süße mehr Yin, salzig, bitter und schwach süß mehr Yang. Was den Einfluß der Jahreszeiten anbelangt, erzeugt der heiße Sommer einen ausdehnenden Yin-Einfluß, während der kalte Winter einen zusammenziehenden Yang-Einfluß erzeugt.

Jedes Phänomen in der Natur, ob im Teil oder im Ganzen, kann als eher Yin oder Yang beobachtet und erfahren, verglichen und verstanden werden, im Sinne jener beiden gegensätzlichen und sich ergänzenden Kräfte, die sich ständig harmonisieren. Die Anteile von Yin und Yang sind stets im Fluß, wobei Yin und Yang sich dauernd ineinander verwandeln. Energie zieht sich zusammen, nimmt ab, verhärtet sich, und der Druck des Yang wird größer. Im Inneren nimmt die Bewegung zu und erzeugt Hitze. Die Erzeugung von Hitze hat Ausdehnung zur Folge. Diese Energie nimmt zu, wird größer, weicher und langsamer – mehr Yin also. Mit einsetzender Abkühlung kommt es zur Zusammenziehung, und der Kreislauf beginnt von neuem. So kehren sich alle Dinge schließlich in ihr Gegenteil um. Der heiße Sommer wird zum kalten Winter; der junge Mensch wird schließlich alt; auf jede Tätigkeit folgt die Ruhe; die Berge werden zu Tälern abgetragen; Land wird zum Meer; der Tag geht in die Nacht über; aus Haß wird Liebe; die Reichen und Mächtigen verfallen, während die Armen und Bescheidenen gedeihen werden; Zivilisationen entstehen und vergehen; Arten kommen und gehen; auf Leben folgt der Tod, und neues Leben wird wiedergeboren; Materie wird zu Energie; Raum wird zu Zeit; Galaxien erscheinen und verschwinden wieder.

Yin und Yang sind aus der Ewigkeit oder aus Gott hervorgegangen und sind die immerwährenden Kräfte oder Tendenzen, denen alle sichtbaren oder unsichtbaren, individuellen oder kollektiven, zukünftigen oder vergangenen Phänomene unterstehen, sowohl als Teile wie auch im Ganzen. Die Prinzipien und Gesetze des Wandels zu kennen heißt, den Baum des Lebens zu erreichen, vom Wasser aus dem Fluß des Lebens zu trinken und im Einklang mit der Gerechtigkeit des Himmelreiches zu leben. Durch die Kenntnis dieser Prinzipien und Gesetze verschmelzen alle spirituellen und religiösen Vorstellungen, alle wissenschaftlichen und philosophischen Gedanken und alle individuellen und gesellschaftlichen Anstrengungen zu einer Einheit und können als komplementärer Aspekt einer größeren Ganzheit verstanden werden. Durch die verschiedenen Zeitalter hindurch sind diese Prinzipien und Gesetze in unterschiedlicher Weise beschrieben worden und waren in verschiedenen Formen und unter verschiedenen Namen bekannt. Das Verständnis dieser Gesetze ist die größte Leistung der Menschheit. Die Gesetze des Wandels und der Harmonie sind das natürliche Geburtsrecht aller Menschen. Gesunde Menschen denken und handeln intuitiv im Sinne von Yin und Yang. Diese Kräfte und Tendenzen sind wie ein Kompaß, mit dessen Hilfe wir alle Träume verwirklichen können. Mit der Kenntnis jener Kräfte können wir Krankheit in Gesundheit, Krieg in Frieden, Konflikte in Harmonie, Elend in Glück und Chaos in Ordnung verwandeln. Sie stellen die unbesiegbare, ewige Zusammensetzung des unendlichen Universums dar wie auch aller Phänomene, die darin enthalten sind, unser Leben und Schicksal eingeschlossen und alle Welten – der Vergangenheit, Gegenwart und Zukunft (siehe Tabelle 1).

Tabelle 1: Beispiele von Yin und Yang

Eigenschaft	Yin ∇* Zentrifugale Kraft	Yang Δ* Zentripetale Kraft
Tendenz	Ausdehnung	Zusammenziehung
	Diffusion	Fusion
	Dispersion	Assimilation
	Trennen	Sammeln
	Zerlegung	Organisation
Bewegung	mehr inaktiv, langsamer	mehr aktiv, schneller
Schwingung	kürzere Wellen und höhere Frequenz	längere Wellen und niedrigere Frequenz
Richtung	aufsteigend und vertikal	absteigend und horizontal
Lage	mehr außen und peripher	mehr innen und zentral
Gewicht	leichter	schwerer
Temperatur	kälter	heißer
Licht	dunkler	heller
Feuchtigkeit	feuchter	trockener
Dichtigkeit	dünner	dicker
Größe	größer	kleiner
Gestalt	mehr expansiv und zerbrechlicher	mehr kontraktiv und härter
Form	länger	kürzer
Beschaffenheit	weicher	härter
Atomteilchen	Elektron	Proton
Elemente	N, O, P, Ca usw.	H, C, Na, As, Mg usw.
Umwelt	Schwingung … Luft … Wasser …	Erde
Klimatische Wirkungen	tropisches Klima	kälteres Klima
Biologische Eigenschaft	mehr pflanzliche	mehr tierische
Geschlecht	weiblich	männlich
Organstruktur	mehr hohl und ausgedehnt	kompakter und dichter
Nerven	mehr peripher und Sympathikus	mehr zentral und Parasympathikus
Haltung, Emotionen	eher sanft, negativ, defensiv	eher aktiv, positiv aggressiv
Arbeit	eher psycholo- gisch und geistig	eher körperlich und gesellschaftlich
Bewußtsein	mehr universal	mehr spezifisch
geistige Funktion	mehr mit der Zu- kunft beschäftigt	mehr mit der Ver- gangenheit befaßt
Kultur	mehr spirituell orientiert	mehr materiell orientiert
Dimension	Raum	Zeit

* Der Einfachheit halber werden die Zeichen ∇ für Yin und Δ für Yang
verwendet.

Die Makrobiotik in der östlichen Gedankenwelt

Alles im Universum ist dem ewigen Wandel unterworfen, und dieser Wandel vollzieht sich nach der unendlichen Ordnung des Universums. Diese Ordnung des Universums wurde zu verschiedenen Zeiten und an verschiedenen Orten im Verlauf der Menschheitsgeschichte entdeckt, verstanden und ausgedrückt und bildete die universale und gemeinsame Basis aller großen religiösen, spirituellen, philosophischen, wissenschaftlichen, medizinischen und gesellschaftlichen Traditionen. Die Gestaltung des täglichen Lebens nach dieser universalen und ewigen Ordnung wurde von Fu-Hi, dem Gelben Kaiser, Lao Tse, Konfuzius, Buddha, Nagarjuna, Moses, Jesus, Mohammed und anderen großen Lehrern des Nahen und des Fernen Ostens in alter Zeit gelehrt und wurde im Verlauf der letzten zwanzig Jahrhunderte an verschiedenen Orten wiederentdeckt, neu angewandt und gelehrt. In seinem mehrbändigen Werk *Die Wissenschaft und Zivilisation Chinas* beschreibt der Historiker Joseph Needham die alte Kunst der Gesundheit und Langlebigkeit – sowohl im Osten wie auch im Westen – als *Makrobiotik*.

Aus der Beobachtung unserer alltäglichen Gedanken und Tätigkeiten können wir ersehen, daß alles in Bewegung ist, oder mit anderen Worten ausgedrückt, daß alles sich verändert: die Elektronen kreisen um den Atomkern; die Erde dreht sich um ihre Achse, während sie die Sonne umkreist; das Sonnensystem dreht sich um das galaktische Zentrum; und die Galaxien entfernen sich voneinander mit einer unglaublichen Geschwindigkeit, während sich das Universum weiter ausdehnt. In dieser unendlichen Bewegung ist jedoch eine Ordnung, ein Muster erkennbar. Gegensätze ziehen sich an, um eine Harmonie herzustellen, und Ähnliches stößt sich gegenseitig ab, um Disharmonie zu vermeiden. Eine Tendenz wandelt sich zum Gegenteil, um dann wieder zum vorherigen Zustand zurückzukehren. Am Tage stehen wir auf und gehen unseren Tätigkeiten nach, nachts legen wir uns hin und begeben uns zur Ruhe; ein Muster, das wir immer wiederholen. Aus einer einzigen befruchteten Zelle wachsen wir zum Embryo und folgen dann den Prozessen von Geburt, Wachstum, Reife und Tod; darauf wiederholt neues Leben das gleiche Muster. Diese Kreisläufe sind überall in der gesamten Natur anzutreffen.

Im Buch *Genesis* steht geschrieben: »Am Anfang schuf Gott Himmel und Erde.« Dies offenbart, daß die eine Unendlichkeit sich in zwei komplementäre und gegensätzliche Kräfte von Yin und Yang polarisiert hat. Das Buch *Genesis* beschreibt dann die nachfolgenden Manifestationen oder Transformationen der Energie, die aus dieser Polarisation hervorgegangen sind, welche die folgenden Stufen durchlaufen: die Stufe der Schwingung (Licht und Dunkelheit), die der subatomaren Partikel (das Firmament oder die Ionosphäre, die die Erde umgibt), die Welt der Elemente (trockenes Land und Wasser), das Pflanzenreich (Gräser und Samen, aus denen die Kräuter hervorgehen), das Tierreich (die Lebewesen im Wasser, auf der Erde und in der Luft) und schließlich die Menschheit, die durch Adam und Eva, den ersten Mann und die erste Frau, dargestellt wird. Dieser gesamte Vorgang der Schöpfung dauert sieben Tage oder sieben Stufen der Entwicklung.

Wenn wir die Entstehung des Universums betrachten und über unseren eigenen Ursprung nachdenken, dann begreifen wir, daß die Menschheit der Endpunkt einer riesigen Spirale des Lebens ist, die aus dem Meer der einen Ewigkeit oder aus Gott hervorgegangen ist. Das Tierreich, an dessen Spitze der Mensch steht, existiert innerhalb des Pflanzenreiches, von dem es direkt oder indirekt abhängig ist. Es gibt keine klare Trennlinie zwischen diesen beiden Reichen, da das Pflanzenreich sich dauernd umwandelt oder sich in das Tierreich hinein verwandelt. So geht ein fortlaufender Umlauf der Spirale in den nächsten darin enthaltenen Umlauf über. Des weiteren geht die Welt der Pflanzen ursprünglich aus der Welt der Elemente hervor: aus dem Boden, dem Wasser und der Luft, die sich dauernd in Pflanzenleben verwandeln. Die Bewegung der Atome in der Welt der Elemente entspringt den vielen Spiralenbewegungen der Elektronen, Protonen und anderer subatomarer Partikel, welche ihrerseits ihren Ursprung in Wellen von Schwingungsenergie haben. Die Bewegung der Energie oder Schwingung entspringt letztendlich aus zwei polaren Tendenzen, aus Yin und Yang, jenen komplementären Gegensätzen. Wie wir gesehen haben, sind diese wiederum die primären Manifestationen der Einen Unendlichkeit oder des höchsten Ursprungs aller Phänomene. Einfach ausgedrückt können wir sagen, daß die Eine Unendlichkeit sich als Yin und Yang differenziert, welche einen einwärts gerichteten Spiralenprozeß der physischen und materiellen Manifestation durch sechs sich weiter umwandelnde Welten hindurch eingehen, durch die Welten der Energie, der Schwingung, der subatomaren Partikel, der Elemente, des Pflanzenreiches und des Tierreiches, von dem der Mensch die letzte Entwicklung darstellt. Nach der Menschwerdung beginnen wir den Rückweg zur Ewigkeit zu verfolgen durch einen auswärts gerichteten Spiralenprozeß der Auflösung und der Spiritualisierung, wobei persönliche und individuelle Identitäten verschmolzen werden und schließlich die Einheit mit dem Ewigen Einen erlangt wird (siehe Abb.1).

Im alten China wurden diese gleichen Einsichten von Fu-Hi (ungefähr um 2500 vor Christus) gelehrt, jenem legendären Weisen, dessen Verständnis der Ordnung des Universums die Grundlage des *I-Ging* (»Das Buch der Wandlungen«) bildet. Der Legende zufolge offenbarten sich ihm die acht Trigramme, die den endlosen Zyklus des Wandels symbolisieren, durch die Zeichnung auf dem Panzer einer Riesenschildkröte im Gelben Fluß. Fu-Hi und seine Nachfolger benutzten die Bezeichnungen *Tai-Kyoku*, was soviel bedeutet wie »Höchstes Äußerstes«, und *Mu-Kyoku*, welches »Nicht-Polarisierung« oder »Nicht-Höch-

Räumliche Darstellung: Aus der Sicht der Unendlichkeit wird das Universum durch eine sich ausdehnende Yin-Kraft erschaffen. Dies wird durch eine zentrifugale Spirale dargestellt (Ansicht von hinten ∇. Aus unserer Sicht jedoch wird das Universum durch eine zusammenziehende Yang-Kraft oder eine zentripetale Spirale erschaffen (Ansicht von vorne △).

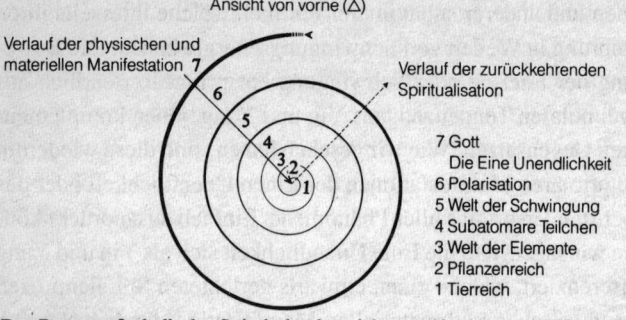

Ansicht von vorne (△)

Verlauf der physischen und materiellen Manifestation **7**

Verlauf der zurückkehrenden Spiritualisation

7 Gott
  Die Eine Unendlichkeit
6 Polarisation
5 Welt der Schwingung
4 Subatomare Teilchen
3 Welt der Elemente
2 Pflanzenreich
1 Tierreich

Der Raum außerhalb der Spirale ist das nicht-manifestierte, undifferenzierte Meer der Unendlichkeit, und die Welten innerhalb der Spirale sind die relativen und vergänglichen Welten.

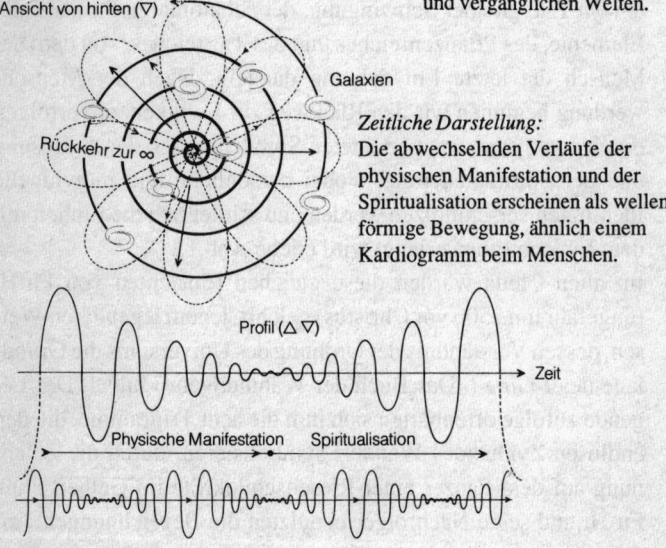

Ansicht von hinten (∇)

Galaxien

Rückkehr zur ∞

Zeitliche Darstellung:
Die abwechselnden Verläufe der physischen Manifestation und der Spiritualisation erscheinen als wellenförmige Bewegung, ähnlich einem Kardiogramm beim Menschen.

Profil (△ ∇)

Zeit

Physische Manifestation   Spiritualisation

Abb. 1: Die Spirale der Schöpfung

stes« bedeutet, als Ausdrücke für die Eine Ewigkeit. Die Höchste Wirklichkeit polarisiert sich zu *Tai-In*, oder Großes Yin, und zu *Tai-Yo*, oder Großes Yang. Diese Kräfte oder Tendenzen wurden jeweils durch eine geteilte Linie (– –) und eine ungeteilte Linie (—) symbolisch dargestellt. Von dieser ursprünglichen Polarisation ausgehend, beobachtete man, daß Yin und Yang sich wiederum in zwei teilten, was vier ergab, und daß diese vier sich nochmals teilten, was acht mögliche Kombinationen oder Stufen der Wandlung ergab. Dieses Muster wurde als acht Gruppen von drei geteilten und ungeteilten, oder Yin- und Yang-Linien, welche die Trigramme bilden, symbolisch dargestellt (siehe Abb. 2).

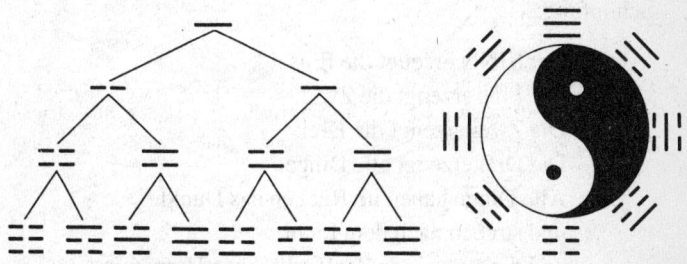

Abb. 2: Die acht Trigramme
Die Darstellung zur Linken zeigt *Tai-Kyoku* oder *Mu-Kyoku,* das sich in Großes Yang und Großes Yin differenziert. Großes Yin differenziert sich weiter in Größeres Yin und Kleineres Yin, während Großes Yang sich in Größeres Yang und Kleineres Yang differenziert. Jedes von diesen teilt sich weiter in zwei, wodurch insgesamt acht Kategorien von Phänomenen entstehen. Von links nach rechts stellt jedes Trigramm oder Symbol folgendes dar: die Erde, den Berg, das Wasser, den Wind, den Donner, das Feuer, den See und den Himmel. Sie stehen auch für bestimmte Richtungen, Charaktereigenschaften, menschliche Beziehungen und verschiedene andere gesellschaftliche, physische und psychologische Manifestationen. Die Darstellung zur Rechten zeigt den ewigen Kreislauf von Yin und Yang, welcher sich in diese acht Stufen hinein manifestiert. Auf universale Vorgänge bezogen wird diese Darstellung traditionellerweise zur Beschreibung und Interpretation von Himmelsrichtungen, Jahreszeiten, Kalendern und anderen natürlichen und gesellschaftlichen Zyklen angewandt.

Die Lehren des Fu-Hi wurden durch viele Philosophen und Staatsmänner des alten China weiterentwickelt und bildeten später die Basis des *I-Ging*. Sowohl Konfuzius (551–479 vor Christus) als auch Laotse (ungefähr 604–531 vor Christus) haben diese Gesetze des Wandels studiert und ihre Lehren auf die Prinzipien von Yin und Yang gestellt. Das Werk des Konfuzius enthält Kommentare zum *I-Ging*, welche traditionellerweise zusammen mit dem *Buch der Wandlungen* erscheinen, und er verwendete den Begriff *Ten-Mei* für die Ordnung des Universums, welcher soviel bedeutet wie die Himmlische Ordnung. Im *Tao Te King* schreibt Laotse über den Vorgang der ewigen Schöpfung:

> Der SINN erzeugt die Eins.
> Die Eins erzeugt die Zwei.
> Die Zwei erzeugt die Drei.
> Die Drei erzeugt alle Dinge.
> Alle Dinge haben im Rücken das Dunkle
> und streben nach dem Licht,
> und die strömende Kraft gibt ihnen Harmonie.

(Zitat nach der Übersetzung von Richard Wilhelm)

Aus ihrem Verständnis der Ordnung des Universums heraus – Yin und Yang – haben sich Konfuzianismus und Taoismus entwickelt, welche seit mehr als 25 Jahrhunderten einen tiefgreifenden Einfluß auf das Leben in den Ländern des Fernen Ostens ausgeübt haben. Die universalen Prinzipien des Wandels und der Harmonie kommen auch im japanischen Shinto (oder Shin-Do), des Weges von Gott und den Vorfahren, zum Ausdruck. Das *Kojiki* oder *Buch der alten Ereignisse* und das *Nihon-Shoki*, das *Buch der Japanischen Geschichte*, die im frühen achten Jahrhundert entstanden sind, sind aus alten Berichten, Legenden und Mythologien zusammengesetzt. Diese Bücher erzählen die Geschichte der Schöpfung des Universums aus Ame-No-Mina-kanushi-No-Kami, dem Himmlischen Zentralen Gott. Aus diesem höchsten Wesen, welches die Eine Ewigkeit darstellt, haben sich zwei Gottheiten manifestiert: Takami-Musubi, der Gott der Zentrifugalität, und Kami-Musubi, der Gott der Zentripetalität. Aus diesen beiden Gottheiten sind alle geringeren Götter und Geister, Materie und Energie und andere Phänomene hervorgegangen. In den Ländern des Ostens gibt es viele hervorragende individuelle Denker, die den Geist und die Praxis der makrobiotischen Lebensweise propagiert haben. Zu diesen zählen in Japan Ekiken Kaibara im 17. Jahrhundert, Shyoeki Ando im 18. Jahrhundert und Sontoku Ninomiya und Kenzo Futaki im 19. Jahrhundert.

Tao – der Weg zur Einswerdung mit der unendlichen Ordnung des Universums – wird im Japanischen *Do* genannt. Der Weg zur Harmonisierung von Yin und Yang durch eine besondere Art des gemeinsamen Teetrinkens heißt *Sa-Do* oder die Tee-Zeremonie. Die Anwendung von Yin und Yang beim Schreiben mit Feder und Tusche, auch Kalligraphie genannt, heißt *Sho-Do*. Die Kampfsportarten heißen zusammen *Bu-Do*; die Kunst des Schwertkampfes heißt *Ken-Do*; die Kunst der körperlichen Anpassung an den Gegner wird als *Ju-Do* bezeichnet; die Kunst der Harmonisierung des *Ki* heißt *Aiki-Do*, und die Kunst des Bogenschießens nennt man *Kyu-Do*. Die Medizin des Fernen Ostens wird als *I-Do* bezeichnet, was soviel bedeutet wie die Kunst, das Leben mit der Umwelt zu harmonisieren.

Seit Tausenden von Jahren haben die Menschen des Ostens Yin (oder *In* im Japanischen) und Yang (oder *Yo* im Japanischen) verwendet, um die Natur zu beschreiben und um ihre Gedanken und Ideen in Worten und in alltäglicher Unterhaltung zum Ausdruck zu bringen. Die Sonne heißt das Große Yang *(Tai-Yo)*, und der Mond wird Großes Yin *(Tai-In)* genannt. Der Sonnenkalender heißt *Tai-Yo-Reki*, und der Mondkalender wird als *Tai-Yin-*

Reki bezeichnet. Im Japanischen werden die Begriffe *Yin-Sei* und *Yo-Sei* gebraucht, um die Natur von Menschen, Dingen und der Atmosphäre zu beschreiben. *Yin-Sei* bedeutet Yin-Natur – sanft, langsam, dunkel und feucht und manchmal depressiv. *Yo-Sei*, oder die Natur des Yang, ist aktiv, positiv, hell und fröhlich und manchmal aggressiv. Die Yin-Natur von Schwingungen, Energie und atmosphärischen Einflüssen heißt *Yin-Ki*, während die entsprechenden Yang-Einflüsse *Yo-Ki* genannt werden. In der Alltagssprache finden sich viele häufige Ausdrücke dieser Art, wie *Yin-U* für Regen mit großer Luftfeuchtigkeit und *Yo-Ko* für strahlenden Sonnenschein. Ähnliche Ausdrücke sind sogar innerhalb der modernen Wissenschaften, bei Phänomenen wie Elektrizität und Magnetismus zum Beispiel, gebräuchlich. Der Minus-Pol heißt demnach *Yin-Kyoko* und der Plus-Pol *Yo-Kyoko*. In Japan wird das Elektron *Yin-Denshi*, das yin-elektrische Partikel, und das Proton als *Yo-Denshi*, das yang-elektrische Partikel, bezeichnet.

In der uralten Philosophie des Vedanta, das dem Hinduismus und dem Buddhismus zugrunde liegt, finden wir das Prinzip des dualistischen Monismus im Brahman, oder dem Absoluten, das sich in Shiva und Parvati, Krishna und Radha und in andere Paare von uranfänglichen männlichen und weiblichen Göttern differenziert. Das gleiche Verständnis der universalen Prinzipien sehen wir auch in der Mythologie der alten Sumerer und Ägypter im Mittleren Osten – wie in den Überlieferungen von Astarte und Tammuz und von Isis und Osiris – wie auch im Zoroastrismus.

Im Mittleren Osten fußten die Lehren Jesu auf den gleichen zugrundeliegenden Prinzipien, die im Fernen Osten als Yin und Yang bekannt waren. Im Neuen Testament finden sich viele Beispiele dieser Lehren, wie die Speisung der Zehntausend mit den zwei kleinen Fischen und den fünf Laiben von Gerstenbrot. Die zwei Fische stellen Yin und Yang dar und die fünf Laibe Brot symbolisieren die Doktrin der fünf Wandlungszustände (eine weitere Verfeinerung von Yin und Yang und dem universalen Zyklus der Wandlung). Jesus speist die Menschen nicht im leiblichen Sinne, sondern lehrt sie die Ordnung des Unendlichen Universums, oder das, was er als Gerechtigkeit des Himmelreiches bezeichnet hat.

Das *Thomas-Evangelium*, das *Philippus-Evangelium* und andere frühchristliche Texte, die im 20. Jahrhundert in Ägypten entdeckt wurden, enthalten viele Beispiele der nicht-dualistischen Lehren Jesu'. In einem Bericht von Thomas wird Jesus gebeten, seine Lehre zu erklären, und er erwidert: »Wenn sie dich fragen, ›was ist das Zeichen deines Vaters in dir?‹, sage ihnen: ›Es ist Bewegung und Ruhe.‹« Bewegung und Ruhe sind die traditionellen Eigenschaften von Yin und Yang. An einer anderen Stelle sagt Jesus seinen Jüngern, wie sie im unendlichen Universum leben sollen:

> Wer aus der Zwei Eins macht, wer das Innere wie das Äußere und das Äußere wie das Innere macht, wer männlich und weiblich zu Eins macht, so daß männlich nicht männlich und weiblich nicht weiblich ist, wer an der Stelle des Auges ein Auge macht, an der Stelle der Hand eine Hand und an der Stelle eines Fußes einen Fuß macht und an der Stelle eines Abbildes ein Abbild, der wird in das Reich eintreten.

Nach unserer Terminologie wollte Jesus mit diesen Worten sagen, daß – wenn seine Jünger Yin in Yang und Yang in Yin verwandeln könnten und Harmonie erlangen durch die Vereinigung der beiden – sie dann eins werden mit der Ordnung des Universums und ein Leben in Gesundheit, Freiheit und Glück führen würden.

Das universale Prinzip von Yang und Yin, Bewegung und Ruhe, oder anderen komplementären Gegensätzen ist das gemeinsame intuitive Verständnis aller großen Weltreligionen wie Konfuzianismus, Taoismus, Shintoismus, Buddhismus, Zoroastrismus,

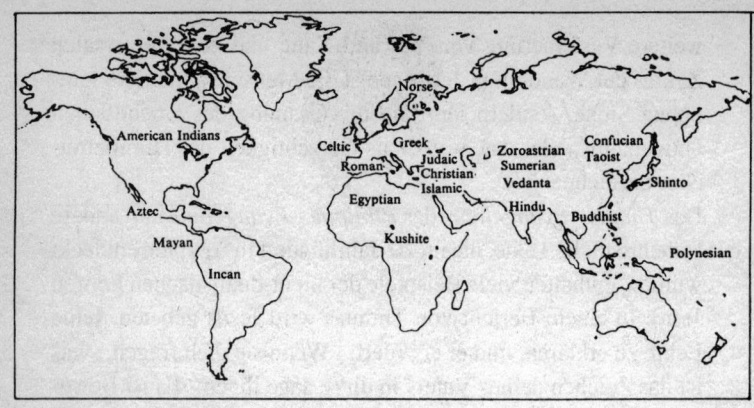

Abb. 3: Traditionelle Lebensweisen
Allen alten und traditionellen Kulturen, Religionen, Mythologien und Kosmologien, die oben aufgeführt sind, war ein umfassendes, dynamisches Verständnis der Wirklichkeit als Zusammenspiel zweier gegensätzlicher, doch komplementärer Kräfte, die der Einen Unendlichkeit, oder Gott, entstammten, gemeinsam zu eigen.

Judaismus, Christentum und Islam (siehe Abb. 3 und 4). Zusammen mit diesen verschiedenen Religionsformen sehen wir, daß das gleiche Verständnis den traditionellen astronomischen und kalendarischen Beobachtungen, der Architektur und den öffentlichen Bauten sowie auch vielen Kunstformen und Handwerkszweigen zugrunde liegt. Von megalithischen Zeiten, von den Anfängen der Zivilisation bis zum Anbruch der modernen Zeit, etwa Anfang des 16. Jahrhunderts, wurde die Ordnung des Universums intuitiv erkannt und ausgedrückt und regelte das tägliche Leben unzähliger Familien, Stämme und Kulturen, Gesellschaften und Zivilisationen auf der ganzen Welt.

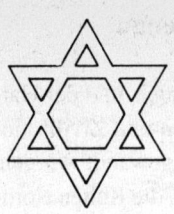

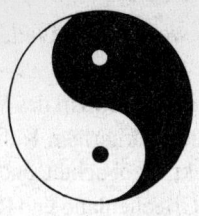

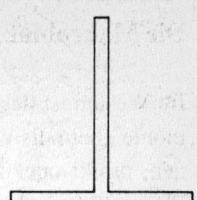

Symbol des Judaismus:
Der Davidsstern, ein
Symbol Gottes, zeigt die
Harmonie zwischen
komplementären Ge-
gensätzen.

Symbol des Taoismus:
Yin und Yang vollführen
eine kreisförmige Bewe-
gung und wechseln
sich ab. Das Zentrum
von Yin hat einen Yang-
Kern, während das Zen-
trum der Yang-Hälfte
einen Yin-Kern hat.

*Symbol des Shintois-
mus:* Die vertikale Linie,
Himo-Rogi, stellt den
göttlichen Baum dar,
welcher mit der Erde,
Iwasaka, der horizonta-
len Linie, eine harmoni-
sche Beziehung ein-
geht.

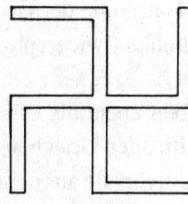

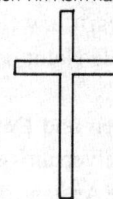

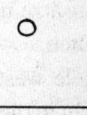

*Symbol des Buddhis-
mus:* Die vertikale Yin-
Energie und die hori-
zontale Yang-Energie
verbinden sich und voll-
führen eine kreisförmige
Bewegung, eine Dar-
stellung der universalen
Reinkarnation.

*Symbol des Christen-
tums:* Der vertikale Yin-
Arm des Kreuzes und
der horizontale Yang-
Arm harmonisieren und
zeigen die Einheit aller
Phänomene.

*Symbol des Zoroastris-
mus:* Der zusammenge-
zogene Yang-Punkt und
die ausgedehnte Yin-Li-
nie, welche stets zusam-
men erscheinen, zeigen
universale Gegensätze
und Ergänzung.

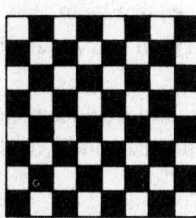

*Karte des Universums
des Zoroastrismus:* Die
abwechselnden 32 Yin-
Quadrate und 32 Yang-
Quadrate zeigen die 64
Stufen der Umwand-
lung an und entspre-
chen den 64 Hexagram-
men des I-Ging.

Abb. 4: Religiöse Symbole

Die Makrobiotik im westlichen Gedankengut

Im Westen ist das universale Prinzip des Wandels und der Harmonie ebenfalls von allen vorherigen Kulturen und Zivilisationen, direkt oder indirekt, beobachtet und angewandt worden. Dazu gehörten das alte Griechenland und Rom, die Kelten Nordeuropas und die Skandinavier. In der westlichen Hemisphäre haben Eingeborene von der Arktis bis zur Yucatán-Halbinsel wie auch in den Anden und Amazonengebieten Südamerikas in ihren Schöpfungsmythen Ansichten zum Ausdruck gebracht, die den Begriffen von Yin und Yang im wesentlichen ähnlich waren. Wie im Fernen Osten umfaßte der gemeinsame Wortschatz viele Wörter, Ausdrücke und Begriffe, welche die Harmonie der Gegensätze und die nicht-duale Natur der Wirklichkeit widerspiegelten.

Viele westliche Philosophen und Denker haben ebenfalls Einsicht in die Ordnung des Universums erlangt. Im alten Griechenland vertrat Empedokles die Ansicht, daß das Universum aus dem ewigen Zusammenspiel von zwei Kräften bestehe, die er Liebe und Kampf nannte. Obwohl sein Werk nur fragmentarisch erhalten ist, finden wir Passagen, die uns stark an das *Tao Te King* erinnern, welches ungefähr zur gleichen Zeit entstanden ist:

> Ich werde eine zweifache Wahrheit aussprechen;
> zu Zeiten tritt ein Einzelnes in Erscheinung;
> zu anderen Zeiten entstehen mehrere Dinge aus Einem.
> Zweifach ist die Geburt der sterblichen Wesen und zweifach das Ableben ...
> Sie (Liebe und Kampf) bleiben stets gleich, doch indem sie sich zuweilen durchdringen, werden sie zeitweise anders, doch bleiben sie ewig und ewig gleich.

In der alten hellenistischen Welt wurden Lehren, die auf einem tiefen Verständnis der Ordnung des Universums beruhten, als

Makrobiotik bezeichnet, nach den gewöhnlichen griechischen Worten für »langes Leben« oder »großes Leben«. Der Begriff *Makrobios* wurde das erste Mal von Hippokrates im 5. Jahrhundert vor Christus verwendet. Der Vater der westlichen Medizin führte den Begriff in seinem Aufsatz *Luft, Wasser und Orte* ein, um eine Gruppe von jungen Männern zu beschreiben, die gesund waren und sich eines relativ langen Lebens erfreuten. Hippokrates, der selbst über hundert Jahre alt wurde, lehrte eine natürliche Lebensweise, welche die Harmonie mit der Umgebung des Menschen betonte und ein besonderes Augenmerk auf die Auswahl und Zubereitung der täglichen Nahrung richtete. Seine Philosophie läßt sich in dem Aphorismus zusammenfassen: »Laßt eure Nahrung eure Arznei sein und eure Arznei eure Nahrung.« Im hippokratischen Eid, der auch heute von den Ärzten unserer Tage geleistet wird, heißt es auszugsweise: »Ich will mich nach dem System der Diätetik und der Lebensregeln richten, gemäß meinen Fähigkeiten und meiner Urteilskraft (soweit ich das System als segensreich für meine Patienten betrachte). Und ich will mich enthalten von allem, was gefährlich oder schädlich ist. Ich werde niemandem eine tödliche Arznei geben, auch nicht, wenn er darum bittet, noch werde ich einen solchen Rat geben. In Reinheit und Heiligkeit will ich mein Leben verbringen und meine Kunst ausüben … Ich werde keinen Menschen, der an einem Stein leidet, schneiden, sondern will das den Männern überlassen, die in dieser Tätigkeit erfahren sind.«

Andere klassische Autoren wie Herodot, Aristoteles, Galen und Lucian verwendeten ebenfalls den Begriff *Makrobiotik* im Zusammenhang mit Gesundheit und Langlebigkeit. In der frühen Literatur des Westens wurde der Begriff ein Synonym für eine einfache, natürliche Lebensweise mit einer Ernährung, die hauptsächlich aus Vollkorngetreide und Gemüse bestand. Die alten Äthiopier, die Thessalier, die biblischen Patriarchen wie Abraham wurden respektvoll als makrobiotisch bezeichnet, und der

Begriff ging in den allgemeinen Wortschatz ein. Während der Renaissance zum Beispiel hat Rabelais, der französische Humanist, in seiner Satire über die Torheiten der anbrechenden modernen Zivilisation, *Gargantua und Pantagruel*, ein Kapitel über Makrobiotik verfaßt.

In jüngerer Zeit fand die Makrobiotik einen Fürsprecher in Christopher W. Hufeland, einem Professor der Medizin und deutschen Philosophen des 18. Jahrhunderts, welcher der Arzt Goethes war. Zu einer Zeit, in der die politischen Führer um die Gründung von Republiken und Staaten rangen, bezeichnete sich Hufeland als »Weltbürger«. Er wandte sich gegen die wissenschaftlichen Strömungen seiner Zeit und widmete sein Leben der Verbreitung einer einfachen Ernährung mit Vollkorngetreide und Gemüse; Hufeland warnte vor den Gesundheitsrisiken des Fleisch- und Zuckerkonsums und befürwortete das Stillen von Babys, das Laufen und andere Bewegungsübungen und die Selbstheilung. Sein berühmtestes Buch, *Makrobiotik, oder die Kunst, das menschliche Leben zu verlängern*, erschien im Jahre 1796 und wurde in viele Sprachen übersetzt. Darin würdigt er Hippokrates und andere Fürsprecher einer einfachen, auf Getreide basierenden Ernährungsweise wie Luigi Coronaro, einen venezianischen Architekten des 15. Jahrhunderts und Autor des Buches *Die Kunst der Langlebigkeit*, welcher ebenfalls über hundert Jahre alt wurde.

Gegen Ende des 18. Jahrhunderts schrieb der englische Essayist John Stuart über seine ausgedehnten Wanderungen quer durch Europa, den Nahen Osten und Tibet: »Man begreife, daß der moralischen und der physischen Bewegung die gleiche doppelte Kraft zu eigen ist, nämlich eine zentripetale und eine zentrifugale, und so wie die Gestirne ruhig ihre Bahnen ziehen ..., so auch moralische Entitäten ... sich im Umlauf zur menschlichen Gesellschaft bewegen.«

In Europa gab es eine Reihe von schöpferischen Denkern, die zu einem mehr integrierten westlichen Verständnis der Ordnung des Universums beigetragen haben. In Deutschland war es der Philosoph Georg Wilhelm Friedrich Hegel, der in seiner Interpretation der dialektischen Entwicklung die spiralenförmige Entwicklung der menschlichen Angelegenheiten postulierte, welche aus einer Phase der Einheit, die er als *Thesis* bezeichnete, über eine Phase der Uneinigkeit oder *Antithese* schließlich zu einer höheren Ebene der Reintegration führte, welche er *Synthese* nannte. Hegels dialektisches Prinzip wurde später von Karl Marx, Friedrich Engels und ihren Mitarbeitern studiert und bildete die Basis ihrer philosophischen Spekulationen auf den Gebieten der Politik, der Wirtschaft und der Wissenschaft. Marx' Theorie gesellschaftlichen Wandels mit seiner Betonung der Praxis oder praktischen Tätigkeit war sehr umfassend und dynamisch, doch sein Verständnis der universalen Ordnung kehrte das Prinzip der Disharmonie hervor, statt jenes der Harmonie, und vernachlässigte die nicht-materielle Wirklichkeit. Marx war auch außerstande, seine Dialektik auf die praktischen Aspekte des täglichen Lebens anzuwenden, wie auf das Gebiet der individuellen Gesundheit und des persönlichen Glücks zum Beispiel. Aufgrund einer chronisch-degenerativen Krankheit, der er schließlich zum Opfer fiel, war er nicht mehr in der Lage sein Hauptwerk, *Das Kapital*, zu vollenden. Die meisten Mitglieder seiner wie auch der Familie von Engels starben an Krebs.

Im 20. Jahrhundert war es auch Siegmund Freud, der zu einem erneuten dynamischen Verständnis des Wandels beigetragen hat. Der Begründer der Psychoanalyse erkannte zwei Grundenergien, die er als *Libido* und *Thanatos* bezeichnete, den Lebensinstinkt und den Todesinstinkt. Beim ausgeglichenen Individuum halten sich diese Antriebe die Waage; sind diese Energien blockiert, ist eine Neurose die Folge. Freud unterteilte die Psyche des Menschen in drei weitere Teile: das *Es* oder die unbewußten, instinkthaften Triebe; das *Über-Ich*, die innere Zensur oder das Gewissen; und schließlich das *Ego* als Vermittler zwischen dem Es und dem Über-Ich und zwischen dem Individuum und der Gesellschaft. In gewissem Sinne entsprechen Thanatos und das Es dem Yin, während Libido und Über-Ich dem Yang entsprechen. Das Ego wäre demnach der harmonische Zustand zwischen beiden genannten. Freud und seine Nachfolger begannen die Verbindung zwischen Psyche und Körper wiederzuentdecken, welche durch das Aufkommen der modernen Wissenschaft und der mechanistischen Theorien von Hobbes, Newton, Descartes und Darwin vergessen worden war. Die psychoanalytische Methode vermochte jedoch nicht die Aspekte der Ernährung, der Umwelt und verschiedene Schwingungsfaktoren zu integrieren, so daß ihr therapeutischer Ansatz dadurch erheblich eingeschränkt geblieben ist. Aufgrund von Unausgeglichenheiten im persönlichen Leben wurde Freud von Krankheiten heimgesucht und starb schließlich an Krebs.

In der Physik war es vor allen Dingen Albert Einstein, der neben vielen anderen wissenschaftlichen Denkern den komplementären Gegensatz zwischen der sichtbaren Welt der Materie und der unsichtbaren Welt der Schwingung oder der Energie begriff und auf diese Einsicht hin seine Relativitätstheorie formulierte, nach der Energie sich dauernd in Materie verwandelt und Materie sich dauernd in Energie umwandelt. Dank Einsteins Theorien veränderte sich die moderne wissenschaftliche Sicht der Realität in eine mehr holistische Richtung. Einstein starb jedoch, ohne die Gesetze der spiralenförmigen Entwicklung und die Prinzipien des Yin und Yang vollständig entdeckt zu haben, welche seine Theorie des einheitlichen Feldes erklärt hätten, der er die zweite Hälfte seines Lebens gewidmet hatte. Anstatt an der praktischen Anwendung seiner Theorien zur Nutzung der natürlichen elektromagnetischen Energie zu friedlichen Zwecken zu arbeiten, hat Einstein gestattet, seinen Namen und seine Formen zur Spaltung des Atoms und zur Entwicklung von höchst destruktiven künstlichen Energiequellen zu verwenden, eine Entscheidung, die er zeitlebens bedauerte.

Auf dem Gebiet der Sozialwissenschaften stellte Arnold Toynbee seine Geschichtsstudien auf die sich abwechselnden Bewegungen komplementärer Gegensätze, die er *Herausforderung* und *Antwort* nannte. In der Einleitung seiner mehrbändigen *Study of History* erklärt Toynbee, daß sein Ansatz aus einem Studium von Yin und Yang hervorgegangen sei.

> Von all den verschiedenen Symbolen, die von unterschiedlichen Beobachtern in unterschiedlichen Kulturen verwendet worden sind, um die Aktivität im Rhythmus des Universums zu beschreiben, sind Yin und Yang die treffendsten, da sie das Ausmaß des Rhythmus unmittelbar darstellen und nicht mittels irgendeiner Metapher, die der Psychologie oder der Mechanik der Mathematik entnommen ist. Daher werden wir in dieser Studie von diesen chinesischen Symbolen fortan Gebrauch machen.

Zu den anderen Wissenschaftlern, die zu einem Verständnis des Prozesses historischen und gesellschaftlichen Wandels gelangt sind, gehören Pitirim Sorokin, Soziologe und Autor von *Social and Cultural Dynamics;* Alexis Carrel, der Biologe und Autor von *Man's Destiny;* sowie F. S. C. Northrop, Philosoph und Autor von *The Meeting of East and West.*

In der westlichen Kunst, in der Musik und der Literatur gab es viele große Männer und Frauen, die ein tiefes Verständnis der Ordnung des Universums gezeigt haben. Dazu gehören Homer, Dante, Shakespeare, Leonardo da Vinci, Bach, Beethoven, Sir Walter Scott, Tolstoi, George Eliot, Lewis Carroll, Samuel Butler, Edward Carpenter, Cézanne, Monet und Georgia O'Keeffe.

Die heutige Makrobiotik

In Kyoto, Japan, im Jahre 1913, stieß ein 18jähriger Mann namens Sakurazawa, der an einer unheilbaren Tuberkulose litt, in einem Antiquariat auf ein kleines Buch mit dem Titel *Die Heilung durch richtige Ernährung* von Dr. Sagen Ishizuka. Dieser vertrat die Ansicht, daß fast alle ansteckenden und degenerativen Erkrankungen durch den Verzicht auf Fleisch, Zucker, weißen Reis, weißes Mehl und andere denaturierte Nahrungsmittel der modernen Zivilisation und die Befolgung einer traditionellen Ernährungsweise mit braunem Reis und anderem Vollkorngetreide, Miso-Suppe, gekochtem Gemüse, Seetang und Meeresalgen und anderen traditionellen Nahrungsmitteln zu heilen sei. Zur Überraschung des jungen Sakurazawas funktionierte diese Ernährungsweise, und nachdem er sich von seiner Tuberkulose geheilt hatte, widmete er sein Leben dem Verständnis der Beziehung zwischen Nahrung, Umwelt und Gesundheit. Unter dem Schriftstellernamen George Ohsawa schrieb er zahlreiche Bücher und hielt viele Vorträge über die Ordnung des Universums, besonders über die Anwendung von Ernährungs- und Umweltprinzipien zur Erlangung der Gesundheit des Individuums und der Familie und zur Verwirklichung des Weltfriedens.

In den späten fünfziger und frühen sechziger Jahren, während seiner Reisen in Europa und Amerika, führte Ohsawa den Begriff der »Zen-Makrobiotik« ein, mit dem er seine Lehren bezeichnete. Innerhalb der Zen-Tradition hatten sich die Praktiker stets an eine ausgewogene, einfache und natürliche Ernährung gehalten. Da Zen zu der Zeit eine gewisse Beliebtheit im Westen erlangt hatte, hoffte Ohsawa, die Öffentlichkeit auf diesen Aspekt der Zen-Praxis aufmerksam machen zu können, obwohl seine Lehre nicht auf buddhistische Praktiken beschränkt war. Ungefähr zu dieser Zeit hat Professor Needham in seiner vergleichenden Geschichte der Wissenschaft und Zivilisation des Ostens und Westens den traditionellen fernöstlichen, auf den Prinzipien von Yin und Yang beruhenden Weg zu Gesundheit und Langlebigkeit, welcher die Faktoren der Ernährung stark betonte, mit der westlichen Tradition verglichen, die von Personen wie Hippokrates, Hufeland und anderen getragen wurde. Needham bezeichnete diese beiden historischen Strömungen als *Makrobiotik*. Aufgrund dieser Einflüsse begann der traditionelle Begriff der Makrobiotik in der modernen Gesellschaft wieder Fuß zu fassen.

Nach einem Studium mit George Ohsawa in Japan nach dem Zweiten Weltkrieg, und nachdem ich bereits angefangen hatte, die Philosophie von Yin und Yang in den Vereinigten Staaten zu lehren, nahm ich den Begriff »Makrobiotik« in seiner ursprünglichen Bedeutung an, nämlich als den universalen Weg zu Gesundheit und Langlebigkeit, der einen größtmöglichen Ausschnitt nicht nur in bezug auf die Ernährung umfaßt, sondern auch hinsichtlich aller Dimensionen des menschlichen Lebens, der natürlichen Ordnung und der kosmischen Evolution. Die Makrobiotik schließt Faktoren wie das Verhalten, die Gedanken, die Atmung, Bewegung, zwischenmenschliche Beziehungen, Gebräuche, Kulturen, Ideen und Bewußtsein in sich ein sowie auch Bestandteile individueller und kollektiver Lebensweisen aus allen Teilen der Welt. So betrachtet ist die Makrobiotik nicht einfach oder ausschließlich eine Art und Weise, sich zu ernähren, obwohl dies für die meisten Menschen der erste Schritt ist, mit dem sie diese Lebensweise kennenlernen. Makrobiotik bedeutet die universale Lebensweise, mit der die Menschheit sich im biologischen, psychologischen und spirituellen Sinne entwickelt hat und mit der wir Gesundheit, Glück und Frieden erhalten werden. Die Makrobiotik schließt eine Ernährungsweise in sich ein, ihr Zweck ist jedoch, das Überleben der menschlichen Rasse zu sichern und die weitere Evolution auf diesem Planeten zu fördern. Wie dieser kurze historische Abriß zeigt, ist die Makrobiotik kein abstraktes Konzept, sondern eine lebendige Realität. Von der Zeit der frühesten Kulturen und Zivilisationen auf diesem Planeten an hat sie sich von Generation zu Generation fortentwickelt. Die Makrobiotik umfaßt Essen und Schlafen, Tätigkeit und Ruhe, Denken und Fühlen. Dazu gehört der Respekt vor unseren Eltern und Vorfahren, die Liebe und Pflege der eigenen Kinder, die Sorge für Geschwister und ihre Unterstützung, die Bewunderung der Schönheit und des Wunders der Blumen, Bäume, Berge und Flüsse und das Staunen vor der unendlichen Ordnung des Universums. Der makrobiotische Geist ist mit dem Dienst an anderen Menschen, der Arbeit für die Familie und die Gesellschaft und der Hingabe an den Aufbau einer gesunden, friedlichen Welt untrennbar verbunden.

Makrobiotik ist keine Philosophie, die auf ein Zeitalter oder auf einen Ort, ein Land oder Volk oder auf einen Lehrer oder eine Organisation begrenzt wäre. Die Makrobiotik ist durch ihre universale Betrachtungsweise gekennzeichnet und ist als solche etwas Immerwährendes. Die Makrobiotik fördert den Austausch und das gegenseitige Lernen zwischen dem Osten und dem Westen wie auch zwischen dem Norden und dem Süden. Alle Gegensätze wie Analyse und Synthese, Verstand und Intuition, Tradition und das Moderne, spirituell und materiell, männlich und weiblich werden als komplementär angesehen. Die Makrobiotik erkennt die Tatsache an, daß unser Verständnis und unsere Praxis nichts Festgelegtes, sondern in einem stetigen Prozeß des Wachstums und der Entwicklung begriffen sind. Nach der allgemeinen Abspaltung von der natürlichen Ordnung und dem Muster des allgemeinen Verfalls hinsichtlich der Qualität der Ernährung über Jahrhunderte hinweg kann es sein, daß die Menschheit einige hundert Jahre benötigt, um ihre Gesundheit vollständig wiederzuerlangen und die theoretische Seite der modernen Makrobiotik hinsichtlich Technologie, Kommunikation, neuer Energiequellen und Raumfahrt zu verwirklichen wie auch zur Neuorientierung der Gesellschaft in eine gesündere und friedlichere Richtung.

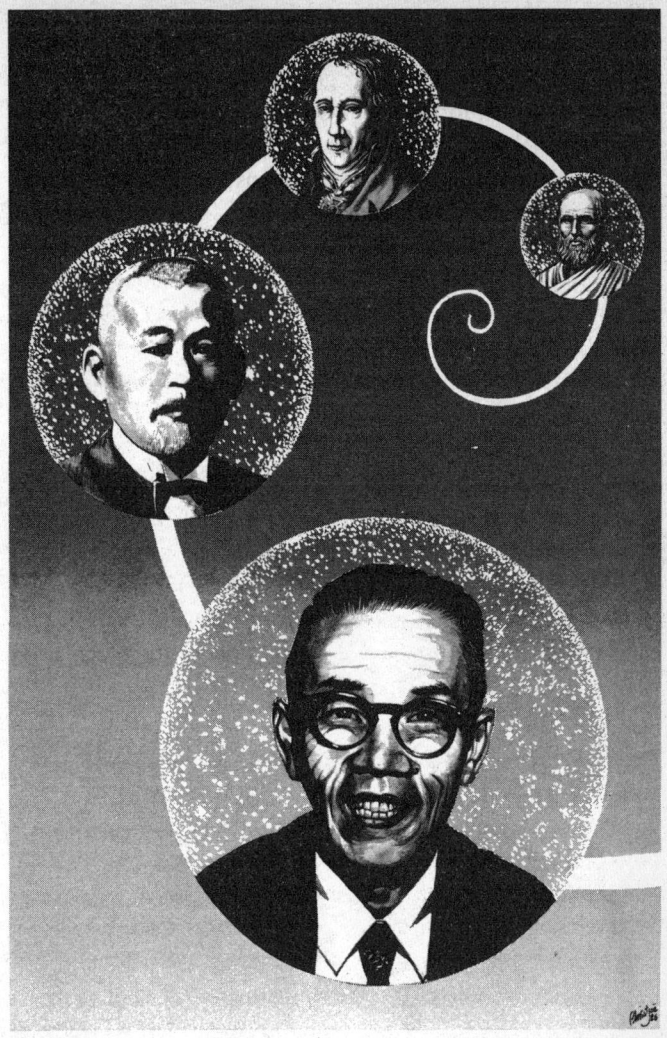

Abb. 5: Makrobiotische Ahnenreihe
Nach der ausdehnenden Spirale der Spiritualisation: Hippokrates, Hufeland, Sagan Ishizuka und George Ohsawa.

Solange die Menschheit existiert, wird die Makrobiotik unter vielen Formen und Namen als grundlegendste und zugleich intuitivste Weisheit fortbestehen. Sie bietet uns den Schlüssel zur Wiederherstellung der Gesundheit, eine Vision zur Regenerierung der Welt und einen Kompaß auf unserer endlosen Reise zu Freiheit und dauerndem Frieden.

2. Spiralen des ewigen Wandels

»Die Substanz des Großen Lebens folgt ganz dem Tao.«
– Laotse

Die Spirale: Das Universale Muster

Unser Studium des Ursprungs und des Schicksals der Menschheit beruht auf einer Sicht des Lebens, die das ganze Universum umfaßt und jene Ordnung, die auf jeder Ebene wirkt, aufzeigt. Grundlage dieses Verständnisses ist die logarithmische Spirale des Universums. Diese Grundform, die in der ganzen Natur zu finden ist, offenbart den Mechanismus der Schöpfung und die grundlegende Einheit des Lebens sowie die Wechselbeziehungen zwischen all seinen Bestandteilen. Mit Hilfe dieser einfachen, doch umfassenden Form sind wir in der Lage, alle scheinbaren Widersprüche in der modernen Wissenschaft und in allen anderen Bereichen des modernen Gedankenguts zu lösen, wozu auch die Fragen nach dem Ursprung des Universums und des biologischen Lebens, dem Verlauf der menschlichen Geschichte und der Entwicklung des menschlichen Bewußtseins gehören.

Wenn wir die Bewegung von Yin und Yang – jenen gegensätzlichen und komplementären Kräften, aus denen alle Phänomene zusammengesetzt sind – durch Raum und Zeit beobachten, entdecken wir, daß ihre Bewegung, von vorne betrachtet, ein Spiralenmuster bildet, während die Seitenansicht ihrer Bewegung uns schraubenartig erscheint. Ungefähr achtzig Prozent der Galaxien, unsere Milchstraße miteingeschlossen, weisen eine Spiralenform auf, ein universales Muster, das wir in den Strömungen des

Die Natur bildet viele schöne, logarithmische Spiralen:

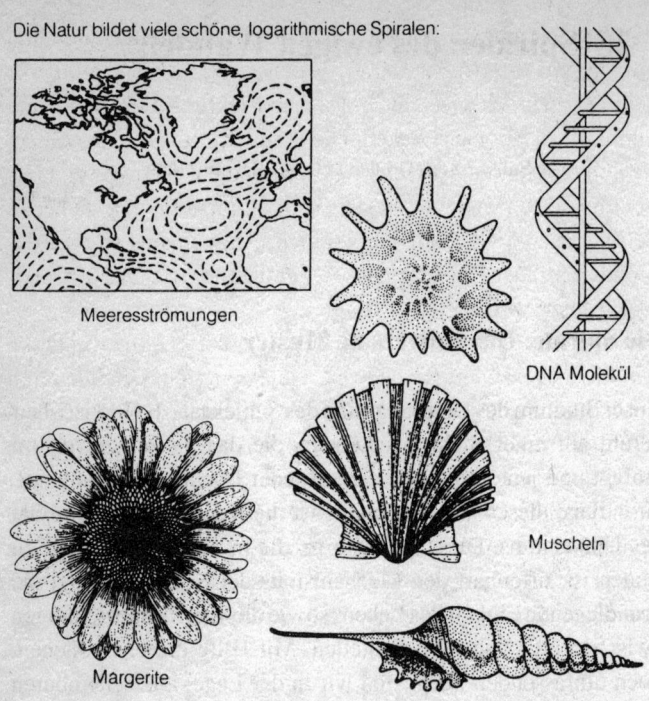

Meeresströmungen

DNA Molekül

Muscheln

Margerite

Abb. 6: Beispiele von natürlichen Spiralen

Windes und der Meere auf der Erde beobachten, im Wachstum und der Entwicklung der Pflanzen, der Form der Schnecken und Muscheln, die wir finden, der Strömung des Wassers, ob in Flüssen oder in der Küchenspüle, in den Wirbeln an den Fingerspitzen, im Doppel-Helius der DNA, in der Form unserer Ohren und in dem Spiralenmuster des Haares auf dem Kopf (siehe Abb. 6). Spiralen entstehen zunächst durch eine Yang-zentripetale Kraft von der Peripherie zum Zentrum und bewegen sich zur Materialisation hin. Erreicht diese zentripetale Kraft ihren Zustand der stärksten Zusammenziehung, kehrt sie sich in ihr Gegenteil um, in eine Yin-zentrifugale Kraft, welche sich vom Zentrum zur Peripherie zurück ausdehnt und sich in Richtung Zersetzung und Entmaterialisation entwickelt. Die Peripherie, die ausgedehntere Region der Spirale, ist mehr Yin, während das mehr verdichtete Zentrum die Yang-Region der Spirale darstellt. Die äußerste Peripherie ist der unendliche Raum des Universums selbst – das größte Yin. Der Endzustand der Verdichtung ist die infinitesimale Materie – das größte Yang.

Die moderne Theorie der Schöpfung ist eine Fehlinterpretation der logarithmischen Spirale. Da Galaxien sich scheinbar mit hoher Geschwindigkeit voneinander entfernen, haben Wissenschaftler einen Urknall postuliert (siehe Abb. 7). In Wirklichkeit dehnt sich das Universum spiralenförmig aus. Es ist auch weder durch einen Urknall entstanden, noch wird es durch einen großen Knall enden. Am Ende stirbt alles einen friedlichen Tod, und die Schwingungen verebben, doch wird dann ein anderes Universum entstehen. Einsteins Theorie des gekrümmten Raums und ge-

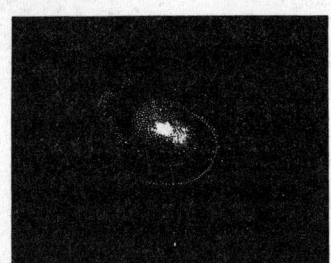

Galaxie der Milchstraße

Abb. 7: Das sich ausdehnende Universum
Das Universum dehnt sich weiter aus, jedoch nicht aufgrund eines Urknalls, sondern als logarithmische Spirale. Als Folge davon gibt es hier und da Galaxien, die aus unserer Sicht so aussehen, als ob sie voneinander wegfliegen würden.

bogenen Lichts kommt der Entdeckung der logarithmischen Natur des Universums nahe. Seine Annahme einer konstanten Lichtgeschwindigkeit verletzt jedoch das Grundprinzip, nach dem alles dem Wandel unterworfen ist. Das Licht bewegt sich ebenfalls in einer Spirale, und seine Geschwindigkeit verändert sich im umgekehrten Verhältnis zur Entfernung von seiner Quelle, wobei es sich einer unendlichen Geschwindigkeit annähert. In den kommenden Jahren wird mit den zunehmenden Fortschritten der Wissenschaft das vereinigende Prinzip von Yin und Yang wiederentdeckt werden, wodurch die Struktur des Universums besser verstanden werden wird, als dies heute der Fall ist.

Inzwischen ist die relative Bewegung zwischen Yin und Yang teilweise von der Wissenschaft und der Medizin bemerkt und dieses Wissen in eingeschränkter Form auf anderen Gebieten angewandt worden. Man versteht die Phänomene der Elektrizität und des Magnetismus als Energiestrom und eine Ladung, die zwischen Plus- (+) und Minus-Polen (–) aufgebaut wird. Das physiologische Milieu des Blutes ergibt sich aus dem richtigen Verhältnis zwischen sauer und alkalisch wie auch durch das Verhältnis von weißen zu roten Blutkörperchen. Die autonomen Funktionen im Körper werden vom sympathischen und parasympathischen Nervensystem gesteuert, welche als komplementäre Gegenspieler fungieren. Chemische Strukturen, einschließlich der Zusammensetzung der DNA, enthalten abwechselnde Gruppen von Elementen und Verbindungen. Alle physischen Phänomene sind durch das Verhältnis zwischen Raum und Zeit, Masse und Energie und vielen anderen relativen Faktoren bedingt.

In vielen Fällen ist das Spiralenmuster, das diesen Phänomenen zugrunde liegt, von der modernen Wissenschaft entdeckt worden. Bei der näheren Erforschung der Elektronen und Protonen zum Beispiel hat es sich herausgestellt, daß diese keine einzelnen Partikel sind, sondern Regionen innerhalb eines Spiralenfeldes von bewegender Energie, das als Atom bezeichnet wird, in denen

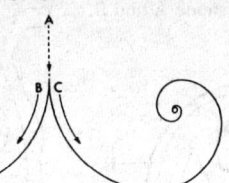

Die Bildung von subatomaren Partikeln: Aus einem Photon (A) – Energie oder Lichtwelle – werden subatomare Partikel, nämlich ein Proton (B) und ein Elektron (C) mit einer Spiralenbewegung.

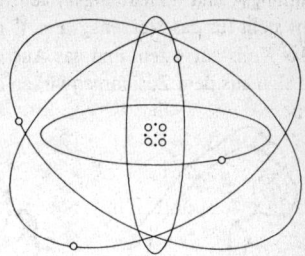

Modell der Atomstruktur:
Beryllium-Atom

Abb. 8: Die Bildung von subatomaren Partikeln

die Verdichtung der Energie besonders groß ist oder eine besondere Ladung herrscht. Im Falle des Protons ist diese verdichtete Energie positiv geladen und zentral angeordnet, und wir könnten sie daher als Yang einstufen. Beim Elektron ist diese Spiralenwolke von verdichteter Energie negativ geladen, befindet sich an der Peripherie und wird daher dem Yin zugeordnet. Die Elektronen bewegen sich jedoch wesentlich schneller als die Protonen und sind aus dieser Perspektive von ihrer Aktivität her mehr Yang im Vergleich zu den langsameren Protonen. Letztere sind wesentlich größer, während erstere wesentlich schneller sind; so ergibt sich ein dynamisches Gleichgewicht zwischen ihren Yin- und Yang-Eigenschaften (siehe Abb. 8).

Vom spiralenförmigen Aufbau des Universums zeugen viele Merkmale des menschlichen Körpers, obwohl dieses Grundmuster von der modernen Wissenschaft und Medizin nicht voll gewürdigt wird (siehe Abb. 9). Die Grundform menschlichen Lebens ist spiralenförmig, obwohl diese Form beim Embryo am deutlichsten zu sehen ist. Die zwei Hauptspiralen von gegensätzlicher und komplementärer Natur im Körper wirken durch das Nerven- und das Verdauungssystem. Während der Entwick-

In jedem dieser drei Diagramme zeigt A (das innere System) das Atmungs- und Verdauungssystem an. B (das periphere System) steht für das Nervensystem. C (das mittlere System) stellt das Kreislaufsystem und das Ausscheidungssystem dar, welche sich aus dem Zusammenwirken der Systeme A und B ergeben.

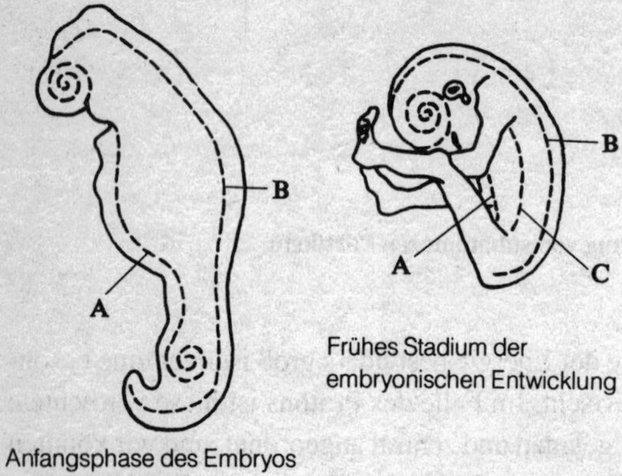

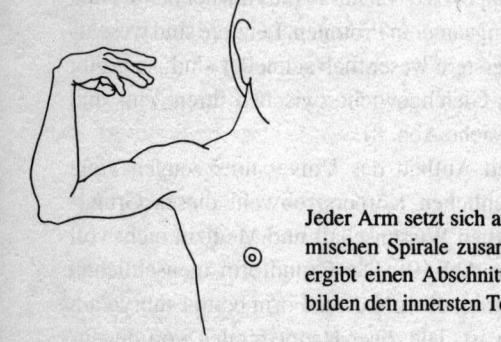

Anfangsphase des Embryos

Frühes Stadium der
embryonischen Entwicklung

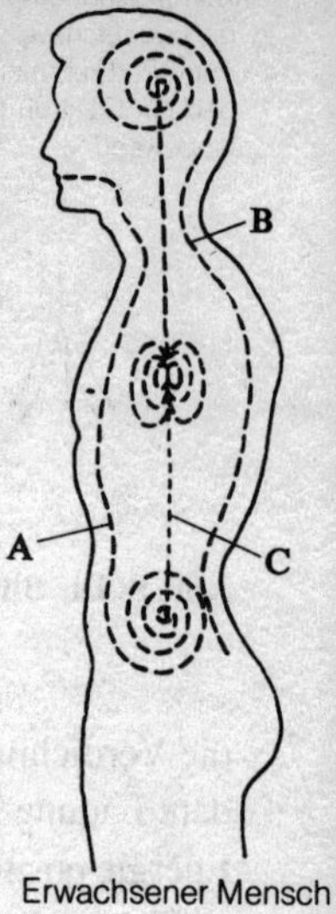

Erwachsener Mensch

Abb. 9: Spiralenförmige Entwicklung des Menschen vom Embryo zum Erwachsenen

Jeder Arm setzt sich aus einer siebenteiligen logarithmischen Spirale zusammen. Jeder nachfolgende Teil ergibt einen Abschnitt des Armes Die Fingerspitzen bilden den innersten Teil der Spirale.

Abb. 10: Spiralen des Armes

lung im Mutterleib ist das Verdauungssystem ursprünglich mehr Yang, aufgrund der zentralen oder inneren Lage, während das peripher gelegene Nervensystem mehr Yin ist. Unter den Nährstoffen, die der Fötus auf dem Blutwege über die Plazenta erhält, werden ursprünglich Eiweiße und andere mehr Yin-Faktoren vom Yang-Verdauungssystem angezogen. Infolgedessen wird dieses System schließlich mehr Yin (d. h. weich und ausgedehnt). In ähnlicher Weise werden Kalzium und andere Minerale, die mehr verdichtet sind oder eine Yang-Struktur aufweisen, stärker vom peripheren Yin-Nervensystem angezogen. Schließlich wird das Nervensystem mehr Yang (d. h. hart und verdichtet) und bildet das Rückgrat.

Die Bildung der Arme und Beine folgt ebenfalls einem Spiralenmuster (siehe Abb. 10). Man betrachte ihre zusammengerollte Stellung während der Phase der embryonischen Entwicklung wie auch beim Neugeborenen. Die Arme und Beine bestehen aus je sieben konzentrischen logarithmischen Spiralen. Die logarithmische Spirale mit sieben Abschnitten ist die universale Gestalt aller voll entwickelten Formen im Universum. Beim Arm erstreckt sich der erste Abschnitt von der Schlüsselbeingegend zum Schulterblatt. Der zweite Abschnitt reicht von der Schulter bis zum Ellbogen. Der dritte liegt zwischen dem Ellbogen und dem Handgelenk, während der fünfte, sechste und siebte jeweils zwischen den drei Fingergelenken liegen. Die Entfernung von der Schulter zum Ellbogen ist ungefähr die Hälfte der Entfernung von der Schulter bis zu den Fingerspitzen. Die Entfernung vom Ellbogen zum Handgelenk beträgt ungefähr die Hälfte bis zwei Drittel der Entfernung zwischen dem Ellbogen und den Fingerspitzen. Die Entfernung zwischen den Fingerknöcheln und dem ersten Fingergelenk beträgt ungefähr die Hälfte bis zwei Drittel der Strecke zwischen den Fingerknöcheln und den Fingerspitzen. Die Entfernung zwischen dem ersten und zweiten Fingergelenk ist ungefähr die Hälfte bis zwei Drittel der Entfernung zwischen dem ersten Fingergelenk und den Fingerspitzen. In einer logarithmischen Spirale bleibt das Verhältnis zwischen nachfolgenden Abschnitten konstant, wobei jeder Abschnitt etwa zwei- bis dreimal größer als der vorangegangene ist.

Von unserer Erde bis hin zum endlosen Weltraum, von hier bis in alle Ewigkeit, an jedem Ort und zu jeder Zeit sehen wir das Erscheinen und Verschwinden von logarithmischen Spiralen in allen Dimensionen des unendlichen Meeres der universalen Energie. Unsere Welt des Wandels, die den beiden gegensätzlichen und komplementären Kräften Yin und Yang untersteht, ist die relative Welt, die von allen Menschen im alltäglichen Leben wahrgenommen und erfahren wird. Von der unscheinbaren Blume auf der Wiese bis zu den großen Bewegungen des gesamten Universums, von der Andeutung eines Lächelns auf dem Gesicht eines Menschen bis hin zu einer gewaltigen Naturkatastrophe wird jedes Wesen und jedes Phänomen in seinem Verhältnis zwischen Vorderseite und Rückseite, Innen und Außen und im Ausgleich zwischen Anfang und Ende durch die spiralenförmig angeordneten Kräfte der Ausdehnung und Zusammenziehung bestimmt.

Die Spirale des Lebens

Innerhalb des unendlichen Meeres des Universums ist eine Spirale des Lebens entstanden, die sich nach innen bewegt und dabei sieben Abschnitte oder Phasen durchläuft (siehe Abb. 11). Die erste von diesen ist die Unendlichkeit, jener Ursprung aller Phänomene, dem die Menschen unterschiedliche Namen gegeben haben wie Gott, Brahman, *Tai-Kyoku* oder Einheit. Die Polarisation, das Erscheinen von Yin und Yang, ist die zweite Phase. Diese Kräfte und Tendenzen manifestieren sich als Zentrifugalität und Zentripetalität, als Raum und Zeit, und sind der Ursprung aller relativen Welten. Die Bewegung als solche entsteht zwischen diesen beiden Polen, und die dritte Phase, Energie und Schwingung, manifestiert sich in der relativen Welt als das primäre Feld oder als Urzustand, welcher vor und nach dem Erscheinen der physischen und materiellen Formen existiert. In der vierten Phase erscheinen die subatomaren Partikel als zahlreiche Teilchen von Energie, die sich in spiralenförmiger Art bewegen. Die fünfte Phase, die Welt der Elemente oder Atome, wird gebildet durch die geordnete Manifestation der subatomaren Partikel als spiralenförmige Atomstrukturen. Elemente erscheinen ebenfalls in molekularem Zustand in Form von festen Stoffen, Flüssigkeiten, Gasen und Plasmas, welche sich wiederum als Erde, Wasser, Luft und Feuer manifestieren. Die Welt der Pflanzen ist die sechste Phase. Aus der Welt der Elemente geht das organische Leben auf der Erde hervor. Das Pflanzenreich ist mit den Kräften des Himmels und der Erde elektromagnetisch geladen, und sein Wachstum und Verfall vollzieht sich nach den Gesetzen der spiralenförmigen Bewegungen der Ausdehnung und Zusammenziehung. Das Tierreich, die siebte Phase, hat sich als eine aktivere Lebensordnung mit einer stärkeren elektromagnetischen Aufladung aus dem Pflanzenreich heraus entwickkelt. An seiner Spitze steht der Mensch, der im Verlauf seiner Evolution das größte Bewußtsein entwickelt und die größte physische Aktivität entfaltet hat.

Die sich einwärts bewegende Spirale des Lebens hat mit der Entstehung des *Homo sapiens* und anderen hoch entwickelten Tierarten ihr Zentrum erreicht. Von dort an nimmt ihre Bewegung einen umgekehrten Verlauf und kehrt zur Einen Unendlichkeit zurück, mit der sie schließlich verschmilzt. Durch die Rotation verwandelt sich die Yang-Kraft des Himmels in die Yin-Kraft der Erde. So kehrt sich der universale Vorgang der Materialisation in sein Gegenteil um, in Dematerialisation oder Spiritualisation, und erzeugt auf diese Weise die auswärts gerichtete Spirale, welche zur Vereinigung mit Gott führt.

Während der letzten Phase der Materialisation auf der Erde, nach Milliarden und Millionen von Jahren von Umwandlungsprozessen, ist der Mensch erschienen, welcher eine Vielzahl von verschiedenen Energien, Partikeln und Elementen und organischen chemischen Verbindungen in Form von Pflanzen in sich aufnimmt – die vorangegangene Phase in der Spirale des Lebens. Wir nennen diesen Prozeß Essen, die Nahrungsaufnahme, zu der die Verdauung und Absorption von Nahrung und Flüssigkeit durch das Verdauungssystem gehören. Die Nährstoffe gehen ins Blut und andere Körperflüssigkeiten über, welche wiederum an der Bildung von Körperzellen einschließlich der Geschlechtszellen beteiligt sind. Die Bildung der Eizelle bei der Frau ist das Ergebnis einer einwärts gerichteten spiralenförmigen Bewegung der Follikel in den Eierstöcken, während die Bildung des Samens beim Mann das Ergebnis der auswärts gerichteten Differenzierung der Fortpflanzungszellen ist. Diese sind jeweils Yin- und Yang-Prozesse, welche sich nach dem Gesetz der Harmonie gegenseitig anziehen und miteinander verschmelzen, um neues Leben zu bilden. Während der embryonischen Phase, welche ungefähr 280 Tage dauert, gibt es vier Hauptphasen im Mutterleib. Der erste Prozeß ist die Befruchtung und Einnistung der Eizelle, welcher ungefähr sieben Tage dauert. Während der zweiten Phase vollzieht sich die Bildung der wichtigsten Körpersysteme innerhalb eines Zeitraumes von etwa 21 Tagen. Die dritte Phase ist durch die Bildung der Hauptorgane und Drüsen gekennzeichnet und dauert ungefähr 63 Tage. In der vierten Phase, die etwa 189 Tage dauert, bilden sich die Fortsätze und Anhänge, während der Embryo sich bis zum Zeitpunkt der Geburt ständig weiterentwickelt. Die Entfaltung dieser Phasen vollzieht sich ebenfalls logarithmisch, wobei jede einzelne Phase etwa dreimal länger dauert als die vorangegangene.

Abb 11: Die Spirale des Lebens

1. Stufe: Siebter Himmel, Eine Unendlichkeit,
   Gott, Brahman, *Tai-Kyoku*, Einheit.
2. Stufe: Polarisation, Yin und Yang,
   Beginn der relativen Welt.
3. Stufe: Energie und Schwingung,
   Beginn der Welt der Phänomene.
4. Stufe: Subatomare Teilchen,
   Beginn der materiellen Welt.
5. Stufe: Welt der Elemente und der
   körperlichen Natur.
6. Stufe: Das Pflanzenreich,
   Beginn der organischen Welt.
7. Stufe: Das Tierreich, das im Menschen seinen Höhepunkt erreicht.

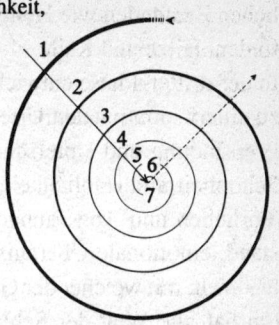

Die Spirale des Bewußtseins

Während der embryonischen Phase vollziehen sich Wachstum und Entwicklung durch autonome, mechanische Funktionen, die wir auch als autonome Grundfunktionen bezeichnen können. Von Geburt an, unser ganzes Leben hindurch sind diese Funktionen in allen Teilen des Körpers am Wirken und regeln Dinge wie die unwillkürlichen Nervenreaktionen, die Atmung und die Tätigkeiten des Verdauungssystems, den Kreislauf und die Ausscheidungsprozesse usw. Bald nach der Geburt entwickeln wir jedoch auch ein Bewußtsein, das auf die Sinneswahrnehmung gestützt ist, mit anderen Worten die Fähigkeit, auf verschiedene Reize von anderen Phasen der Lebensspirale zu reagieren; wir entwickeln einen Tastsinn zur Wahrnehmung der festen Umgebung, einen Geschmackssinn zur Wahrnehmung von Flüssigkeiten, einen Geruchssinn, mit dem wir gasförmige Verbindungen wahrnehmen, einen Gehörsinn, mit dem wir die Schwingungen in unserer Umgebung wahrnehmen und die Fähigkeit, Licht wahrzunehmen. Zu den Sinneswahrnehmungen gehören auch Dinge wie die Unterscheidung von verschiedenen körperlichen Zuständen wie Hunger und Durst, Schmerz und Wohlbefinden, Hitze und Kälte.

In der dritten Phase entwickeln wir unsere Sinneswahrnehmung zu einem emotionalen Urteilsvermögen weiter, welches mit der Empfindung und Unterscheidung von Faktoren zu tun hat wie Schönheit und Häßlichkeit, Liebe und Haß, Freude und Trauer, Vorlieben und Abneigungen, gefühlsmäßige Bindung und Abstand, emotionale Übereinstimmung und Disharmonie. Dies ist die Welt, mit welcher der Großteil der Literatur und der Filme zu tun hat, die Welt der Schlager, der Popmusik und der romantischen Empfindungen. Wir könnten das verfeinerte Auffassungsvermögen dieser Entwicklungsphase als ästhetisches Bewußtsein bezeichnen.

Durch die wiederholten Erfahrungen des Wandels und Wechsels im Bereich der Sinneswahrnehmungen und des Ästhetischen wachsen wir weiter, und so erreicht die Entwicklung unseres Bewußtseins und Urteilsvermögens eine vierte Ebene: auf dieser Ebene kommt es zur Entfaltung von mehr objektiven geistigen Fähigkeiten wie Analyse und Synthese, die Bildung von Begriffen und Organisation, Annahmen und Spekulation sowie die Fähigkeit zur Bewertung und Definition. Auf dieser Ebene, die wir als die intellektuelle bezeichnen könnten, werden logische Begriffe geformt, vergleichende Werte definiert, Organisationssysteme geschaffen sowie Strukturen, nach denen unser Verstand arbeitet. Dies ist die Welt der modernen Wissenschaft und Technologie wie auch der Verwaltung der Gesellschaft.

Unser Bewußtsein wächst weiter und erlangt ein Verständnis der Beziehungen, die zwischen Individuen und Gruppen von Menschen gegeben sind, und umfaßt schließlich Gesellschaften und die Welt als Ganzes. Von unseren individuellen Beziehungen ausgehend, entwickeln wir uns weiter und lernen die Beziehungen innerhalb der Familie zu verstehen und ausgeglichen zu gestalten; von den Familienbeziehungen geht die Entwicklung zu den Beziehungen zur Gemeinde weiter und von dort zum Verständnis der Beziehungen innerhalb der Menschheit. Die Probleme der Ethik und der Moral, Harmonie und Frieden, Weltgesetze und Weltordnung gehören zu den vielen Belangen dieser Ebene. Auf dieser Stufe betrachten wir das Leben des Individuums aus gesellschaftlicher Perspektive und das nationale Leben aus einer Perspektive, die das Wohl des Weltganzen zum Ziel hat.

Nach vielen Erfahrungen und Herausforderungen, Erfolgen und Mißerfolgen auf den ersten fünf Ebenen entwickelt sich unser Bewußtsein weiter zur Ebene der Philosophie. Fragen wie »Was ist das Leben?«, »Wo kommen wir her?«, »Wohin gehen wir?«, »Was ist der Sinn des Lebens?« und »Wer bin ich?« rufen tiefes Nachdenken hervor. Wir beginnen über den Sinn und die Bedeutung unseres Lebens zu reflektieren, suchen nach dem Geheimnis des Universums und streben danach, mit der ewigen Weisheit eins zu werden. Diese sechste Ebene ist eine Tür zur letzten Ebene des Bewußtseins. Alle religiösen Traditionen und spirituellen Lehren beginnen auf dieser Ebene.

Durch die dauernde Suche nach der universalen Weisheit, dem Sinn des Lebens und dem Ursprung und der Bestimmung der Schöpfung erlangen wir schließlich das universale Bewußtsein, was auch als höchste Urteilsfähigkeit bezeichnet werden kann. Auf dieser Ebene verstehen wir die Ordnung des Universums und die Erlangung von universaler Liebe und absoluter Freiheit. Das Leben auf der universalen Ebene ist in verschiedenen Traditionen als das Erlangen von *Satori*, das Eingehen in das Nirvana oder auch in das Himmelreich beschrieben worden. Dieses Bewußtsein steht in keinem Widerspruch zu irgendwelchen Ansichten, Bedingungen oder Situationen, sondern umfaßt alle Widersprüche innerhalb der relativen Welt als komplementär, begreift die paradoxe Natur des ganzen Universums – mit ihr beginnen wir, von unserer wahren Freiheit Gebrauch zu machen.

Tabelle 2: Ebenen des Urteilsvermögens und des Bewußtseins

Ebenen des Urteilsvermögens	Namen der Einen Unendlichkeit auf jeder Ebene	Ergebnisse auf jeder Ebene
7. Höchste Ebene Universales und ewiges Bewußtsein; allumfassende bedingungslose Liebe und Annehmen; endlose Dankbarkeit, vollkommene Freiheit.	Freiheit	Ewiges Glück im Geist von »Ein Korn, zehntausend Körner«. Das Leben in *Satori,* Nirvana oder Gnade.
6. Philosophische Ebene Bewußtsein von Gerechtigkeit und Ungerechtigkeit, Bewußtsein des Spirituellen und des Materiellen, des Sichtbaren und des Unsichtbaren.	Gerechtigkeit	Religionen, philosophische Doktrin, spirituelle Disziplinen.
5. Gesellschaftliche Ebene Bewußtsein von Recht und Unrecht, geeignet und ungeeignet, passend und unpassend, flexibel und unflexibel.	Friede	Ethik, Moral, Familie, Kultur, Zivilisation, Politik, Wirtschaft.
4. Intellektuelle Ebene Bewußtsein von Vernunft und Unvernunft, bewiesen und unbewiesen, allgemein und spezifisch, Ursachen und Wirkungen.	Wahrheit	Theorien, Begriffe, Organisationen, Systeme, Wissenschaften.
3. Emotionale Ebene Bewußtsein von Liebe und Haß, Freude und Trauer, Vorlieben und Abneigungen, Harmonie und Disharmonie.	Liebe	Dichtung und Romane, Musik, Kunst, Theater, Tanz.
2. Ebene der Sinneswahrnehmung Bewußtsein von Genuß und Schmerz, Schönheit und Häßlichkeit, Behaglichkeit und Unbehaglichkeit.	Verlangen	Werkzeuge, Handwerk, Maschinen.
1. Mechanische Ebene Spontane, automatische Reaktion	Anpassungsfähigkeit	Instinkte, Antriebe, Gewohnheiten, Impulse und andere Reaktionen auf Umweltreize.

Es gibt auch eine spiralenförmige Beziehung zwischen den verschiedenen Ebenen des Urteilsvermögens und des Bewußtseins. Was den Faktor der Zeit anbelangt, verändern sich die automatischen Reaktionen augenblicklich, meist in Bruchteilen von Sekunden. Veränderungen hinsichtlich der Art der Sinneswahrnehmungen dauern länger, meist einige Minuten. Emotionale Stimmungen halten tagelang an, während der Einfluß von intellektuellen Theorien über Jahre hinweg bestehen bleiben kann. Gesellschaftliche Vorstellungen können über ein Jahrhundert gegeben sein, während philosophische Gebilde wie Religionen und spirituelle Lehren ein Jahrtausend lang vorherrschen können. Was den räumlichen Aspekt anbelangt, beeinflussen die niedrigeren Ebenen weniger Menschen auf engerem Raum, während die Auswirkungen der höheren Ebenen eine größere Anzahl von Menschen über größere Gebiete betreffen. Doch sind alle Wirkungen und Folgen, die von den ersten sechs Ebenen ausgehen, von relativer und vergänglicher Natur. Sie werden alle schließlich verschwinden und das Gegenteil hervorbringen. Allein das höchste Urteilsvermögen oder das höchste Bewußtsein wirkt über die Grenzen von Raum und Zeit hinweg, denn sein Einfluß ist universal und immerwährend.

Nun fängt unser Bewußtsein an, mit der Einen Unendlichkeit zu verschmelzen. Wir sind nun imstande, uns auf den vorangegangenen Ebenen frei zu bewegen und zu spielen. Wir leben im Geist der unendlichen Dankbarkeit und Liebe und beten dafür, daß alle Wesen ihren endlosen Traum ewig verwirklichen mögen.

Dies ist eine kurze Beschreibung der sieben Bewußtseinsebenen, die ein natürlicher Mensch im Lauf seines Lebens auf dieser Erde durchläuft (siehe Tabelle 2).

In unserer Zeit beschränkt sich die Mehrzahl der Menschen darauf, lediglich ein auf Sinneswahrnehmung gestütztes Bewußtsein oder ein ästhetisches Bewußtsein zu entwickeln und sucht emotionale Befriedigung oder vergängliche Liebe und Schönheit in einer Welt des Wandels. Nur wenige betreten die vierte Ebene des intellektuellen Urteilsvermögens, und noch weniger sind es, die sich zur fünften und sechsten Ebene des gesellschaftlichen und philosophischen Bewußtseins weiterentwickeln und sich mit den Fragen des Weltfriedens und des spirituellen Wachstums beschäftigen. Von Zeit zu Zeit, alle paar hundert Jahre in unserer Ära, erscheint ein Mensch, der fähig ist, das universale Bewußtsein zu erlangen. Die höchste Urteilsfähigkeit können jedoch alle Menschen erlangen, die die Ordnung des Universums mit ihrem endlosen Mechanismus des Wandels, Yin und Yang, kennen. Zusammen mit diesem Verständnis müssen wir jedoch um die praktische Anwendung von Yin und Yang in physischer, geistiger, gesellschaftlicher und philosophischer Hinsicht wissen, zu jeder Zeit, an jedem Ort, und hierzu müssen wir die Eigenschaften von unendlicher Geduld und einer lebenslangen Ausdauer entwickeln, um unseren Traum zu verwirklichen.

Die Makrobiotik führt zu Gesundheit, Glück und Frieden durch biologische und spirituelle Evolution und ist der universale Weg, um die Ordnung des Universums im täglichen Leben anzuwenden und mit dieser in Harmonie zu leben. Die Makrobiotik lehnt traditionelle Lebensweisen, Ausdrucksformen oder Ansichten nicht ab, sondern begreift das Gedankengut und Verhalten der Menschheit als ein geordnetes Ganzes. Die Makrobiotik betrachtet das menschliche Leben auf diesem Planeten als eine Manifestation der ewigen Spirale des Lebens, die sich von der Unendlichkeit bis zu den infinitesimalen Bestandteilen der Materie und von dort wieder bis zur Unendlichkeit erstreckt. Yin und Yang sind ein Kompaß, der uns den Weg zu Gesundheit und Glück, Freiheit und Gerechtigkeit weist, sowohl während unseres Lebens auf diesem wunderbaren Planeten als auch auf unserer unendlichen Reise durch den Kosmos.

Die Spirale der Evolution

Es ist nicht möglich, die tatsächlichen Veränderungen, die Sterne im Verlauf ihres Lebens durchlaufen, aufzuzeichnen und zu dokumentieren, da das Leben eines Sterns Hunderte von Milliarden Jahre dauern kann. Unsere derzeitigen Annahmen über die Evolution der Galaxien, Sterne und Planeten sind spekulativer Natur und beruhen größtenteils auf Werten, die unsere fragmentarischen Beobachtungen ergeben haben, und auf mathematischen Wahrscheinlichkeiten. Aus unserem Verständnis der Spirale des Lebens geht jedoch hervor, daß Galaxien durch zwei gigantische Kräfte geschaffen und in einem Zustand des Gleichgewichts gehalten werden: durch eine mehr Yang-, Zentripetalkraft, die durch die Peripherie des Raums erzeugt wird und sich nach innen, zum galaktischen Zentrum hin bewegt, und durch eine mehr Yin-, Zentrifugal- oder Ausdehnungskraft, die vom galaktischen Zentrum her entsteht und sich nach außen zur Peripherie bewegt.

Sterne werden geboren, leben innerhalb dieser galaktischen Umwelt, und ihre Entwicklung vollzieht sich ebenfalls in der Form einer Spirale, die dem Wechselspiel von Yin und Yang untersteht (siehe Abb. 12). Die Entwicklung eines Sterns vollzieht sich in drei Phasen, die der Spirale entsprechen: 1. eine Phase der Verdichtung oder Materialisation, in der der Stern aus einer diffusen Wolke von interstellaren Gasen heraus Gestalt annimmt; 2. eine Phase der Stabilität, in welcher der Stern einen Zustand des Gleichgewichts aufrechterhält; und 3. eine Phase der Zersetzung oder der Entmaterialisation, in deren Verlauf der Stern zunehmend instabil wird, abwechselnde Zustände der Ausdehnung und Zusammenziehung durchläuft und dabei den Großteil seiner Materie in den Raum abgibt.

Unsere Sonne zum Beispiel entstand, als die Zentripetalkraft, die der Peripherie der Galaxie entspringt, und die Zentrifugalkraft,

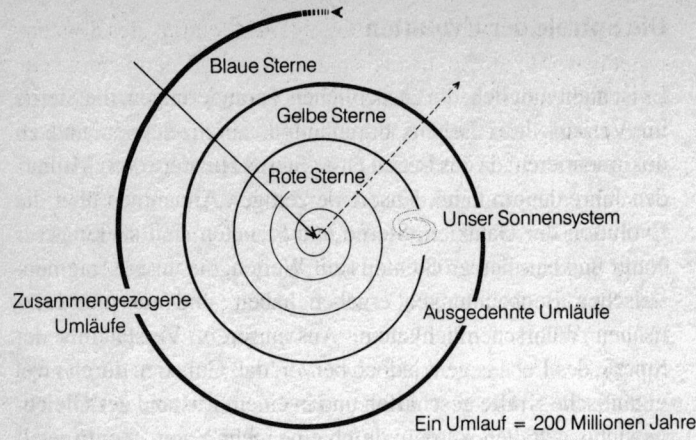

Blaue Sterne

Gelbe Sterne

Rote Sterne

Unser Sonnensystem

Zusammengezogene
Umläufe

Ausgedehnte Umläufe

Ein Umlauf = 200 Millionen Jahre

Abb. 12: Ursprung und Entwicklung der Sterne
Während die Sterne sich spiralenförmig zum galaktischen Zentrum hin
bewegen, verändern sie sich und durchlaufen die Einteilungen von Blau über
Gelb zu Rot.

welche vom galaktischen Zentrum ausgeht, in einer Wolke von
interstellaren Gasen und Staubpartikeln aufeinandertrafen und
eine gigantische, einwärts gerichtete zentripetale Spirale erzeugten. Diese Gaswolke begann sich zu verdichten, gemäß den
Energielinien, die sich innerhalb dieser riesigen Spiralenbewegung gebildet hatten. Mit zunehmender Zusammenziehung
begannen der Druck und die Temperatur innerhalb dieses Ur-
sterns anzusteigen. Schließlich kam dieser Zusammenziehungsprozeß dadurch zum Stillstand, daß die zentrifugale, auswärts-
gerichtete Energie, die in den inneren Bereichen des Sterns
erzeugt wurde, die nach innen gerichtete Zentripetalenergie ausgeglichen hat. Möglicherweise ist die Sonne eher als ein Endpunkt der Zentripetalität und der Anfang der Zentrifugalität anzusehen, als strahlender Himmelskörper, der unabhängig von

76

seinen Planeten und Kometen besteht. Als Zentrum des Sonnensystems wurde die Sonne als ein Zentrum der Energieverwandlung geboren, wo die Richtung von der hereinkommenden, durch Verbrennung erzeugten Energie sich ändert in die nach außen gerichtete Hitze, in Licht und Druck, welche durch den Sonnenwind und die Strahlung erzeugt werden.

Unser Sonnensystem, eines von Hunderten von Millionen ähnlicher Systeme in der Galaxie der Milchstraße, bildet ebenfalls eine Spirale, wenn es als Ganzes betrachtet wird. Das Feld der Planeten mit den Umlaufbahnen von Merkur, Venus, Erde, Mars, Jupiter, Saturn, Uranus, Neptun und Pluto fällt in den Kern der Spirale. In einem viel weiteren Bereich, welcher etwa viertausendmal größer ist als derjenige der Planeten – eine Dimension von etwa vier Lichtjahren –, strömen unentwegt mehr als hundert Millionen Kometen der Sonne entgegen. Das periphere Feld der Kometen wird möglicherweise im Zentrum des Systems zunehmend dichter, dort, wo Kometen in das planetarische Feld eintreten und zu Planeten werden können (siehe Abb. 13).

Vor fast vier Milliarden Jahren war unsere Erde eine gasförmige Spirale im Sonnensystem. Innerhalb dieser Wolke, die eine hohe Aufladung aufgrund intensiver elektromagnetischer Entladungen hatte, bildeten sich verschiedene leichte Elemente: Wasserstoff, Helium, Lithium, Beryllium, Bor, Kohlenstoff, Stickstoff und Sauerstoff. Durch Verschmelzungsprozesse entstanden weitere, schwerere Elemente, und aus ihren Verbindungen sind wiederum Moleküle und chemische Verbindungen hervorgegangen. Relativ schwerere Elemente, Moleküle und Verbindungen haben sich allmählich im Zentrum niedergeschlagen und bildeten den festen Kern der Erde, während andere leichtere allmählich die Peripherie der Erde formten und die Atmosphäre bildeten (siehe Abb. 14). Zwischen der sich verfestigenden Materie und der sich ausdehnenden Atmosphäre begann das Wasser sich zu bilden (eine Zusammensetzung aus Sauerstoff,

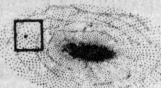

Schrägansicht der Galaxie der Milchstraße. Der Punkt zeigt die ungefähre Lage des Sonnensystems.

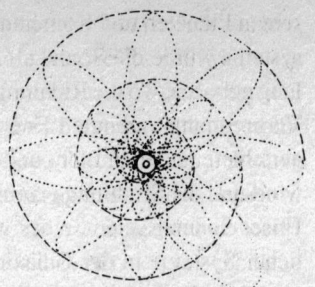

Schematische Darstellung des Sonnensystems. Der innere Kreis zeigt die Position der Sonne an; der nächste Kreis zeigt das planetarische Feld; das spiralenförmige, blütenblattartige Muster zeigt die Umläufe der verschiedenen Kometen. Alle Planeten bewegen sich langsam auf die Sonne zu.

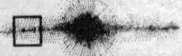

Seitensansicht der Galaxie der Milchstraße. Der Punkt zeigt die ungefähre Lage des Sonnensystems.

Abb. 13: Das Feld der Kometen und Planeten

welche mehr Yin, und Wasserstoff, der mehr Yang ist), welches dann die ganze Fläche der festen Erde bedeckte.

Innerhalb jener gasförmigen, durch elektromagnetische Stürme aktivierten Wolke sind allmählich die ersten primitiven organischen Moleküle entstanden – Kohlehydrate, Eiweiße, Viren und Bakterien –, welche sich hauptsächlich in dem allmählich sich bildenden Wasser zu höheren Organismen weiterentwickelt haben. Aus den gemeinsamen Urmolekülen haben sich allmählich zwei Richtungen des Lebens entwickelt: 1. das Pflanzenreich, welches mehr Impulse durch die zentrifugale Ausdehnungskraft (Yin) erhielt, und 2. das Tierreich, das mehr durch die zentripetale Zusammenziehungskraft (Yang) angeregt wurde (siehe Abb. 15). Durch Weiterentwicklung und Differenzierung

78

sind aus diesen beiden Richtungen über einen Zeitraum von mehr als 3,2 Milliarden Jahren organischen Lebens eine Vielfalt von Pflanzen- und Tierarten hervorgegangen, hauptsächlich im Wasser und später auf dem Land.

Während des Präkambriums sind im Wasser die verschiedenen Moosarten und wirbellosen Tiere erschienen. Diese primitiven Pflanzen und Tiere waren voneinander abhängig und dienten einander gegenseitig als Nahrung. Diese Periode kann fast zwei Milliarden Jahre gedauert haben, wobei eine allmähliche Verwandlung der Organismen und ihrer Umgebung in die nächste Entwicklungsphase überleitete.

Während dieser langen Periode kam es durch allmähliche Ansammlung, Niederschlag und Kristallisierung von Mineralen zur Bildung des Salzwassers. Während dieser Yang-Transformationsphase haben sich die Wasserpflanzen zu mineralreichen Algen und Seetang entwickelt, und aus den wirbellosen Tieren, die ebenfalls verstärkt Minerale in sich aufgenommen haben, wurden Wirbeltiere, die Vorläufer der meisten heutigen Meerestiere. Diese biologische Phase der Evolution dauerte ungefähr 0,8 Milliarden Jahre.

Als nächste große Veränderung stieg das Land, nach wiederholten Erschütterungen der Erde, aus dem Wasser empor. Im Verlauf der Millionen von Jahren, in denen sich das Festland gebildet hatte, gelangten Meerespflanzen und Tiere ans Land, wo sie nun der Luft ausgesetzt waren. Manche Meerespflanzen paßten sich erfolgreich an und entwickelten sich zu Landmoosen und primitiven Gräsern. Einige Meerestiere wiederum entwickelten sich zu Amphibien, die sowohl im Wasser als auch am Land leben können. Seit dieser Zeit, etwa vor 400 Millionen Jahren, setzte die Evolution auf dem Land ein (siehe Abb. 16).

Als nächste Entwicklung in der fortschreitenden Evolution der Landarten erschienen eine Vielfalt von Urpflanzen, primitiven Reptilien und Vögeln vor etwa 200 Millionen Jahren. Durch die

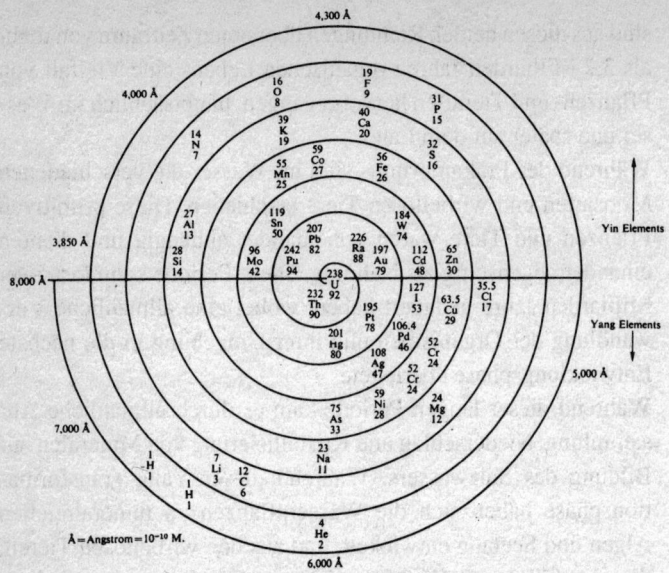

Abb. 14: Die Spirale der Elemente

– Diese Darstellung zeigt die spiralförmige Anordnung der Hauptelemente
nach der Spektralanalyse. Der Bereich zwischen etwa 8.000 und 5.000 A
ist der Bereich der Yang-Elemente, während die Yin-Elemente zwischen
etwa 5.000 und 3.500 A liegen. Nach dieser Darstellung können Elemente
in weit auseinander gelegenen Umläufen sich leicht verbinden aufgrund
des Prinzips der Anziehung zwischen Yin und Yang; Elemente hingegen,
die eine ähnliche Lage einnehmen – etwa Wasserstoff (H) und Helium
(He) –, verbinden sich nur, wenn technische Veränderungen der Temperatur oder des Drucks vorgenommen werden oder sich solche Vorgänge in
der Natur abspielen.

– Die Elemente in den peripheren Abschnitten sind mehr Yin und leichter,
wie etwa Wasserstoff (H) und Helium (He), während die zentral gelegenen
mehr Yang und schwerer sind, wie Zink (Zn) und Eisen (Fe). Die Elemente
der innersten Umläufe, wie Uranium (U), sind radioaktiv und neigen dazu,
zu den äußeren Umläufen zurückzukehren, ähnlich wie die Sonne ihre
Energie nach außen in das Sonnensystem abgibt. Die ausgeglichensten
Elemente finden sich im vierten Umlauf, wobei einige von ihnen magne-
tisch sind, wie Eisen (Fe), Kobalt (Co) und Nickel (Ni).

zunehmende Temperatur und Feuchtigkeit und die intensiveren Sonneneinstrahlung, die sich nach jener Periode eingestellt hat, wuchsen diese Arten zu den Urzeitriesen heran – Farnbäume, Riesenschachtelhalme, Nadelbäume, Dinosaurier, fliegende Reptilien und andere. Die Herrschaft dieser Urzeitpflanzen, Vögel und Reptilien erreichte ihren Höhepunkt vor ungefähr 100 Millionen Jahren.

Als die Erde zunehmend kühler wurde, erschienen allmählich die samentragenden Pflanzen. Die einst riesigen, saftigen Blätter und Früchte der Urzeitpflanzen zogen sich im kälteren Klima zusammen und wurden kleiner, härter und trockener. Die in den Wäldern lebenden Arten, die sich von diesen Früchten ernährten und von Baum zu Baum spielten, entwickelten sich zu Affen. Mit dem zunehmend kälter werdenden Klima haben verschiedene krautartige, auf offenen Flächen wachsende Pflanzen kleinere Körner mit härteren Schalen entwickelt. Aus der Art, die sich von den Getreidesorten ernährte – jenen biologisch am höchsten entwickelten Pflanzen, welche die Frucht mit dem Samen vereinigen –, entwickelte sich allmählich die menschliche Rasse.

– Die Darstellung zeigt, daß die leichteren Elemente sich allmählich zu den schwereren Elementen zurückverwandeln und die schwereren sich wiederum in die leichteren verwandeln, obwohl der natürliche Verlauf dieses Prozesses Tausende von Millionen Jahren benötigt. Die Umwandlungsgeschwindigkeit der peripheren Elemente ist viel langsamer als diejenige der zentralen Elemente.

– Die genaue Tabelle der Einteilung der Elemente nach Yin und Yang sollte zusammen mit dieser spektralanalytischen Untersuchung und auch im Zusammenhang mit anderen Faktoren betrachtet werden, wie der Natur der chemischen Reaktionen und den Gefrier-, Schmelz- und Kochtemperaturen. Durch die Kenntnis der Yin- und Yang-Natur der Elemente sind wir imstande, alle Gesetze und Phänomene – gleich ob chemischer, biochemischer, geologischer oder biologischer Natur – sowie auch die Ordnung des Wandels zu entdecken.

Die Vorfahren des *Homo sapiens,* aufrecht wie das wilde Getreide, von dem sie sich ernährten, sind wahrscheinlich vor ungefähr 20 Millionen Jahren in Erscheinung getreten.

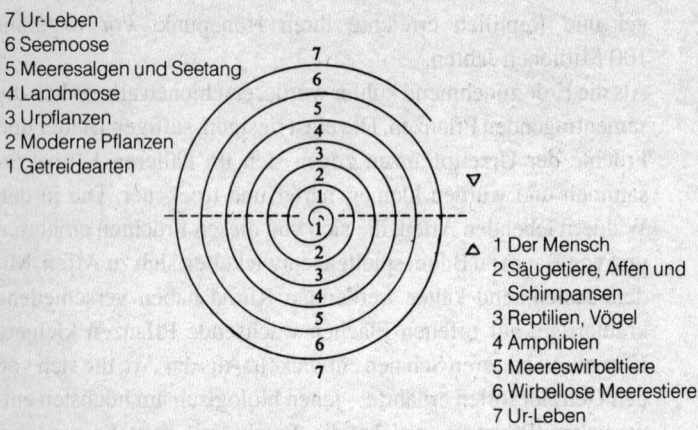

7 Ur-Leben
6 Seemoose
5 Meeresalgen und Seetang
4 Landmoose
3 Urpflanzen
2 Moderne Pflanzen
1 Getreidearten

1 Der Mensch
2 Säugetiere, Affen und Schimpansen
3 Reptilien, Vögel
4 Amphibien
5 Meereswirbeltiere
6 Wirbellose Meerestiere
7 Ur-Leben

Abb. 15: Die Spirale der Evolution

Diese Darstellung zeigt einen anderen Weg zum Verständnis der Entwicklung des Lebens auf der Erde. In Übereinstimmung mit den geologischen und atmosphärischen Veränderungen hat die gesamte Periode der biologischen Entwicklung über 3 Milliarden Jahre gedauert. Der ganze Prozeß entfaltet sich spiralenförmig in sieben Phasen oder Umläufen. Die obere Hälfte der Zeichnung zeigt die botanische Entwicklung (mehr Yin), und die untere Hälfte stellt die zoologische Entwicklung dar, welche mehr Yang ist. Die Entwicklung der Pflanzen spielte sich bevorzugt in den wärmeren klimatischen Perioden der Erdgeschichte ab, während die zoologische Entwicklung sich verstärkt in den kälteren Perioden vollzogen hat. Der Mensch, im Zentrum der Spirale, ist die konzentrierteste Form des Lebens und am stärksten Yang. Unsere Art markiert den Wendepunkt zwischen der langen, nach innen gerichteten Entwicklung der Materialisation und der nach außen gerichteten Rückentwicklung zur Spiritualisation. Wir können uns von allen Bereichen des biologischen Lebens ernähren; wenn dies im rechten Verhältnis geschieht, wird dadurch die Gesundheit unseres Bewußtseins für die weiteren Phasen unserer evolutionären Reise gesichert.

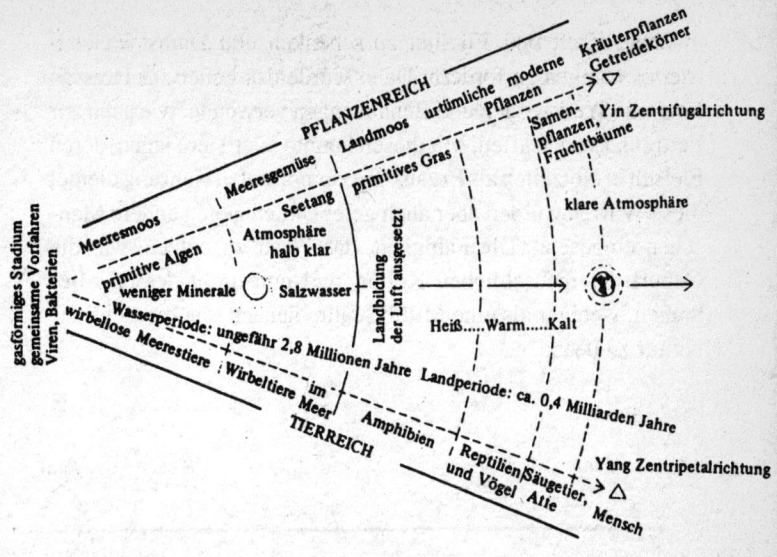

Abb. 16: Evolutionäre Entwicklung

Seit jener Zeit ist die Erdatmosphäre als Ganzes kälter geworden, mit kleineren Schwankungen zwischen abwechselnd wärmeren und kälteren Perioden. Im jüngsten Erdzeitalter, während eines Zeitraumes von etwa einer Million Jahren, begann der Zyklus der Eiszeiten mit vier großen Eiszeiten und zwischeneiszeitlichen Perioden bis zur Gegenwart (siehe Abb. 17). Durch diese wiederholten Kälteperioden und den Verzehr von Getreidearten und anderen Pflanzen entwickelte der *Homo sapiens* eine höhere Intelligenz als alle vorangegangenen Arten auf der Erde.

Das kalte Klima, das in weiten Teilen der Erde während der Eiszeit herrschte, hatte zur Folge, daß der Mensch allmählich lernte, sich durch den Gebrauch von Salz und Feuer an seine Umwelt anzupassen. Zuerst wurden Feuer und Salz bei der Zubereitung der Nahrung verwendet, um sie besser verdaulich zu machen, Kraft und Vitalität zu schenken und klares, konzentriertes Denken zu fördern. Dann wurde das Feuer zur Herstellung von Werkzeugen und Behausungen verwendet wie auch zur Fertigung von Waffen. Mit diesen konnte man Tiere jagen, deren Fleisch in Notzeiten als Ergänzung zur normalen Nahrung diente; diese Waffen wurden aber auch gelegentlich gegen andere Menschen eingesetzt. Die Fähigkeit, das Feuer zu nutzen, war die Geburt der menschlichen Kultur, und nun droht dessen Mißbrauch, weniger als eine Million Jahre danach, die menschliche Kultur zu beenden.

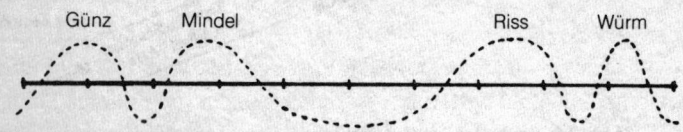

Abb. 17: Die Eiszeiten
Die gestrichelte Linie zeigt das ungefähre Abwechseln der Eis- und Zwischeneiszeiten während der letzten Million Jahre. Vor ungefähr 12.000 bis 20.000 Jahren endete die vierte Eiszeit, die Würmperiode. Derzeit befinden wir uns in einer wärmeren Zwischeneiszeit.

Die Galaktische Spirale

Während die Evolution des biologischen Lebens sich innerhalb eines Zeitraums von 3,2 Milliarden Jahren entfaltet hat, hat das Sonnensystem, zusammen mit anderen benachbarten Gruppen ähnlicher Systeme, sich ständig um das galaktische Zentrum gedreht. Unser Sonnensystem bewegt sich zur Zeit mit einer Geschwindigkeit von 300 Kilometern in der Sekunde und vollendet einen ganzen Umlauf in einer Zeitspanne von ungefähr 200 Millionen Jahren. Obwohl die Umlaufperiode sich möglicherweise langsam verändert, können wir davon ausgehen, daß das biologische Leben auf der Erde insgesamt 16 oder mehr Umläufe während des Verlaufs der organischen Evolution erfahren hat.

So wie der Abstand der Erde zur Sonne sich im Verlauf des jährlichen Zyklus verändert, so verändert sich auch die Entfernung unseres Sonnensystems zum galaktischen Zentrum während einer Umlaufperiode von 200 Millionen Jahren. Verkürzt sich die Entfernung, zieht sich unser Sonnensystem etwas zusammen, was auch eine Verkürzung der Entfernung zwischen der Sonne und der Erde zur Folge hat. Wird die Entfernung zum galaktischen Zentrum größer, neigt das Sonnensystem dazu, sich etwas auszudehnen, was eine Vergrößerung der Entfernung zwischen der Sonne und der Erde bewirkt. Während der Periode der kürzeren Entfernung ist die Erde einer intensiveren Sonneneinstrahlung ausgesetzt, was erhöhte Temperaturen und Luftfeuchtigkeit zur Folge hat. Umgekehrt wird es während der Periode der größeren Entfernung kälter und trockener auf der Erde. Die wärmeren und heißeren Perioden können als galaktisches Frühjahr und galaktischer Sommer bezeichnet werden, die kühleren und kälteren als galaktischer Herbst und Winter (siehe Abb. 18). Jede Jahreszeit dauert ungefähr 50 Millionen Jahre. Die jeweilige Veränderung des Erdklimas während dieser Zeit scheint der Haupteinfluß bei der Veränderung der Atmosphäre zu sein, die ihrerseits eine allmähliche Veränderung des biologischen Lebens zur Folge hatte.

Das Erscheinen der Urpflanzen und Tiere, einschließlich der Reptilien und Vögel, fiel in die Periode des galaktischen Frühjahrs, als die Erdoberfläche feucht und das Klima mild war, vor etwa 150 Millionen Jahren. Mit der zunehmenden Erwärmung des Planeten wurden die Pflanzen und Tierarten größer und erreichten ihren Höhepunkt als Dinosaurier und Riesenfarne während des galaktischen Sommers. Seit jener Zeit wurden die Pflanzen und Tiere zunehmend kleiner und fester, während die Erde abkühlte und trockener wurde. Die modernen Pflanzen und Säugetiere erschienen vor etwa 50 Millionen Jahren während des galaktischen Herbstes. Die krautartigen Pflanzen und besonders die Getreidearten sowie der Mensch sind am Anfang des galaktischen Winters in Erscheinung getreten. Unsere Rasse wird über

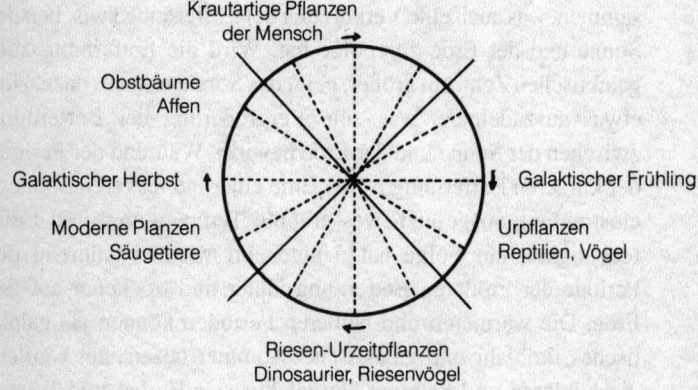

Abb. 18: Galaktische Jahreszeiten
Die Pfeile zeigen den Verlauf des Sonnensystems bei seinem Umlauf um das galaktische Zentrum der Milchstraße, wobei ein Umlauf ungefähr 200 Millionen Jahre dauert und als galaktisches Jahr bezeichnet wird. Demnach dauert jede Jahreszeit etwa 50 Millionen Jahre. Die Unterteilungen mit den gestrichelten Linien zeigen die galaktischen Monate an, die jeweils ungefähr 16,6 Millionen Jahre dauern. Während des galaktischen Sommers wurde das biologische Leben ausgedehnter und kühler (Kaltblütler), während des galaktischen Winters hingegen zog sich das biologische Leben zusammen und wurde wärmer (Warmblütler). Die Menschheit ist aus der Periode des galaktischen Winters hervorgegangen.

viele Millionen Jahre weiter zunehmende Kälte erleben, wobei die abwechselnden Zyklen zwischen kälterem und wärmerem Klima kürzer werden. Zusammenfassend läßt sich sagen: während des galaktischen Frühjahrs und Sommers dehnte sich das biologische Leben aus und wurde kühler (Kaltblütler) und zog sich hingegen während des galaktischen Herbstes und Winters zusammen und wurde wärmer (Warmblütler). Die richtige Anpassung an eine wechselnde evolutionäre Umwelt, besonders hinsichtlich der Ernährungsweise und des Gebrauchs des Feuers zur Zubereitung der Nahrung, werden für weitere Millionen von Jahren wesentliche Faktoren für das Überleben und die Weiterentwicklung des *Homo sapiens* sein.

Die Spirale des nördlichen Himmels

Die Schwingung, die von der Peripherie des Sonnensystems kommt, d.h. die Schwingung, die nachts herrscht, ist stärker als die Energie, die von der Sonne kommt, d. h. die Energie, die am Tag herrscht, da jene stärkere Schwingung von der zentripetalen Kraft herrührt, die das Sonnensystem geschaffen hat, wobei die Sonnenenergie eben lediglich das Produkt dieser Schwingung ist.

Das gleiche gilt für den nördlichen und südlichen Himmel. Unser Sonnensystem weist eine ungefähre 90-Grad-Neigung zur Milchstraße auf und liegt vom galaktischen Zentrum aus etwa bei zwei Drittel der Entfernung zur Peripherie. Der Südpol der Erde ist also dem galaktischen Zentrum zugeneigt und empfängt mehr den Einfluß jener Gegend, während der Nordpol zum äußeren Rand der Galaxie zeigt und so die Schwingungen aus dem unendlichen Universum selbst empfängt. Deswegen haben die Zyklen des nördlichen Himmels einen so tiefgreifenden Einfluß auf die Zivilisation des Menschen.

Infolgedessen ist auch die Intensität der elektromagnetischen Ladung zwischen der nördlichen und der südlichen Hemisphäre etwas unterschiedlich, wobei die intensivere Ladung im Norden gegeben ist. Aus diesem Grund sind Praktiken wie Heilen durch Handauflegen in der nördlichen Hemisphäre weiterentwickelt, besonders auf gebirgigen Inseln wie in England und Japan, die jeweils am Rand eines größeren Kontinents gelegen sind, wo die Ladung der natürlichen elektromagnetischen Energie aktiver ist. Während die Erde sich um ihre Achse dreht und ihre Bahn um die Sonne zieht, vollführt sie ebenfalls eine Kreiselbewegung, welche als Präzession der Erdachse bezeichnet wird und für das Vorrücken der Tag- und Nachtgleiche verantwortlich ist. Durch jene Kreiselbewegung verändert die Polarachse der Erde ständig ihre Position gegenüber der Ebene der Galaxie (siehe Abb. 19). Die Verlängerung des Nordpols zieht einen großen Kreis am nördlichen Himmel, welcher als die Bahn der nördlichen Ekliptik bezeichnet wird. Dieser Zyklus dauert ungefähr 25.800 Jahre, während der Polarstern seine Lage langsam verändert (dieser Zyklus war den alten Griechen schon als Platonisches Jahr bekannt; Anm. d. Übers.) (siehe Abb. 20).

Während dieses Zyklus durchläuft die Erde verschiedene Phasen, wobei unterschiedliche Konstellationen unmittelbar über dem Nordpol weiterwandern. Als Ganzes ist die Erde durch ein riesiges Band von elektromagnetischen Feldern geschützt, doch ist die Fläche über dem Pol relativ offen. Daher haben die Energien der dort befindlichen Sterne einen besonders starken Einfluß auf die Erde; während sie ihre Position langsam verändern, sind die Sterne und Sternbilder dieser Region für eine regelmäßige Veränderung der elektromagnetischen Ladung auf der Erde verantwortlich.

Zum gegenwärtigen Zeitpunkt befindet sich der Stern Polaris fast direkt über dem Nordpol; ungefähr im Jahr 2100 wird Polaris diese Position genau einnehmen. Dies markiert dann das Ende

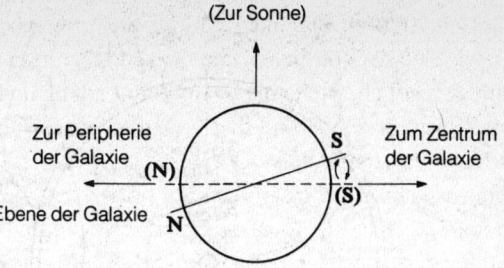

(Zur Sonne)

Zur Peripherie der Galaxie (N)   S   Zum Zentrum der Galaxie

Ebene der Galaxie N   (S)

Die Kreiselbewegung der Erdachse zieht eine große Bahn am nördlichen Himmel und markiert wesentliche kosmische Einflüsse.

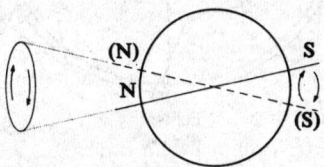

Die Rotationsbewegung der Erdachse bewegt sich zur galaktischen Ebene und entfernt sich wieder in einem Zyklus von 25.800 Jahren.

Abb. 19: Präzession der Erdachse

des vorangegangenen Zyklus von 12.900 Jahren und den Anfang eines neuen Halb-Zyklus (siehe Abb. 22). Während des neuen Zyklus von 12.900 Jahren wird der kosmische Strom von Sternen, den wir als Milchstraße bezeichnen, den nördlichen Himmel beherrschen.

Diesen Halb-Zyklus erlebte die Menschheit zum letzten Mal während des Zeitraums vor 23.000 bis 13.000 Jahren. In dieser Zeit befand sich die Erdachse näher an der galaktischen Ebene, und am nördlichen Himmel waren Tausende von Sternen zu sehen. Die Menschheit war einem dauernden Strom von Licht und Strahlung ausgesetzt, was einen tiefgreifenden Einfluß auf das Rückenmark, die Energiezentren, Meridiane, Organe, das

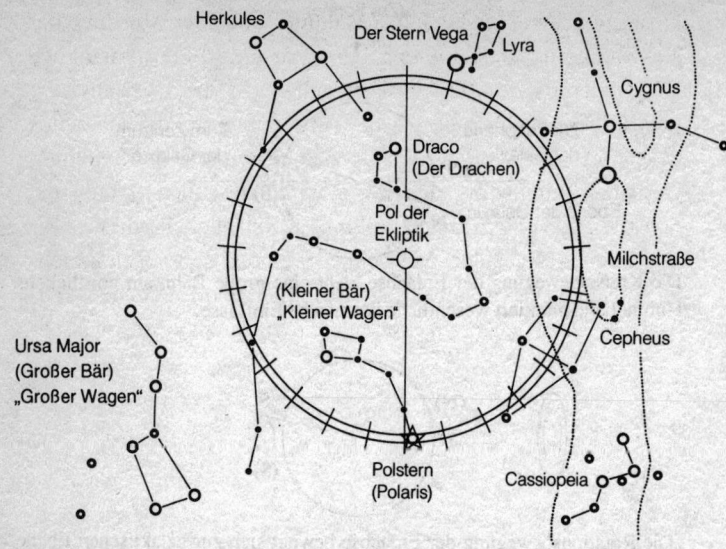

Abb. 20: Sternbilder des nördlichen Himmels

Aufgrund der Präzession der Erdachse haben unterschiedliche Sterne verschiedener Sternbilder als Polstern gedient. Vor 6000 Jahren war der Stern Thuban, im Schwanz des Drachens gelegen, der Polstern. Dieser lag vor 13.000 Jahren im Sternbild Vega. Der heutige Polarstern befindet sich in der Nähe des kleinen Wagens.

Gewebe und die Milliarden von Zellen des menschlichen Körpers hatte. Während dieser Zeit wurde die Menschheit stark energetisiert, und das Bewußtsein erlangte eine höhere Ebene und höhere Fähigkeiten. In Mythen und Schriften lebt die Erinnerung an jene Periode als das Goldene Zeitalter, in dem die Menschheit im allgemeinen in Frieden und Wohlstand, Gesundheit und Weisheit lebte.

Vor etwa 13.000 Jahren entfernten wir uns wieder von der galaktischen Ebene, während der Stern Vega aus dem Sternbild der

90

Lyra sich im Norden befand. Zusammen mit einer Abnahme der elektromagnetischen Ladung der Erde ging eine allmähliche Verminderung des Bewußtseins einher. In der Überlieferung wurde diese Zeit später als die Vertreibung aus dem Paradies bezeichnet. Während wir nicht genau wissen, wie das Leben im Goldenen Zeitalter organisiert war, wird in fast allen Mythen und Schriften von einem hohen kulturellen, spirituellen und wissenschaftlichen Niveau der Menschheit während dieser Zeit berichtet sowie von einer weltweiten vereinigten und friedlichen Zivilisation. Der Niedergang dieser alten spirituellen und wissen-

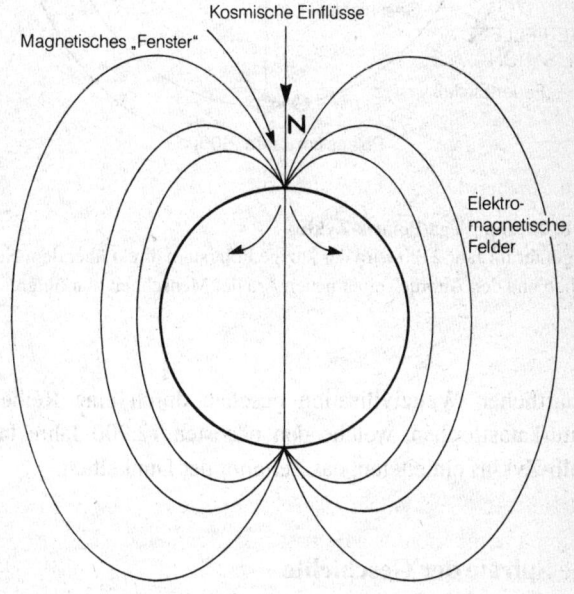

Abb. 21: Nördliche elektromagnetische Einflüsse
Die nördlichen Polarsterne und Konstellationen üben einen etwas stärkeren Einfluß auf die Erde aus.

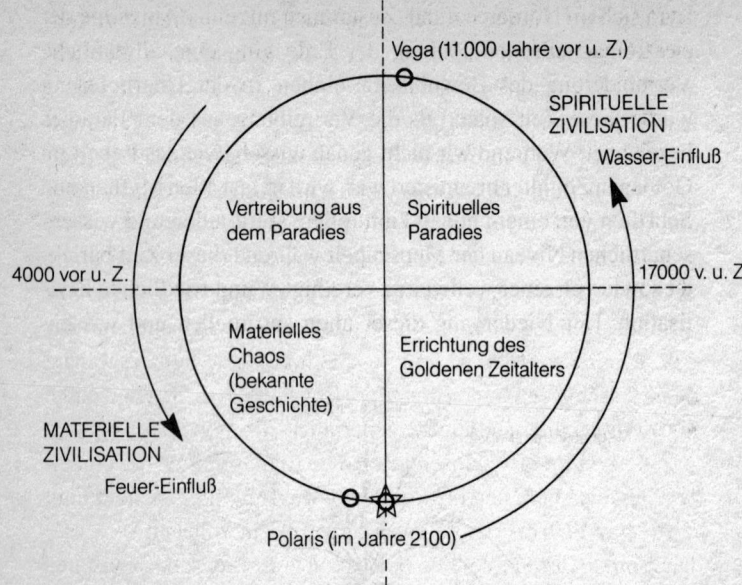

Abb. 22: Der Vega/Polaris-Zyklus
Ungefähr im Jahr 2100 wird der jetzige Polarstern direkt über dem Nordpol stehen und den Anbruch einer neuen Ära der Menschheit markieren.

schaftlichen Weltzivilisation geschah durch eine Reihe von Naturkatastrophen, welche den nächsten 12.900 Jahre langen Halb-Zyklus einleiteten, das Zeitalter der Dunkelheit.

Die Spirale der Geschichte

Die Weltgeschichte nimmt einen spiralenförmigen Verlauf. Die wunderbare Ordnung und Einheit, die wir bei der spiralenförmigen Entwicklung der Galaxien, Sonnensysteme, bei den

Pflanzen und Tieren, der DNA und den subatomaren Partikeln gesehen haben, gilt auch für den gesellschaftlichen Bereich, einschließlich dem Werden und Vergehen von Zivilisationen.

Die Spirale der Geschichte kann in zwölf Segmente unterteilt werden (Abb. 23). In Wirklichkeit sind die Segmente nicht gleich groß. Da es sich um eine logarithmische Spirale handelt, werden die Abschnitte in den Segmenten jedoch zunehmend kleiner und von kürzerer Zeitdauer. Die ersten Abschnitte umfassen einen Zeitraum von über tausend Jahren, während der letzte Abschnitt weniger als fünfzig Jahre beträgt. Aufgrund der Spiralennatur der geschichtlichen Entwicklung wiederholt sich die Geschichte doch zu einem gewissen Grad. Zum Beispiel fallen die Kreuzzüge und die Mongoleneinfälle des Mittelalters in das gleiche Segment wie die Weltkriege in unserer Zeit. Die Eigenschaften der einzelnen Segmente bleiben in sich gleich; der Hauptunterschied liegt darin, daß die früheren Zeitalter länger gedauert haben.

Die Spirale der Geschichte bewegt sich abwechselnd zwischen Perioden von territorialer Expansion und Eroberung und Perioden der Universalisation durch Ideen. Jeder halbe Umlauf der Spirale umfaßt ein halbes Dutzend Abschnitte und entspricht einem unserer historischen Zeitalter. Jeder nachfolgende Umlauf der Spirale beträgt ungefähr ein Drittel des Vorherigen. Mit anderen Worten, jede Periode ändert sich dreimal schneller als die Periode zuvor. Unser Leben heute vollzieht sich dreimal schneller als vor einer Generation und ist neunmal schneller als vor hundert Jahren und siebenundzwanzigmal schneller als im Mittelalter. Es folgt eine Beschreibung der sieben historischen Zeitalter.

1. *Das Zeitalter der alten spirituellen und wissenschaftlichen Weltgemeinschaft,* ungefähr 23.000–3.000 Jahre vor unserer Zeitrechnung.
Diese alte Zivilisation scheint ihren Höhepunkt vor ungefähr 15.000 bis 20.000 Jahren erreicht zu haben, als ein milderes

Klima und eine üppigere Vegetation gegeben waren und das menschliche Bewußtsein die volle elektromagnetische Strahlung der Milchstraße empfing. Den weltweiten Mythen und Legenden zufolge erfolgte der Niedergang dieses Zeitalters mit dem Abnehmen der kosmischen Energie des nördlichen Himmels und durch die darauf einsetzenden Naturkatastrophen. Die erste dieser großen Naturkatastrophen ereignete sich wahrscheinlich vor etwa zwölf oder dreizehntausend Jahren, als Vega zum Polstern wurde. Im Verlauf der nächsten Jahrtausende sind fast alle Spuren dieser alten Zivilisation durch Flutkatastrophen, Vulkanausbrüche, Erdbeben und möglicherweise auch durch eine teilweise Verlagerung der Erdachse wie auch durch das Schmelzen der Gletschereismassen in großen Teilen der nördlichen Halbkugel ausgelöscht worden.

Die prähistorischen Steinkreise, Pyramiden, Zikkurate und andere megalithische Strukturen wurden lange Zeit lediglich als monumentale Grabmale und ähnliches betrachtet. Neuere Untersuchungen haben ergeben, daß diese Bauten mit einem hohen Maß an mathematischer Präzision und astronomischen Kenntnissen nach den Sonnenwendpunkten, den Äquinoktialpunkten und anderen astronomischen Gegebenheiten und Konstellationen ausgerichtet wurden. Ebenfalls setzt sich zunehmend die Ansicht durch, daß einige dieser Bauten entlang bestimmter Linien von relativ intensiver elektromagnetischer Energie in der Erde oder der Atmosphäre nach Mustern angeordnet wurden. Man geht davon aus, daß einzelne große Steine – oder diejenigen in Steinkreisen – elektromagnetische Impulse und Wellen über die Landschaft weiterleiten können, ähnlich den Akupunkturnadeln, die zur Anregung verschiedener innerer Organe an bestimmten Meridianpunkten des Körpers angebracht werden. In manchen Fällen sind solche Steine und Monumente dazu verwendet worden, die natürliche Energie und Strahlung des Kosmos und der Erde zu sammeln, zu intensivieren und weiterzuleiten (Abb 24).

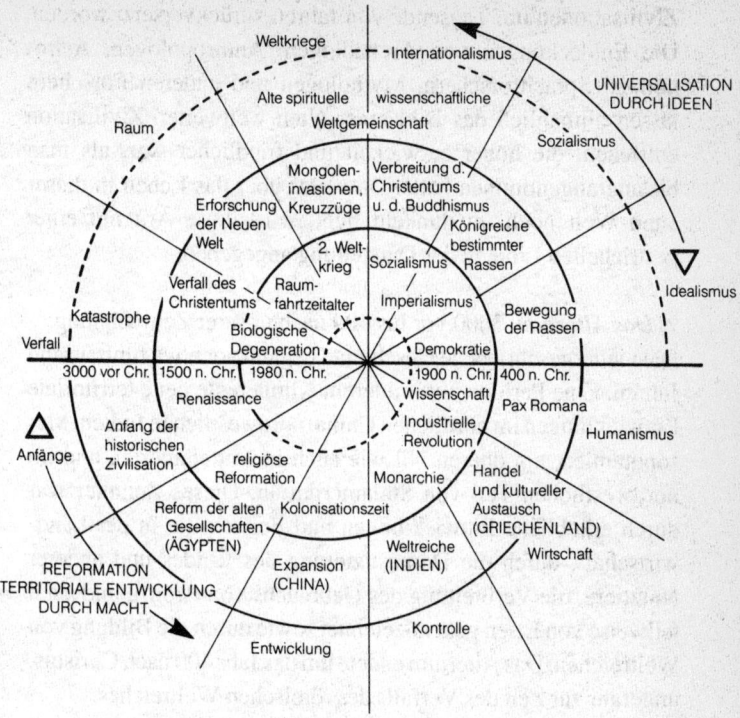

Abb. 23: Die Spirale der Geschichte

Diese Energien fanden Verwendung in der Landwirtschaft, zur Heilung und anderen Zwecken. Ein gemeinsames Thema der alten Mythen und Überlieferungen berichtet vom letztlichen Mißbrauch dieser Technologien, was verschiedene Naturkatastrophen auslöste und das Ende der Weltgemeinschaft einleitete.

Durch die neuen Methoden zur Berechnung der Wachstumsringe der Bäume sowie Verbesserungen der Radiokarbonmethode (C-14-Methode) sind die Chronologien der frühen Kulturen und

Zivilisationen um Tausende von Jahren zurückversetzt worden. Die Entdeckungen von Archäologen, Anthropologen, Astronomen, Sprachforschern, Mythologen und anderen Forschern lassen allmählich das Bild einer alten weltweiten Zivilisation entstehen, die höher entwickelt und friedlicher war, als man bislang angenommen hatte. Da vieles über das Leben in dieser alten Welt noch im dunkeln liegt, wird diese Ära mit einer gestrichelten Linie in der Darstellung angegeben.

2. *Das Altertum,* 3000 vor bis 400 nach unserer Zeitrechnung.
Die niedergeschriebene Geschichte begann vor etwa fünftausend Jahren. Eine Periode mit milderem Klima regte neue territoriale Entwicklungen im nördlichen China, nordwestlichen Indien, Mesopotamien, am oberen Nil wie auch in Mittelamerika und im nordwestlichen Teil von Südamerika an. Dieses Zeitalter war durch erhebliche Entwicklungen und Fortschritte in der Landwirtschaft, durch die Domestizierung des Rindes und anderer Nutztiere, die Verbreitung des Gebrauchs von Bronze und auch teilweise von Eisen gekennzeichnet sowie durch die Bildung von Weltreichen. Das Altertum endete um das Jahr 400 nach Christus, ungefähr zur Zeit des Verfalls des römischen Weltreiches.

3. *Das Mittelalter,* 400 bis 1500 nach unserer Zeitrechnung.
Dieses Alter war stärker durch religiöse und ideologische Herrschaft als durch politische, gesellschaftliche oder wirtschaftliche Macht und Expansion gekennzeichnet. Nach dem Untergang des römischen Reiches wuchs die Autorität der Kirche, deren politischer Einfluß während dieses Zeitalters ein erheblicher war. Es entstanden Königreiche bestimmter Volksgruppen und Rassen, wie diejenigen der Angeln, Sachsen und Normannen. Während dieser Zeit fanden zwei Weltkriege statt, nämlich die Mongoleninvasionen von Osten nach Westen und die Kreuzzüge von Westen nach Osten. Dieses Zeitalter endete mit der Erforschung und

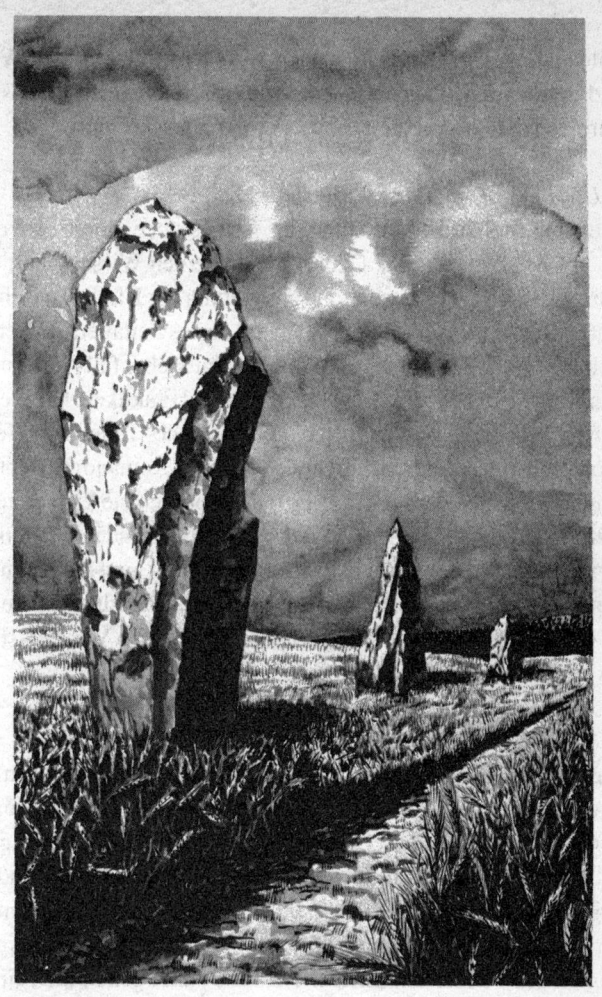

Abb. 24: Technologie des Zeitalters der alten spirituellen und wissenschaftlichen Weltgemeinschaft
Megalithe, Steinkreise, Pyramiden, Zikkurate und andere alte Bauten wurden anscheinend verwendet, um natürliche elektromagnetische Energie zu sammeln und zu erzeugen.

Entdeckung neuer Gebiete in Afrika, Asien und der Neuen Welt und dem darauffolgenden Verfall des kirchlichen Einflusses in Europa und dem Aufstieg der modernen Wissenschaft.

4. *Das moderne Zeitalter,* 1500 –1900

Dieses Zeitalter begann mit der Renaissance am Ende des 15. Jahrhunderts und der Geburt der modernen Wissenschaft. In Europa führte die Reformation zur Spaltung der Kirche zwischen Katholiken und Protestanten. Während dieses Zeitalters spalteten sich der Buddhismus und Konfuzianismus ebenfalls aufgrund von verschiedenen religiösen Doktrinen und Praktiken. Die westlichen Mächte kolonialisierten verschiedene Teile der Welt. Monarchien wie die Habsburger, Bourbonen, Romanovs erlebten eine Blüte. Nach dem Aufkommen der Bourgeoisie kam es zum Verfall der Monarchien, und aus der politischen und industriellen Revolution und der humanistischen Bewegung ging die Bildung demokratischer Staatsformen hervor. Dieses Zeitalter endete in den ersten Jahren des zwanzigsten Jahrhunderts am Vorabend der Oktober-Revolution und des Ersten Weltkriegs.

5. *Die jüngste Vergangenheit,* 1900 –1980

Das zwanzigste Jahrhundert begann mit der Verbreitung demokratischer Prinzipien und der Bildung moderner Staaten. Kommunistische, sozialistische und imperialistische Bewegungen entwickelten sich auch auf einer internationalen Ebene. Industrielle Technologie verbreitete sich um die ganze Welt, und moderne Transport- und Kommunikationsmittel haben dazu beigetragen, daß Völker und Länder einander näher gekommen sind. In dieser Zeit wurden der Völkerbund und später die Vereinten Nationen gegründet, während das Bewußtsein der Menschheit, Bürger eines Planeten zu sein, sich allmählich entwickelte. Mit der Erforschung des Weltraums wurde ebenfalls in diesem Zeitabschnitt begonnen. Zunehmende gesellschaftliche, politische, wirtschaftliche und ideologische Konflikte haben jedoch zu zwei Weltkriegen, wiederholten Rassenkämpfen, zu bewaffneten Auseinandersetzungen zwischen Anhängern verschiedener Religionsgruppen geführt, zunehmende Umweltverschmutzung zu schweren Schäden des Ackerlandes, der Meere und Flüsse und der Atmosphäre. Am Ende dieses Abschnitts sehen wir eine Verbreitung von Krebs, Herzkrankheiten und anderen degenerativen Erkrankungen, einen Verfall religiöser und spiritueller Werte sowie eine allgemeine Verschlechterung der körperlichen, geistigen und spirituellen Gesundheit und der Vitalität der Menschen.

6. *Das biotechnische Zeitalter,* 1980 –2030?

Um das Jahr 1980 sind wir in ein neues Zeitalter getreten, jenes der letzten fünfzig Jahre, ehe die Spirale der Geschichte ihr Zentrum erreicht. Während dieser Periode werden wir den Höhepunkt der Entwicklungen, die das Überleben der Menschheit gefährden, erleben. Die starke Verbreitung der nuklearen Technologie und der Atomwaffen, die Bedrohung durch nuklearen Terrorismus und Erpressung, das Anwachsen nuklearer Abfallprodukte, die Ausdehnung des Wettrüstens auf den Weltraum und andere verwandte Probleme, die mit der Nutzung des Atoms zusammenhängen, erregen jetzt schon weltweite Besorgnis. Zusammen mit diesen äußeren Gefahren geht eine innere Bedrohung des Überlebens der Menschheit einher. Es wird jedes Jahr deutlicher, daß die menschliche Rasse mit einer noch nie dagewesenen Krise der biologischen Degeneration konfrontiert wird, die durch den Konsum von denaturierten und belasteten Lebensmitteln, Umweltverschmutzung und unnatürliche Lebensweisen hervorgerufen wird.

Um die gegenwärtige epidemische Ausbreitung von Krebs, Herzkrankheiten, Diabetes, Geisteskrankheiten, Aids und anderen Immunschwächekrankheiten, Unfruchtbarkeit, Herpes und anderen Geschlechtskrankheiten wie eine Reihe von degenerativen

Krankheiten einzudämmen, macht die moderne Zivilisation zunehmenden Gebrauch von Gentechnologie und anderen künstlichen Methoden, die letztendlich zu einem Verlust unserer grundlegenden menschlichen Eigenschaften und unseres menschlichen Geistes führen könnten sowie zur Entstehung einer künstlichen Rasse.

Bei einer neulich abgehaltenen Tagung hat eine Gruppe von Futuristen diese kommende Zeit als das Zeitalter der Bionisation bezeichnet, das im Jahr 1980 beginnt und bis in das kommende Jahrhundert hinein dauern soll. Nach Vorstellung der Futuristen wären Organ- und Drüsentransplantationen beliebig durchführbar, und künstliche Körperteile stünden allen zur Verfügung. Silikon-Chips sind bereits zum ersten Mal an das menschliche Nervensystem angeschlossen worden, um bestimmten Nervenstörungen beizukommen. Durch die Weiterentwicklung von Retortenschwangerschaften, künstlicher Befruchtung, Leihmüttern und Samenbänken gerät die Geburt zunehmend aus den Händen der Eltern, und der Verfall des traditionellen Familienverbundes wird weiter voranschreiten. Industriearbeiter werden rasch durch Computer und Roboter ersetzt werden, wodurch die Menschheit verstärkt in die Abhängigkeit der Automatisierung und der künstlichen Intelligenz geraten wird.

Zusammen mit der verstärkten Mechanisierung des Körpers wird eine noch umfassendere Kontrolle der menschlichen Psyche verbunden sein. Mit der Anwendung von Beruhigungsmitteln, Sedativa und anderen synthetischen Mitteln, die das Verhalten des Menschen beeinflussen, in Schulen, Krankenhäusern und Gefängnissen hat dieser Prozeß bereits begonnen. In der Zukunft werden möglicherweise Arzneimittel und synthetische Verbindungen entstehen, die kollektive Stimmungen, Gefühle und Wahrnehmungen kontrollieren und eventuell sogar imstande sind, grundlegende menschliche Werte wie Liebe, Wahrheit und seelische Inhalte zu programmieren. Der spätere Teil dieser

Periode, das Zeitalter der Psychonisation und der Ultrapsychonisation wird wahrscheinlich um das Jahr 2030 oder 2040 seinen Höhepunkt erreichen. Nach den jetzigen Trends wird die natürliche menschliche Rasse, wie wir sie kennen, zusammenbrechen und von einer künstlichen Rasse abgelöst werden, welche zwar eine äußerliche Ähnlichkeit mit dem *Homo sapiens* haben wird, jedoch über keine natürliche Verbindung zu den Millionen Jahren vergangener menschlicher Evolution mehr verfügt.

7. *Der Anbruch des Zeitalters der Menschheit,*
ungefähr 2030 –2100

Obwohl der Verfall der modernen Zivilisation im nächsten halben Jahrhundert rasch voranschreiten wird, ist das Aussterben natürlicher Menschen keineswegs unvermeidlich. Parallel zur Bionisation und Psychonisation wird unter den Menschen, die ihre Lebensweise individuell nach den Gesetzen der Natur und der Ordnung des Universums ausgerichtet haben, eine Neuorientierung der Zivilisation entstehen. Durch ihr Verständnis und ihre Anstrengungen wird der Aufbau einer neuen Welt der Gesundheit und des Friedens beginnen, wobei alle antagonistischen gesellschaftlichen Faktoren integriert und überwunden werden. Diese Entwicklung hat natürlich bereits eingesetzt und wird sich zwischen der heutigen Zeit und dem Jahr 2100 intensivieren, wenn der Polstern direkt über dem Nordpol steht und mit dem Anbruch der lichteren Hälfte des 25.800-Jahres-Zyklus zusammenfällt.

Während der letzten Jahrtausende haben Propheten und Visionäre wie Buddha, Konfuzius, Laotse, Abraham, Jesus, Mohammed, Nostradamus und Swedenborg die Menschheit auf das kommende Zeitalter des Lichtes vorbereitet. Der Beginn des Zeitalters der Menschheit wird wahrscheinlich durch die Errichtung einer Weltregierung oder einer planetarischen Gemeinschaft markiert; diese wird die Vernichtung der Atomwaffen und der konventionellen Waffen überwachen, für die Erhaltung einer natürlichen Umwelt sorgen und die biologische, psychologische und spirituelle Gesundheit der Menschheit fördern. Die bestehenden politischen, wirtschaftlichen, ideologischen und kulturellen Systeme werden als komplementär betrachtet werden und ihren natürlichen weiteren Verlauf nehmen, während die Zivilisation als Ganzes sich in einer friedlicheren Richtung entwickelt. Wir können erwarten, daß dieses Zeitalter des Friedens und der Harmonie ungefähr zehntausend Jahre dauern wird, während der kosmische Einfluß der Milchstraße zunehmen wird. Ob wir aber sicher das Zentrum der Spirale der Geschichte passieren und dieses herrliche neue Zeitalter errichten werden können, hängt ganz von jedem einzelnen von uns ab. Wie bei der alten spirituellen und wissenschaftlichen Weltgemeinschaft bleibt dieser Teil der Spirale spekulativ, was durch die gestrichelte Linie in der Darstellung angezeigt wird.

Zum Abschluß können wir zusammenfassend sagen, daß der universale Wille, oder auch das Bewußtsein Gottes, sich mit einer unendlichen Geschwindigkeit bewegt und sich in Yin und Yang, Zeit und Raum, Leben und Atem differenziert. Mit dem Einsetzen dieser Bewegung wird eine sich krümmende Schwingung erzeugt, und die relative Welt, d. h. die Welten der Sterne und Planeten, Elemente und Verbindungen, Pflanzen und Tiere und der Menschen treten in Erscheinung. Das unendliche Bewußtsein manifestiert sich als wellenähnliche Bewegung, schafft einfache Spiralen und später komplexere Spiralen und schließlich Spiralen innerhalb Spiralen und später Atome und Partikel, Galaxien und Gruppen von Galaxien, Körper und Geist, männlich und weiblich, Natur und Geschichte entstehen. Das Universum ist nichts anderes als eine herrliche Blüte mit Milliarden von spiralenförmigen Blütenblättern, die sich in vollendeter Harmonie entfalten. Durch das Verständnis der verschiedenen Spiralen der Schöpfung werden wir unseres ewigen Ursprungs und Schicksals bewußt und werden eins mit dem Leben als Ganzem.

3. Nahrung und die Konstitution des Menschen

»Alle Lebewesen gehen aus der Nahrung hervor.«
– Bhagavad Gita

»So wie die Luft, die ich atme, dem gewaltigen Vorrat der Natur entstammt, das Licht, welches auf mein Buch fällt, von einem Stern, der Hunderte von Millionen Meilen entfernt ist, gespendet wird, die Haltung meines Körpers vom Gleichgewicht zentrifugaler und zentripetaler Kräfte abhängt, so sollten die Stunden von den Zeitaltern lernen und die Zeitalter durch die Stunden erklärt werden. Jeder einzelne Mann und jede einzelne Frau ist eine weitere Inkarnation des universalen Geistes.«
– Emerson

Zentripetal- und Zentrifugalkraft

Während der mehr als 3,2 Milliarden Jahre dauernden biologischen Entwicklung hat sich die Erdatmosphäre allmählich von einem schweren, gasförmigen Zustand zu ihrer jetzigen hellen und leichten Beschaffenheit entwickelt. Durch die klarere Atmosphäre hat die kosmische Einstrahlung von Sonne, Mond, den Planeten, Sternen und Galaxien einen intensiveren und vielfältigeren Einfluß auf die Erde gehabt.

Zum Zeitpunkt, als die Sonne der einzige Himmelskörper war, dessen schwacher Einfluß jene gasförmige Uratmosphäre der Erde durchdrang, bestand das biologische Leben ausschließlich aus einzelligen Organismen. Als die Einstrahlung des Mondes und der Planeten die Erde allmählich erreichen konnten, begann das biologische Leben sich zu differenzieren und zu teilen. Als der Einfluß der natürlichen elektromagnetischen Strahlung von Hunderttausenden von Sternen die Erde erreichen konnte, kam es zur Entwicklung von komplexeren, mehrzelligen Organismen. Als die Millionen von Himmelskörpern aus den Tiefen des Raums ihren Einfluß zu entfalten begannen, traten hochentwickelte Pflanzen und Tiere allmählich auf den Plan.

Die menschliche Konstitution ist ein Produkt und eine Widerspiegelung dieser kosmischen und irdischen Umgebung (siehe Abb. 25). Unsere Körpersysteme, Organe und Funktionen widerspiegeln die Bewegungen von Sternbildern und Galaxien und entsprechen diesen, auch sind sie dem Einfluß der planetarischen Bewegungen unterworfen. Der ganze Körper ist ein Abbild des Universums. Berge, Wasserfälle, Wälder und Felder haben alle ihr Gegenstück in der Zusammensetzung des menschlichen Körpers. Die Galaxien zum Beispiel finden ihre Entsprechung im menschlichen Gehirn, wobei jede der verdichteten Zellen eine Galaxie darstellt. Jede Zelle oder jedes Organ wiederum stellt den ganzen Körper dar. Jeder noch so winzige Bestandteil offenbart das Ganze. Ohne den Einfluß der kosmischen Kräfte gäbe es kein menschliches Leben, ohne ihren Einfluß hätte der menschliche Körper nicht seine jetzige Form.

Die kosmischen Kräfte, die Tag und Nacht auf die Erde einwirken, sind gegenwärtig siebenmal stärker als die sich ausdehnende Kraft, welche durch die Erdumdrehung erzeugt wird. Die Fluchtgeschwindigkeit der anderen Planeten weicht von derjenigen der Erde ab, je nach ihrer Entfernung von der Sonne, Größe und Rotationsbewegung. Das Verhältnis 7:1 zeigt sich in vielen natürlichen Phänomenen. Die Bildung der Wellen im Meer entspricht zum Beispiel dessen Verhältnis (siehe Abb. 26). Biologische Arten, die sich jüngst entwickelt haben, und besonders der Mensch weisen ein Verhältnis zwischen Kopf und Körper von 1:7 auf. Dieses Verhältnis findet sich in vielen Teilen des menschlichen Körpers als durchschnittliche ideale Proportion (siehe Abb. 27).

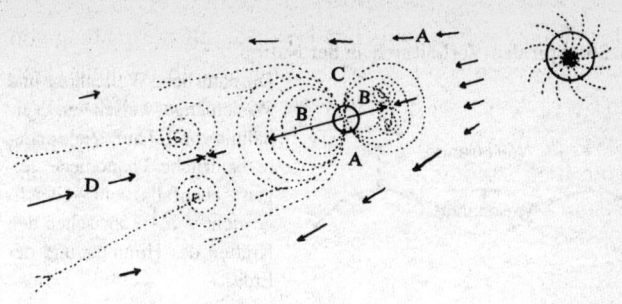

Abb. 25: Sonnenwind und die Gestalt des Menschen
Während die Erde (C) sich dreht, werden elektromagnetische Kreise um die
Erde erzeugt und gebildet. Der heranströmende Sonnenwind (A) und die
zentripetale Kraft von der Peripherie des Raums (D) stoßen mit der zentrifugalen Kraft, die von der Erdumdrehung erzeugt wird, zusammen und bilden
eine Aura von elektromagnetischer Energie um die Erde, welche die Gestalt
eines Menschen hat.

Dem 1:7-Verhältnis zwischen zentripetalen und zentrifugalen
Kräften in der Natur entnehmen wir den Hinweis, daß das, was
wir aus unserer physischen Umgebung in der Form von Nahrung,
Speisen und Luft zu uns nehmen, ebenfalls mit dieser allgemeinen Proportion übereinstimmen sollte. Im Idealfall sollten die
folgenden Verhältnisse (nach vergleichbarem Gewicht oder Volumen) in unserer Nahrung gegeben sein: Mineralstoffe zu Eiweiß 1:7; Eiweiß zu Kohlehydraten 1:7; Kohlehydrate zu Wasser
1:7; Wasser zu Luft 1:7. In der Praxis gibt es hier natürlich
Schwankungen, je nach Umwelt und individuellen Bedingungen,
zwischen 1:5 in den kälteren, nördlicheren Regionen und 1:10 im
wärmeren südlichen Klima.
Indem der Mensch so mit seiner Umwelt harmoniert, ist er imstande, ein Maximum an Gleichgewicht und Beweglichkeit im
Denken und Verhalten aufrechtzuerhalten. Eine Lebensweise, die

Abb. 26: Spiralen-Verhältnisse in der Natur

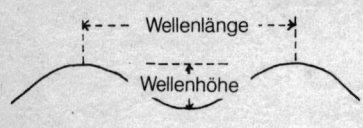

Die natürliche Wellenhöhe und Wellenlänge weisen ein Verhältnis von 1:7 auf. Viele andere natürliche Phänomene zeigen ebenfalls ein Gleichgewicht von 1:7 zwischen den Kräften des Himmels und der Erde.

mit logarithmischen Proportionen übereinstimmt – ähnlich dem Goldenen Schnitt –, ist der Schlüssel zu Gesundheit und Langlebigkeit. Unter den vielen Arten von Nahrungsmitteln, die der Menschheit zur Verfügung stehen, hat natürliches Vollkorngetreide das ideale Verhältnis 1:7 von Mineralstoffen zu Eiweiß und Eiweiß zu Kohlehydraten. Eine Ernährung, die aus Vollkorngetreide, Suppen, gekochtem Gemüse, Bohnen und Meerespflanzen und gelegentlichen Obstgaben besteht und gutes Quell- oder Brunnenwasser zur Bereitung von Tee und anderen traditionellen Getränken verwendet, bietet dem Körper auch das richtige Verhältnis an Flüssigkeit. Geeignete Atemübungen, Meditation, Gebet und andere geistige

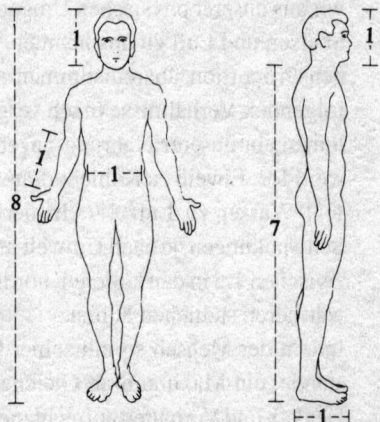

Abb. 27: Spiralen-Verhältnisse im menschlichen Körper
Das Verhältnis 7:1 kommt beim Verhältnis des Kopfes zum übrigen Körper und auch in anderen Proportionen des menschlichen Körpers vor.

Übungen sowie genügend Bewegung und körperliche Betätigung tragen zur ausreichenden Versorgung der Organe und Gewebe mit Sauerstoff und elektromagnetischer Energie bei und vollenden die Spirale.

Ki, die Energiezentren und die Meridiane

In alten Zeiten nannten die Menschen die zentripetale Kraft, die von oben kommt, die Kraft des Himmels, und die zentrifugale Kraft, welche von unten erzeugt wird, die Kraft der Erde. In physischer Hinsicht ist der Himmel Yin oder ausgedehnt, doch die von ihm erzeugte Kraft oder Energie ist Yang, zentripetal und zur Erdmitte gerichtet. Andererseits ist die Erde in physischer Hinsicht Yang, verdichtet und hart, doch die durch die Erdrotation erzeugte Energie ist Yin, nach oben gerichtet und dehnt sich aus. Da einige der alten Texte über Yin und Yang diese paradoxe Beziehung für selbstverständlich genommen haben, können Yin und Yang und die fünf Zustände der Wandlung, die aus ihnen hervorgehen, leicht verwechselt werden (siehe Kapitel 7).

Jedes Ding, jedes Phänomen auf unserem Planeten ist aus diesen beiden Energien zusammengesetzt, obwohl einige verhältnismäßig stärker die Kraft des Himmels manifestieren und eine mehr zusammengezogene Form zeigen und andere wiederum stärker die Kraft der Erde manifestieren und von ausgedehnterer Größe sind. Aufgrund der atmosphärischen Bedingungen kommt die zentripetale Kraft des Himmels am stärksten mit einer gegen den Uhrzeigersinn gerichteten Bewegung an den Polen herein, während die Kraft der Erde ihren Höhepunkt am Äquator, mit einer im Uhrzeigersinn gerichteten Bewegung erreicht. Zusammen wurden diese beiden Kräfte in der östlichen Tradition als *Ki, Ch'i* oder als *Prana* bezeichnet. Wir können diese Energien so benennen oder sie einfach als natürliche elektromagnetische Energie und Schwingung bezeichnen.

Beim Menschen tritt die Kraft des Himmels hauptsächlich von oben in den Körper ein, besonders im Zentrum der Haarspirale am Hinterkopf, und bewegt sich senkrecht nach unten. Die Kraft der Erde tritt von unten über die Genitalregion in den menschlichen Körper und bewegt sich nach oben. Beide Kräfte durchdringen die tiefsten Ebenen des Körpers und erzeugen einen Kanal von elektromagnetischer Energie, die wir als Energiekanal oder als spirituellen Kanal bezeichnen können. Von diesen beiden besonderen Eintrittspunkten abgesehen, gibt es fünf Hauptregionen im Energiekanal, wo diese beiden Energien zusammenstoßen und eine Aufladung erzeugen, so daß es insgesamt also sieben Hauptregionen von angeregter, natürlicher elektromagnetischer Energie im Körper gibt (siehe Abb. 28). Im alten Indien wurden diese Energiezentren als *Chakras* bezeichnet. Die sieben Energiezentren sind wie folgt:

1. Die Region am Scheitel, wo die Kraft des Himmels am Mittelpunkt der Haarspirale in den Körper eintritt. Dieses Energiezentrum ist für das höhere Bewußtsein verantwortlich.

2. Der innerste Abschnitt des Gehirns, die Region des Mittelhirns, von wo aus die elektromagnetische Ladung an Millionen von Gehirnzellen verteilt wird. Wenn das Gehirn auf diese Art und Weise aufgeladen wird, sind die Gehirnzellen fähig, natürliche elektromagnetische Wellen zu empfangen, sie in Bilder umzuwandeln und zu übertragen, ähnlich den Vorgängen beim Radio, Fernsehen, Computer und anderen modernen elektronischen Geräten, welche künstliche elektromagnetische Wellen und Bilder aufnehmen und abgeben. Diesem Energiezentrum unterstehen Intuition und Verstand.

3. Das dritte Energiezentrum befindet sich in der Halsgegend und bewirkt eine Aufladung und Aktivierung der Speichelabsonde-

rung, der Schwingung des Zäpfchens, der Zungenwurzel wie auch der Funktion der Schilddrüse und der Nebenschilddrüse und der rhythmischen Welle zwischen Einatmung und Ausatmung. Dieses Energiezentrum regelt die Sprache und den Atem.

4. Das vierte Zentrum ist in der Herzgegend und bewirkt die Bildung der Herzmuskulatur, die rhythmische Bewegung des Herzens und das störungsfreie Funktionieren des gesamten Kreislaufsystems. In dieser Gegend sind die Kräfte des Himmels und der Erde am ausgeglichensten. Dieses Energiezentrum ist für das allgemeine Schicksal des Individuums und besonders auch für Liebe und die emotionale Entwicklung verantwortlich.

5. Das fünfte Energiezentrum befindet sich in der Magengegend, wo die Aufladungen an so zentrale Organe weitergegeben werden wie Leber, Milz, Bauchspeicheldrüse und Nieren, und das Zusammenspiel ihrer rhythmischen Funktionen kontrollieren und lenken. Dieses Energiezentrum ist für Mut, Sympathie, Geduld und andere Eigenschaften des Willens und der Ausdauer verantwortlich.

6. Das sechste Energiezentrum befindet sich in der Darmgegend unterhalb des Nabels. Dieses Zentrum ist in der fernöstlichen Tradition als *Tanden* oder *Hara* bekannt, und die elektromagnetischen Aufladungen von dieser Gegend werden an alle Teile des Dünn- und Dickdarms weitergegeben wie auch zur Blase und den Genitalien, und sie regeln den störungsfreien und rhythmischen Prozeß der Verdauung, der Spaltung und Absorption von Nahrungsbestandteilen, Flüssigkeiten und Energie. Dieses Zentrum ist für das Gleichgewicht des Körpers und die allgemeine Vitalität verantwortlich.

7. Das siebte Energiezentrum befindet sich in der Genitalregion und bewirkt die Aufladung des Hodens beim Mann und der Eierstöcke bei der Frau wie auch der anderen Teile der Geschlechtsorgane und des Ausscheidungssystems. Dieses Zentrum regelt die Fortpflanzung und die Regeneration.

Diese sieben Energiezentren sind für die Aufrechterhaltung und Koordinierung verschiedener physiologischer und geistiger Tätigkeiten in den jeweiligen Regionen verantwortlich. Von diesen Energiezentren aus verzweigt sich die hereinströmende Yin- und Yang-Kraft in vierzehn Kanäle von elektromagnetischer Energie, auch Meridiane genannt (siehe Abb. 29). Diese Meridiane, deren Endpunkte an den Fingerspitzen und Zehenspitzen liegen, haben 361 Hauptpunkte, traditionell als *Tsubo* bezeichnet, die eine Verbindung zu den äußeren oder physischen Funktionen darstellen. Die Meridiane teilen sich wiederum weiter auf und versorgen Organe, Gewebe und Zellen mit Energie.

Demnach wird unser Körper durch einen unsichtbaren energetischen Körper genährt. Energie kommt vom Himmel und der Erde, und ihre Aufladung schenkt Leben. In der Brusthöhe bewirkt das Aufeinanderstoßen dieser beiden Energien das Schlagen des Herzens. Hormone, die als Gegenspieler fungieren, werden von den entlang des Energiekanals gelegenen Drüsen abgesondert, wobei einige von ihnen stärker von der Kraft des Himmels, einige stärker von der Kraft der Erde aufgeladen sind.

Das Aufeinandertreffen dieser beiden Kräfte ist auch für die Atmung verantwortlich. Die Ausatmung ist mehr zusammenziehend und Yang, während die Einatmung mehr expansiv und Yin ist. In Wirklichkeit ist unser Körper ein spirituelles Wesen. Unser Be-

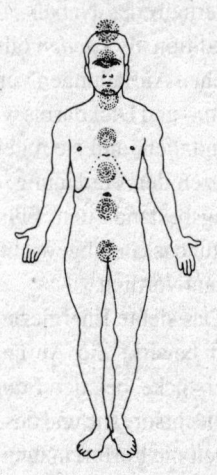

Abb. 28: Die sieben Chakras
Die sieben Energiezentren oder Chakras bilden einen senkrechten Kanal für den Fluß der elektromagnetischen Energie zwischen Himmel und Erde.

wußtsein wird dauernd von kosmischen oder spirituellen Kräften genährt, aber auch die Organe, Drüsen, ihre Funktionen, die Gewebe und Milliarden von Zellen, aus denen unser Körper zusammengesetzt ist (siehe Abb. 30).

Die charakteristischen Merkmale und Funktionen des menschlichen Organismus sind denjenigen der Pflanzen genau entgegengesetzt. Die Blätter eines Baumes – ausgedehnter oder mehr Yin in ihrer Struktur – nehmen Kohlendioxid auf und geben Sauer-

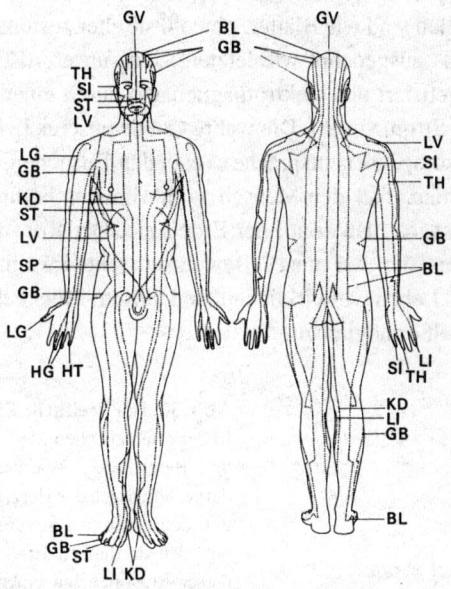

Abb. 29: Die Meridiane
Kreislauf des Ki oder der elektromagnetischen Energie durch Meridiane.
H = Herz-Meridian (engl. HT), L = Lungen-Meridian (LG), MP = Milz-Pankreas-Meridian (SP), N = Nieren-Meridian (ST), HG = »Meister des Herzens«-Meridian (HG), Dü = Dünndarm-Meridian (SI), D = Dickdarm-Meridian (LI), KS = Kreislauf-Sexus-Meridian (GV), 3E = Meridian des Dreifachen Erwärmers (TH). (engl. Kürzel der Abb. sind in Klammern)

111

stoff ab, während die Lunge des Menschen – kompakter und mehr Yang von ihrer Struktur her – Sauerstoff aufnimmt und Kohlendioxid abgibt. Bei den Pflanzen sind die Wurzeln unten und die Blüte und Frucht oben, da die Kraft der Erde für ihre Bildung und ihr Wachstum verantwortlich ist. Beim Menschen sind die Wurzeln und der Stengel im Kopfbereich angesiedelt – die verdichteten Gehirnzellen und Zentren des höheren Bewußtseins, welche mehr Yang sind –, während die Blüte und Frucht – das Fortpflanzungssystem – sich unten befinden (siehe Abb. 31). Unsere Zellen sind wie Blätter, obwohl sie eher zusammengezogen sind als ausgedehnt wie letztere. Jede unserer Zellen lebt, wird energetisiert und elektromagnetisiert durch einen ununterbrochenen Strom von *Ki*. Die wahre Quelle unseres Lebens liegt im Universum, daher entspräche es eher den Tatsachen, wenn wir sagen würden, daß der Mensch vom Himmel herunterhängt, anstatt zu sagen, daß er auf der Erde steht. Der Kopf ist unsere Wurzel, aus der wir unser Bewußtsein entwickeln, unseren Traum im Leben verwirklichen und unsere Rückkehr in die nächste Welt ermöglichen.

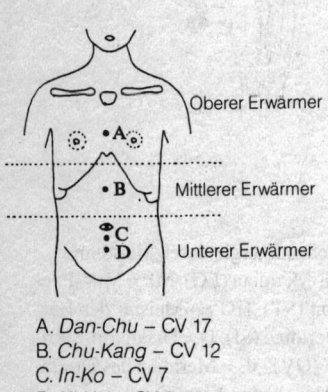

A. *Dan-Chu* – CV 17
B. *Chu-Kang* – CV 12
C. *In-Ko* – CV 7
D. *Ki-Kai* – CV 6

Abb. 30: Der dreifache Erwärmer
In der orientalischen Medizin werden drei Bereiche der Wärmeerzeugung, dargestellt durch das Herz, den Magen und den Darm, als *San-Sho* bezeichnet, den dreifachen Erwärmer. Jede dieser Regionen hat einen zentralen Punkt, wie links angegeben, die jeweils im Zentrum des zweiten, dritten und vierten Chakras gelegen sind und in der Akupunktur, Moxibustion, beim Shiatsu, der Massage und dem Heilen durch Handauflegen zu diagnostischen und therapeutischen Zwecken dienen.

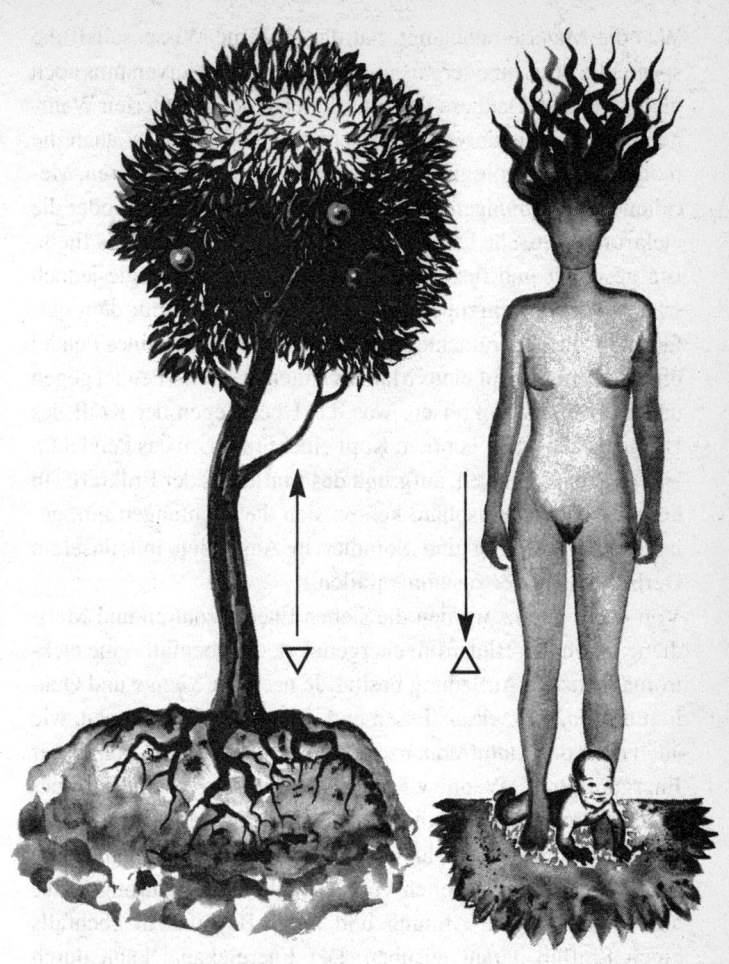

Abb. 31: Entgegengesetzte biologische Strukturen
Die Wurzeln der Pflanzen reichen in die Erde hinunter, und die Früchte wachsen nach oben zum Himmel, während sich bei den Menschen die Wurzel (Gehirnzellen) oben und die Früchte (Gonaden) unten befinden.

Was die Materie anbelangt, hat die moderne Wissenschaft die spirituelle Struktur oder Zusammensetzung des Universums noch nicht entdeckt. Da diese Wissenschaft auf der erweiterten Wahrnehmung mittels unserer physischen Sinne beruht, ist auch die modernste Technologie nicht imstande, die Energiezentren, Meridiane und Öffnungen zu messen, durch welche das *Ki* oder die elektromagnetische Energie des unendlichen Universums fließt. Ein gesunder und flexibler Geist vermag diese Energie jedoch ohne weiteres wahrzunehmen. Sie läßt sich auch mit dem einfachsten aller Instrumente messen. Wenn wir ein kleines Pendel über den Hinterkopf eines Mannes halten, wird das Pendel gegen den Uhrzeigersinn kreisen, was das Überwiegen der Kraft des Himmels anzeigt. Über dem Kopf einer Frau wird das Pendel im Uhrzeigersinn kreisen, aufgrund des Einflusses der Erdkraft. (In der südlichen Hemisphäre kehren sich die Richtungen um, genauso wie Frühling und Sommer in Australien mit unserem Herbst und Winter zusammenfallen.)

Von innen heraus werden die sieben Energiezentren und Meridiane durch den Blutstrom energetisiert, der ebenfalls eine elektromagnetische Aufladung besitzt. Je nach der Menge und Qualität dessen, was wir als Essen und Trinken zu uns nehmen, wie auch nach der Atemfrequenz, verändert sich die Funktion dieser Energiezentren. Wenn wir unser Bewußtsein verändern oder unsere körperliche Koordination entwickeln wollen, ist es daher wichtig, ein gesundes Blut aufrechtzuerhalten. Die Qualität des Blutes hängt hauptsächlich von der täglichen Ernährungsweise ab, obwohl unsere Atmung und unser Bewußtsein ebenfalls einen Einfluß darauf ausüben. Der Energiekanal kann durch Überessen, falsche Zusammensetzung der Nahrung sowie durch den Verzehr von minderwertigen Nahrungsmitteln blockiert werden. Eine energetische Stagnation kann ebenfalls durch Luftverschmutzung, eine unordentliche oder chaotische physische Umgebung, geistige oder emotionale Störungen oder andere

Gleichgewichtsstörungen entstehen. Unsere Nahrung liefert spirituelle Energie durch das Blut. Der tatsächliche Nährwert unserer Nahrung hat weniger mit Kalorien, Eiweiß, Vitaminen oder anderen einzelnen Bestandteilen zu tun, sondern hängt in erster Linie von deren *Ki* oder natürlichen elektromagnetischen Schwingungen ab.

Alle traditionellen spirituellen, religiösen und gesellschaftlichen Lehren sowie die Körperübungen des Yoga oder T'ai Chi Ch'uan sind aus diesem Verständnis der energetischen Natur des Lebens hervorgegangen. Das Ziel der Meditation besteht zum Beispiel darin, die Kräfte des Himmels und der Erde, die den Energiekanal durchströmen, zu harmonisieren und dadurch Geist und Körper zu vereinigen und ihre Funktionen auf allen Ebenen zu fördern. In der Praxis gibt es viele verschiedene Methoden der Meditation, um bestimmte Energiezentren zu aktivieren. Die Zen-Meditation wendet sich hauptsächlich an das *Hara,* Vedanta und Raja-Yoga an das Zwischenhirn und das Gebet der islamischen und der jüdisch-christlichen Tradition an das Herz.

In den mystischen Traditionen wurden Meditation, Rezitation und Gesang und Atemübungen als Faktoren, die eine zusätzlich harmonisierende Wirkung auf die tägliche Ernährung haben, angesehen. Die Nahrung wurde als die Grundlage betrachtet, von der alles andere abhängt. Im *Taittiriya Upanishad* lesen wir:

>»Wer dieses weiß, nachdem er für die Welt gestorben ist, erlangt das Selbst, das aus Nahrung besteht, erlangt das Selbst, das aus dem Lebensatem besteht, erlangt das Selbst, das aus dem Geist besteht, erlangt das Selbst, das aus dem Intellekt besteht, erlangt das Selbst, das aus der Seligkeit besteht. Dann zieht er in diesen Welten umher, ißt die Nahrung, nach der es ihm verlangt, und nimmt die Form an, die ihm beliebt. Er sitzt und singt den Gesang der Nichtdualität des Brahman: ›Ah! Ah! Ah!‹«

»Ich bin Nahrung, ich bin Nahrung, ich bin Nahrung! Ich bin der, der die Nahrung ißt, ich bin der, der die Nahrung ißt, ich bin der, der die Nahrung ißt! Ich bin der Vereiniger, ich bin der Vereiniger, ich bin der Vereiniger!«

»Ich bin der Erstgeborene des Wahren, allen Göttern vorangegangen und der Nabel der Unsterblichkeit. Wer mich verschenkt, durch ihn allein werde ich erhalten. Wer die Nahrung ißt, wird von mir als jene Nahrung gegessen.«

»Ich (als Höchster Herr) bezwinge die ganze Welt. Ich bin strahlend wie die Sonne.«

»Wer dieses weiß, erlangt die Befreiung. So, in der Tat, berichtet die Upanishad.«

Im Fernen Osten haben buddhistische Tempel, Klöster und Schreine traditionellerweise *Shojin Ryori*, »eine Küche zur spirituellen Entwicklung« befolgt. Im Nahen Osten haben die jüdischen Weisen und die Urchristen eine einfache Ernährungsweise mit Getreide und Gemüse befolgt. Erst nachdem die ursprünglichen Ernährungsprinzipien verfallen waren, wurde die koschere Küche, die Fastenzeit und die Fleischkarenz an Freitagen eingeführt. Diese Ernährungsvorschriften, obwohl lückenhaft, haben zur Sicherung des Überlebens der großen Weltreligionen über die Jahrtausende beigetragen. Gegenwärtig erleben wir, wie sogar diesen bescheidenen Versuchen, die Ernährungsweise der Gesellschaft auszugleichen, ein rascher Verfall beschieden ist.

Der Mensch kann alles essen

Als letzte und jüngste Entwicklung des Tierreiches hat der Mensch alle vorangegangenen Eigenschaften und Phasen der Evolution in sich aufgenommen, einschließlich der verschiedenen Tier- und Pflanzenarten. Demnach ist der Mensch imstande, alle Ebenen des Pflanzen- und Tierreiches in Form von Nahrung zu essen und in sich aufzunehmen.

In biologischer Hinsicht wiederholen wir den Evolutionsprozeß in konzentrierter Form, wenn wir eine der vorangegangenen Arten essen. Demnach wird das Tier zu einem Teil der menschlichen Rasse, wenn wir es als Bestandteil der Nahrung zu uns nehmen. Die Beziehung zwischen den höher entwickelten und weniger entwickelten biologischen Arten wurde in früheren Zeiten intuitiv verstanden. Im *Thomas-Evangelium* zum Beispiel spricht Jesus dies mit den Worten an: »Gesegnet ist der Löwe, den der Mensch ißt und der so zum Menschen wird; und verflucht sei der Mensch, den der Löwe ißt und der so zum Löwen wird.«

Das Essen primitiverer Lebewesen und Gegessenwerden von höher entwickelten Lebewesen sind natürliche biologische Vorgänge. Jeden Tag wird die gesamte Evolution, welche 3 Milliarden Jahre zurückreicht, in den täglichen Leben von unzähligen Pflanzen- und Tierarten wiederholt, die einander mit einer sehr hohen Geschwindigkeit umwandeln. Von den Protozoen zu den hochentwickelten Lebewesen, von den einzelligen Organismen bis zum Menschen verändert sich das Leben unentwegt in seiner Komplexität und seinem Bewußtsein.

Durch diesen Prozeß verwandeln sich Protozoen in Fische, Fische in Möwen, Vögel in Säugetiere und Säugetiere in Menschen. Umgekehrt setzt ein Prozeß der Degeneration oder der Deevolution ein, wenn eine niedrigere Art eine höher entwickelte Art verzehrt. Wenn Menschen von anderen Warmblütlern gefressen werden oder auch von Moskitos, Bakterien oder Viren, kehrt sich die natürliche Ordnung um, und eine biologische Degeneration ist die Folge.

In unserer Zeit verzehren viele Menschen eine Reihe von Warmblütlern, die sich in jüngerer Zeit entwickelt haben: Kühe in der Form von Rindfleisch; Schwein als Schinken und Speck; das

Fleisch von Ziegen und Schafen und auch Produkte dieser Tiere in Form von Milch, Käse und ähnlichem. Der Mensch verzehrt auch ältere Tierarten: zahlreiche Vögel wie Hühner, Truthähne, Enten und Fasane und ihre Eier. In manchen Gegenden werden Reptilien wie Schlangen und Eidechsen gegessen, in anderen Gebieten Amphibien wie Frösche, Schildkröten, Schnecken. Viele Tausende von Süßwasser- und Meeresfischarten sind Bestandteile der Nahrung und auch andere wirbellose Meerestiere wie Schalentiere, Tintenfische und Kraken. Schließlich nimmt der Mensch auch die Urformen tierischen Lebens in sich auf, jene Bakterien, Enzyme, Hefen und andere Mikroorganismen, die in vergorenen und behandelten Lebensmitteln, aber auch im Wasser und in der Luft vorkommen.

Die Tatsache, daß wir fast alle der uns in der Entwicklungsgeschichte vorangegangenen Arten, entweder als Ganzes oder als Teile, essen können, legt den Schluß nahe, daß wir auch fast alle Pflanzenarten essen können. Tiere sind in Wirklichkeit nichts anderes als umgewandelte Pflanzen. Sogar Tiere, die reine Fleischfresser sind, fressen letztendlich nur umgewandeltes Pflanzenmaterial.

Insgesamt, aus einer umfassenden Sicht, haben Menschen alle Arten von Getreide und Getreideprodukten gegessen wie Reis, Weizen, Hirse, Hafer, Gerste, Roggen, Mais und Buchweizen und auch Hülsenfrüchte wie Sojabohnen, Limabohnen, weiße Bohnen, Kichererbsen, Linsen, Erbsen und viele andere. Von den biologisch jüngeren Pflanzen ißt der Mensch verschiedene Samen, Früchte und Nüsse. Von den modernen Gemüsearten essen wir Wasserkresse, Grünkohl, Möhren, Rüben, Kartoffeln, Kürbis, Rettich, Kohl, Chinakohl, Zwiebeln, Schalotten und viele andere. Von den älteren Pflanzen essen wir Farne, Spargel und viele Pilzarten. Des weiteren sind auch Meerespflanzen Bestandteile der menschlichen Nahrung. Dazu gehören Pflanzen wie Kombu, Wakarne, Hijiki, die Speiserotalge, Irisches Moos und

Nori. Schließlich essen wir die primitivsten Formen pflanzlichen Lebens wie Schimmel, Hefen und dergleichen.

Der *Homo sapiens* ist wirklich ein Allesesser. Von allen Tierarten ist der Mensch auch am besten imstande, so viele verschiedene Arten von Nahrung zu sich zu nehmen. In unserer modernen Zeit sind denaturierte, künstlich behandelte Nahrungsmittel hinzugekommen sowie industrielle, mit chemischen Zusätzen versehene Massenprodukte. Im Gegensatz zu anderen Lebewesen ist der Mensch imstande, die Qualität seiner Nahrung durch Anbaumethoden, Auslese, Verarbeitung, Vermischen, Haltbarmachung und Kochen zu verändern und auch durch Verfahren wie Trocknen oder Befeuchten, Einlegen, Pressen, Erhitzen, Einfrieren, Lagern und Fermentieren zu beeinflussen.

Eine vielfältigere Ernährungsweise hat meist eine größere biologische Entwicklung zur Folge, während eine weniger vielfältige Nahrung eine geringere genetische Vielfalt und gesellschaftliche Evolution bewirkt. Auch wird eine stärkere kulturelle Entwicklung in einer Gesellschaft mit mehr verfeinerten Kochmethoden gegeben sein, während eine Gesellschaft mit eher primitiven Kochverfahren weniger entwickelt bleibt. Im Verlauf von Zeitaltern, während die Menschen gelernt haben, ihre Methoden der Auswahl, der Zubereitung und des Kochens der Nahrung weiterzuentwickeln, wurden höherentwickelte Kulturen und Zivilisationen geschaffen. Aus den Kochmethoden eines Haushalts können wir die Geisteshaltung der Familie ersehen und aus der allgemeinen Kochweise eines Landes oder einer ethnischen Gruppe deren geistige und psychologische Orientierung ableiten. Zusätzlich zu den Pflanzen- und Tierarten nehmen wir auch Wasser und Mineralstoffe durch unsere Nahrung und Getränke auf. Fast alle Elemente sind in unterschiedlichen Anteilen in unserem Körper vorhanden, wobei 80 % unserer Organe und Gewebe aus Wasser bestehen. Diese Substanzen nehmen wir sowohl in Form von pflanzlicher und tierischer Nahrung auf wie auch in Form von Salzen (in natürlichen oder künstlichen Verbindungen). Viele Arten von Flüssigkeiten nehmen wir als Fruchtsäfte, Gemüse, gekochtes Getreide und Mehle und als Suppen und Getränke zu uns. Jeden Tag nehmen wir einen Teil unserer natürlichen Umgebung auf, einschließlich Bestandteile des Pflanzen-, Tier- und Mineralreichs.

Des weiteren benötigt der Mensch Luft und scheidet einen Teil seiner verwerteten Nahrung als Kohlendioxid wieder aus. Der Luftverbrauch ist proportional zur Qualität und Quantität der Nahrung. Je mehr wir essen, desto mehr Luft benötigen wir; je weniger wir essen, desto weniger Luft brauchen wir. Je mehr tierische Nahrung wir essen, desto stärker wird die Einatmung, wobei die Atmung schwer und disharmonisch wird. Je mehr pflanzliche Nahrung wir zu uns nehmen, desto harmonischer wird unsere Atmung.

Wenn unsere Nahrung eine gewisse Vielfalt aufweist, wird eine bestimmte Qualität von Blut gebildet. Wenn wir andere Arten von Speisen zu uns nehmen, werden andere Qualitäten des Blutes die Folge sein. Wie gering der Unterschied auch immer sein mag, eine kleine Prise Salz, ein paar Tropfen Sojasoße, eine Scheibe Käse, ein paar Abschnitte einer Orange, ein halber Teelöffel Zucker, eine Tasse Tee, jeder Bissen hat einen subtilen Einfluß und verändert die Qualität und das Volumen des Blutes. Mit den Veränderungen des Blutes gehen auch Veränderungen der Qualität der Zellen und Organe und Gewebe des Körpers als Ganzes einher, einschließlich des Gehirns und des Nervensystems. Diese Veränderungen beeinflussen automatisch die körperlichen und psychologischen Funktionen sowie das gesamte Verhalten, den Ausdruck, die Gedanken und die Gefühle. Aufgrund der Veränderungen dessen, was wir als Nahrung zu uns nehmen, gibt es tägliche Veränderungen in der Art, wie sich unser Körper bewegt, in unseren Gewohnheiten wie auch Veränderungen unserer Sinneswahrnehmungen, der emotionalen Reaktionen, der intellektuellen Begriffsbildung, des gesellschaftlichen Bewußtseins und der Lebensphilosophie.

Wie ein Fernsehgerät mit minderwertigen Teilen, das die Wellen eines weit entfernten Senders nicht in Bild und Ton umzuwandeln vermag, werden wir ebenfalls außerstande sein, bestimmte Wellen und Schwingungen von nahen und fernen Quellen wahrzunehmen und darauf zu reagieren, wenn unser Blut durch unsere tägliche Ernährungsweise stagniert und von einer schweren Beschaffenheit ist. Wenn unser Bewußtsein zuweilen nicht klar ist, kann dies durch veränderte Schwingungen in der Umgebung hervorgerufen sein, doch spielt das, was wir selber unserem Körper zuführen, die größere Rolle. Dieser Prozeß wird verständlich, wenn wir sehen, wie zwei Menschen unter den gleichen Bedingungen verschieden reagieren, einer vielleicht nervös, der zweite ruhig. Unsere psychologischen Reaktionen und Schwankungen sind hauptsächlich das Resultat dessen, was wir täglich essen.

Wir sind das, was wir essen – und wir tragen die ganze Verantwortung für unseren körperlichen und geistigen Zustand. Ob wir aktiv, gesund und glücklich oder inaktiv, krank und unglücklich sind, hängt ganz von uns selbst ab und von niemand anderem. Wir sind stets unsere eigenen Herren, und es gibt in Wirklichkeit keinen anderen Menschen, der unser persönliches Schicksal wirklich zu beherrschen vermag. Krankheit und ein unnatürlicher Tod, Frustrationen und Leiden, schwere Unfälle und Versagen werden alle vom einzelnen hervorgerufen, als Folge unserer täglichen Ernährungs-, Denk- und Lebensweise, besonders jedoch durch unsere Ernährungsweise, über die wir fast vollkommen selber bestimmen können. Das Geheimnis, um Gesundheit und Weisheit, Freiheit und Glück – körperliches, geistiges und spirituelles Wohlergehen wie auch gesellschaftliche Harmonie und Weltfrieden – zu erlangen, haben wir tagtäglich vor uns, mit allem, was wir essen. Die richtige Auswahl und Zubereitung der

Nahrung, das Aufnehmen und Harmonieren mit unserer natürlichen Umgebung durch unsere Ernährungsweise haben eine Schlüsselfunktion sowohl bei der Gestaltung des persönlichen als auch des kollektiven Schicksals. Der Mensch kann alles essen, sollte jedoch dabei eine gewisse Ordnung und ein gewisses Maß einhalten. Die richtige Ernährung ist der Faktor, der über unsere evolutionäre Entwicklung oder unseren Verfall entscheidet.

Die Ernährung des Embryos und des Kleinkindes

Sowohl der Mann als auch die Frau empfangen dauernd die Kraft des Himmels, welche sich hinunter zur Erde bewegt, als auch die Kraft der Erde, die sich aufgrund der Erdrotation nach oben bewegt. Von Natur aus bewegen sich diese Kräfte durch den Körper von Mann und Frau. Zum Zeitpunkt der körperlichen Vereinigung ist der Magnetismus zwischen diesen beiden Polen am stärksten, und der Fluß dieser Kräfte wird verstärkt. Dabei verschmilzt die männliche Geschlechtszelle, die Samenzelle, welche von ihrer Struktur her mehr Yin ist, mit der weiblichen Geschlechtszelle, der Eizelle, die von ihrer Struktur her mehr Yang ist. Die Befruchtung und Einnistung der befruchteten Zelle findet in der Tiefe der Gebärmutter statt, im Bereich des *Hara* oder *Tanden*, welches eines der Energiezentren des menschlichen Körpers ist. Dieser Vorgang ist eine mikrokosmische Wiederholung der Ur-Entstehung des Lebens vor ungefähr 3 Milliarden Jahren, als die Erde sich noch in einem gasförmigen Zustand befand.

Nach der Befruchtung entwickelt sich die Eizelle in der amniotischen Flüssigkeit zu einem Embryo. In den ersten drei Monaten des fötalen Lebens werden die strukturellen Systeme gebildet. Dazu gehören der Verdauungstrakt, der Atemtrakt, das Nervensystem, Kreislauf- und Ausscheidungssystem. Während dieser Zeit findet ebenfalls die Entwicklung von Organen und Drüsen statt. Während der restlichen Schwangerschaft wächst der Embryo weiter und bildet Teile und Funktionen aus, die von sekundärer Bedeutung sind.

Insgesamt dauert die ganze embryonische Phase ungefähr 9 Monate oder 280 Tage. Dieser Prozeß ist eine mikrokosmische Wiederholung der evolutionären Entwicklung des biologischen Lebens im Meer bis zur Bildung des Landes. Nach moderner wissenschaftlicher Ansicht dauerte diese Phase etwa 2,8 bis 3 Milliarden Jahre. Demnach stellt jeder Tag, den der Embryo in der Gebärmutter verbringt, die Wiederholung von 10 Millionen Jahren biologischer Evolution dar. Eine ähnliche logarithmische Entwicklung ist bei der Gewichtszunahme des Babys zu beobachten. Von dem äußerst geringen Gewicht zu Beginn der Schwangerschaft ausgehend, werden meist 6 bis 8 Pfund zur Zeit der Geburt erreicht, was eine dreimilliardenfache Zunahme bedeutet. Aufgrund dieser evolutionären Übereinstimmungen wird die körperliche, geistige und spirituelle Konstitution des Kindes weitgehend von der Qualität der Ernährung der Mutter bestimmt. Die Qualität und Menge der Nahrung, die täglich aufgenommen wird, gibt die Mutter auf dem Blutweg über die Plazenta an das Kind weiter. Jede Mahlzeit, die sie während der Schwangerschaft zu sich nimmt, stellt ungefähr 3 Millionen Jahre evolutionärer Entwicklung dar. Obwohl die DNA in den Chromosomen, zusammen mit der RNA, viele Erbfaktoren enthalten (die die Ernährungsweise der Vorfahren darstellen), ist eine ausgewogene Ernährung der Mutter eine wesentliche Voraussetzung für eine optimale Entwicklung des Kindes. Die Konstitution, die sich während der embryonischen Phase entwickelt, ist die Basis für das ganze Leben, von der Geburt bis zum Tod.

Wenn die Mutter während der Zeit der Empfängnis und der Schwangerschaft eine ruhige Geisteshaltung pflegt, ein in Maßen aktives Leben führt, sich gut ernährt und mit ihrer Umwelt in Harmonie lebt, wird die Geburt eine einfache, komplikationsfreie sein und weder Arzneimittel noch irgendwelche andere künstliche Eingriffe benötigen (in manchen Fällen kann ärztliche Hilfe notwendig sein, je nach früherer Lebens- und Ernährungsweise). Ein Kind, das eine komplikationsfreie, natürliche Geburt gehabt hat, verfügt über ein angeborenes Potential für eine gesunde und aktive körperliche und geistige Entwicklung. Erhält das werdende Leben jedoch minderwertige Nahrung durch die Mutter, werden negative Folgen selten ausbleiben. Mißbildungen und/oder geistige Behinderungen können gar die Folge sein. Auch ohne augenscheinliche strukturelle oder funktionelle Abweichungen können die potentiellen körperlichen, geistigen und gesellschaftlichen Fähigkeiten des Kindes geschwächt sein, nicht nur zur Zeit der Geburt und während der Kindheit, sondern auch für den Verlauf des weiteren Lebens. Viele Krankheiten, die während der Kindheit und im Jugendalter durchgemacht und als vererbte, körperliche oder geistige Krankheiten angesehen werden, haben in Wirklichkeit ihren Ursprung in einer falschen Ernährung oder falschen Gedanken von seiten der Mutter wie auch in einer unnatürlichen Lebensweise der beiden Eltern als Familieneinheit.

Seit ältesten Zeiten haben traditionelle Gesellschaften die Bedeutung der Zeit der Schwangerschaft als Grundlage für das weitere Leben anerkannt. Im Fernen Osten wandte man *Tai-Kyo* an, eine Lebensweise die das Heranwachsen eines körperlich und geistig gesunden Kindes während der neun Monate vor der Geburt fördert. Die Eltern, besonders die Mutter, sollten eine einfache, harmonische Lebensweise während dieser Zeit führen. Zu den einzelnen Empfehlungen gehören:

– Streit und Auseinandersetzungen untereinander und innerhalb der Familie vermeiden.
– Das Tragen von einfacher, stets sauberer Kleidung, vornehmlich aus pflanzlichen Fasern wie Baumwolle.
– Geordnete Verhältnisse im Haushalt und in jedem Teil des

Hauses, vor allem in der Küche, welche stets sauber und aufgeräumt sein sollte.

– Alle Aktivitäten oder Erlebnisse vermeiden, die unnötige Aufregung mit sich bringen. Hierzu gehören laute Musik, Lärm und Gewalt im Fernsehen und Kino.

– Im täglichen Leben durch Arbeit im Haushalt oder beruflicher Tätigkeit bis kurz vor der Geburt aktiv bleiben.

Beide Elternteile, besonders die Mutter jedoch, sollten sich richtig ernähren. Vollkorngetreide, Bohnen, Gemüse und Meeresgemüse sollten täglich gegessen werden, wobei die werdende Mutter kleine zusätzliche Mengen von Obst, Samen, Nüssen und tierischer Nahrung von Zeit zu Zeit benötigen wird. Eine solche Ernährung bietet genug Energie für die täglichen Aufgaben und fördert auch eine klare, konzentrierte Geisteshaltung, was eine Voraussetzung für das *Tai-Kyo* darstellt.

Die Geburt entspricht der Periode biologischer Entwicklung vor etwa 400 Millionen Jahren, als die Erde aus dem Meer emporstieg und das Leben den Übergang von der Welt des Wassers zu der Welt der Luft vollzog. Dieses erdgeschichtliche Ereignis ging mit gewaltigen Überschwemmungen und Erdbeben einher. In ähnlicher Weise geht die Geburt und damit der Übergang vom Wasser zur Luft ebenfalls mit einer Art Überschwemmung (Fruchtwasser) einher. Das Neugeborene paßt sich der neuen Umgebung rasch an und zieht seinen physischen Körper durch die Kontraktionen der Gebärmutter beim Passieren des Geburtskanals zusammen. Durch die Schreie des Kindes wird überschüssiges Gas abgegeben, und mit den wenigen Tagen des Fastens nach der Geburt ist der Prozeß der Kontraktion abgeschlossen. Die Phase nach der Geburt wiederholt den Prozeß der biologischen Evolution auf dem Land. Das Kind durchläuft verschiedene Phasen der Fortbewegung, Kriechen und Krabbeln, und bewegt sich halb aufgerichtet fort, bis es das Laufen erlernt. So macht es eine Entwicklung durch, die nacheinander derjenigen der Amphibien, Reptilien, der Säugetiere und der Affen entspricht. Aus diesen gebeugten Haltungen heraus richtet sich das Baby allmählich ganz auf. Wenn das Kind stehen kann und seine ersten Zähne bekommen hat, ist damit der gesamte Prozeß der biologischen Evolution, das Leben im Wasser und auf dem Land während der letzten 3,2 Milliarden Jahre durchlaufen.

Während der Schwangerschaft und nach der Geburt, bis zur Entwicklung einer aufrechten Haltung als Kleinkind, nimmt das Baby dauernd Nahrung von tierischer Beschaffenheit zu sich. Vor der Geburt wird das Baby über die Plazenta und die Nabelschnur durch das Blut der Mutter genährt. Diese Nahrung stellt die konzentrierteste Form von tierischer Substanz dar, damit der ganze Umfang der biologischen Evolution in der kurzen Zeitspanne von nur neun Monaten durchlaufen werden kann. Nach der Geburt ändert sich die Ernährung zu einer süßeren, verdünnteren tierischen Flüssigkeit, der Muttermilch, um den Evolutionsprozeß der Landentwicklung in der Zeitspanne von etwa einem Jahr zu durchlaufen.

Die Qualität der Ernährung, die das Baby während dieser Zeit erhält, bestimmt größtenteils dessen Konstitution und Schicksal für den Rest seines Lebens. Nimmt die Mutter ein Beruhigungsmittel oder eine ungewöhnliche chemische Verbindung während der Schwangerschaft ein, kann es die Qualität der amniotischen Flüssigkeit und des Blutes, das das Embryo aufnimmt, einige Tage lang beeinflussen. Erhält das Neugeborene Kuh- oder Ziegenmilch statt der Muttermilch oder werden künstliche, denaturierte Nahrungsmittel verabreicht, wird die Entwicklung des Babys dadurch erheblich beeinträchtigt. Solche Ernährungsmethoden sind für viele Fälle von Mißbildungen, Spätentwicklung, ererbten Defekten und schwachen Konstitutionen verantwortlich. Das menschliche Leben beginnt in der Gebärmutter, und die Nahrung, die das Baby vor und nach der Geburt erhält, ist für sein oder ihr zukünftiges Glück von ausschlaggebender Bedeutung.

Die Ernährung des Erwachsenen

Mit der Vollendung der Entwicklung von einer einzelligen befruchteten Eizelle zu einem vielzelligen Kleinkind ist auch die Notwendigkeit einer Ernährung mit tierischen Substanzen nicht mehr gegeben. Diese – in Form des Blutes der Mutter und der Muttermilch – waren notwendig gewesen, um die Entwicklungszeit zu verkürzen und um den gesamten Verlauf der biologischen Evolution während der Zeit in der Gebärmutter und des ersten Lebensjahres in der »Luftwelt« wiederholen zu können. Wenn wir jedoch die Entwicklungsstufe des Menschen erreichen, sollten wir die dem Menschen angemessene Nahrung, welche hauptsächlich als Vollkorngetreide und Gemüse besteht, zu uns nehmen.

Die Natur verwandelt unentwegt eine Art in die andere. Eine große Nahrungskette reicht von den Bakterien und Enzymen zu den wirbellosen und den Wirbeltieren des Meeres, den Amphibien, Reptilien, Vögeln, Säugetieren und Menschen. Ergänzend zu dieser Linie der tierischen Evolution gibt es eine Linie der Pflanzenevolution, die von den Bakterien und Enzymen zu den Seemoosen und dem Meeresgemüse, den primitiven Landgemüsearten, alten Gemüsearten, den neueren Gemüsearten, Obstarten und Nüssen und den Getreidearten reicht. Aus der Sicht der Evolution haben sich die Getreidearten parallel zum Menschen entwickelt und sollten daher den Hauptbestandteil der Nahrung bilden, genauso wie Nüsse und Früchte sich mit den Affen und Schimpansen entwickelt haben und den Hauptbestandteil ihrer Nahrung darstellen, ähnlich den Riesenfarnen und anderen primitiven Leben, die sich zusammen mit den Dinosauriern entwickelt haben.

Die weiteren Bestandteile unserer Nahrung können wir den früheren evolutionären Arten von Pflanzen und Tieren entnehmen. Dazu gehören Seetang und Meeresalgen, Gemüse, frisches Obst, Samen und Nüsse, Fisch und andere Meerestiere und Suppen, die fermentierte Enzyme und Bakterien enthalten, welche das Urleben im Meer der frühesten Erdepochen darstellen.

Bei der Auswahl der tierischen Nahrungsmittel, die eine Ergänzung zu den Hauptbestandteilen der Nahrung bilden, sind ältere Arten den jüngeren vorzuziehen. Daher sind Fisch und Meerestiere Huhn oder Truthahn vorzuziehen und diese wiederum gegenüber Rind und Schwein zu bevorzugen. Wenn tierische Nahrung regelmäßig gegessen wird, sollte man den Meerestieren den Vorzug vor Landtieren geben, besonders vor Säugetieren, da Meerestiere hinsichtlich der evolutionären Entwicklung am weitesten von uns entfernt sind.

Wie wir gesehen haben, beträgt die Periode des Lebens im Wasser ungefähr 2,8 Milliarden Jahre und ergibt, verglichen mit derjenigen des Lebens auf dem Land, die etwa 0,4 Milliarden Jahre dauerte, ein Spiralenverhältnis von 7:1. Da der Mensch die jüngste Art ist, die sich auf dem Land entwickelt hat, sollte dessen Nahrungszusammensetzung umgekehrt sein – sieben Teile Landbeschaffenheit zu einem Teil Wasserbeschaffenheit. Wenn wir tierische Nahrung zu uns nehmen, vorzugsweise Fisch und Meerestiere, sollte das Verhältnis vom pflanzlichen zum tierischen Anteil ebenfalls im Verhältnis 7:1 sein.

Der Aufbau und die Struktur des menschlichen Gebisses (siehe Abb. 32) liefert einen anderen biologischen Hinweis auf die natürliche Ernährungsweise des Menschen. Zu den 32 Zähnen gehören 20 Molaren und Prämolaren (Backenzähne) zum Zermalmen von Getreide, Hülsenfrüchten und Samen; 8 Schneidezähne zum Schneiden von Gemüse und 4 Eckzähne zum Reißen von Fleisch, Fisch und Meerestieren. Drückt man dieses als Verhältnis der Zähne zum Kauen von Getreide, Gemüse und tierischer Nahrung aus, erhält man die Zahlenreihe 5:2:1; und die Gesamtzahl der Zähne für pflanzliche Nahrung im Verhältnis zu den Zähnen für tierische Nahrung ergibt wiederum 7:1. Andere Beispiele der vergleichenden Anatomie, wie die Darmlänge zum Beispiel, zeigen ebenfalls, daß der menschliche Körper am besten an den Verzehr pflanzlicher Nahrung angepaßt ist (siehe Tabelle 3). Außer in kalten, nördlichen Klimazonen, wo die Wachstumsperiode kürzer und eine Quelle stärkerer Energie zum Ausgleichen der Temperatur erforderlich ist, benötigt der Mensch keine tierische Nahrung zu seiner Entwicklung. Tierische Nahrung kann von gesunden Individuen als Abwechslung und gelegentlicher Genuß gegessen werden und sollte insgesamt als Ergänzung zu den Hauptbestandteilen der Nahrung angesehen werden.

Aus diesen Beobachtungen und der praktischen Erfahrung der traditionellen Kulturen und Zivilisationen über Tausende von Jahren hinweg können wir schließen, daß unsere tägliche Ernährung in den gemäßigten Zonen der Welt nach den folgenden Einteilungen und Proportionen zusammengesetzt sein sollte:

– 50 bis 60 % unserer Nahrung, dem Volumen nach, sollten aus Vollkorngetreide, der am weitesten entwickelten Pflanzenart, und ihren Produkten bestehen. Hierzu gehören brauner Reis, Weizen, Gerste, Roggen, Hirse, Mais, Buchweizen, Sorghum (Durra, Mohrenhirse) und andere wilde und kultivierte Gräser, die traditionelle Nahrungsbestandteile sind.

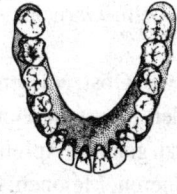 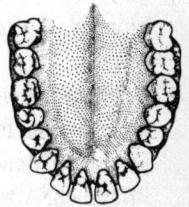

Eckzähne (4 Zähne)
Schneidezähne (8 Zähne)
Molaren und Prämolaren
(20 Zähne)

Abb. 32: Das Gebiß des Menschen

– 5 bis 10 % unserer täglichen Nahrung können in Form von Suppe zugeführt werden (ein bis zwei Schüsseln). Die Suppenbrühe wird häufig mit Miso oder Tamari-Sojasoße gemacht, welche aus natürlich vergorenen Sojabohnen, Meersalz und Getreide hergestellt worden sind, und der Suppe können während des Kochens eine oder zwei Gemüsearten hinzugefügt werden. Die in Miso und Tamari enthaltenen Enzyme stellen die Urform des Lebens dar.

– 25 bis 30 % sollten aus Gemüsesorten bestehen, welche die verschiedenen Entwicklungsstufen pflanzlichen Lebens darstellen und auf verschiedene Art und Weise zubereitet worden sind. Dazu gehören Daikon, Möhren, Kohl, Grünkohl, Wasserkresse, Kürbisse, Zwiebeln und viele andere moderne Arten; Lotuswurzel und andere alte Arten; Pilze und andere primitive Arten.

– 5 bis 10 % stellen Bohnen und Bohnenprodukte und Seetang, welche neuere Land- und Meeresarten darstellen. Dazu gehören Azuki-Bohnen, Kichererbsen, Linsen, gefleckte Feldbohnen, Sojabohnen und viele andere. Zu den Seetangarten und Moosen gehören Wakame, Kombu, Hijiki, Nori, Speiserotalge, Irisch Moos, Agar-Agar, Arame und viele andere.

– Gelegentliche Beigaben tierischer Nahrungsmittel (15 % oder weniger), wenn erwünscht, sollten hauptsächlich aus Fisch und Meerestieren bestehen, welche das frühe Tierleben darstellen. Hierzu gehören Dorsch, Seezunge, Forelle, Flunder, Austern, Muscheln, Garnelen, Krabben und viele andere.

– Gelegentlicher Verzehr von Obst, Nüssen und Samen, welche nach dem Getreide zu den jüngst entwickelten Arten zählen, in kleinen Mengen. Hierzu gehören Äpfel, Kirschen, Pfirsiche, Pflaumen, Aprikosen, Beeren, Melonen, Mandeln, Walnüsse, Pekannüsse, Cashewnüsse, Sesamsamen, Sonnenblumenkerne, Kürbiskerne und viele andere.

Tabelle 3: Vergleichende Anatomie der Pflanzen- und Fleischfresser

Eigenschaft	Pflanzenfresser	Fleischfresser
Sehvermögen:	Hochentwickelt (um bewegungslose Nahrung, d. h. Pflanzen, ausmachen zu können)	Weniger entwickelt
Geruchssinn:	Weniger entwickelt	Hochentwickelt (um sich bewegende Beutetiere verfolgen zu können)
Geschmackssinn:	Hochentwickelt (aufgrund der abwechslungsreichen Nahrung)	Weniger entwickelt
Gehör:	Weniger differenziert	Scharfes Gehör (um Beute aufzuspüren)
Bewegung:	Körperbau an das Klettern angepaßt, langsamere Fortbewegung	Stromlinienförmiger, kompakter Körperbau, um sehr schnelle Bewegungen durchführen zu können
Orientierung:	Senkrecht	Waagerecht
Glieder:	Greifwerkzeuge (z. B. bei Primaten, Waschbären)	Reißwerkzeuge
Zähne:	Flach zum Mahlen	Scharf zum Reißen
Kiefer:	Kreisbewegung zum Zermalmen von Pflanzen	Nur auf und ab, zum Verschlingen der Beute
Verdauungssystem:	Angelegt für häufige, relativ kleine Mengen oder dauerndes Essen; mildere Verdauungssäfte, Assimilation langsamer und gleichmäßiger, langer Darm	Angelegt für große Mengen mit anschließendem Fasten über viele Tage; stärkere Verdauungssäfte, rasche Assimilation, kurzer Darm
Speichel:	Enthält Ptyalin zur Vorverdauung von Stärken	Enthält kein Ptyalin, keine Vorverdauung von Stärken
Schweiß:	Schweißporen zur Wärmeregulation und zur Ausscheidung von Abfallprodukten	schnelles Atmen
Flüssigkeitsaufnahme:	Mittels Saugen durch die Zähne	Aufschlecken durch Zungenbewegung

– Vergorene Nahrungsmittel, die die Urform des biologischen Lebens darstellen, täglich in kleinen Mengen, besonders solche von pflanzlicher Herkunft. Nahrungsmittel dieser Kategorie, welche wertvolle Enzyme und Bakterien enthalten, sind Miso, Tamari-Sojasoße, Koji (fermentiertes Getreide), Natto, Sauerkraut, Gurken verschiedener Art und vieles andere.

Die natürliche Ordnung und Reihenfolge des Essens

Die Zubereitung der Nahrung und die Reihenfolge, in der diese gegessen wird, sollte ebenfalls den Prinzipien der biologischen Evolution entsprechen.

Hauptbestandteil der Mahlzeit sollte aus Vollkorngetreide und seinen Produkten bestehen, wozu Brot, Nudeln und Pasta gehören, und sollte traditionellerweise von Beginn der Mahlzeit bis zu ihrem Ende gegessen werden. Nach den Getreidearten sind Bohnen und Samen die jüngst entwickelten Arten und können in kleinen Mengen zusammen mit dem Getreide gekocht oder als Beilage gereicht werden. Bohnen können ebenso als kleine Beigabe zubereitet und gegessen werden oder auch zusammen mit dem Reis oder anderen Getreidearten. Sesamsamen werden geröstet und mit Meersalz zerstoßen und als Würzmittel für das Getreide gereicht.

Eine Suppe, die aus Meeresgemüse, manchmal aus Landgemüse, Bohnen oder Getreide besteht und gelegentlich aus Fisch oder Meerestieren, bildet meist die erste Beilage der Mahlzeit. Eine solche Suppe oder Brühe, besonders diejenigen, die aus Meeresgemüse und fermentierten Enzymen von leicht salzigem Geschmack hergestellt sind, stellen das Urmeer, aus dem das Leben hervorgegangen ist, in einer konzentrierten Form dar.

Gerichte aus Landgemüsearten, welche Wurzel- und Bodengemüse und Gemüse mit Blattgrün enthalten, werden im allgemeinen als nächstes Gericht oder als nächste Beilage nach der Suppe gereicht. Dafür kommt eine Reihe von Zubereitungsverfahren wie Kochen, Dämpfen, Schnellbraten in wenig Fett, Backen, Fritieren und Tempura in Frage. Ältere Gemüsearten sollten länger gekocht, jüngere Arten hingegen in kürzerer Zeit zubereitet werden. Gegen Ende der Mahlzeit kann eine kleine Menge ungekochtes Gemüse in Form von Salat oder Gurken serviert werden.

Seetang und Seemoos, separat gekocht oder zusammen mit einer Gemüse- oder Bohnenart, können als dritte Beilage oder auch als Bestandteil der Suppe Verwendung finden.

Fisch, Meerestiere und andere tierische Nahrungsmittel, wenn erwünscht, können zusammen mit Land- und Meeresgemüse zubereitet und als zweite Beilage während der Mahlzeit gegessen werden. Wichtig ist es jedoch, mit dem Verzehr der tierischen Bestandteile innerhalb der Mahlzeit aufzuhören und mit Vegetarischem das Essen zu beenden.

Mit Früchten und Nüssen, aus der jeweiligen Gegend stammend und der Jahreszeit entsprechend, kann man die Mahlzeit gelegentlich beenden – der Nahrung der Affen und kleinen Säugetiere, die der Entwicklung der Getreidearten und der Erfindung des Kochens durch den Menschen unmittelbar vorausging. Obst kann frisch zubereitet oder gekocht oder getrocknet verzehrt werden, während Nüsse häufig mit Meersalz geröstet werden, um sie verdaulicher zu machen.

Zum Schluß kann das Getränk, als letzter Bestandteil der Mahlzeit, für sich oder zusammen mit dem Nachtisch genossen werden. Meist wird es ein heißer Aufguß mit einer modernen, krautartigen Pflanze sein, kann aber auch gelegentlich aus einer alten Pflanze oder aus Meeresgemüsepflanzen hergestellt werden. Zur Anregung des Appetits und zur Förderung der Verdauung kann ein fermentiertes Getränk wie Bier oder ein anderes, schwach

alkoholisches Getränk in kleinen Mengen vor der Mahlzeit getrunken werden, wenn eine Suppe mit fermentierten Enzymen,
wie Misosuppe, nicht gereicht wird.

4. Ernährungsprinzipien für die Menschheit

»Gesegnet seist Du, O Herr, Herrscher des Universums,
der das Brot von der Erde hervorbringt.«

– Jüdisches Gebet

»Unser tägliches Brot gib uns heute.«

– Das Vaterunser

»Laß die Menschheit ihre Nahrung untersuchen.«

– Koran

Die makrobiotische Standardernährung

Als ein Teil der Natur und des unendlichen Universums sind wir mit unserer Umwelt untrennbar verbunden. Wie dies bei anderen Arten auf diesem Planeten der Fall ist, verändern wir uns, wenn unsere Umwelt sich ändert. Die Ernährung stellt die grundlegendste Beziehung zu unserer natürlichen Umwelt dar. Durch eine bewußte Auswahl und Zubereitung unserer täglichen Speisen können wir uns den Veränderungen der Umwelt anpassen. Zur richtigen Auswahl und Zubereitung der Nahrung ist ein Verständnis der Naturgesetze – der Ordnung des Universums – notwendig. Durch das, was wir zu uns nehmen, verändern wir die Beschaffenheit von Körper, Geist und Seele. Jeder von uns ist allein für sein Leben und Schicksal verantwortlich. Wir sind unsere eigenen Herren, und niemand anders kann für uns kauen.

Wenn wir jedoch nicht wissen, wie wir uns verändern und uns den schwankenden atmosphärischen, klimatischen und Witterungsverhältnissen harmonisch anpassen sollen, werden wir

135

wahrscheinlich bald aussterben und von einer Art abgelöst werden, die sich besser anzupassen vermag. Im Verlauf der Jahrhunderte sind viele philosophische, religiöse und wissenschaftliche Ideen zur Verbesserung des menschlichen Lebens vorgebracht worden, und es hat viele gesellschaftliche und spirituelle Versuche gegeben, bessere Lebensbedingungen durch Reformen oder Revolutionen zu schaffen. Doch wenn solche Vorschläge nicht imstande sind, unsere Denkweise und unser Verhalten durch einfache, vernünftige Methoden, die jedermann anwenden kann, zu verändern, sind sie unpraktisch und letztendlich zum Scheitern verurteilt. Um unser Verhalten und unsere Denkweise zu verändern, müssen wir mit Hilfe der Nahrung, die wir täglich zu uns nehmen, die Qualität unserer Blutzellen und Gehirnzellen verändern und auch unseren Energiekanal stärken.

Ohne Nahrung gäbe es auch kein Leben. In allen traditionellen Gesellschaften und Zivilisationen, die über viele Tausende von Jahren zurückreichen, haben unsere Vorfahren uns Sprichwörter und Lehren, Gebräuche und Traditionen, Zeremonien und Feste überliefert, die alle die grundlegende Bedeutung unserer täglichen Nahrung offenbaren. Im Großen Ise-Schrein in der Stadt Ise, dem spirituell bedeutendsten in Japan, ist ein Schrein enthalten, der dem Großen Getreide-Geist, *Toyo-Uke-No-Ookami,* geweiht ist und ein Symbol der Nahrung und des Wohlstands darstellt.

Ernährungsvorschläge

Die folgende Ernährungsweise, mit notwendigen Anpassungen, wird im allgemeinen in den gemäßigten Klimazonen der Welt, wo es vier ausgeprägte Jahreszeiten gibt und der größte Teil der Weltbevölkerung lebt, mit der Umwelt und der traditionellen Praxis harmonieren. Des weiteren sind diese Richtlinien in Hin-

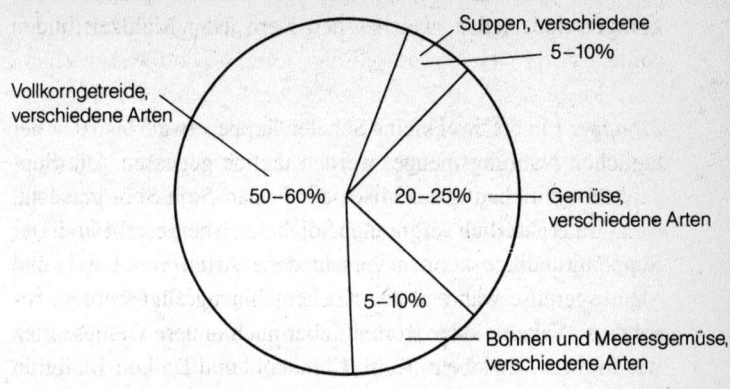

Suppen, verschiedene
5–10%

Vollkorngetreide,
verschiedene Arten

50–60%   20–25% ——— Gemüse,
verschiedene Arten

5–10%

Bohnen und Meeresgemüse,
verschiedene Arten

Zusätzliche Ergänzungsnahrungsmittel:
Fisch und Meerestiere, weniger fette Arten
Obst nach Jahreszeit, gekocht, getrocknet und frisch
Nüsse und Samen, verschiedene Arten
Natürliche, nicht-aromatische und nicht-anregende Getränke verschiedener Art
Natürlich hergestellte Würzmittel und Gewürze verschiedener Art

Abb. 33: Die makrobiotische Standardernährung

sicht auf einen maßvollen Gebrauch der Erleichterungen, welche
die moderne Zivilisation anbietet, abgewandelt worden (siehe
Abb. 33).

1. Vollkorngetreide: Der Hauptbestandteil jeder Mahlzeit ist
Vollkorngetreide, die 50 bis 60 % des Gesamtvolumens umfaßt.
Zu den Getreidesorten gehören brauner Reis, Weizen, Gerste,
Hirse, Hafer und Roggen sowie auch Mais, Buchweizen und
andere botanisch verwandte Pflanzen. Von Zeit zu Zeit können
Vollkornprodukte wie Bulgur, Haferflocken, Nudeln, Pasta,
Brot, Backwaren und andere Mehlprodukte als ein Teil dieses
Hauptgetreideanteils gegessen werden. Ihre Energie und Nähr-

stoffe sind jedoch wesentlich geringer als diejenigen des Voll-
korngetreides selbst, welches den Kern jeder Mahlzeit bilden
sollte.

2. *Suppe:* Ein bis zwei kleine Schalen Suppe, etwa 5 bis 10 % der
täglichen Nahrungsmenge, werden täglich gegessen. Die Suppenbrühe wird häufig aus Miso oder Tamari-Soja-Soße gemacht,
welche aus natürlich vergorenen Sojabohnen hergestellt sind. Der
Suppengrundlage können verschiedene Arten von Land- und
Meeresgemüse während des Kochens hinzugefügt werden, besonders Wakame oder Kombu, aber auch andere Gemüsearten
wie Möhren, Zwiebeln, Kohl, Chinakohl und Daikon-Blattgrün
und -Wurzeln. Eine Suppe auf Miso- oder Tamari-Grundlage
sollte weder zu salzig noch zu mild im Geschmack sein. Suppen,
die Getreide, Bohnen, Gemüse und gelegentlich ein wenig Fisch
oder Meerestiere enthalten, können ebenfalls häufig gereicht
werden.

3. *Gemüse:* Ungefähr 25 bis 30 % der täglichen Nahrung sollten
aus frischem Gemüse bestehen, welches auf verschiedene Art
und Weise zubereitet werden kann – Dämpfen, verschiedene
Kochverfahren, Backen, mit wenig Fett gebraten, als Salat, Ma-
rinade oder milchsauer vergoren. Zu den verwendeten Gemüsearten gehören eine Vielfalt von Wurzelgemüse (wie Kohl, Möhren, Klette und Daikon-Rettich), am Boden wachsende Arten
(wie Zwiebeln, verschiedene Kürbisarten und Gurken) und Blatt-
grüngemüsearten (wie Grünkohl, das Blattgrün der Kohlart Bras-
sica oleracea acephala, Brokkoli, Daikon-Blattgrün, Kohlrabi-
blätter, Senfblätter und Wasserkresse). Diese Auswahl schwankt
natürlich nach Gegend, Jahreszeit, Verfügbarkeit, der persönlichen Gesundheit und vielen anderen Faktoren. Mehr als zwei
Drittel des Gemüses werden gekocht und das übrige Drittel als
frischer Salat oder Gurken (milchsauer vergorenes Gemüse) ge-

reicht. Gemüsearten tropischen Ursprungs wie Tomaten und Kartoffeln sollten vermieden werden.

4. Bohnen und Bohnenprodukte: Eine kleine Portion, ungefähr 10 % dem Volumen nach, der täglichen Nahrung besteht aus gekochten Bohnen oder Bohnenprodukten wie Tofu, Tempeh und Natto. Diese können individuell zubereitet oder zusammen mit dem Getreide, Gemüse oder Meeresgemüse gekocht werden sowie in Form einer Suppe auf den Tisch kommen. Obwohl alle getrockneten und frischen Bohnen zum Verzehr geeignet sind, enthalten kleinere Arten wie Azuki-Bohnen, Linsen und Kichererbsen weniger Fett und Öl und sind zum regelmäßigen Gebrauch vorzuziehen.

5. Meeresgemüse: Meeresgemüse, welches reich an Mineralien und Vitaminen ist, wird täglich in kleinen Mengen gegessen, die dem Volumen nach etwa 5 % oder weniger der täglichen Nahrung ausmachen. Zu den häufigen Arten gehören Kombu, Wakame, Nori, Speiserotalge, Hijiki, Arame und andere. Diese können Suppen hinzugefügt, zusammen mit Gemüse oder Bohnen gekocht oder als Beilage für sich zubereitet werden. Sie werden meist maßvoll mit Tamari-Soja-Soße, Meersalz oder Essig aus braunem Reis abgeschmeckt.

6. Tierische Nahrungsmittel: Personen, die sich einer guten Gesundheit erfreuen, können mehrmals wöchentlich eine kleine Menge Fisch oder Meerestiere essen. Helles, weißes Fischfleisch enthält im allgemeinen weniger Fett als jene Fischarten mit rotem Fleisch oder blauer Haut. Zur Zeit ist Hochsee-Meeresfisch im allgemeinen weniger belastet als Süßwasserfisch. Um das Blut von den unerwünschten Wirkungen des Fisches und der Meerestiere zu reinigen, sollte eine kleine Menge geriebener Daikon, Meerrettich, frischer Ingwer oder Senf als Beigabe gereicht werden. Andere tierische Nahrungsmittel wie Fleisch, Geflügel, Eier und Milchprodukte sollten gemieden werden mit Ausnahme von Fällen, in denen man einen vorübergehenden diätetisch-medizinischen Gebrauch von diesen Nahrungsmitteln macht.

7. *Samen und Nüsse:* Samen und Nüsse, leicht geröstet und mit Meersalz gesalzen oder Tamari-Soja-Soße gewürzt, kann man als gelegentlichen Imbiß genießen. Man sollte keinen allzu reichlichen Gebrauch von Nüssen und Nußmus machen, da diese schwer verdaulich sind und viel Fett enthalten.

8. *Obst:* Gesunde Menschen können mehrmals in der Woche Obst als Imbiß oder Nachspeise essen, vorzugsweise gekocht oder natürlich getrocknet, vorausgesetzt, daß es sich um Sorten handelt, die der jeweiligen Klimazone entstammen. Während der Wachstumszeit kann rohes Obst in Maßen genossen werden. Obstsaft ist zu konzentriert für den allgemeinen Gebrauch, gelegentlicher Genuß bei sehr heißem Wetter ist jedoch möglich, genauso wie Apfelmost im Herbst. Die meisten Obstarten der gemäßigten Zone sind zum gelegentlichen Verzehr geeignet wie Äpfel, Birnen, Pfirsiche, Aprikosen, Trauben, Beerenobst, Melonen und andere Arten. Tropische Früchte wie Grapefruit, Ananas, Mango und andere sollten gemieden werden.

9. *Nachspeisen:* Menschen, die sich einer guten Gesundheit erfreuen, können zwei- bis dreimal in der Woche eine Nachspeise (mittlere Portion) essen, die aus Plätzchen, Pudding, Kuchen und anderen Süßspeisen bestehen kann. Nahrungsmittel mit natürlicher Süße wie Äpfel, Kürbisse, Azuki-Bohnen oder Trockenobst können oft bei Nachspeiserezepten ohne zusätzliches Süßmittel verwendet werden. Um einen ausgeprägteren Süßgeschmack zu erzielen, kann man ein natürliches Süßmittel auf Getreidebasis wie Reissirup, Gerstenmalz oder Amazake verwenden. Zucker,

Honig, Melasse, Schokolade, Carob und andere raffinierte, sehr starke Süßmittel oder solche tropischen Ursprungs sollten vermieden werden. Eine köstliche Gelatine, *Kanten*, wird aus Agar-Agar und verschiedenen zerkleinerten Obstarten, Nüssen oder Bohnen hergestellt, ist sehr beliebt und wird häufig serviert.

10. Gewürze, Geliermittel und Garnierungen: Das natürlich gewonnene, mineralreiche Meersalz und das streng nach traditionellen Verfahren hergestellte Miso und die Tamari-Soja-Soße werden zum Salzen verwendet. Die Speisen sollten keinen allzu salzigen Geschmack haben, wobei im allgemeinen beim Kochen gesalzen und gewürzt werden sollte und nicht am Tisch, obwohl gelegentliche individuelle Anpassungen dort gemacht werden müssen, wobei man dann maßvoll nachsalzen oder -würzen kann. Zu den anderen häufig verwendeten Würzmitteln gehören brauner Reis-Essig, Umeboshi-Essig, Umeboshi-Pflaumen und geriebene Ingwerwurzel. Der häufige Gebrauch von Gewürzen, Kräutern und anderen anregenden oder aromatischen Substanzen ist im allgemeinen zu vermeiden. Zur Herstellung von Soßen und zum Verdicken wird Kuzuwurzelpulver oder Pfeilwurzmehl der Vorzug vor anderen pflanzlichen Stärken gegeben. Schalottenringe, Petersilie, Streifen oder Würfel von Nori, frisch geriebene Ingwerwurzel und andere Zutaten werden häufig als Garnierungen verwendet, um den Speisen ein gefälliges Aussehen zu verleihen, ihren Geschmack abzurunden und auch um den Appetit anzuregen und die Verdauung zu fördern.

11. Öle zum Kochen: Zum täglichen Kochen empfiehlt sich natürlich gewonnenes, nichtraffiniertes Pflanzenöl. Dunkles Sesamöl wird am häufigsten verwendet, obwohl helles Sesamöl, Maisöl und Senfsamenöl ebenfalls geeignet sind. Weniger häufig oder zu besonderen Zwecken werden andere, natürlich gewonnene Öle wie Safloröl, Olivenöl und Walnußöl verwendet. Im allgemeinen werden gebratener Reis, gebratene Nudeln oder in wenig Öl kurz gebratenes Gemüse mehrere Male wöchentlich zubereitet, wobei das Öl maßvoll verwendet wird. Gelegentlich kann das Öl auch zur Herstellung von Tempura, zum Fritieren von Getreide, Gemüse, Fisch und Meerestieren verwendet werden oder auch als Bestandteil von Salatsoßen und anderen Soßen dienen.

12. Würzmittel: Eine kleine Menge von einem Würzmittel kann man auf Getreidespeisen, Bohnen oder Gemüse am Tisch aufstreuen, um Abwechslung zu schaffen, den Appetit anzuregen und die verschiedenen Geschmacksrichtungen der Mahlzeit auszugleichen. Zu den üblichen Würzmitteln gehören Gomasio (geröstetes Sesamsalz), geröstetes Meeresalgenpulver, Umeboshi-Pflaumen, Tekka-Wurzel-Gewürz und viele andere mehr.

13. Milchsauer vergorenes Gemüse: Eine kleine Menge von milchsauer vergorenem Gemüse wird jeden Tag gegessen, um die Verdauung von Getreide und Gemüse zu fördern. Bei diesem traditionellen Verfahren werden Wurzelgemüsearten und runde Gemüsesorten wie Daikon, Kohlrabi, Kohl, Möhren und Blumenkohl in Meersalz, Reis oder Weizenkleie, Tamari-Soja-Soße, Umeboshi-Pflaumen, Shisoblättern oder Miso vergoren.

14. Getränke: Quell- oder Brunnenwasser wird zum Trinken verwendet sowie zur Zubereitung von Tee und anderen Getränken und zum allgemeinen Gebrauch beim Kochen. Bancha-Zweig-Tee (auch als Kukicha bekannt) ist das häufigste Getränk, zusammen mit Tee aus gerösteter Gerste, Tee aus geröstetem braunem Reis und andere Tees auf Getreidebasis oder traditionelle, nichtanregende Kräutertees, welche ebenfalls häufig getrunken werden. Gelegentliche Verwendung finden Getreidekaffee, Umeboshi-Tee, Mu-Tee, Löwenzahn-Tee und andere, nichtaromatische Wurzel- und Kräutertees. Weniger häufig werden

Grüner Tee, Obstsaft, Gemüsesaft, Sojamilch, Bier, Wein, Sake und andere Getränke, die aus Bohnen, Gemüse oder Heilpflanzen zubereitet werden, gereicht. Im allgemeinen vermieden oder eingeschränkt werden sollte der Konsum von schwarzem Tee, Kaffee, Kräutertees mit aromatischen Inhaltsstoffen oder anregender Wirkung, destilliertes Wasser, Limonaden und ähnliche Getränke, Milch und Milchgetränke und hochprozentige alkoholische Getränke.

Die makrobiotische Standardernährung beschränkt sich keineswegs nur auf die oben angeführten Beispiele. Aus den Standardvorschlägen lassen sich eine fast unendliche Vielfalt von Mahlzeiten kreieren. Die Menge, das Volumen und die Proportionen der Nahrungsmittel der einzelnen Kategorien lassen sich den individuellen Bedürfnissen einzelner anpassen, ganz nach den wechselnden Umweltbedingungen wie Klima und Wetter, aber auch nach Faktoren wie Alter, Geschlecht, ethnischer Herkunft, Konstitution und Gesundheitszustand, den gesellschaftlichen und persönlichen Erfordernissen. Die makrobiotische Ernährungsweise ist eine sehr flexible, die stets auf die Bedürfnisse des einzelnen oder der Familie als Ganzes achtet. Die Entwicklung der Intuition ist eine wesentliche Voraussetzung für eine ausgewogene Zubereitung der Nahrung. Unsere Gesundheit und unser Glück hängen von unserem praktischen Verständnis und unserer praktischen Anwendung von Yin und Yang ab.

Yin und Yang in der täglichen Nahrung

Der Prozeß der Ernährung ist ein Modus der Evolution, der Art und Weise, in der eine Art sich in die andere verwandelt (siehe Tabellen 4 und 5). Essen bedeutet, die ganze Umwelt in sich aufzunehmen: Sonnenlicht, Boden, Wasser und Luft. Die Einteilung der Nahrungsmittel nach Yin und Yang ist die unerläßliche Voraussetzung für die Gestaltung einer ausgewogenen Ernährung. Es sind verschiedene Faktoren im Wachstum und der Struktur der Nahrungsmittel, die darüber Aufschluß geben, ob die betreffende Substanz vorwiegend Yin oder Yang ist:

Tabelle 4: Yin und Yang im Pflanzenreich

	Yin (∇) Zentrifugal	Yang (Δ) Zentripetal
Umgebung:	Wärmer, mehr tropisch	Kälter, mehr polar
Jahreszeit:	Wächst mehr im Frühjahr und Sommer	Wächst mehr im Herbst und Winter
Boden:	Eher feucht und sedimentär	Eher trocken und vulkanisch
Wachstumsrichtung:	Vertikales Höhenwachstum, dehnt sich horizontal unter der Erde aus	Wächst vertikal hinunter, dehnt sich horizontal über der Erde aus
Wachstumsgeschwindigkeit:	Schnelleres Wachstum	Langsameres Wachstum
Größe:	Größer, mehr ausgedehnt	Kleiner, kompakter
Höhe:	Höher	Kleiner
Beschaffenheit:	Weicher	Härter
Wassergehalt:	Mehr saftig und wäßrig	Trockener
Farbe:	Purpur... blau... grün... gelb...	braun... orange... rot
Geruch:	Stärker riechend	Schwächer riechend
Geschmack:	Würzig... sauer... süß...	salzig... bitter
Chemische Bestandteile:	Mehr K und andere Yin-Elemente Weniger Na und andere Yang-Elemente	Weniger K und andere Yin-Elemente Mehr Na und ander Yang-Elemente
Nährstoffe:	Fett... Eiweiß... Kohlenhydrate...	Mineralstoffe
Kochzeit:	Kürzere Kochzeit	Längere Kochzeit

Tabelle 5: Yin und Yang im Tierreich

	Yin (∇) Zentrifugal	Yang (Δ) Zentripetal
Umgebung:	Wärmeres und mehr tropisches Klima; auch warme Gewässer	Kälteres und mehr polares Klima; auch kalte Gewässer
Luftfeuchtigkeit:	Höhere Luftfeuchtigkeit	Trockenere Luft
Arten:	Im allgemeinen ältere Arten	Im allgemeinen neuzeitliche Arten
Größe:	Größer, umfangreicher	Kleiner, kompakter
Aktivität:	Langsamere Bewegungsart und weniger aktiv	Schnellere Bewegungsart und aktiver
Körpertemperatur:	Kälter	Wärmer
Beschaffenheit:	Weicher, eher wäßrig und ölig	Härter und trockener
Farbe des Fleisches:	Durchsichtig… weiß… braun…	rosa… rot… schwarz
Geruch:	Stärker riechend	Schwächer riechend
Geschmack:	Faulig… sauer… süß…	salzig… bitter
Chemische Bestandteile:	Weniger Na und andere Yang-Elemente	Mehr Na und andere Yang-Elemente
Nährstoffe:	Fett… Eiweiß…	Mineralstoffe
Kochzeit:	Kürzer	Länger

Yin-Energie erzeugt:
Wachstum in einem heißen Klima
Schnelleres Wachstum
Nahrungsmittel mit höherem Wassergehalt
Früchte und Blätter, welche mehr durch sich ausdehnende Energien genährt werden
Starkes Höhenwachstum über dem Erdboden
Saure, bittere, schärflich süße, scharfe und aromatische Nahrungsmittel

Yang-Energie erzeugt:
Wachstum in einem kalten Klima
Langsameres Wachstum
Trocknere Nahrungsmittel
Stengel, Wurzeln und Samen, welche mehr durch sich zusammenziehende Energien genährt werden
Wachstum nach unten in die Erde hinein
Salzige, scharfe Nahrungsmittel und solche von einfacher Süße

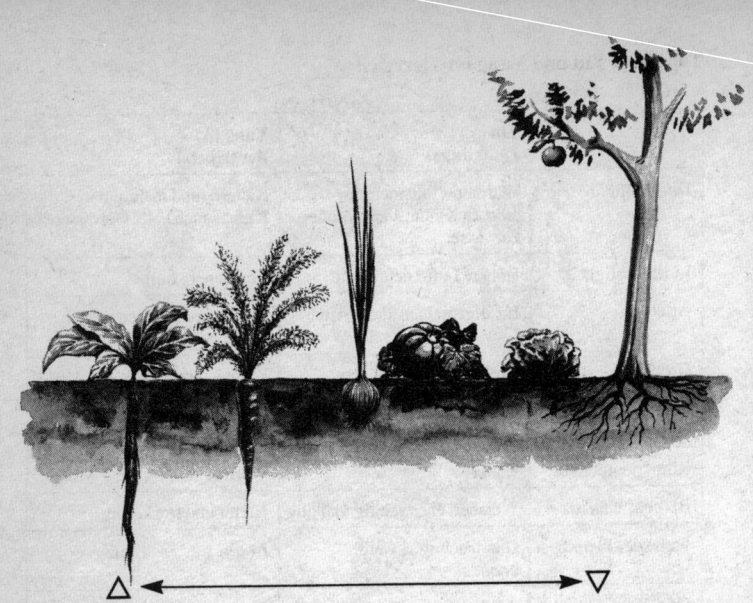

Abb. 34: Pflanzenwachstum nach Yin und Yang
Im Pflanzenreich herrscht eine natürliche Ordnung. Kompakte Nahrungsmittel, die unter der Erde wachsen, sind Yang, wie Klettenwurzeln, Möhren und andere Wurzelgemüsearten; diejenigen, die auf dem Boden wachsen und von ausgedehnterer Gestalt sind wie Zwiebeln und Kürbisse, sind ausgeglichener, während über der Erde wachsende Arten wie Grünkohl Yin sind. Früchte, die hoch über dem Boden wachsen, sind noch mehr Yin.

Um Nahrungsmittel einzuordnen, müssen wir die vorherrschenden Merkmale erkennen, da alle Nahrungsmittel sowohl Yin- als auch Yang-Eigenschaften haben (siehe Abb. 34). Eine der genauesten Methoden der Einteilung besteht darin, den jahreszeitlichen Zyklus des Wachstums der betreffenden Pflanzen zu beobachten (siehe Abb. 35). Während der Winterzeit ist das Klima kälter (mehr Yin); zu dieser Jahreszeit steigt die pflanzliche Energie zusammen mit der atmosphärischen Energie in das Wurzelsystem hinab. Die Blätter welken und sterben, während

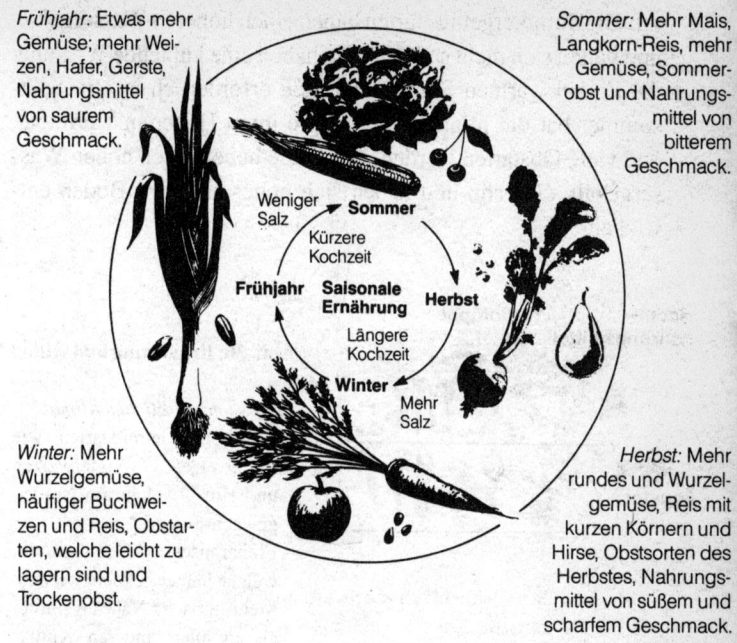

Frühjahr: Etwas mehr Gemüse; mehr Weizen, Hafer, Gerste, Nahrungsmittel von saurem Geschmack.

Sommer: Mehr Mais, Langkorn-Reis, mehr Gemüse, Sommerobst und Nahrungsmittel von bitterem Geschmack.

Weniger Salz

Kürzere Kochzeit

Frühjahr   **Sommer**

Saisonale Ernährung   **Herbst**

Längere Kochzeit

Winter

Mehr Salz

Winter: Mehr Wurzelgemüse, häufiger Buchweizen und Reis, Obstarten, welche leicht zu lagern sind und Trockenobst.

Herbst: Mehr rundes und Wurzelgemüse, Reis mit kurzen Körnern und Hirse, Obstsorten des Herbstes, Nahrungsmittel von süßem und scharfem Geschmack.

Abb. 35: Die Ernährung nach den Jahreszeiten

der Saft sich in den Wurzelbereich zurückzieht und die Vitalität der Pflanze sich stärker kontrahiert. Nahrungspflanzen, die im späten Herbst und im Winter wachsen, sind trockener und konzentrierter. Sie lassen sich ohne weiteres längere Zeit lagern. Hierzu gehören Pflanzen wie Möhren, Pastinaken, Kohlrabi und verschiedene Kohlarten. Im Frühjahr und Frühsommer steigt die pflanzliche Energie zusammen mit der atmosphärischen Energie empor, und neues Grün erscheint, während das Wetter heißer wird (mehr Yang). Diese Pflanzen sind mehr von einer Yin-Na-

147

tur. Die Sommergemüsearten haben einen höheren Wassergehalt und halten sich nicht so lange. Sie haben eine kühlende Wirkung, die in den warmen Sommermonaten erforderlich ist. Im Spätsommer hat die pflanzliche Energie ihren Höhepunkt erreicht, und viele Obstarten werden reif. Diese haben einen hohen Wassergehalt, sind süß und haben sich höher über den Boden entwickelt.

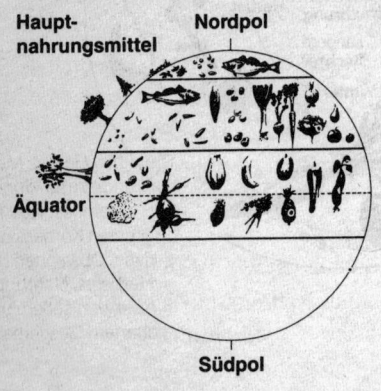

Abb. 36: Ernährung und Klima

Polar- und nördliches Klima:
– Nördliche Getreidearten wie Buchweizen, Winterweizen und Hirse, welche im Norden gewachsen sind.
– Einheimische Gemüsearten, welche länger gekocht werden.
– Mehr tierische Nahrungsmittel als in allen anderen Klimazonen.

Gemäßigtes Klima:
– Getreide und Bohnen derselben Region wie Reis mit kurzen Körnern, Weizen, Gerste, Hafer, Azuki-Bohnen, Linsen.
– Heimisches Gemüse, meist gekocht, und Obst in kleinen Mengen.
– Ein wenig Fisch und Meerestiere.
– Ernährung und Zubereitung werden der Jahreszeit angepaßt.

Südliche und tropische Klimazonen:
– Südliche Getreidearten wie Mittel- und Langkornreis, Mandioka, Sago und andere Wurzeln und Knollen.
– Größere Bohnen wie gefleckte Feldbohnen und Limabohnen.
– Heimisches Gemüse mit mehr Salaten und mehr Obst als in irgendeiner anderen Region.
– Wenig oder keine tierischen Nahrungsmittel.
– Leichtes Kochen mit mehr Öl und Gewürzen.

Dieser jährliche Zyklus zeigt das Abwechseln zwischen vorherrschenden Yin- und Yang-Energien mit dem Wechsel der Jahreszeiten. Dieser gleiche Zyklus kann auf den jeweiligen Teil der Welt, wo eine betreffende Pflanze herstammt, angewandt werden (siehe Abb. 36). Nahrungsmittel aus heißen, tropischen Klimazonen, wo eine üppige Vegetation gegeben ist, sind mehr Yin, während diejenigen aus nördlicheren oder kühleren Klimazonen mehr Yang sind. Im allgemeinen können wir Pflanzen auch nach ihrer Farbe einteilen, obwohl es häufig Ausnahmen gibt; die mehr Yin-Farben sind Violett, Indigoblau, Grün und Weiß, und die mehr Yang-Farben sind Gelb, Braun und Rot. Des weiteren können wir auch das Verhältnis von verschiedenen chemischen Bestandteilen wie Natrium, welches mehr Yang oder zusammenziehend ist, zu Kalium, welches mehr Yin oder ausdehnend ist, in die Beurteilung der Yin/Yang-Eigenschaften der unterschiedlichen Nahrungsmittel miteinbeziehen.

In der täglichen Ernährungspraxis müssen wir die richtige Auswahl der pflanzlichen und tierischen Nahrung hinsichtlich Art, Eigenschaften und Volumen beherrschen. Mit einigen wenigen Ausnahmen ist der Großteil der pflanzlichen Nahrung mehr Yin als tierische Nahrung, aufgrund der folgenden Faktoren (siehe Abb. 37):

- Pflanzenarten sind mehr oder weniger stationär und wachsen an einem Ort, während Tierarten unabhängig, beweglich sind und größere Entfernungen durch ihre eigene Aktivität zurücklegen können.
- Alle Pflanzengattungen weisen eine sich ausdehnende Form auf, wobei der Hauptteil vom Boden nach oben zum Himmel wächst oder sich seitlich über den Boden ausdehnt. Tiergattungen hingegen bilden im allgemeinen kompakte und individuelle Einheiten. Gemüsearten haben ausgedehntere Formen mit Verzweigungen und Blättern, die nach außen wachsen,

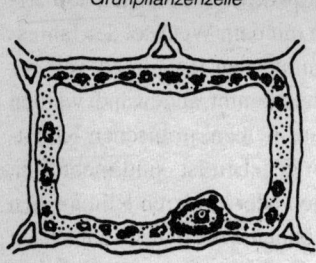 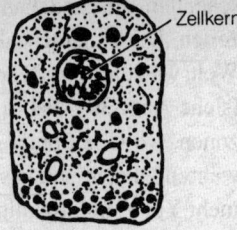

Grünpflanzenzelle   Typische tierische Zelle

Zellkern

Ausgedehntere Form – Yin   Kompaktere Form – Yang

Abb. 37: Tierische und pflanzliche Zellen

während die Ausbildung der Tierkörper mehr nach innen erfolgt, mit kompakten Organen und Zellen.

– Die Körpertemperaturen der Pflanzen sind kühler als die einiger Tiergattungen, und sie nehmen im allgemeinen Kohlendioxid auf und geben Sauerstoff ab (siehe Abb. 38). Tiere atmen im allgemeinen Sauerstoff ein und atmen Kohlendioxid aus. Bei den Pflanzen steht die Farbe Grün des Chlorophylls im Vordergrund, während für die Tiergattungen die Farbe Rot des Hämoglobins charakteristisch ist. Hinsichtlich der chemischen Strukturen gibt es Gemeinsamkeiten, doch im Kern finden wir das Magnesium beim Chlorophyll und Eisen beim Hämoglobin.

Obwohl die Pflanzengattungen mehr Yin als die Tiergattungen sind und Tiere mehr Yang als Pflanzen sind, gibt es auch unterschiedliche Grade sogar innerhalb der gleichen Gattung und innerhalb eines Körpers. Wir können diese Unterschiede hinsichtlich Beschaffenheit und Eigenschaften nach den folgenden Richtlinien unterscheiden:

Wenn wir pflanzliche Nahrungsmittel in den wärmeren Jahreszeiten oder in wärmeren Gegenden auswählen, sollte man sich

150

als allgemeines Prinzip am besten an solche halten, die mehr Yin sind. Umgekehrt sollten wir in einem kälteren Klima oder während einer kälteren Jahreszeit Sorten bevorzugen, die stärker Yang sind. In gemäßigten Zonen sollten Gemüsesorten, deren Eigenschaften mehr Yin sind, in der Regel etwas länger als Yang-Gemüsesorten gekocht werden, wobei man die Möglichkeit hat, andere Yang-Faktoren wie mehr Hitze, Druck und Salz hinzuzufügen. In ähnlicher Weise können Gemüsearten, die mehr Yang sind, etwas weniger gekocht werden unter Hinzunahme einiger Yin-Faktoren wie weniger Hitze, weniger Druck und

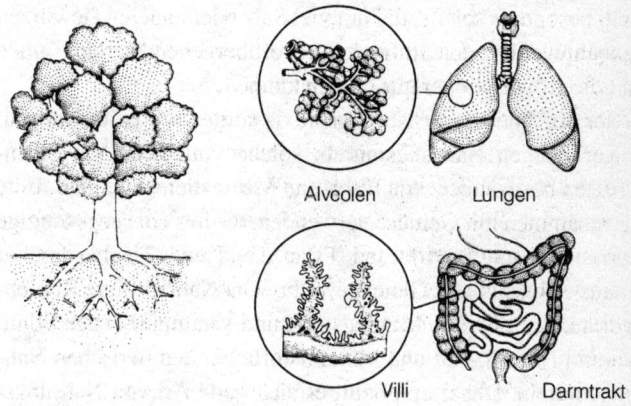

Alveolen Lungen

Villi Darmtrakt

Abb. 38: Die entgegengesetzten charakteristischen Merkmale der Pflanzen und des menschlichen Körpers
Die Blätter eines Baumes – ausgedehnte Yin-Strukturen – atmen Kohlendioxid ein (CO_2) und geben Sauerstoff (O_2) ab, während die menschliche Lunge – eine kompakte Yang-Struktur – Sauerstoff einatmet und Kohlendioxid ausatmet. Bei den Pflanzen nehmen die Wurzeln flüssige Nährstoffe aus dem Boden auf, während beim Menschen die Darmzotten (Villi), welche eine dem Wurzelwerk umgekehrte Struktur aufweisen, die Nahrungsmoleküle absorbieren. Es gäbe noch viele andere umgekehrte Merkmale bei der Betrachtung der Strukturen und Funktionen der Pflanzen und des menschlichen Körpers.

weniger Gewürze. Gekochte Yin-Pflanzen wirken im allgemeinen ausdehnend auf Geist und Körper, verlangsamen den Stoffwechsel und senken die Körpertemperatur, während Pflanzen, die stärker Yang sind, Geist und Körper zusammenziehen, den Stoffwechsel anregen und die Körpertemperatur erhöhen. Nahrungsmittel von extremer Yin- oder Yang-Eigenschaft können jedoch entgegengesetzte Wirkungen hervorrufen. Einige Nahrungsmittel, die sehr stark Yin sind, wie Gewürze, Anregungsmittel, aromatische Pflanzen und Getränke, können den Stoffwechsel vorübergehend aktivieren und die Körpertemperatur erhöhen, während einige Wurzelgemüse, die sehr stark Yang sind, besonders solche, die mit viel Salz oder anderen Gewürzen gekocht werden, den Stoffwechsel vorübergehend verlangsamen und die Körpertemperatur senken können.

In der allgemeinen Ernährungspraxis sollten wir beim Konsum von tierischen Nahrungsmitteln solche von mehr Yin-Eigenschaften bevorzugen, wie Fisch und Meerestiere, und man sollte sie zusammen mit Gemüse verwenden, da dies eine gegenseitige Harmonisierung bewirkt. Jede Pflanze und jedes Tier hat darüber hinaus sein eigenes Gleichgewicht von Nährstoffen: Kohlenhydrate, Eiweiß, Fett, Mineralstoffe und Vitamine bei den Pflanzen und Eiweiß, Fett und Mineralstoffe bei den tierischen Nahrungsmitteln. Daher empfiehlt es sich, jede Art von Nahrungsmittel als Ganzes zu verzehren, zum Beispiel Möhren zusammen mit ihrem Grün oder Löwenzahnwurzeln mit ihren Blättern. Bei den tierischen Nahrungsmitteln können kleinere Fische im ganzen gegessen werden, zusammen mit dem Kopf, den Knochen und dem Schwanz. Eine Ausnahme bilden hierbei die Getreidearten und Obstsorten, da sie eine Einheit bilden, gewissermaßen unabhängig von den anderen Teilen der Pflanze sind.

Aus unserem Verständnis der natürlichen Ordnung heraus sind wir sowohl imstande, die ganze Bandbreite unserer Nahrung von Yin bis Yang oder von Yang bis Yin einzuleiten (siehe Tabelle

6), als auch innerhalb der Nahrungsmittelkategorien Einteilungen zu schaffen. Stangensellerie wächst in der warmen Jahreszeit oder in einem warmen Klima; ist schnellwüchsig; von langer Gestalt; ist zerbrechlich und wäßrig; hat einen starken Geruch und Geschmack; braucht nur kurze Zeit zum Kochen und ist von blaßgrüner Farbe. Es ist ohne weiteres ersichtlich, daß Selleriestangen viele Yin-Eigenschaften haben. Eine Mohrrübe dagegen ist fester und kompakter, benötigt längere Zeit zum Wachsen und setzt ihr Wachstum während der kalten Jahreszeit fort; ist von oranger Farbe und besitzt einen milden Geschmack und Geruch; ist eine eher trockene Gemüseart und benötigt eine längere Kochzeit. So können wir die Mohrrübe unter den Gemüsesorten als Yang einstufen. Betrachten wir den Weizen: das Korn ist klein und kompakt; Weizen wächst in kühleren Klimazonen auch während der kühleren Jahreszeit, wobei die Reife sich langsam vollzieht; das Weizenkorn ist eher trocken und hart, von brauner Farbe und besitzt einen sehr subtilen Geruch und Geschmack. Weizen hat einen hohen Anteil an Kohlenhydraten und benötigt eine längere Kochzeit. Daraus ersehen wir, daß Weizen und andere Getreidearten relativ mehr Yang sind im Gegensatz zu vielen anderen pflanzlichen Nahrungsmitteln. Unter den Fischen und Meerestieren ist die Garnele (Shrimp) klein, von roter oder rosa Farbe, bewegt sich rasch und enthält viele Mineralstoffe und wenig Fett. Unter den Meerestieren ist die Garnele mehr der Yangseite zuzuordnen. Sehen wir uns dagegen einen Karpfen an – ein großer, weicher, fetter Fisch, der sich langsam bewegt und in warmen Gewässern lebt – alles Yin-Faktoren. Bachforellen leben in kalten Gewässern, bewegen sich schnell, sind fest und kompakt mit weniger Fett, also auch mehr Yang im Vergleich zum Karpfen. Anhand dieser Unterscheidungsmerkmale können wir die Fähigkeit entwickeln, die Yin- und Yang-Eigenschaften aller Nahrungsmittel einzuschätzen (siehe Tabelle 7).

Tabelle 6: Einteilung der Nahrungsmittel nach Yin und Yang

Nahrungsmittel, die extrem Yang sind

Einige chemische Stoffe, Arzneimittel und Wurzeln
Raffiniertes Salz, jodiertes Salz, grobes, graues Meersalz, Ginseng, Insulin, Thyroxin, verschiedene andere

Eier
Hühnereier, Enteneier, Kaviar, andere Fisch- oder Geflügeleier

Fleisch
Rind, Lamm, Schwein, Schinken, Wurst, Speck, Kalbfleisch, Wild

Fisch und Meerestiere
Goldmakrele, Lachs, Schwertfisch, Thunfisch, andere Arten mit rotem Fleisch oder blauer Haut

---

Moderate Nahrungsmittel

Fisch und Meerestiere
Karpfen, Muscheln, Krabben, Dorsch, Flunder, Schellfisch, Hering, Iriko, Hummer, Krake, Austern, Roter Schnapper (Kammuschel), Kabeljau, Garnelen, Stint, Seezunge, Forelle, andere Meerestiere und Fische mit weißem Fleisch

Würzmittel
Gomasio, Pulver aus Meeresgemüse, Tekka, Umeboshi-Pflaumen, Shio Kombu, Shiso-Blätter, grünes Nori, gelber Senf, gekochtes Nori, geröstete Sesamsamen, andere traditionelle Würzmittel

Vollkorngetreide und Getreideprodukte
Brauner Reis, Hirse, Gerste, Weizenkörner, Hafer, Roggen, Buchweizen, Mais, Sorghum, wilder Reis, Amaranth, Quinoa, andere Getreidearten, süßer Reis, Mochi, Brot/Chapatis, Tortillas, Soba, Udon, Somen, Nudeln und Pasta, Cous-Cous, Bulghur, Fu, Seitan, Haferschrot, Maisschrot, Maismehl, Arepas, Puffmais, andere Getreideprodukte

---

Tabelle 6 (Forsetzung)

Samen und Nüsse

Mandeln, Kastanien, Haselnüsse, Erdnüsse, Pekannüsse, Pinienkerne, Pistazien, Mohnsamen, Kürbissamen, Sesamsamen, Squashsamen, Sonnenblumenkerne, Walnüsse, andere Sorten aus der gemäßigten Zone

Bohnen und Bohnenerzeugnisse

Azuki-Bohnen, schwarze Erbsen, schwarze Sojabohnen, Black Turtle Beans, Saubohnen, Kichererbsen, Great Northern Beans, Nierenbohnen, Linsen, Limabohnen, Mungobohnen, Navy Beans, Gefleckte Feldbohne, Sojabohnen, halbe Erbsen, ganze getrocknete Erbsen, andere Erbsenarten, Miso, Natto, Okara, Tamari-Sojasoße, Tempeh, Tofu, andere Bohnen-Produkte

Milchsauer Vergorenes

Kleie, Salzbrühe, Miso, gepreßtes Reismehl, Salz, Salz und Wasser, Sauerkraut, Takuan, Tamari-Sojasoße, Umeboshi, andere traditionelle Zubereitungen

Meeresgemüse

Agar-Agar, Alaria, Arame, Dulse/Speiserotalge, Hijiki, Irisches Moos, Kelp (Riementang), Kombu, Mekabu, Nekabu, Nori, Wakame und andere

Gewürze und Fette

Natürliches Meersalz, Tamari-Sojasoße, echtes Tamari, Miso, Reis-Essig, brauner Reis-Essig, Umeboshi-Essig, Sauerkrautlake, Mirin, Amazake, Gerstenmalz, Reismalz, geriebene Ingwerwurzel, geriebenes Daikon, geriebener Rettich, Meerrettich, Umeboshi-Pflaumen, Umeboshi-Paste, Zitronensaft, Limonensaft, Orangensaft, frischer schwarzer Pfeffer, roter Pfeffer, grüner Senf, gelber Senf, Sesamöl, Maisöl, Safloröl. Senfsamenöl, Olivenöl, Sake, Sakee Lees, andere natürliche Gewürze

Gemüse

Wurzeln: Rote Bete, Klettenwurzeln, Möhren, Daikon, Löwenzahnwurzeln, Jinenjo, Jerusalem-Artischocke, Lotuswurzel, Patinake, Rettich, Schwedische Rübe (Rutabaga), Taro, Rübe, andere

---

Tabelle 6 (Forsetzung)

Runde und am Boden wachsende Sorten: Acorn Squash, Brokkoli, Rosen-
kohl, Buttercup Squash, Butternut Squash, Kohl, Blumenkohl, Gurke, grüne
Erbsen, Hubbard Squash, Hokkaido-Kürbis, Pilze, Zwiebel, Patty Pan
Squash, Kürbis, Rotkohl, Shiitake-Pilze, grüne Bohnen, Sommer-Squash,
Mangold, Wachsbohne, Zucchini und andere

Weißes/Grünes Blattgemüse: Bok Choy, Möhrenkraut, Sellerie, Chinakohl,
Schnittlauch, Daikonblätter, Löwenzahnblätter, Endivie, Escarole, Grünkohl, Lauch, Salat, Senfblätter, Schalotten, Sprossen, Rübenblätter, Wasserkresse, wilde Gräser, weitere Arten

Obst
Frisch und getrocknet: Äpfel, Aprikosen, Brombeeren, Blaubeeren, Kanta-
lupe, Trauben, Honigmelone, Zitrone, Maulbeeren, Nektarinen, Oliven,
Orangen, Pfirsiche, Birnen, Pflaumen, Rosinen, Himbeeren, Erdbeeren,
Mandarinen, Wassermelonen, wilde Beeren, and. Arten der gemäßigten Zone

Garnierungen
Geriebener Daikon, geriebener Rettich, geriebener Meerrettich, gehackte
Schalotten, geriebener Ingwer, roter Pfeffer, andere trad. Garnierungen

Getränke
Zum regelmäßigen Gebrauch: Bancha-Zweig-Tee, Bancha-Stengel-Tee, Tee
aus geröstetem Reis, Tee aus gerösteter Gerste, Tee aus geröstetem Getreide,
Kombu-Tee, Quellwasser, Brunnenwasser

Zum gelegentlichen Gebrauch: Getreidekaffee (100 %), Amazake, Löwen-
zahnwurzeltee, Lotuswurzeltee, Klettenwurzeltee, andere traditionelle,
nichtanregende, nichtaromatische, natürliche Kräutertees

Zum seltenen Gebrauch: Obstsaft, Apfelmost, Sojamilch, Gemüsesaft, Saft
aus grüner Gerste, Sake, Bier, natürlich fermentiertes, Wein, natürlich fer-
mentierter, andere schwachalkoholische Getränke auf Getreide- und Obst-
basis von natürlicher Qualität

Süßmittel
Amazake, Gerstenmalz, Reissirup, Ahornsirup, Obstsaft, gekochtes Obst,
getrocknetes Obst

Tabelle 6 (Forsetzung)

Nahrungsmittel, die extrem Yin sind

Tropische Nahrungsmittel
Spargel, Avocado, Bananen, Paranüsse, Cashewnüsse, Kokosnüsse, Kokosnußöl, Datteln, Auberginen, Feigen, Grapefruit, grüner Pfeffer, Kiwis, Mangos, Palmenöl, Papayas, Paradiesfeigen, Kartoffeln, roter Pfeffer, Spinat, Süßkartoffeln, Tomaten, Yam

Milchprodukte[1]
Butter, Käse, Sahne, Eis, Kefir, Milch, Sauerrahm, Schlagsahne, Yoghurt

Süßmittel[2]
Aspartame, Zuckersirup, Brauner Zucker, Rohrzucker, Carob, Maissirup, Schokolade, Dextrose, Glukose, Honig, Melasse, Nutra-Sweet, Rohzucker, Saccharin, Sorbitol, Turbinado-Zucker, Weißer Zucker, Xylitol

Anregungsmittel
Schwarzer Tee, grüner Tee, Tee aus Minzenarten, andere anregende, aromatische Tees, Kaffee, entkoffeinierter Kaffee, Cola-Getränke, Limonaden, Schokolade, Zimt, Curry, Muskatnuß, andere Gewürze

Denaturierte Nahrungsmittel
Weißer Reis, weißes Mehl, denaturiertes Getreide, Fertiggerichte, Konserven, tiefgefrorene Nahrungsmittel, durch Sprühverfahren bearbeitete Nahrungsmittel, gefärbte Nahrungsmittel, bestrahlte Nahrungsmittel, Nahrungsmittel, die unter Verwendung der folgenden Stoffe hergestellt worden sind: Chemische Verbindungen
Zusätze: Künstliche Farbmittel, künstliche Geschmacksstoffe, Emulsionsmittel, Konservierungsmittel, Stabilisatoren
Vitamintabletten, Mineralstoffzusätze, andere Ergänzungsmittel, Tabletten und ähnliche Produkte

---

[1] Brie, Roquefort und einige andere gesalzene Käsearten, die längere Zeit gelagert worden sind, werden eher als Yang eingestuft.

[2] Limonaden, Konfekt und Süßigkeiten, Süßgebäck, Nachspeisen und andere Lebensmittel, die Süßmittel enthalten, sollten ebenfalls gemieden werden.

Tabelle 6 (Forsetzung)

Einige chemische Verbindungen und Arzneimittel
Amphetamine, Antibiotika, Aspirin, Cortison, Kokain, LSD, Marihuana,
andere

Gewürze und Fette
Margarine, Soja, Margarine, Schweinefett, Backfett, tierische Fette, raffi-
nierte pflanzliche Öle, Kräuter, Gewürze, Weinessig, Mayonnaise, scharfer
Pfeffer

Im gemäßigten Klima umfaßt die makrobiotische Standardernährung eine
große Vielfalt von Nahrungsmitteln und Getränken aus der Gruppe der
»ausgeglicheneren Nahrungsmittel«, während diejenigen aus den extrem
Yang- und extrem Yin-Gruppen eingeschränkt oder ganz weggelassen werden. Weitere Angaben über Herkunft, Anbau, Zubereitung, Gebrauch und
gesundheitliche Wirkungen dieser Nahrungsmittel sind dem Buch *Das große
Buch der makrobiotischen Ernährung und Lebensweise* von Michio und
Aveline Kushi (Ost-West-Bund-Verlag) zu entnehmen.

Anpassung der Ernährung an Umweltbedingungen und persönliche Bedürfnisse

Obwohl die Empfehlungen für die Standardernährung in den
gemäßigten Klimazonen der Erde bei Menschen, die sich in guter
allgemeiner gesundheitlicher Verfassung befinden und ein nor-
males Leben führen, universal anwendbar sind, sind möglicherweise einige Veränderungen und Anpassungen dennoch erforderlich, um wechselnden Umweltbedingungen und individuellen
Bedürfnissen gerecht zu werden.

Anpassungen an traditionelle Ernährungsweisen: Wenn wir den
Großteil unseres Lebens oder gar unser ganzes Leben an einem
Ort verbringen, sollten wir, allgemein gesprochen, uns nach der

158

Ernährungspraxis richten, die traditionellerweise für die Mehrheit der Menschen an dem betreffenden Ort Gültigkeit besitzt. Wie die meisten traditionellen Kulturen überall auf der Welt haben das Volk der Hunza in Pakistan, dasjenige der Vilcabamba in Ecuador und das Volk der Inuit in der Arktis bestimmte Ernährungsgewohnheiten beibehalten, mit denen sie jahrhundertelang ihre Gesundheit und Langlebigkeit bewahren konnten.

Wenn Gesellschaften mit einer langen Tradition auf einmal ihre alte Ernährungsweise zugunsten einer Ernährung mit Nahrungsmitteln aus einer anderen Klimazone oder denaturierten Nahrungsmitteln aufgeben, verlieren sie unweigerlich ihre Fähigkeit, sich ihrer Umwelt anzupassen. Mit der Verbreitung von Zucker, weißem Mehl, Limonaden, Hamburgern, schnell zubereiteten (»fast food«) und anderen denaturierten Nahrungsmitteln ist dies heute bereits vielerorts geschehen.

Die traditionelle Ernährungsweise wurde mit Hilfe des Erfahrungsschatzes vieler Generationen über Jahrhunderte entwickelt. In vielen Teilen der Welt sind religiöse und zeremonielle Gebräuche entstanden, die den bestimmten Energieformen, welche die Ernährung verkörpert, geweiht waren. Diese Energien wurden von den verschiedenen Völkern im Verlauf einer langen Geschichte als die Grundlage des kulturellen und gesellschaftlichen Lebens erfahren und erlebt. Im Shintoismus in Japan wurde der Geist des Reises und anderer Getreidearten in Heiligtümern verehrt. Die Ureinwohner des nord- und südamerikanischen Kontinents haben eine komplexe Mythologie um den Mais geschaffen. Die frühen Juden und Christen haben das ungesäuerte Brot als ein geheiligtes Medium, um mit dem Göttlichen zu kommunizieren, betrachtet. Die Griechen und Römer verehrten Ceres und Demeter, die Göttinnen des Getreides und der Ernte. Durch Rituale und Feste dieser Art haben die alten Völker ihr Wissen und ihr Verständnis ihren Nachkommen überliefert und sie so eine Ernährungsweise gelehrt, die sowohl mit der Umwelt als

159

Tabelle 7: Yin- und Yang-Faktoren bei der Auswahl und Zubereitung der Nahrungsmittel

Wie die Tabelle 6 zeigt, können Nahrungsmittel als stark Yang, ausgeglichener oder stark Yin eingestuft werden. Innerhalb jeder Kategorie können die einzelnen Nahrungsmittel als relativ Yin und Yang eingeordnet werden, je nach ihrer Größe, Form, Wachstum oder anderen Faktoren. Die Eigenschaften der Mahlzeiten, die wir zubereiten, werden sowohl durch die Auswahl der Nahrungsmittel als auch durch die Anwendung verschiedener Kochmethoden, unterschiedlicher Kochzeiten, Druck und den Gebrauch von Gewürzen verändert.

	Mehr Yang	Mehr Yin
Getränke:	Wärmer, nichtaromatisch, nichtanregend	Kälter, aromatisch oder anregend
Zucker:	Roh	Raffiniert
Obst:	Kleiner, bodennahes Wachstum oder in einem kälteren Klima	Größer, wächst auf Bäumen oder in einem wärmeren Klima
Nüsse:	Geringerer Ölgehalt	Höherer Ölgehalt
Samen:	Kleiner	Größer
Gemüse:	Wurzelgemüse und runde Sorten	Blattgrün
Bohnen:	Kleiner	Größer
Getreide:	Kleiner, runder, und Sorten, die in einem kälteren Klima wachsen	Größer, länglicher, Sorten, die in einem wärmeren Klima wachsen
Fisch und Meerestiere:	Kleiner und schneller	Größer und langsamer
Geflügel:	Kleiner und höher fliegend	Größer und niedriger fliegend
Milchprodukte:	Härter, salziger, weniger Fett	Weicher, süßer, fetter
Rotes Fleisch:	Weniger Fett	Fetter
Eier:	Kleiner	Größer
Salz:	Raffiniertes	Natursalz

Tebelle 7 (Fortsetzung)

	Mehr Yang	Mehr Yin
Kochverfahren:	Mit Druck, langes Kochen, Backen, Braten in der Pfanne, Tempura oder Fritieren	Roh oder ungekocht, Dämpfen, leichtes oder mittleres Kochen, schnelles Braten mit wenig Fett, Grillen
Kochzeit:	Längeres Kochen	Kürzeres Kochen
Gewürze:	Mehr Salz, Miso oder Tamari-Sojasoße; weniger Öl, Essig, Kräuter oder Gewürze	Weniger Salz, Miso oder Tamari-Sojasoße; mehr Öl, Essig, Kräuter oder Gewürze
Menge:	Kleinere Portionen	Größere Portionen

auch mit der Einheit von Geist, Körper und Seele in Einklang war. In vielen Fällen haben diese Traditionen auch besondere Speisen und Kochverfahren mitüberliefert. Die frühen Gesellschaften hinterließen auch Sprichwörter und Parabeln, um den zukünftigen Generationen die Bedeutung bestimmter Ernährungsweisen in ihrer jeweiligen Umwelt mitzuteilen.

Daher sollten wir, wo immer wir auch leben mögen, die traditionelle Ernährungsweise, die sich an einem bestimmten Ort über die Jahrhunderte entwickelt hat, respektieren und in unsere eigene Ernährungspraxis integrieren. Natürlich haben die traditionellen Kulturen im Verlauf von Jahrtausenden viele Zyklen des Wachstums und des Verfalls durchlaufen, so daß die heute herrschenden Gebräuche nicht notwendigerweise diejenigen sind, die in Blütezeiten gültig waren. Hinzu kommt, daß wir als moderne Weltbürger am Aufbau einer friedlichen planetarischen Gesellschaft beteiligt sind, welche die verschiedenen Traditionen und Werte des Ostens und Westens, Nordens und Südens zu einer Synthese verbindet. Infolgedessen ist unser Verständnis und unsere Praxis umfassender und universaler als diejenige unserer Vorfahren. Ebenso werden unsere Nachkommen auf das Erbe, das wir ihnen hinterlassen, bauen und es verbessern.

Anpassungen an das Klima: Was die Ernährung anbelangt, wird das Weltklima im allgemeinen in fünf Regionen eingeteilt: polares, kühles, gemäßigtes, subtropisches und tropisches Klima (Abb. 39). Im polaren Klima herrschen niedrige Temperaturen im allgemeinen das ganze Jahr hindurch. Im kühlen Klima finden wir eine lange Kälteperiode und eine kurze warme Jahreszeit. Das gemäßigte Klima weist im allgemeinen vier ausgeprägte Jahreszeiten auf. Im subtropischen Klima gibt es eine lange warme Periode und eine kurze kühle Jahreszeit, während im tropischen Klima das ganze Jahr über hohe Temperaturen herrschen.

Das Leben in verschiedenen Klimazonen hat natürlich unterschiedliche Ernährungsweisen zur Folge. Im kälteren Klima passen wir uns der Umwelt, die mehr Yin ist, an, indem wir uns mehr Yang ernähren. Wir suchen uns Nahrungsmittel aus, die von etwas festerer Beschaffenheit sind, kochen diese länger, verwenden mehr Salz und andere Gewürze und beziehen sogar einen größeren Anteil von tierischen Nahrungsmitteln mit ein. Die in

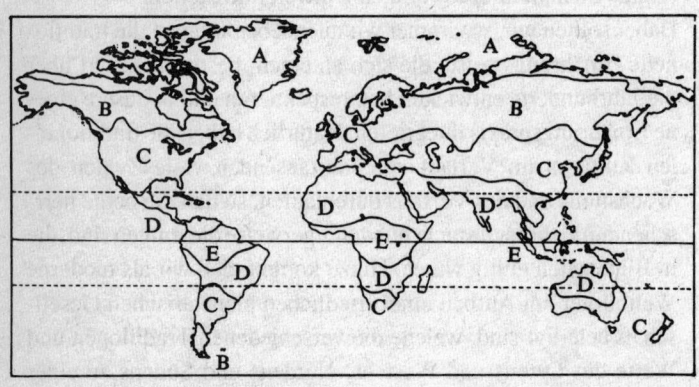

A – Polar   C – Gemäßigt   E – Tropisch
B – Kühl   D – Subtropisch

Abb. 39: Klimazonen der Welt

der Mongolei und der nördlichen Mandschurei lebenden Völker haben ihre Kraft und Gesundheit erhalten mit Hilfe einer Ernährungsweise mit stark gekochten Speisen und tierischen Nahrungsmitteln. In ähnlicher Weise haben die skandinavischen Völker Fisch und Meerestiere und eine kleine Menge von Milchprodukten in ihre tägliche Nahrung aufgenommen.

In einem wärmeren Klima müssen wir uns andererseits an eine Umwelt anpassen, die stärker Yang ist, indem wir unsere Nahrung mehr Yin gestalten. Wir wählen Nahrungsmittel von ausgedehnterer Form, verwenden leichte Kochverfahren, weniger Salz und andere Gewürze und gebrauchen wenig oder keine tierischen Nahrungsmittel. Die traditionellen Ernährungsweisen Afrikas haben sich auf Sorghum, Hirse, Tapioka, Yamwurzel und andere einheimische Getreide- und Gemüsesorten gestützt und sehr wenig oder gar keine tierischen Nahrungsmittel verwendet. In ähnlicher Weise haben die Völker in Indien, Südostasien und im südlichen China traditionellerweise leichtere Speisen gegessen, einschließlich mehr Rohem, Ungekochtem und mehr Gewürzen, und im allgemeinen Fleisch, Milchprodukte, Eier und andere tierische Produkte vermieden.

Die Ernährungsweise der Gebirgsbewohner ist eine andere als diejenige der Bewohner der tieferliegenden Ebenen. Völker, die im Inneren eines Kontinents leben, ernähren sich anders als die Bewohner der Küsten. Innerhalb der Nahrungsmittelkategorien gilt das gleiche Prinzip. Obwohl das Getreide seit Jahrtausenden das Hauptnahrungsmittel der Menschheit darstellt, haben die Bewohner Rußlands, Osteuropas und anderer kalter Regionen von jeher viel Buchweizen, welcher von allen Getreidearten am stärksten Yang ist, gegessen. Die Völker im südlichen Europa und anderen mehr gemäßigten Zonen haben verstärkt Weizen und Reis gegessen, welche mehr ausgeglichene Getreidearten sind, und die Völker in Zentralamerika und Südamerika und anderen warmen Regionen schließlich haben Mais gegessen –

welcher von allen Getreidearten am stärksten Yin ist. In Nordamerika, das mehrere Klimazonen umfaßt, können Menschen, die in Kalifornien, Florida oder anderen südlichen Regionen leben, die in Neuengland übliche Ernährungsweise nicht lange beibehalten, ohne ihre Kochmethoden zu verändern, einschließlich leichterem Kochen und häufigerem Verzehr einer bestimmten Menge von rohem Gemüse und frischem Obst.

Die folgenden Ernährungsrichtlinien werden für die unterschiedlichen Klimazonen der Welt empfohlens:

Ernährungsweise für die Polarregion: In den kälteren Regionen der Welt sollte die Nahrung hauptsächlich aus Vollkorngetreide, Land- und Meeresgemüse und einem mäßigen Anteil (bis zu 30 %) an Fisch, Fleisch und anderen tierischen Nahrungsmitteln bestehen. Robuste Getreidesorten für dieses Klima sind Buchweizen, nördliche Hirse und der Winterweizen des Nordens. Das Gemüse wird stärker gekocht, mit mehr Hitze, Druck, Salz und einer längeren Kochdauer. Fisch und Fleisch werden nach traditionellen Rezepten hergestellt und soviel wie möglich im ganzen gegessen. Bei sehr kaltem Wetter kann der größere Anteil der Mahlzeit aus tierischer Nahrung bestehen, wobei pflanzliche Nahrung in allen Fällen, wann immer möglich, gegessen werden sollte.

Die Ernährungsweise in den kühlen Regionen: In kühlen Klimazonen sollte die Nahrung hauptsächlich aus Vollkorngetreide, Bohnen, Land- und Meeresgemüse bestehen, mit einem kleineren Anteil (bis etwa 20 %) an Fisch, Meerestieren und anderen tierischen Nahrungsmitteln wie auch kleinen Mengen von einheimischen Obstsorten. Geeignete Getreidesorten für dieses Klima sind Weizen, Hafer, Gerste, Roggen, Hirse, Buchweizen und ein Rundkorn-Reis des Nordens. Es werden heimische Gemüsesorten verwendet, die im allgemeinen gut gekocht werden, außer während des warmen Sommers. Alle tierischen Nahrungsmittel werden nach traditioneller Art zubereitet. Der tägliche Anteil der tierischen Nahrung sollte weitaus geringer sein als der pflanzliche, doch kann ersteres häufig gegessen werden.

Die Ernährungsweise in den gemäßigten Regionen: In den gemäßigten Regionen sollte sich die Nahrung aus Vollkorngetreide, Bohnen, Land- und Meeresgemüse und kleinen, ergänzenden Mengen tierischer Nahrung (bis zu 15 %) zwei- bis dreimal die Woche, wenn erwünscht, zusammensetzen, und einer kleinen Menge von Obst, Samen und Nüssen. Die Getreidearten und Bohnen wie auch das Gemüse können aus den vielen im gleichen Klima wachsenden Arten ausgewählt werden. Das Obst sollte ebenfalls im gleichen Klima wachsen und gemäß seiner Jahreszeit gegessen werden. Die Kochverfahren sind dem Wechsel der Jahreszeiten anzupassen, doch sollte von Feuer, Druck, Kochzeit, Salz und Öl ein maßvoller Gebrauch gemacht werden.

Die Ernährungsweise in den subtropischen Regionen: In den halbtropischen Regionen sollte die Ernährung aus Vollkorngetreide, Bohnen, Land- und Meeresgemüse und einer kleinen Menge Obst bestehen, wobei tierische Nahrungsmittel, wenn erwünscht, zu seltenen Anlässen gegessen werden können.

Die Ernährungsweise in den tropischen Regionen: Die Nahrung in den tropischen Regionen setzt sich aus Getreide, Bohnen, Land- und Meeresgemüse und mehr Obst als in den anderen Regionen zusammen. In den heißen Teilen der Erde mit hoher Luftfeuchtigkeit wird von jeher fast keine tierische Nahrung gegessen. Im allgemeinen wird kürzer und leichter gekocht, und es können mehr Öl und Gewürze als in allen anderen Regionen verwendet werden.

Anpassungen an den Wechsel der Jahreszeiten: In den meisten Teilen der Welt erleben wir den Wechsel der Jahreszeiten von kälter zu wärmer und von wärmer wieder zu kälter. In der gemäßigten Zone erleben wir diesen Wechsel noch deutlicher in den vier Jahreszeiten: Frühjahr, Sommer, Herbst und Winter. In den polaren und tropischen Regionen erleben wir keinen deutlichen Wechsel der Jahreszeiten. In der Natur sind die verschiedenen Pflanzen- und Tierarten diesem Wechsel unterworfen und verändern ihre Eigenschaften, Beschaffenheit und Zahl entsprechend. Der Mensch, der zum überwiegenden Teil jene Gebiete der Erde bevölkert, in denen der Wechsel der Jahreszeiten erfahren wird, sollte ebenfalls die Ordnung des jahreszeitlichen Wechsels beachten. Wenn wir Sommerprodukte wie Melonen, Squash und Kürbis im Winter essen, verlieren wir unsere Anpassungsfähigkeit an die unmittelbare Umgebung. Wenn wir in umgekehrter Weise herzhafte Eintopfgerichte und überbackene Aufläufe im Sommer essen, werden wir nach der anderen Richtung hin unser Gleichgewicht verlieren. Die Fortschritte im Lebensmitteltransport und der Lagerung und Haltbarmachung haben uns in die Lage versetzt, Nahrungsmittel ohne weiteres von einem Klima ins andere zu transportieren. Diesen Fortschritten verdanken wir eine große Vielfalt von Lebensmitteln und manche Annehmlichkeiten, doch ist die natürliche Ordnung dadurch durchbrochen worden, und der Verlust der natürlichen Abwehrkraft gegenüber Krankheiten in unserer modernen Welt hat hierin eine seiner Hauptursachen.

Vom Frühjahr bis zum Herbst bringt die Natur in jeder Jahreszeit bestimmte Getreide-, Bohnen-, Gemüse- und Obstarten hervor, welche in der Jahreszeit, in der sie wachsen und zur Reife gelangen, auch gegessen werden sollten, außer man kann sie mit einfachen Methoden leicht lagern, um sie auch während des Winters essen zu können, wenn nichts wächst. Getreide, Bohnen, Samen, Wurzelgemüse und viele feste Blattgemüsearten, wie auch einige Früchte des Herbstes können ohne weiteres während der kalten Jahreszeit gelagert werden. Mit Ausnahme von Nahrungsmitteln, die durch traditionelle Methoden haltbar gemacht wurden, wie durch milchsaure Gärung, Trocknen und Räuchern, sollten alle Nahrungsmittel vermieden werden, die in Dosen abgefüllt, eingefroren oder mit Hilfe von anderen künstlichen und chemischen Methoden und Verfahren konserviert worden sind.

Anpassung der Ernährung an die geographischen Bedingungen: Obwohl die gleiche Ernährungsweise für alle Menschen, die in der gleichen klimatischen Region leben, allgemein anwendbar ist, sollten Gebirgsbewohner eine Ernährungsweise befolgen, die ihrer Gegend besonders angepaßt ist. Im Gebirge finden wir nicht die Vielfalt von Pflanzen, die meist in der Ebene wachsen. So wachsen zum Beispiel in gebirgigen Gegenden der gemäßigten Zone Getreidearten wie Buchweizen und Hirse; Weizen und Reis sind jedoch selten. Menschen, die in den Höhenlagen leben, sollten die Getreidearten essen, die in ihrer Gegend wachsen, und nicht Reis und Weizen für ihre tägliche Kost von den Dörfern in der Ebene beziehen. Gebirgsbewohner sollten ihre Ernährungsweise der jeweiligen Höhe, in der sie leben, anpassen. Der Kilimandscharo befindet sich zum Beispiel in einer tropischen Region Afrikas, enthält jedoch alle Klimazonen zwischen Fuß und Gipfel; tropisch, subtropisch, gemäßigt, kühl und kalt.

In ähnlicher Weise leben Insel- oder Küstenbewohner in einer salzreichen Umwelt und Atmosphäre. Die Vegetation in solchen Gegenden enthält mehr Natrium und andere Mineralstoffe, und durch den Verzehr dieser Pflanzen wird eine bessere Anpassung an jene Umwelt ermöglicht. Menschen, die weit im Inland oder auf großen Kontinenten leben, sollten ihrerseits hauptsächlich die Pflanzen ihrer jeweiligen Gegend essen.

Menschen, die in Gegenden mit geringerer Luftfeuchtigkeit leben, ernähren sich anders als Menschen in Gegenden mit hoher Luftfeuchtigkeit. Im größten Teil von Westeuropa, wo eine geringere Luftfeuchtigkeit herrscht, haben die Menschen von jeher weniger Salz verbraucht als die Inselbewohner des Fernen Ostens, einschließlich der Bevölkerung von Japan, Taiwan und den Philippinen, wo eine größere Luftfeuchtigkeit herrscht. Im Großteil von Nordamerika werden Wasser und mehr andere Getränke getrunken als in Westeuropa, wo es weniger trocken ist. Das gleiche gilt auch für Salat und Obst.

Die traditionellen ökologischen Ernährungsweisen haben dazu geführt, daß die Insel- und Küstenbewohner von kleinerem Wuchs sind und mehr Aktivität entfalten (mehr Yang) als die Kontinentalbevölkerung. Interessanterweise finden wir Geschichten um Riesen fast immer in der Überlieferung der Kontinentalbevölkerung, während wir Zwerge bevorzugt bei den Inselvölkern finden, wie die Leprechauns in Irland; die Kappa in Japan einerseits und King Kong und Paul Bunyon in Nordamerika; den Schneemenschen im Himalaja, Rübezahl in Deutschland. Die Halbinseln der Kontinente haben oft gemischte Überlieferungen, wie die skandinavischen Märchen, in denen Riesen und Zwerge gleichermaßen vorkommen, bezeugen. Die Bewohner großer Kontinente neigen dazu, große Strukturen zu schätzen, während verfeinerte Kunst und Miniaturobjekte sich bei den Insulanern einer höheren Wertschätzung erfreuen. Im Sinne von Yin und Yang sind die Kontinente, die einen größeren, weiteren Raum umfassen, Yin, während die Inseln, die einen kleineren, kompakteren Lebensraum darstellen, Yang sind.

Anpassung der Ernährungsweise an gesellschaftliche Bedingungen: Verglichen mit den modernen Gesellschaften herrscht eine wesentlich traditionellere Ernährungsweise in den primitiven Gesellschaften. In den Entwicklungsländern finden wir natürlichere Methoden des Anbaus und der Nahrungsmittelzubereitung, obwohl dies in vielen Teilen der Welt derzeit verfällt. Anders als in den modernen Gesellschaften essen die Menschen dort Nahrungsmittel von einer Qualität, die derjenigen gleichkommt, die ihre Vorfahren jahrhundertelang gegessen haben. In ähnlicher Weise finden wir unter der Landbevölkerung einen geringeren Konsum von denaturierten Nahrungsmitteln als unter der Stadtbevölkerung. In den hochindustrialisierten Teilen der Welt stellen belastete, denaturierte und künstliche Nahrungsmittel aller Art den Großteil der Nahrung dar. Die Ernährung des modernen Menschen ist völlig anders geartet als diejenige seiner Vorfahren. Als Folge davon sind auch die Qualität des Blutes, die Art des Denkens und Handelns, das Verständnis sowie die Ideale und Lebensziele völlig anders beschaffen als Generationen zuvor. Als Mitglieder der modernen Gesellschaften müssen wir auf natürliche Nahrungsmittel von guter Qualität achten und leichtere, kürzere Kochverfahren anwenden als in den Entwicklungsländern. Was denaturierte, künstliche Nahrungsmittel anbelangt, müssen wir eine ganz besondere Vorsicht walten lassen, ebenso bei der Art von Massenverpflegung, die in Schulen, Krankenhäusern, beim Militär und in Firmen üblich ist.

Anpassung an individuelle Faktoren und Bedürfnisse: Bei jedem Menschen sind wichtige individuelle Faktoren zu beachten wie die jeweilige Konstitution, das Ausmaß der Aktivität, der Beruf sowie Alter und Geschlecht. Menschen, die mehr geistige Tätigkeiten und Berufe ausüben wie Lehren, Schreiben, Planen, Buchhaltung, Entwerfen, künstlerische Tätigkeiten oder Berufen nachgehen, die mit Religion zu tun haben, sollten ihre Nahrung etwas mehr Yin gestalten. Personen, die Berufen mit größeren körperlichen Anforderungen nachgehen wie Bauern, Arbeiter, Fahrer, Sportler, aber auch Verkäufer, Vortragsredner und Politiker sollten ihre Nahrung etwas mehr zum Yang hin zusammenstellen. Die erste Gruppe sollte weniger essen und trinken, während die zweite größere Mengen zu sich nehmen kann.

Aufgrund seiner biologischen Konstitution und seiner relativ breit gefächerten gesellschaftlichen Aktivitäten kann der Mann eine größere Vielfalt an Nahrungsmitteln essen als die Frau, einschließlich einer kleinen Menge von tierischer Nahrung (außer in den Tropen). Andererseits kann die Frau, aufgrund ihrer besonderen biologischen Natur als die Ernährerin des Lebens, mit einer kleineren Nahrungsmenge auskommen, welche fast ausschließlich von pflanzlicher Art sein sollte (außer in den kühlen Klimazonen oder in den Polarregionen). Demnach kann der Mann eine etwas mineralstoff- und salzreichere Nahrung zu sich nehmen als die Frau.

Während der frühen Wachstumsjahre sollten wir uns etwas stärker Yin ernähren – ein größeres Nahrungsvolumen im Verhältnis zur Körpergröße, besonders was Eiweiß und Kohlehydrate anbelangt, ein größeres Flüssigkeitsvolumen und einen häufigeren Gebrauch von natürlich süßen Nahrungsmitteln sowie weniger Salz. Mit dem Erreichen der körperlichen Reife sollte sich das Nahrungsvolumen proportional verringern und mit dem Erreichen des fortgeschrittenen Alters noch weniger werden. Mit dem zunehmenden Alter sollte das Volumen der tierischen Nahrung sich ebenfalls schrittweise verringern. Zu Beginn der Sechziger beim Mann und um die Mitte der Fünfziger bei der Frau sollte in den gemäßigten und wärmeren Klimazonen die Ernährungsweise eine fast ausschließlich vegetarische sein. Gleichzeitig sollte der Verbrauch von Salz und anderen Gewürzen sowie von Obst und Süßigkeiten allmählich zurückgehen.

Das Wissen um die Ordnung des Universums – um Yin und Yang – gestattet uns, unsere Ernährungsweise zu verändern und im Einklang mit unserer jeweiligen Umwelt zu leben. Durch ein Verständnis der natürlichen Ordnung sind wir gleichzeitig in der Lage, unseren körperlichen und geistigen Zustand jederzeit durch

Anpassungen in der Ernährung zu verändern. Wenn wir imstande sind, unser Denken und Verhalten nach Belieben durch die Anwendung von Yin und Yang in unserer täglichen Ernährungsweise zu verändern, machen wir von unserer wahren Freiheit über unser Leben und Schicksal Gebrauch. Gesundheit ist der Zustand, in dem es uns gelingt, das Gleichgewicht von Yin und Yang frei aufrechtzuerhalten. Zusammenfassend kann man sagen:

– In einer Umgebung, die mehr Yin ist, passen wir uns an, indem wir mehr Yang werden. In einer Umwelt, die mehr Yang ist, passen wir uns an, indem wir mehr Yin werden.
– Um mehr Yang zu werden, essen wir mehr Yang-Nahrungsmittel oder wenden Kochmethoden an, die mehr Yang sind. Um mehr Yin zu werden, essen wir mehr Yin-Nahrungsmittel, oder wenden Kochmethoden an, die mehr Yin sind.

Die Prinzipien des Kochens

Im Verlauf von drei Milliarden Jahren hat keine andere Gattung die Kunst des Kochens entwickelt. Seit Millionen von Jahren haben unsere Vorfahren wilde Getreidearten gegessen, was zu ihrem fortgeschrittenen Intellekt, ihrer aufrechten Haltung und ihrem höheren Bewußtsein beigetragen hat. Während der Eiszeiten begann die Menschheit das Feuer zu verwenden, um sich an das Klima anpassen zu können. Feuer spendet Energie und belebt die körperlichen, geistigen und spirituellen Tätigkeiten des Menschen. Aus der Anwendung des Feuers zum Kochen und zu handwerklichen, technischen Zwecken ist die Kultur und Zivilisation des Menschen hervorgegangen.

Am Anfang wurde das Feuer nur zur Nahrungszubereitung verwendet. Später wurde es eingesetzt, um Kleidung herzustellen, Behausungen zu errichten und Werkzeuge und andere Nutzgegenstände aus den in der Natur verfügbaren Materialien herzustellen. Die Auswirkung des Feuers in der äußeren Umwelt (Kultur) und in der inneren Umwelt (gekochte Nahrung) führte zu einer raschen Entwicklung des emotionalen, intellektuellen, gesellschaftlichen und ideologischen Bewußtseins des Menschen (siehe Abb. 40). Des Menschen einzigartiger Gebrauch des Feuers kommt in vielen traditionellen Mythen und Überlieferungen zum Ausdruck. Im Prometheus-Mythos wird das Schicksal der Menschheit mit dem rechten Gebrauch des Feuers verknüpft.

Die Anwendung des Feuers hat sich dann auf andere Lebensbereiche ausgedehnt, wodurch eine technologische Gesellschaft entstanden ist und die Menschen es allmählich verlernt haben, das Feuer flexibel anzuwenden und sich ihrer natürlichen Umgebung durch die richtige Ernährung und die richtigen Kochmethoden anzupassen. Statt dessen ist die menschliche Zivilisation zunehmend zum Sklaven einer künstlichen Feuerumwelt geworden, die nun außer Kontrolle geraten ist.

Innerlich leiden die modernen Gesellschaften an zahlreichen Krankheiten des Körpers und des Geistes, hauptsächlich hervorgerufen durch lange anhaltenden Konsum von künstlichen, denaturierten Nahrungsmitteln und Getränken wie auch durch das Einatmen von verschmutzter Luft und das Trinken von belastetem Wasser, Faktoren, die ihrerseits ihren Ursprung im Mißbrauch des Feuers haben. Unsere Art steht nun vor der Möglichkeit der Vernichtung durch das Feuer.

Um dieser unheilvollen Entwicklung entgegenzutreten, ist es dringend erforderlich, daß alle Menschen die Prinzipien des Kochens verstehen und sie täglich anwenden. Durch das richtige Kochen wird nicht nur unser weiteres Überleben auf diesem Planeten gesichert, sondern auch die Weiterentwicklung des Bewußtseins gefördert. Die Kochkunst ist die höchste Kunst, die die Menschheit hervorgebracht hat. Es gibt viele Meisterwerke,

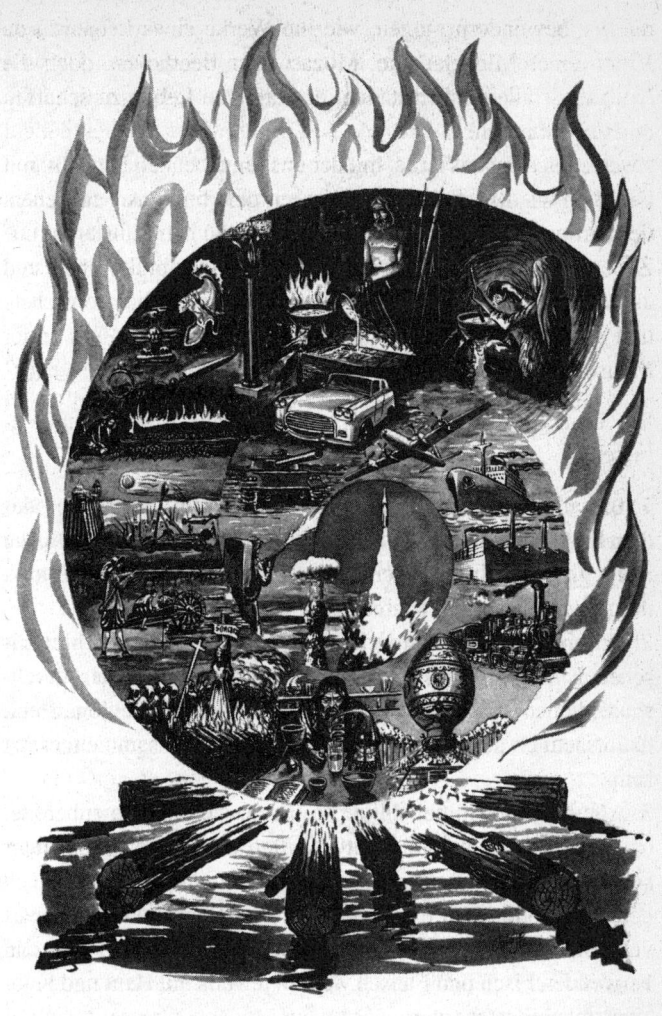

Abb. 40: Das Feuer und die Zivilisation
Der Gebrauch des Feuers und seine vielfältigen Verwendungen haben die
Entwicklung der menschlichen Kultur und Zivilisation bestimmt.

die wir bewundern mögen, wie die Werke eines Leonardo da Vinci, eines Michelangelo, Mozart oder Beethoven, doch die Kochkunst allein ist imstande, das tägliche Leben zu schaffen und zu verändern.

Zweck des Kochens ist es, mit der uns umgebenden Umwelt, mit Faktoren wie Mineralstoffen, Wasser, dem biologischen Leben, der Atmosphäre, dem Druck und der Zeit zu harmonisieren. Die Zubereitung der einfachsten Speisen in einer praktischen und zugleich köstlichen und verdichteten Form ist der harmonischste und sanfteste Weg, um ein gesunder, glücklicher und freier Mensch zu werden.

Die Prinzipien des Kochens lassen sich wie folgt zusammenfassen:

1. Bei allen Nahrungsmitteln sollte es sich um natürliche oder dem biologischen Landbau entstammende Produkte handeln, die in der gleichen klimatischen Region wachsen und zum Zeitpunkt ihres Wachstums und Reifens gegessen werden.

2. Unsere täglichen Mahlzeiten sollten alle Stufen der biologischen Entwicklung widerspiegeln – und im Falle des durchschnittlichen Erwachsenen, der außerhalb der Polarregionen lebt, hauptsächlich aus pflanzlichen Bestandteilen zusammengesetzt sein.

3. Alle Nahrungsmittel sollten so frisch wie möglich zubereitet (d. h. pflanzliche Nahrungsmittel sollten keine Lagerzeiten hinter sich haben und Fleisch und Fisch sind möglichst kurze Zeit nach dem Fang oder dem Schlachten zu verzehren) und als Ganzes verwendet (d. h. bei Gemüsearten werden Blätter und Wurzeln verwendet, Fisch und Fleisch werden jeweils mit Haut und Knochen zubereitet) werden.

4. Mittel- und Schwerpunkt der Mahlzeiten bilden das Vollkorngetreide und das gekochte Gemüse. Die älteren Arten sind stärker zu kochen, die jüngeren Arten weniger.

5. Ehe Feuer und Wasser zur Anwendung gelangen, sollten zerkleinerte Nahrungsmittel nicht miteinander vermischt werden, damit ihre Eigenschaften nicht frühzeitig untereinander ausgetauscht werden.

6. Beim Schneiden von Nahrungsmitteln sollte jedes Stück zugleich Yin- und Yang-Anteile enthalten, eine Kunst, die in makrobiotischen Kochkursen vermittelt wird.

7. Während des Kochvorganges sollte man vom allzu häufigen Vermischen und Umrühren absehen, so daß die Zutaten sich im Verlauf des natürlichen Kochvorganges selbst vermischen können.

8. Zu vermeiden sind ebenfalls der übermäßige Gebrauch von Feuer, Wasser, Druck, langen Kochzeiten, wie auch die übermäßige Anwendung von Salz, Öl und anderen Gewürzen.

9. Das Abschmecken der Speisen sollte mit Hilfe von natürlichen Qualitätserzeugnissen geschehen, mit grobem Meersalz, natürlichen Pflanzenölen, natürlichen Süßmitteln auf Getreidebasis und Essig aus Vollkorngetreide, welche alle in Maßen anzuwenden sind. Der Geschmack dieser Würzmittel sollte nicht in den Vordergrund treten, sondern den natürlichen Eigengeschmack der Speisen hervorheben und steigern.

10. Die gleiche Kochweise und Speisenart sollte nicht allzuoft wiederholt werden. Man sollte eher die Kochart häufig wechseln, sowohl zur besseren Anpassung an die Umwelt als auch, um für Vielfalt und Abwechslung zu sorgen.

11. Das beste Feuer zum Kochen ist das Holzfeuer, obwohl Gas, Holzkohle, Kohle und andere natürliche Brennstoffe ebenfalls zu empfehlen sind und innerhalb einer modernen städtischen Umgebung sich häufig auch als praktischer erweisen. Das Kochen mit dem Elektro- und dem Mikrowellenherd, wodurch die natürliche Struktur der Speisen verändert und die Kochzeit künstlich beschleunigt wird, sollte vermieden werden.

12. Das beste Wasser ist das aus Quellen, Brunnen oder Berg-

bächen stammende. Das gechlorte und anderweitig aufbereitete und behandelte Leitungswasser ist dagegen zu vermeiden.

13. Je nach Klima ist der Gebrauch von scharfen, aromatischen Gewürzen einzuschränken oder zu vermeiden.

14. Für die Mahlzeit sollten die Speisen schön und gefällig angerichtet werden. Das Geschirr, aus dem die einzelnen Speisen serviert werden, sollte mit der natürlichen Farbe des Inhalts harmonieren und in der Reihenfolge des Verzehrs auf den Tisch gestellt werden. Das Essen sollte mit Anmut gereicht und mit einer Haltung der Wertschätzung und Dankbarkeit gegessen werden.

15. Die Atmosphäre der Küche und des Platzes, an dem man ißt, sollten sauber und ruhig sein. Alle Menschen, die kochen, servieren und essen, sollten dies mit einer Geisteshaltung der Ruhe tun.

Auch wenn wir die gleichen Nahrungsmittel benützen, am gleichen Ort essen und die gleichen Küchengeräte benützen, gerät das Essen jedesmal anders. Dies ist die Folge von unserem wechselnden körperlichen und geistigen Befinden. Wenn unser eigener Zustand ruhig, reinlich und geordnet ist, wird das Essen, das wir zubereiten, zur Steigerung der Gesundheit und des Bewußtseins aller, die diese Speisen essen, beitragen. Befinden wir uns andererseits in einem stagnierenden, gestörten oder unordentlichen Zustand, werden die Mahlzeiten, die wir zubereiten, zur Verschlechterung des Zustandes der Familie beitragen. Alle Menschen, die kochen, sollten sich in einem guten gesundheitlichen Zustand befinden und ein gutes Verständnis von Yin und Yang und der Ordnung des Universums haben, zusammen mit praktischen Kenntnissen der geeigneten Kochmethoden. Ein solcher Mensch ist von unschätzbarem Wert für die Gesellschaft, denn durch sein oder ihr Wirken wird ein Haushalt, eine Gemeinde oder eine Nation gesünder und glücklicher. Im Verlauf der Geschichte haben beide Geschlechter, besonders jedoch die Frau, diese wichtigste Aufgabe für die menschliche Entwicklung erfüllt. Wenn wir die zerstörerische Entwicklung der modernen Gesellschaft rückgängig machen wollen, ist es von größter Wichtigkeit, daß die Kunst des richtigen Kochens wieder in jeder Familie, in jeder Gemeinde und in jedem Land Einzug hält.

Die moderne Ernährung

Die makrobiotische Ernährungsweise beruht auf der Vernunft, die dem Menschen angeboren ist, sowie auf einem intuitiven Verständnis der Beziehung zwischen der Umwelt und dem menschlichen Leben. Sie beruht ebenfalls auf einer Wahrnehmung des Gleichgewichts und der dynamischen Harmonie zwischen den gegensätzlichen und komplementären Faktoren Yin und Yang. Die makrobiotische Ernährungsweise ist von Milliarden von Menschen über Hunderte von Generationen in den meisten Teilen der Welt erfahren und erprobt worden, ob unter dem Namen »Makrobiotik« oder irgendeiner anderen traditionellen Bezeichnung.

Die moderne Ernährungswissenschaft hat einen wertvollen Beitrag zur symptomatischen Behandlung der Krankheiten geleistet, die durch die historische Verschiebung der Ernährungsweise von den traditionellen vollwertigen Nahrungsmitteln zu den denaturierten und künstlichen Nahrungsmitteln entstanden sind. In traditionellen Kulturen hat die Übernahme einer Ernährungsweise mit denaturierten Nahrungsmitteln und Konservenkost zum Ausbruch von schweren Krankheiten geführt, zu deren Linderung die moderne Ernährungswissenschaft beigetragen hat. Mangelzustände in der normalen modernen Ernährung werden auch bis zu einem gewissen Grad behoben durch die Anwendung der derzeitigen Richtlinien bezüglich Kalorien, Eiweiß, Vitaminen und anderen modernen Kategorien der Nahrungsmittelzusammensetzung.

Die Ernährungswissenschaft ist eine sehr junge Wissenschaft, die ihren Anfang innerhalb der letzten beiden Jahrhunderte genommen hat. Moderne wissenschaftliche und ernährungswissenschaftliche Studien sind in vieler Hinsicht noch wenig ausgereift und unvollkommen und werden nie einen Zustand der Perfektion erlangen können, solange sie sich fast ausschließlich auf analytische Methoden stützen und nicht imstande sind, die dynamischen Beziehungen des Lebens und der Umwelt als organisches Ganzes zu begreifen.

Die moderne Ernährungswissenschaft begann im 19. Jahrhundert in Deutschland und entwickelte sich um die Ernährungsweise preußischer Männer, die seinerzeit als die körperlich stärksten angesehen wurden (aber nicht gesund waren, wie Oertel, Prießnitz und Kneipp nachwiesen; Anm. d. Übs.). Diese Ernährungsweise mit großen Mengen von tierischem Eiweiß, gesättigten Fetten und Zucker diente als Vorgabe für Ernährungsrichtlinien in den Vereinigten Staaten, Europa und Japan. Die Geschichte hat jedoch inzwischen gezeigt, daß die moderne Ernährungsweise und die Ernährungswissenschaft, auf der sie beruht, gefährliche Mängel und Einseitigkeiten aufweisen und zum derzeitigen epidemieartigen Auftreten von Herzkrankheiten, Krebs und anderen degenerativen Leiden beigetragen haben sowie zu einem Bewußtsein und einer Denkweise, die zu zwei verheerenden Weltkriegen und zum nuklearen Wettrüsten geführt haben.

Im Verlauf der letzten Jahrzehnte sind das empfohlene Idealgewicht sowie der Verbrauch von Kalorien, Eiweiß, Fett, Kohlehydraten, Vitaminen, Mineralstoffen und anderen Nährstoffen viele Male von Ernährungswissenschaftlern und medizinischen Fachleuten überarbeitet und verändert worden, doch die Grundprinzipien bleiben unverändert. Auch heute noch gibt es viele Ernährungswissenschaftler, die der Ansicht sind, daß eine Ernährung, die aus tierischem Eiweiß, weißem Zucker, weißem Mehl, weißem Reis, Konservennahrung, Nahrungsmitteln mit chemischen Zusätzen sowie anderen künstlichen, denaturierten Nahrungsmitteln besteht, ebenso gesund, wenn nicht sogar noch gesünder sei als eine Ernährung mit natürlicher Vollwertkost.

Um hier zu einem klaren und praktischen Verständnis dieses Themas zu gelangen, müssen wir zunächst einige Fragen betrachten, die die moderne Ernährungsweise aufwirft.

Fleisch- und Milchprodukte: Fleisch, Geflügel, Eier, Milch, Käse und andere Milchprodukte bilden das Rückgrat der modernen Ernährung. In physiologischer Hinsicht geben sie dem Menschen einen unmittelbaren Energie- und Kraftschub. Mit Hilfe dieser rohen Kraft vermochten die indogermanischen Nomadenstämme die traditionellen, Getreide und Gemüse essenden Kulturen im alten Griechenland, Italien, dem Nahen Osten und in Indien zu überrennen. Auf dem amerikanischen Kontinent vermochten die Pioniere mit Hilfe einer stark fleischhaltigen Ernährungsweise ganze Landstriche des Kontinents schnell und gründlich zu roden und urbar zu machen, eine Vorgehensweise, für die die eingeborenen Völker und die Umwelt allerdings einen hohen Tribut entrichten mußten.

Während Fleisch und andere mit natürlichen Methoden haltbar gemachte tierische Nahrungsmittel in den kälteren Regionen und den Polarzonen der Welt Bestandteile der traditionellen Ernährung sind, kann ihr regelmäßiger Konsum in den gemäßigten und tropischen Klimazonen zu gesundheitlichen Schäden führen. Fleisch beginnt sich sofort nach dem Schlachten zu zersetzen, auch wenn überlieferte Konservierungsverfahren wie Einsalzen angewandt werden oder das Fleisch eingefroren wird. Fleisch ist schwerer zu verdauen als pflanzliche Nahrung, und benötigt 4 bis 4 $^1/_2$ Stunden zur Aufnahme im Darm gegenüber 2 bis 2 $^1/_2$ Stunden für pflanzliche Nahrung, wobei der Verfaulungsprozeß im Darmtrakt weitergeht. Dieser Prozeß erzeugt Toxine und Amine, die sich in der Leber, den Nieren und dem Dickdarm ansammeln und besonders die Darmbakterien vernichten, die für die Synthese des Vitamin-B-Komplexes verantwortlich sind, und bewirkt zudem eine Degeneration der Darmzotten des Dünndarms, wo die Nährstoffe ins Blut aufgenommen werden. Gesättigte Fettsäuren aus Fleisch und anderen tierischen Nahrungsmitteln sammeln sich in den und um die lebenswichtigen Organe und Gefäße an, was häufig zu Zysten, Tumoren und Verhärtung der Arterien führt. Die gesättigten Fettsäuren bewirken ebenfalls einen Anstieg des Cholesterins im Blut, was einer weiteren arteriosklerotischen Entwicklung Vorschub leistet.

Zur Kompensierung einer solchen Ernährung mit Fleisch, Geflügel, Eiern und anderen tierischen Nahrungsmitteln benötigt der Körper mehr Sauerstoff in der Blutbahn. Nach dem Konsum von tierischen Nahrungsmitteln steigt die Atemfrequenz an, was eine ruhige Geisteshaltung erschwert. Es entwickelt sich eine mißtrauische, unbewegliche und bisweilen aggressive Denkweise, welche häufig auch zu einer sehr engen, analytischen Sichtweise führt.

Der Konsum von Milchprodukten, der mit dem Fleischverzehr einhergeht, hat eine lindernde, stabilisierende und allgemein beruhigende Wirkung auf ein Verdauungs- und Nervensystem, welches den flüchtigen Elementen des roten Fleisches ausgesetzt ist. Milchprodukte können jedoch für sich allein oder in Verbindung mit anderen Faktoren zu Krankheiten führen.

Kasein, das in Käse, Milch, Sahne, Butter und anderen Milchprodukten enthaltene Eiweiß, ist nicht leicht assimilierbar und sammelt sich allmählich in unverdautem Zustand im Dünndarm an. Die Folgen davon sind Fäulnisprozesse und die Entstehung von Toxinen, welche ihrerseits Magen, Darm, Bauchspeicheldrüse und die Galle schwächen und auch zu Schleimansammlungen führen. Die Unfähigkeit, Milch oder Milchprodukte zu verdauen, heißt *Laktose-Intoleranz* und ist bei etwa 50 bis 90 % der Bevölkerungsgruppen der Welt zu finden, mit Ausnahme der skandinavischen Völker und einiger anderer europäischer Volksgruppen.

Milchprodukte entfalten eine Wirkung auf alle Organe und alle Systeme. Als Absonderung der Milchdrüse wirken sie vor allem auf die Drüsen und verwandte Strukturen, besonders auf die Geschlechtsorgane. Die am häufigsten betroffenen Körperteile sind die weibliche Brust, die Gebärmutter, die Eierstöcke, Prostata, Schilddrüse, die Nasenhöhlen, die Zirbeldrüse, die Schnecke im Ohr und die Gegend um das Mittelhirn. Die schädlichen Wirkungen machen sich zunächst als Schleim- und Fettansammlungen bemerkbar, später in der Bildung von Zysten und Geschwülsten und schließlich als Krebs. Viele Menschen, die Milchprodukte essen, haben Schleimansammlungen in den Nasenhöhlen und dem Innenohr, was Heuschnupfen und Hörschwäche zur Folge hat. Fettansammlungen in den Nieren und der Gallenblase, die vom Konsum von Milchprodukten herrühren, führen zu Steinbildungen in diesen Organen. Die Entwicklung von Zysten der Brust, Brusttumoren und schließlich von Brustkrebs folgt einem ähnlichen Muster. Zu den häufigen Beschwerden, die durch den Konsum von Milchprodukten, zusammen mit anderen Faktoren, hervorgerufen werden, gehören Scheidenausfluß, Eierstockzysten, Fibrose der Gebärmutter und Gebärmutterkrebs, Eierstockkrebs und Fettansammlungen in der Prostata mit Zystenbildung. Viele Krankheiten der Geschlechtsorgane, einschließlich Unfruchtbarkeit, haben mit dem Konsum von Milchprodukten zu tun. Bei den Lungen führt die Ansammlung von Fett und Schleim in den Lungenbläschen zu erschwerter Atmung. In Verbindung mit Tabakrauchen führt der Konsum von Milchprodukten dazu, daß Teer und andere Bestandteile des Tabakrauches in den Lungen zurückgehalten werden, was oft zu Lungenkrebs führt.

Moderne medizinische Untersuchungen beginnen allmählich den Zusammenhang zwischen dem Konsum von Milch- und Milchprodukten und einer breiten Palette von Krankheiten aufzuzeigen; hierzu gehören Störungen wie Krämpfe und Durchfall, viele Formen von Allergien, Eisenmangelanämien bei Kleinkindern und Kindern, aggressives und antisoziales Verhalten sowie Krankheiten wie Arteriosklerose und Herzinfarkt, Arthritis und einige Formen von Krebs. Da mehr Sauerstoff benötigt wird, um Hämoglobin in schleimumhüllte Zellen zu transportieren, tragen Milchprodukte zu Konzentrationsschwäche, verzögerten Reaktionen und emotionaler Abhängigkeit bei.

Die Muttermilch ist die ideale Ernährung für den Säugling. Die Hauptnährstoffe wie Kalzium und Eisen, weswegen Kuhmilch und andere Milchprodukte gegessen werden, finden sich in verhältnismäßig größeren Mengen in pflanzlichen Nahrungsmitteln, wie die nachfolgenden Tabellen zeigen. Wenn tierische Nahrungsmittel erwünscht sind, sollte man gelegentlich Fisch und Meerestiere essen, welche ungesättigte statt gesättigte Fettsäuren enthalten, wobei Fisch mit weißem Fleisch und langsamere Schalentiere weniger Fett enthalten als Fisch mit rotem Fleisch, blauer Haut oder Arten, die sich schneller fortbewegen.

Kalorien: Die gegenwärtigen Empfehlungen wissenschaftlicher und medizinischer Institutionen hinsichtlich des Kalorienbedarfs des durchschnittlichen Erwachsenen sind eher zu hoch gegriffen. Die moderne Methode zur Berechnung der Kalorien (heute nach Joule), die für bestimmte Tätigkeiten benötigt werden, beruht auf dem Kalorienquotienten, dem Verhältnis der Energieausscheidung im Harn zur Stickstoffausscheidung, und nicht auf der tatsächlichen Menge von Kalorien, welche benötigt wird, um jene Tätigkeiten durchzuführen. Die auf solchen analytischen Untersuchungen beruhenden Richtlinien ergeben entsprechend höhere Kalorienverbrauchsempfehlungen in Wohlstandsländern, wo die Menschen reichhaltigere und mehr denaturierte Nahrung zu sich nehmen, und führen zu entsprechend niedrigeren

Empfehlungen in Ländern, in denen die Menschen sich einfacher ernähren.

Nach makrobiotischer Ansicht ist der natürliche Appetit des einzelnen für natürliche, vollwertige und richtig gekochte Speisen und die regelmäßigen Darmbewegungen praktischer Anzeiger des erforderlichen Nahrungsvolumens sowie des Kalorienbedarfs. Der tägliche Kalorienbedarf schwankt zwischen 1400 und 1800 je nach Alter, Geschlecht und dem individuellen Bedarf und Zustand. Geht man von der makrobiotischen Standardernährung in einem gemäßigten Klima aus, wird dieser Bedarf durch zwei bis drei Mahlzeiten am Tag gedeckt. Im Gegensatz dazu hat der durchschnittliche Einwohner der Vereinigten Staaten einen täglichen Kalorienverbrauch von 2400 bis 3300 Kalorien.

Außerdem muß man bedenken, daß die Kalorienumwandlung mancher Nahrungsmittel schneller vor sich geht als bei anderen. Der aus Zuckerrohr hergestellte Zucker zum Beispiel wird rasch verbrannt, während die Glukose, die aus Vollkorngetreide umgewandelt wird, langsamer verbrennt und demnach eine länger anhaltende kalorische Energie liefert. In dieser Hinsicht ist eine auf Getreide und Gemüse gestützte Ernährungsweise mit weniger Kalorien einer auf Fleisch und Zucker gestützten Ernährung mit hoher Kalorienzufuhr weit überlegen.

Kohlenhydrate: Kohlenhydrate werden im allgemeinen als Zuckerverbindungen bezeichnet, doch muß man hierbei die Art genauer unterscheiden. Einfachzucker oder *Monosaccharide* kommen im Obst und im Honig vor – hierzu gehören die Glukose und Fruktose. Zu den *Disacchariden* oder Doppelzuckern, welche zum Beispiel im Rohrzucker und in der Milch vorkommen, zählen Sukrose und Laktose. Komplexe Zuckerverbindungen oder *Polysaccharide* finden sich in Getreide, Bohnen und Gemüse – hierzu gehört die Zellulose. Beim normalen Verdauungsvorgang werden komplexe Zuckerverbindungen allmählich und fast gleichmäßig von verschiedenen Mund-, Magen-, Bauchspeichel-drüsen- und Darmenzymen abgebaut. Komplexe Zuckerverbin-dungen gehen langsam in die Blutbahn über, nachdem sie in kleinere Saccharideinheiten zerlegt worden sind. Während dieses Vorgangs bleibt der pH-Wert des Blutes schwach alkalisch.

Im Gegensatz dazu werden Einfach- und Doppelzucker rasch verbrannt, wobei das Blut übersäuert wird. Um diesen extremen Yin-Zustand zu kompensieren, sondert die Bauchspeicheldrüse das Insulin, ein Yang-Hormon, ab, wodurch der überschüssige Zucker im Blut in die Zellen des Körpers gelangen kann. Die Oxidierung der Glukose (das Endprodukt des gesamten Zucker-stoffwechsels) bewirkt einen »Energieschub«, wobei Kohlendi-oxid und Wasser als Abfallstoffe abgegeben werden. Diabetes zum Beispiel ist eine Krankheit, die nach Jahren extremer Ernäh-rungsweise entsteht, bei der die Bauchspeicheldrüse nicht mehr imstande ist, genügend Insulin herzustellen, um den überschüs-sigen Blutzucker abzubauen.

Ein großer Teil des Zuckers, der in die Blutbahn gelangt, wird in der Leber als Glykogen gespeichert und bei Bedarf wieder in Glukose verwandelt. Wenn die Glykogenmenge die Speicherka-pazität der Leber, die etwa 50 g beträgt, übersteigt, wird sie in die Blutbahn als Fettsäure abgegeben. Diese Fettsäure wird zunächst in weniger aktiven Körperteilen gelagert, im Gesäß, an den Oberschenkeln und am Bauch. Wenn der Konsum von Rohr-zucker, Fruchtzucker, Milchzucker und anderen Einfachzuckern weitergeht, wird die Fettsäure sich schließlich den mehr Yang-Organen anlagern wie dem Herzen, der Leber und den Nieren, die allmählich von einer Schicht von Fett und Schleim umgeben werden.

Diese Ansammlung kann auch die inneren Gewebe durchdrin-gen, die normalen Organfunktionen schwächen und sie schließ-lich völlig blockieren wie im Falle der Arteriosklerose. Fettan-sammlungen dieser Art können auch zu verschiedenen Krebsformen wie Tumoren der Brust, des Dickdarms und der Geschlechtsorgane führen. Eine andere Art von Degeneration kann auftreten, wenn die Mineralstoffversorgung des Körpers mobilisiert wird, um den schwächenden Folgen des Konsums von Monosacchariden entgegenzuwirken. Zum Beispiel wird Kalzium den Zähnen entzogen, um einen übermäßigen Verzehr von Süßigkeiten, Limonaden und Süßspeisen auszugleichen.

Um solche degenerativen Wirkungen zu vermeiden, ist es wichtig, den Konsum von raffinierten Kohlenhydraten und der natürlichen, in Milchprodukten und Obst vorkommenden Laktose und Fruktose zu verringern oder ganz zu vermeiden und statt dessen Kohlenhydrate – hauptsächlich in Form von Polysacchariden – zu essen, welche in Getreide, Bohnen und Bohnenprodukten und in Land- und Meeresgemüse vorkommen.

Eiweiß: Die moderne Ernährungswissenschaft neigt dazu, den Eiweißbedarf erheblich zu überschätzen. Es ist unbestritten, daß der menschliche Körper zu einem großen Teil aus Eiweiß besteht – die Muskulatur, die Nägel und die Haare zum Beispiel –, doch stammt das Eiweiß, das wir benötigen, nicht notwendigerweise direkt von dem Eiweiß, das wir essen. Im Körper findet ein dauernder Austausch unter Eiweißen, Kohlenhydraten und Fetten statt, so daß Kohlenhydrat- und Fettreserven oft mobilisiert werden, um Eiweiß für bestimmte Körperfunktionen zu liefern. Hinzu kommt, daß unsere tagtägliche Nahrungszufuhr in erster Linie als Energie für regelmäßige Tätigkeiten verwertet wird und in zweiter Linie zur Bildung und Aufrechterhaltung von Körperstrukturen. Das Verhältnis zwischen der Nahrung, die zum Aufbau des Körpers verwendet wird, und der Nahrung, die der Aufrechterhaltung der täglichen Aktivität dient, ist im Durchschnitt 1:7, was je nach unseren Tätigkeiten und den klimatischen Bedingungen zwischen 1:5 und 1:10 entsprechend schwankt. Im allgemeinen werden das Eiweiß zur Aufrechterhaltung der Körperstrukturen und die Kohlenhydrate für die tägliche Aktivität verwendet, obwohl sie auch im gewissen Sinne untereinander austauschbar sind. Daher brauchen wir unter normalen Umständen ein größeres Volumen an Kohlehydraten in unserer Nahrung als Eiweiß.

In der makrobiotischen Standardernährung wird dem Körper mit den folgenden Nahrungsmitteln Eiweiß zugeführt: Vollkorngetreide, verschiedene Bohnen und Bohnenprodukte, Meeresgemüse, Samen und Nüsse sowie Fisch und Meerestiere, die gelegentlich verzehrt werden. Als Bestandteile einer ausgewogenen Ernährung versorgen diese Nahrungsmittel den Körper mit allen notwendigen Aminosäuren. Was die Fähigkeit anbelangt, sowohl dem Zweck des Körperaufbaus als auch der Energieversorgung des Körpers zu dienen, verhält sich Eiweiß pflanzlichen Ursprungs wesentlich flexibler als tierisches Eiweiß. In jüngster Zeit haben medizinische Forscher damit begonnen, Eiweißüberversorgung und auch die Abfallstoffe des tierischen Eiweißes mit erhöhtem Krebsrisiko, Herzkrankheiten und anderen degenerativen Zuständen in Verbindung zu bringen. Der übermäßige Konsum von tierischem Eiweiß ist ebenfalls mit dem derzeitigen epidemischen Auftreten von Osteoporose (Verminderung des Knochengewebes) und Frakturen im fortgeschrittenen Alter in Verbindung gebracht worden. Medizinische Untersuchungen haben ebenfalls gezeigt, daß eine übermäßige Eiweißversorgung den Abbau von Kalzium und möglicherweise von anderen Mineralstoffen im Körper erhöht.

Der durchschnittliche Amerikaner hat einen täglichen Eiweißverbrauch von 100 g, die überwiegend aus tierischen Nahrungsmitteln gedeckt werden. Menschen, die sich makrobiotisch ernähren, verbrauchen etwa 40 bis 60 g Eiweiß täglich, die überwiegend aus pflanzlichen Quellen stammen. Im allgemeinen liefern Bohnen und Hülsenfrüchte die gleiche Eiweißmenge wie ein vergleichbares Volumen an Fleisch, Geflügel und Milchpro-

Tabelle 8: Eiweißgehalt verschiedener Nahrungsmittel

Fleisch, Geflügel, Fisch und Meerestiere haben einen hohen Eiweißgehalt. Vollkorngetreide, Bohnen und Bohnenprodukte sind jedoch ebenfalls sehr eiweißreich, wobei einige pflanzliche Nahrungsmittel wie Sojabohnen fast 50 % mehr Eiweiß enthalten als eine vergleichbare Menge tierischer Nahrung. Die amerikanische RDA empfiehlt 0,8 g Eiweiß täglich pro kg Körpergewicht oder ungefähr 52 g für den durchschnittlichen Mann und 44 g für die Frau. Die internationalen FAO/WHO-Richtlinien sind niedriger und liegen bei jeweils 37 und 29 g. (Die unten angeführten Angaben beziehen sich auf 100 g, die einer durchschnittlichen Portion entsprechen.)

Vollkorngetreide	Brauner Reis, versch.	7,4– 7,5
	Weizen, versch.	9,4–14,0
	Hafer	13,0
	Gerste, versch.	8,2– 8,9
	Roggen, versch.	12,1–12,7
	Hirse, versch.	9,9–12,7
	Buchweizen, versch.	11,0–14,5
	Mais, versch.	8,2– 8,9
	Sorghum	11,0–12,7
Bohnen und Bohnenprodukte	Azuki-Bohnen	21,5
	Breitbohnen, versch.	25,1–26,0
	Weiße Bohnen	20,2
	Lima-Bohnen	20,4
	Mungo-Bohnen	23,0–24,2
	Erbsen, getrocknet, versch.	21,7–24,1
	Sojabohnen, versch.	34,1–34,3
	Natto	16,9
	Tempeh, versch.	18,3–48,7
	Tofu	7,8
Samen und Nüsse	Versch.	11,0–29,7
Fleisch und Geflügel	Rind, versch.	13,6–21,8
	Schwein, versch.	9,1–21,5
	Huhn, versch.	14,5–23,4
	Andere Geflügel- u. Vogelarten	18,5–25,3
	Eier, versch.	12,9–13,9
Milchprodukte	Käse, versch.	13,6–27,5
Fisch und Meerestiere	Fisch, versch.	16,4–25,4
	Schaltiere, versch.	10,6–24,8
	Meerestiere, versch.	15,0–20,0

Quellen: US-Landwirtschaftsministerium und Japan Nutritionist Association. (Versch. = verschiedene Arten)

dukten, während Vollkorngetreide etwa die Hälfte dieser Eiweißmenge liefern. Sojabohnen und Sojabohnenprodukte wie Tofu, Tempeh und Natto sind besonders reich an Eiweiß und enthalten ungefähr anderthalbmal soviel Eiweiß wie das gleiche Volumen an Fleisch und dreimal soviel wie die vergleichbare Menge Eier. Seitan, das aus Weizengluten hergestellt wird, enthält ebenfalls viel Eiweiß und wird in der makrobiotischen Ernährung häufig gebraucht.

Fett: In modernen Gesellschaften ist der Fettverbrauch wesentlich höher als in den Ländern, in denen Getreidesorten den Hauptbestandteil der Ernährung bilden. In den Vereinigten Staaten bestehen ungefähr 42 % der normalen Nahrung aus Fett, während man bei den Tarahumara, einem mexikanischen Volk, das für seine Gesundheit und Langlebigkeit bekannt ist, einen Fettanteil von nur 12 % antrifft. Der Fettanteil in der makrobiotischen Standardernährung beträgt ungefähr 15 %.

Lipide sind der Oberbegriff für Fette, Öle und fettähnliche Substanzen einschließlich Fettsäuren, Cholesterin und Lipoproteine (siehe Tabelle 9). *Fette* befinden sich in einem festen Zustand bei

Tabelle 9: Arten von Öl und Fett

Gesättigt	Einfach gesättigt	Mehrfach gesättigt
Rind	Olivenöl	Vollkorngetreide
Schwein	Erdnußöl	Bohnen
Lamm		Leinöl
		Maisöl
Huhn		Sesamöl
Schmalz		Sojabohnenöl
Butter		Sonnenblumenöl
Milch		Senfsamenöl
Milchprodukte		Safloröl
Kokosnußöl		Viele Feischarten mit
Palmenöl		hellem Fleisch und
		einige Meerestiere
		Dorschlebertran

Zimmertemperatur, während *Öle* flüssig sind. Feste Lipide enthalten mehr gesättigte Fettsäuren. Fettsäuren sind lange Ketten von Kohlenstoff- und Wasserstoffatomen mit einem Sauerstoffmolekül an einem Ende. *Gesättigte Fettsäuren* sind an Wasserstoffatome gebunden oder mit diesen gesättigt. Den *ungesättigten Fettsäuren* fehlt wenigstens ein Wasserstoffatompaar. Bei den *vielfach ungesättigten Fettsäuren* fehlt stets mehr als ein solches Paar.

Fettsäuren sind Fettbausteine, genauso wie die Einfachzucker die Grundeinheiten der Kohlehydrate darstellen. Um die Fette, die im Wasser unlöslich sind und große Tropfen bilden, verdauen zu können, sondert die Leber die Gallenflüssigkeit ab, eine gelbliche Flüssigkeit, die in der Galle gespeichert wird. Im Darm dient die Galle der Emulgierung der Fette und gestattet ihre Zerlegung in Fettsäuren und Glyzerin durch die Verdauungsenzyme.

Lipide sind für die Verdauung von wesentlicher Bedeutung, können jedoch auch schädliche Wirkungen entfalten, besonders gesättigte Fettsäuren wie die im tierischen Gewebe vorkommende Stearinsäure, welche die roten Blutzellen umhüllt, die Kapillaren blockiert und die Sauerstoffversorgung des Herzens vermindert. Einer der Hauptbestandteile der Lipide ist *Cholesterin,* eine Substanz, die natürlicherweise im Körper vorkommt und zur Aufrechterhaltung der Zellwände beiträgt und als Vorstufe von Gallensäuren und Vitamin D wie auch von einigen Hormonen dient. Cholesterin kommt in pflanzlichen Nahrungsmitteln so gut wie gar nicht vor, ist jedoch in allen tierischen Nahrungsmitteln enthalten, besonders in Fleisch, Eigelb und Milchprodukten. Da Cholesterin im Blut unlöslich ist, verbindet es sich zum Transport im Körper mit einem löslichen Eiweiß. Diese Verbindung wird als *Lipoprotein* bezeichnet. Überschüssiges Cholesterin im Blut neigt jedoch dazu, sich an den Arterienwänden abzulagern, was eine Gefäßverengung und Minderdurchblutung zur Folge hat und schließlich zu einem Herzinfarkt, Schlaganfall oder einer Erkrankung der peripheren Arterien führen kann. Normalerweise wird Fett durch die Lymphe aufgenommen und gelangt in der Nähe des Herzens in die Blutbahn. Sammeln sich jedoch überschüssige Lipide im Körper an, kommt es schließlich zu ihrer Ablagerung in der Leber. Die Speicherung dieser Fette, die in der Mehrzahl von Fleisch, Geflügel, Eiern und Milchprodukten herstammen, ist die Hauptursache von Leberfunktionsstörungen. Überschüssiges Fett, besonders gesättigtes Fett, wird um und in den lebenswichtigen Organen Nieren, Milz, Bauchspeicheldrüse und Geschlechtsorganen gespeichert und ist die Hauptursache von Krebs jener Organe.

Dadurch, daß der Zusammenhang zwischen Cholesterin, gesättigten Fetten, Herzkrankheiten und Krebs zunehmend in den Blickpunkt der Öffentlichkeit gerückt ist, haben sich viele Menschen auf ungesättigte Fette und Öle umgestellt, einschließlich pflanzlicher Öle zum Kochen und Braten, Mayonnaise, Margarine, Salatsoßen, künstlicher Sahne und pflanzlicher Aufstriche. Diese Produkte zusammengenommen ergeben die größte Fettquelle in der Ernährung der Menschen in den Vereinigten Staaten. Ungesättigte Fette, besonders solche, die lebensmitteltechnisch gewonnen oder zusammengesetzt worden sind, haben die Wirkung, das Cholesterin aus dem Blut in das Gewebe umzuverteilen, wo es sich mit Sauerstoff verbindet und so *freie Radikale* bildet. Diese unstabilen und hochreaktionsfähigen Substanzen können zusammen mit Eiweißen verschiedene Wechselwirkungen erzeugen und unter anderem einen Elastizitätsverlust des Gewebes und eine allgemeine Schwächung der Zellen bewirken. *Gehärtete* Fette, wie die verschiedenen Arten von Margarine, werden so behandelt, daß sie ihre Festigkeit bei Zimmertemperatur bewahren, ein Vorgang, bei dem die ungesättigten Fettsäuren im hohen Maße in gesättigte Fettsäuren umgewandelt werden.

Vollkorngetreide, Bohnen, Samen und Nüsse enthalten mehrfach ungesättigte Fette und Öle, welche meist durch das richtige Verhältnis von Vitamin E und Selen ausbalanciert sind, Stoffe, die allerdings in den meisten Fällen durch den Vorgang des Raffinierens verlorengehen. Natürlich gewonnene, kaltgepreßte Öle wie das dunkle Sesamöl (in denen das Vitamin E erhalten bleibt) sind ausgeglichene Produkte und tragen bei maßvollem Gebrauch zu einem gut funktionierenden Stoffwechsel bei und fördern die körperliche und geistige Beweglichkeit.

Vitamine: In vollwertiger Nahrung kommen Vitamine in ihrer natürlichen Form vor und sollten so zusammen mit anderen Nährstoffen im natürlichen Verbund dem Körper zugeführt werden. In den letzten Jahrzehnten sind Vitaminpräparate und andere Nahrungszusätze und Ergänzungsmittel beliebt geworden, um den Mängeln und in extremen Fällen den Mangelleiden entgegenzuwirken, die durch die moderne Lebensmittelverarbeitung verursacht worden sind. Sinngemäß ist es so, daß die Vitamine und Mineralstoffe, die durch Denaturierung und Raffinierung dem Vollkornweizen, dem braunen Reis und anderen Getreidearten entzogen worden sind, dem Verbraucher nun in Tablettenform zurückverkauft werden. Vitamine, die in dieser unnatürlichen Form, als Nahrungsergänzung zugeführt werden, haben eine chaotische Wirkung auf den Stoffwechsel.

Seit Tausenden von Jahren hat die Menschheit Vitamine in natürlicher Form zu sich genommen – eine Tatsache, der der makrobiotische Ansatz volle Rechnung trägt und die in einigen Bereichen der Wissenschaft allmählich Anerkennung findet. Megadosen von Niacin können für eine weite Palette von Symptomen verantwortlich sein wie Herzrhythmusstörungen, Kopfschmerzen, Krämpfe, Übelkeit und Erbrechen; übermäßige Zufuhr von Vitamin B6 kann schwere Fehlfunktionen des Nervensystems bewirken; zuviel Vitamin C kann leichten Durchfall und abdominale Krämpfe hervorrufen und in manchen Fällen die Bildung von Nierensteinen herbeiführen; große Mengen von Vitamin A oder Vitamin D können akute und chronische toxische Symptome verursachen. Von den Wirkstoffen abgesehen, enthalten viele Vitamin- und Mineralstoffpräparate diverse Füll-, Binde-, Gleit- und Lösungsmittel sowie künstliche Farb- und Geschmacksstoffe und synthetische Hüllsubstanzen, die ebenfalls schädliche Nebenwirkungen entfalten können.

Es gibt zwei allgemeine Gruppen von Vitaminen: die fettlöslichen Vitamine A, D, E und K und die wasserlöslichen Vitamine Thiamin (B1), Riboflavin (B2), B6, B12, C, Niacin, Folsäure, Biotin und Pantothensäure. Im allgemeinen sind die fettlöslichen mehr Yang, während die wasserlöslichen Vitamine vorwiegend mehr Yin sind. (Es gibt jedoch einige Ausnahmen, wie das Vitamin B12, ein wasserlösliches Vitamin, welches vorwiegend Yang ist.) Wenn unsere allgemeine Nahrung übermäßig zum Yin tendiert (mit mehr Salaten, Obst und Getränken), wird ein größeres Volumen an Yang-Vitaminen mit einigen Yin-Vitaminen wie Thiamin und Riboflavin benötigt. Wenn unsere Nahrung übermäßig zum Yang tendiert (mit dem Konsum von Fleisch, Eiern, stärker gesalzener Nahrung und Speisen, die länger gekocht wurden), ist ein größeres Volumen an Yin-Vitaminen erforderlich. Eine beliebte Theorie unter einigen Menschen, die eine große Menge tierischer Nahrung verzehren, oder auch unter Vegetariern, die früher viel Fleisch gegessen haben, besagt, daß die tägliche Zufuhr von großen Dosen von Vitamin C besonders gesundheitsfördernd sei. Für ihren übermäßigen Yang-Zustand mag Vitamin C, besonders in Form von Vollwertnahrungsmitteln und nicht als Vitaminpräparat, vorübergehend von guter Wirkung sein. Vitamin-C-Dosen eignen sich jedoch nicht für Personen, die sich von Getreide und Gemüse ernähren, deren Ernährung bereits ausgeglichen und reichlich Vitamin-C-haltig ist. Das in Kapseln enthaltene Vitamin C stammt zudem häufig von Kartoffeln, Tomaten und anderen Nachtschattengewächsen, die mit Arthritis und einer großen Vielfalt von Krankheiten in Verbindung stehen.

Vitamin C ist in einer ganzen Reihe von Vollwertnahrungsmitteln enthalten, obwohl viele Menschen heute der Ansicht sind, daß Zitrusfrüchte die beste Vitamin-C-Quelle sind (siehe Tabelle 10). Diese Ansicht beruht größtenteils auf der Wirkung geschickter Werbung einerseits und einem mangelnden Verständnis der

Tabelle 10: Der Vitamin-C-Gehalt verschiedener Nahrungsmittel
Zitrusfrüchte sind als Vitamin-C-Spender wohlbekannt. Viele Blattgemüse enthalten jedoch ebenfalls sehr viel Vitamin C (Ascorbinsäure), und einige Gemüsearten der gemäßigten Zone und Meeresgemüsearten enthalten bescheidene Mengen. Die von der U.S. RDA empfohlene Tagesmenge ist 60 mg, während die FAO/WHO 30 mg empfiehlt. (Angaben sind in mg-Einheiten und beziehen sich jeweils auf 100 g.)

Blattgrüngemüse		
	Brokkoli	113
	Rosenkohl	102
	Kohlblätter	47
	Blumenkohl	78
	Schnittlauch	56
	Daikon-Blattgrün	90
	Grünkohl	186
	Senf-Blattgrün	97
	Petersilie	172
	Weiße-Rübe-Blattgrün	139
	Mangold	32
	Wasserkresse	79
Zitrusfrüchte	Grapefruit	38
	Zitrone	77
	Orange	50
	Orangensaft	56
	Mandarine	31
Früchte der gemäßigten Zone	Aprikosen	10
	Nektarinen	13
	Erdbeeren	59

Quelle: US-Landwirtschaftsministerium und Japan Nutritionist Association.

Nahrungsmittelzusammensetzung andererseits. Viele Blattgemüsesorten enthalten wesentlich mehr Vitamin C als Zitrusfrüchte, die weitgehend tropischen und subtropischen Ursprungs sind und beim regelmäßigen Verzehr in den gemäßigten Zonen zu einem Verlust der natürlichen Abwehrkräfte führen können. Des weiteren wird das Vitamin C nicht so leicht beim Kochen zerstört, als man im allgemeinen annimmt. Wenn Gemüse länger als acht Minuten bei 100 Grad Celsius (der Kochtemperatur des Wassers) gekocht wird, sind größere Vitamin-C-Verluste die Folge. Bei der makrobiotischen Kochweise hingegen wird Vitamin-C-reiches Blattgemüse meist zwischen 30 Sekunden und einer Minute gekocht oder gedämpft, in manchen Fällen zwischen drei und fünf Minuten, so daß der Großteil des Vitamin C und andere wichtige Nährstoffe erhalten bleiben.

Hinsichtlich des Vitamin B$_{12}$ herrschen ebenfalls Mißverständnisse, und viele Menschen sind der Ansicht, dieses Vitamin käme nur in tierischen Nahrungsmitteln wie in Leber und Eiern vor. Entgegengesetzt diesen Ansichten findet sich Vitamin B$_{12}$ in vielen fermentierten Produkten pflanzlichen Ursprungs wie Miso, Tamari-Soja-Soße, Tempeh und Natto und ebenfalls in einigen Speisealgen (siehe Tabelle 11). In den modernen Gesellschaften wird der Vitamin-B-Komplex häufig bei verschiedenen gesundheitlichen Störungen und zur Vorbeugung empfohlen, allerdings letztendlich, um Zuständen entgegenzuwirken, die ihrerseits durch den Konsum von Weißbrot, ausgemahlenem Mehl und anderen minderwertigen Getreideprodukten sowie einer unausgeglichenen Ernährungsweise ohne natürliche Vitaminversorgung hervorgerufen worden sind.

Die hier angeführten Tabellen zeigen einige der Quellen bestimmter Vitamine in der makrobiotischen Ernährung sowie einen Vergleich mit Nahrungsmitteln, die in der normalen modernen Ernährungsweise gebräuchlich sind. Eine ausgeglichene

Tabelle 11: Der Vitamin-B$_{12}$-Gehalt verschiedener Nahrungsmittel

Bis vor kurzem waren Wissenschaftler der Ansicht, daß Vitamin B$_{12}$ nur in Nahrungsmitteln tierischen Ursprungs vorkäme. Seit Tausenden von Jahren haben Menschen in traditionellen Gesellschaften pflanzliche Nahrungsmittel mit einem hohen Vitamin-B$_{12}$-Gehalt zu sich genommen. Die U.S. RDA-Empfehlung ist 6 Mikrogramm täglich. (Angaben sind in Mikrogramm bezogen auf 100 g = einer durchschnittlichen Portion entsprechend, wenn nicht anders angegeben.)

Tempeh	3,9
Natto	0,3
Miso (1 Eßlöffel)	0,1
Spirulina (16 g)	16,5
Kombu (15 g)	4,1
Wakame (15 g)	2,3
Emmentaler	1,8
Thunfisch (Konserve)	2,2
Rinderleber	80,0
Eier	2,0

Quelle: East West Journal, 1982

Vollwerternährung, bestehend aus verschiedenen Arten von Vollkorngetreide, Bohnen und Bohnenprodukten, Gemüse, Meeresgemüse, Obst, Samen und Nüssen, gelegentlichen tierischen Nahrungsmitteln, wenn erwünscht, und unter Verwendung von hochwertigem grauen Meersalz und natürlichen, kaltgepreßten pflanzlichen Ölen, versorgt den Menschen mit allen lebensnotwendigen Nährstoffen in natürlicher Form.

Mineralstoffe und Spurenelemente: Der menschliche Körper enthält verschiedene Arten von Mineralstoffen wie Kalzium, Phosphor, Kalium, Schwefel, Chlor, Natrium, Magnesium und Eisen sowie winzige Mengen der sogenannten Spurenelemente wie Jod, Mangan, Kupfer, Nickel, Arsen, Brom, Silizium, Selen und andere. Ungefähr 80 Prozent des Körpers bestehen aus Wasser, das diese Mineralstoffe und Spurenelemente enthält, wobei die Zusammensetzung unseres Blutes und anderer Körperflüssigkeiten eine große Ähnlichkeit mit derjenigen des Urmeeres, aus dem das Leben hervorgegangen ist, aufweist.

Mineralstoffe und Spurenelemente sind lebensnotwendig zur Bildung der Knochen, der Muskulatur und anderer Körperstrukturen. Wie das Meerwasser, das die unterschiedlichen Giftstoffe neutralisiert, die vom Land ins Meer einfließen, so sorgen die Mineralstoffe im Blut für einen geregelten Ablauf des Stoffwechsels, indem sie als Puffersubstanzen wirken, zum Beispiel wenn eine übermäßige Zuckeraufnahme zu einem Zustand der Azidose im Blut führt. In diesem Fall wirken Mineralstoffe wie Kalzium neutralisierend, so daß der überschüssige Zucker in Form von Kohlendioxid und Wasser ausgeschieden werden kann. Daher ist eine ausreichende Versorgung des Körpers mit den verschiedenen Mineralstoffen in Form von hochwertigem Meersalz, Vollkorngetreide und Gemüse und besonders auch in Form von mineralreichem Meeresgemüse so notwendig wie auch außerordentlich empfehlenswert für die tägliche Ernährung.

Beim herkömmlichen Tischsalz handelt es sich fast ausschließlich um reines Natriumchlorid, dem Spuren von Mineralstoffmischungen, Dextrose (eine Form von raffiniertem Zucker) und meist auch Kaliumchlorat hinzugefügt worden sind. Dieses Produkt, das den Erfordernissen des Stoffwechsels in keiner Weise gerecht wird, ist mit dem Auftreten von hohem Blutdruck in Verbindung gebracht worden und ist zugleich einer der Hauptgründe, warum viele Menschen heute Mineralstoffpräparate einnehmen. Einen weiteren Grund, die tägliche Nahrung durch Mineralstoff- und Vitaminpräparate zu ergänzen, liefern die ausgelaugten, mineralstoffarmen Böden der modernen Landwirtschaft, die durch die Anwendung von Kunstdünger, Pestiziden und Herbiziden in Mitleidenschaft gezogen worden sind. Wissenschaftliche Untersuchungen haben gezeigt, daß Obst und Gemüse aus naturgemäßem Anbau bis zu dreimal mehr Mineralstoffe und

Spurenelemente enthalten als herkömmliche Erzeugnisse. Das grobe Meersalz, das traditionellerweise in der makrobiotischen Küche Verwendung findet, enthält alle natürlichen Mineralstoffverbindungen und Spurenelemente (ungefähr 60 an der Zahl), die im Meer vorkommen.

Es wird ebenfalls allgemein angenommen, daß Milch und andere Milchprodukte mehr Kalzium als alle anderen Nahrungsmittel liefern können und daß Leber und andere tierische Nahrungsmittel die besten Eisenlieferanten sind. Die nachfolgenden Tabellen zeigen, daß diese Nährstoffe in vielen anderen Nahrungsmitteln enthalten sind – oft in verhältnismäßig größeren Mengen als in Fleisch oder Milchprodukten (siehe Tabellen 12 und 13).

Megadosen von Mineralstoffzusätzen können in ähnlicher Weise wie Vitaminpräparate bisweilen die Absorption anderer wichtiger Nährstoffe blockieren oder auch zeitweise den normalen Bedarf des Körpers an bestimmten Stoffen erhöhen. Übermäßig hohe Zinkgaben können eine Anämie hervorrufen durch Hemmung der Kupferaufnahme, und in manchen Fällen auch die Kalziumabsorption stören. In ähnlicher Weise können zuviel Eisen oder Selen einen Zinkmangel verursachen. In einer ausgewogenen, vollwertigen Ernährung sind diese und andere Nährstoffe von Natur aus im richtigen Verhältnis und in der richtigen Menge vorhanden.

Das Säure-Basen-Gleichgewicht: Unser Blut ist unter normalen Umständen leicht basisch, mit einem pH-Wert zwischen 7,3 und 7,45. Im Zuge der Stoffwechselprozesse entstehen dauernd Säuren, doch bleiben die Blutwerte relativ konstant durch die Ausscheidung überschüssiger Säuren in Form von Kohlendioxid über die Lungen, durch die Ausscheidung über die Nieren sowie durch die Tätigkeit der Puffersubstanzen im Blut, die stark saure Werte in leicht saure verwandeln.

Aufgrund dieser Reaktionen neigen viele Menschen heute zu der

Ansicht, daß Nahrungsmittel, die mehr sauer sind (pH-Wert weniger als 7,3), sich nicht als Bestandteile der täglichen Nahrung eignen. Dies führt bisweilen dazu, daß Vollkorngetreide gemieden wird, da die Untersuchung ihrer Asche im Labor eher saure als basische Werte ergeben hat. In der Praxis ist es allerdings so, daß der lebendige Stoffwechsel anders reagiert, als man aufgrund mancher Laborbefunde schließen würde. Manche basischen Nahrungsmittel, wie Zucker und Obst zum Beispiel, rufen häufig stark saure Zustände hervor, obwohl saure Nahrungsmittel wie Fleisch und Eier ebenfalls einen sauren Zustand bewirken. Vollkorngetreide, das aufgrund seines Phosphorgehalts einen sauren pH-Wert im Labor ergibt, bewirkt einen leicht basischen Zustand im Blut, und die phosphorhaltige Verbindung wird als Puffersubstanz benützt, um starke Säuren auszuscheiden.

Vollkorngetreide (sauer im Labor) bewirken im allgemeinen basische Zustände im Körper. Die meisten Gemüsearten (basisch) haben basische Zustände zur Folge. Manche Gemüsesorten, besonders solche tropischen Ursprungs (basisch), erzeugen saure Zustände. Zucker (basisch) ruft saure Zustände hervor. Fleisch und andere tierische Nahrungsmittel (sauer) bewirken saure Zustände, genau wie Fette und Öle (sauer). Mineralstoffe (basisch und sauer) erzeugen basische Werte in manchen Fällen, saure in anderen und wirken in weiteren Fällen wiederum als Puffer.

Zur Beurteilung der Energie und der Nährstoffe von Nahrungsmitteln und auch ihrer Wirkung auf den lebendigen Organismus erweisen sich Yin und Yang in der Praxis als wesentlich relevantere und nützlichere Begriffe als sauer und basisch. Im allgemeinen können wir sagen, daß Nahrungsmittel, welche extrem Yin oder extrem Yang sind wie Fleisch und Zucker, Milchprodukte und denaturierte Lebensmittel, sowie tropische Früchte und Gemüsearten, für saure pH-Werte im Körper sorgen und ein schwaches, ungesundes Blut erzeugen. Ausgewogene Nahrungsmittel wie Vollkorngetreide, Bohnen und Bohnenprodukte, Gemüse und Meeresgemüse erzeugen basische pH-Werte im Körper und ein starkes, gesundes Blut.

Tabelle 12: Der Eisengehalt verschiedener Nahrungsmittel

Zu den Nahrungsmitteln, die als eisenreich gelten, gehören unter anderem Leber und andere Organe, Spinat und Melasse. Vollkorngetreide, Bohnen, Blattgemüsesorten und Samen enthalten im allgemeinen vergleichbare Mengen von Eisen, Meeresgemüse ist ebenfalls eine gute Quelle. Die U.S.-RDA-Empfehlung schwankt zwischen 10 und 18 mg pro Tag. (Die Angaben sind in mg und beziehen sich, wenn nicht anders vermerkt, auf die Menge von 100 g, was einer durchschnittlichen Portion entspricht.)

Vollkorngetreide	Buchweizen	3,1
	Hirse	6,8
	Hafer	4,6
	Soba	5,0
	Vollkornweizen, verschiedene Sorten	3,1–3,3
Bohnen	Azuki-Bohnen	4,8
	Kichererbsen	6,9
	Linsen	6,8
	Sojabohnen	7,0
	Tempeh	5,0
Blattgemüse	Rote-Bete-Blätter	3,3
	Löwenzahnblätter	3,1
	Senfblätter	3,0
	Petersilie	6,2
	Spinat	3,1
	Mangold	3,2
Samen (1 Eßlöffel)	Kürbissamen	3,2
	Sesamsamen	3,0
	Sonnenblumenkerne	2,4
Meeresgemüse ($^1/_4$ Tasse)	Arame	1,5
	Dulse/Speiserotalge	1,6
	Hijiki	3,2
	Kombu	1,9
	Nori	5,6
	Wakame	1,3

Tabelle 12 (Fortsetzung)

Fisch und	Hering	1,1
Meerestiere	Sardine	2,9
	Abalone	2,4
	Austern	5,5
Fleisch,	Milch	0,1
Geflügel	Rindfleisch	3,6
und Milch-	Huhn	1,6
Produkte	Eigelb	6,3
	Rinderleber	6,5
	Kalbsleber	8,7
	Hühnerleber	7,9
Raffinierter Zucker	Melasse	1,7
(1 Eßlöffel)		

Quelle: US-Landwirtschaftsministerium und Japan Nutritionist Association

Tabelle 13: Der Kalziumgehalt verschiedener Lebensmittel (rechte Seite)
Milchprodukte sind als Kalziumlieferanten bekannt, doch ist Kalzium in
vielen pflanzlichen Nahrungsmitteln ebenfalls reichlich enthalten. Die U.S.
RDA schwankt zwischen 800–1200 mg täglich. Die unten stehenden Angaben beziehen sich auf durchschnittliche Portionen.

Blattgemüse ($^1/_2$ Tasse, gekocht)	Rote-Bete-Blätter	72
	Brokkoli (ein großer Stengel)	246 ——
	Daikon-Blätter	80
	Löwenzahnblätter	74
	Grünkohl	103
	Senfblätter	97
	Schnittlauch	61
	Spinat	83
	Kohlrabiblätter	126 —
	Wasserkresse	90
Bohnen und *Bohnenprodukte*	Azuki-Bohnen	37
	Kichererbsen	75
	Nierenbohnen	70
	Navy Beans	95
	Sojabohnen	131 —
	Miso (1 Eßlöffel)	40
	Natto (100 g)	103
	Tempeh (100 g)	104
	Tofu (100 g)	128
Meeres- *gemüse*	Agar-Agar	100
	Arame	146
	Dulse/Speiserotalge	137
	Hijiki	152
	Kombu	76
	Nori	100
	Wakame	130
Samen und *Nüsse*	Sesamsamen	331 ——
	Sonnenblumensamen	40
	Süße Mandeln	81
	Paranüsse	53
	Haselnüsse	60
Getreide	Buchweizen (1 Tasse gekocht)	57
Fisch und Meeres- *tiere*	Karpfen	50
	Schellfisch	23
	Lachs	79
	Sardinen mit Knochen	372
	Muscheln	80
	Austern	94
Milchprodukte	Kuhmilch (1 Tasse)	288
	Eier (1 großes)	27
	Ziegenmilch (1 Tasse)	315 ——
	Käse, verschiedene Sorten (1 Scheibe)	100–350 —
	Joghurt (1 Tasse)	272

Quelle: US-Landwirtschaftsministerium und Japan Nutritionist

5. Die Lebensweise für die Menschheit

Die Praxis einer natürlichen Lebensweise

Nahrung für Geist und Körper: Als eine Manifestation der unendlichen Ordnung des Universums, die im grenzenlosen Raum und in der grenzenlosen Zeit beheimtatet ist, vermag der Mensch alles zu essen. Als erstes, unserer biologischen Natur gemäß, nehmen wir die Mineralstoffe der Erde, das Wasser der Erde und das gesamte biologische Leben einschließlich der Pflanzen und der Tierwelt in uns auf. Zweitens atmen wir die Luft und die Atmosphäre, die die Erde umgibt, durch unsere Lungen und über die gesamte Hautoberfläche ein. Drittens nehmen wir die unterschiedlichsten Schwingungen, von niedrigen bis hohen Frequenzen, von langen bis kurzen Wellen, durch unsere Sinnesorgane und über die gesamte Oberfläche unseres Körpers auf. Unser Tastsinn hat mit Schwingungen zu tun, die sich als feste Materie manifestieren; der Geschmackssinn nimmt Schwingungen wahr, die sich in flüssiger Form manifestieren; mit dem Geruchssinn nehmen wir Schwingungen wahr, die sich gasförmig manifestieren; mit Hilfe des Gehörsinns vernehmen wir die Schallwellen, die durch die Luft übertragen werden, und unser Sehvermögen interpretiert die Lichtwellen. Die Nahrung, die uns aus diesen Quellen zukommt, kann man als die Nahrung für die Sinnesorgane bezeichnen.

Von dieser Nahrung für die Sinnesorgane abgesehen, gibt es

Wellen und Strahlung in unserer Umwelt, die uns ernähren. Dazu gehören nahe Impulse und Schwingungen wie das reifende Getreide auf den Feldern wie auch weit entfernte Einflüsse wie die kosmische Strahlung und die galaktischen Wellen, die aus einer Entfernung von Hunderten von Milliarden von Lichtjahren herstammen. Diese Schwingungen werden von der Oberfläche unseres Körpers aufgenommen, wobei einige von ihnen in elektromagnetische Wellen umgewandelt werden, die durch unseren Energiekanal und unser Meridiansystem kreisen und die Organe, Drüsen und Milliarden von Zellen des menschlichen Körpers aufladen. Durch die Kraft dieser Aufladung sind wir imstande, uns zu bewegen, unsere Nahrung zu verdauen, zu atmen, zu denken und zu handeln.

Als menschliche Rasse nehmen wir sowohl sichtbare und andere sinnlich wahrnehmbare Nahrung – Mineralstoffe, Wasser, Pflanzen, Tiere und Luft – als auch unsichtbare Nahrung – Schwingungen, Wellen, verschiedene Strahlen – auf (siehe Abb. 41). Ersteres könnten wir als physische Nahrung, die Nahrung des Körpers bezeichnen, und das Zweite die spirituelle Nahrung, die Nahrung des Geistes nennen. Die Nahrung des Körpers nehmen wir hauptsächlich durch das Atmungs- und Verdauungssystem auf der Vorderseite oder Oberfläche des Körpers auf, während die spirituelle Nahrung hauptsächlich durch das Nervensystem und das Netzwerk der Meridiane auf dem Rücken und in der Tiefe des Körpers aufgenommen wird. Die physische Nahrung kann nur in einem begrenzten Volumen zugeführt werden, die spirituelle jedoch in unbegrenzter Menge.

Was die Qualität und die aufgenommene Menge anbelangt, so besteht eine antagonistische und komplementäre Beziehung zwischen der physischen und der spirituellen Nahrung, oder anders ausgedrückt, zwischen der materiellen und der nicht-materiellen Nahrung. Zum ersten, je mehr materielle Nahrung wir zu uns nehmen, desto weniger Nahrung nichtmaterieller Art können wir

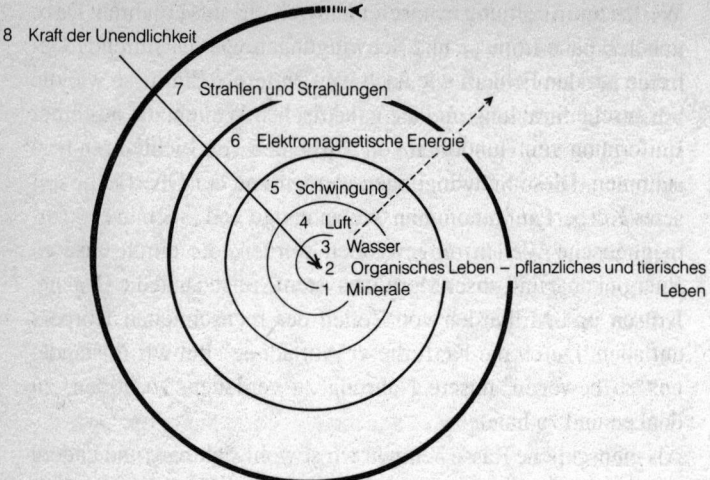

8   Kraft der Unendlichkeit

7   Strahlen und Strahlungen

6   Elektromagnetische Energie

5   Schwingung

4   Luft

3   Wasser

2   Organisches Leben – pflanzliches und tierisches Leben

1   Minerale

Abb. 41: Nahrung und Kosmologie
Die Umweltbereiche 1 bis 4 stellen unsere physische und materielle Nahrung
dar. Die Bereiche 5 bis 8 sind die Bereiche der nicht-materiellen, spirituellen
Nahrung. Die physische, materielle Nahrung wird über die Nase und den
Mund aufgenommen und gelangt zu den Lungen und dem Darmtrakt hinab,
während die spirituelle Nahrung durch das Nervensystem und die Meridiane
aufgenommen wird und zum Mittelhirn hinaufsteigt. Beide Formen der
Nahrung ernähren den ganzen Körper.

aufnehmen. Zweitens, je mehr tierische Nahrung wir essen,
desto mehr lange Wellen und um so weniger kurze Wellen
nehmen wir auf. Drittens, je mehr pflanzliche Nahrungsmittel
wir essen, desto mehr kurze Wellen empfangen wir und um so
weniger lange Wellen. Pflanzliche Nahrung fördert eine umfassende geistige und spirituelle Sichtweise und hilft uns, weniger
anfällig zu werden für die kleinen Sorgen der relativen Welt.
Obwohl wir physische und spirituelle, materielle und nicht-ma-

terielle Nahrung aufnehmen, können wir die Qualität und Quantität der spirituellen, nicht-materiellen Nahrung nicht direkt handhaben und kontrollieren. Indem jedoch die Aufnahme der physischen und materiellen Nahrung geregelt wird, kann man auf die spirituellen und nicht-materiellen Nahrungsvorgänge Einfluß nehmen. Über die erste Form der Nahrung haben wir ja fast vollständige Kontrolle, denn wir haben beinahe völlige Freiheit beim Anbauen, Pflanzen, Ernten, Verarbeiten, Kombinieren, Kochen und Servieren unserer Nahrung. Wir entscheiden über die Art des Feuers, die Qualität und die Art des Salzes, des Öls und der Gewürze sowie über die Art und Weise, in der die Speisen zubereitet werden, und über die Mengen, die gegessen werden. Indem wir unsere tägliche Nahrung regeln, können wir die Beschaffenheit des geistigen und spirituellen Wissens, das wir entwickeln, verändern und bestimmen.

Jeder Mensch hat die Freiheit, über das, was er ißt und trinkt, zu bestimmen. Da jeder von uns sich etwas anders ernährt, ist jeder etwas anders. Keine zwei Menschen essen genau die gleichen Speisen oder kauen in der gleichen Weise. Menschen, die die gleiche allgemeine Ernährungsweise teilen, sind sich jedoch ähnlich in der Art und Weise, in der sie denken und handeln. Die Ähnlichkeiten und Variationen in der Ernährungsweise sind für das reiche Muster menschlicher Erfahrung verantwortlich. Manche Menschen handeln langsamer, andere wiederum schneller. Manche Menschen sind mehr gefühlsbetont, andere hingegen intellektueller. Bestimmte Menschen sind konservativer, andere dagegen liberaler. Jeder Mensch hat einzigartige Merkmale und Gewohnheiten (siehe Abb. 42).

Um unsere physischen, geistigen und spirituellen Aktivitäten im täglichen Leben ausgewogen zu gestalten, ist eine geeignete Ernährungsweise eine notwendige Voraussetzung. Enthält unsere Ernährung mehr tierische Nahrungsmittel als wir tatsächlich benötigen, werden unsere geistigen Aktivitäten im Umgang mit der Außenwelt eher mehr egozentrisch und aggressiv werden. Wenn wir uns andererseits fast ausschließlich vegetarisch ernähren, besonders mit einer großen Menge Obst, neigen wir zu exklusivem Verhalten und einer Abwehrhaltung allen starken Umweltreizen gegenüber. Eine große Menge von extremen Yang-Nahrungsmitteln – wie Fleisch, Eier, Käse und Geflügel – und eine große Menge von extremen Yin-Nahrungsmitteln – wie Milch, Salat, Obst, scharfe Gewürze und Alkohol – erzeugen Angst und exklusives Verhalten, die oftmals in ähnlicher Weise zum Ausdruck kommen, jedoch oft auch in Verbindung miteinander: Die mehr Yang-Kategorie von Nahrungsmitteln erzeugt eine mehr aggressive Haltung, während die Nahrungsmittel, die mehr Yin sind, eine eher defensive Haltung und eine Tendenz, sich selbst zu entschuldigen, hervorbringen. Die erste Gruppe trägt stärker zu einer mehr materialistischen Weltanschauung bei, während die zweite mehr zu einer spirituellen Sicht der Dinge disponiert. Beide Wege des Denkens und Handelns sind nicht im Gleichgewicht und führen schließlich zu Krankheit und Unglück. Indem man übermäßige Yang- und Yin-Eigenschaften in der Ernährung vermeidet, können wir eine starke Gesundheit und ein klares Urteilsvermögen aufrechterhalten. Durch eine Ernährung, die hauptsächlich aus Vollkorngetreide und Gemüse besteht, mit kleineren Ergänzungen von anderen Arten von Nahrungsmitteln, und durch die Beachtung der jahreszeitlichen Ordnung und anderer Prinzipien zur Aufrechterhaltung eines Gleichgewichts mit unserer Umwelt sind wir imstande, genau in der Mitte, in einem Zustand der Harmonie zu bleiben. Die makrobiotische Ernährungsweise führt sowohl zu körperlicher Kraft und Vitalität als auch zu einem geistigen und spirituellen Gleichgewicht.

Die natürliche Ernährungsweise: In früheren Traditionen erkannte man, daß geistige und spirituelle Lehren und Übungen nicht die richtige Wirkung zeitigen, wenn nicht gleichzeitig eine

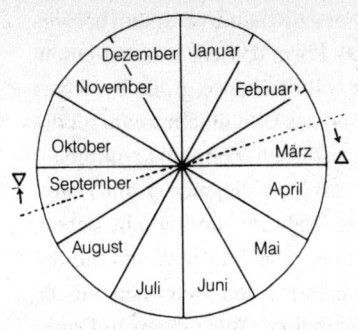

Abb. 42: Yin und Yang des Geburtsmonats

Ein Mensch, der zwischen März und September in der nördlichen Hemisphäre zur Welt gekommen ist, hat eine Yang-Konstitution, da die embryonische Phase überwiegend in die kalte Jahreszeit gefallen ist, in der die Beschaffenheit des Blutes der Mutter durch mehr gekochte Winter-Nahrung genährt wurde – einschließlich größerer Mengen von tierischen Nahrungsmitteln – und entsprechend mehr Yang war. Dementsprechend hat ein Mensch, der zwischen September und März geboren wurde, eine mehr Yin-Konstitution. Menschen mit Yang-Konstitution sind meist mehr in der Gesellschaft tätig, während Menschen mit einer Yin-Konstitution mehr zum Geistigen und Spirituellen neigen. Die beiden suchen jedoch ihr komplementäres Gegenstück, zu dem sie sich zeitlebens hingezogen fühlen.

ausgewogene Ernährungsweise praktiziert wird. Die makrobiotische Lebensweise respektiert die Nahrung als die Essenz des Lebens, welche sowohl die physische als auch die spirituelle Umgebung des Menschen miteinschließt, und befaßt sich nicht nur mit ihrem physischen Wert, sondern betrachtet die Nahrung als eine spirituelle Manifestation des Universums. Die Art und Weise, in der wir essen, ist jedoch genauso wichtig wie das, was wir essen. Mit Hilfe der folgenden Richtlinien können wir unsere Gesundheit verbessern und unser Glück steigern.

– Wir sollten jedes einzelne Getreidekorn, jede Scheibe Gemüse sowie jeden Samen, jede Wurzel, jeden Stengel, jedes Blatt und jede Frucht als eine spirituelle Manifestation ansehen. Ob wir anbauen, einkaufen, kochen oder essen, wir sollten niemals Nahrung verschwenden.

207

– Vor und nach dem Essen sollten wir mit ganzem Herzen für die Nahrung danken, die vom unendlichen Universum hervorgebracht worden ist und in der Form dessen, was wir essen, Gestalt angenommen hat; wir sollten ebenso große Dankbarkeit empfinden für die Natur und das Universum sowie für die Gesellschaft, die unser Dasein zu diesem Zeitpunkt ermöglicht hat. Des weiteren sollten wir auch an diejenigen mit Dankbarkeit denken, die uns diese Nahrung ermöglicht haben, angefangen mit dem Anbau, über den Transport und die dazwischenliegenden Arbeiten bis hin zu den Menschen, die die Speisen zubereitet und serviert haben. Wir sollten in Dankbarkeit der Pflanzen und Tiere gedenken, die ihr Leben gegeben haben, damit wir leben können. Diese Gedanken können wir als Tischgebet ausdrücken, als stille Andacht oder als Meditation oder Rezitation, je nachdem, was uns am ehesten liegt.

– Während wir essen, sollten wir gut kauen, um die Nahrung sowohl im körperlichen als auch im spirituellen Sinne aufzuschließen, wobei wir darüber reflektieren sollten, ob wir würdig sind, diese Speisen erhalten zu haben. Wir sollten auch über die körperliche und geistige Aktivität reflektieren, die aus dieser Nahrung entstehen wird und die der Gesellschaft, allen Menschen und der Harmonie mit der Natur und dem Universum zugute kommen sollte.

– Wenn wir das Essen beendet haben, sollten wir uns dessen bewußt sein, daß das, was wir mit unseren Freunden und unserer Familie geteilt haben – das gemeinsame Essen und Trinken –, nun eine ähnliche Beschaffenheit des Blutes, des Körpers, der Gedanken und der Bewegung schafft. Dieses Bewußtsein können wir dann auf alle Menschen ausdehnen, die in unserer Gesellschaft und in unserer Welt leben, und wir können sie so als eine Familie auf Erden und im Universum betrachten.

– Während und nach dem Essen sollten wir niemals irgendwelche Speisen auf unserem Teller oder in den Schüsseln übriglassen. Nach der Mahlzeit sollten wir unser Geschirr und Besteck selber reinigen und sie in einer schlichten, ästhetischen Art und Weise ordentlich bis zur nächsten Mahlzeit aufbewahren und im stillen für die guten Dienste, die sie uns leisten, dankbar sein.

Die spirituelle Praxis ist vom Vorgang der biologischen Ernährung untrennbar. Indem man vollwertige Nahrungsmittel in einem Geiste von Bescheidenheit und Demut und in einer anmutigen und ansprechenden Art und Weise zu sich nimmt, werden alle anderen Aspekte des Lebens einen harmonischen Fortgang nehmen.

Natürliche Kleidung: Wenn wir uns makrobiotisch ernähren, erlangen wir allmählich unsere natürliche Sensibilität wieder und beginnen Kleidung aus synthetischen Fasern zu vermeiden, besonders wenn sie direkt mit der Haut in Berührung kommen. Natürliche pflanzliche Stoffe wie Baumwolle und Jute und auch Seide und andere natürliche Fasern sind wesentlich bequemer zu tragen und bewirken, daß die natürliche elektromagnetische Energie, die um uns herum ist, unseren Körper ungehindert durchfließen kann. Natürliche Stoffe sind atmungsaktiv, so daß Wärme und Feuchtigkeit ungehindert ausgetauscht werden können. Synthetische Fasern hingegen behindern den Fluß der elektromagnetischen Energie und stören den normalen Ablauf des Stoffwechsels. Unser ästhetisches Empfinden, unsere Vorlieben für bestimmte Farben und ornamentale Elemente ändern sich ebenfalls zum Sanfteren, Anmutigeren hin. Wir schätzen mehr die einfache, natürliche Schönheit und fühlen uns weniger von üppigem, überladenem Dekor und extremen Farben oder Mustern angezogen. Wir haben oft Freude daran, unsere Kleider selber zu machen, einschließlich der Herstellung unserer eigenen *Futons* (jap. Baumwollmatratzen) und Bettdecken, und auch unsere Inneneinrichtung selber zu gestalten, anstatt alle diese Dinge als fertige Massenprodukte zu kaufen. Mit der fortschreitenden Besserung unseres Zustandes und dem sinkenden Konsum von überschüssigen Kalorien, Fett und Flüssigkeit steigt die Lebensdauer unserer Kleidung. Eine einfache, natürliche und anmutig gestaltete Kleidung verleiht unserer Gesundheit und Schönheit eine besondere Ausstrahlung.

Natürliches Wohnen: Mit unserer wachsenden Empfindung für die Natur beginnen wir Holz, Naturstein und andere natürliche Baustoffe mehr zu schätzen als Metall und Beton. Erstere schaffen eine weichere und ruhigere Atmosphäre, während letztere eine strengere und erdrückende Stimmung erzeugen. Ein friedlicher Geist, die Fähigkeit zu tiefer Innenschau und klaren Gedanken und Ideen werden durch das Vorhandensein von schönen, natürlichen Stoffen in unseren Häusern und Wohnungen genährt. Zur Herstellung unserer Möbel, unserer Schreibtische, Kommoden, Schränke und anderer Einrichtungsgegenstände sind pflanzliche Materialien den tierischen und synthetischen vorzuziehen. Die Farben der Wände und der Vorhänge sollten ebenfalls eher ruhige und einfache Töne und Kombinationen sein anstatt schrille Farben und komplexe Muster. Wenn wir glückliche Menschen bleiben wollen, müssen wir lernen, unsere Häuser und Wohnungen natürlicher zu gestalten.

Bei den traditionellen japanischen Häusern zum Beispiel besteht eine klare Trennung zwischen dem Außenbereich und dem Innenraum des Hauses. Im Haus ist der Boden erhöht und besteht aus Holz, Papier und Bambus zusammen mit einer Art Erde, die als Binder dient. Die Auswahl dieser Materialien trägt zu einer Atmosphäre der Ausgeglichenheit und des Friedens innerhalb der Familie bei. Der Boden ist von *Tatami*-Matten, die aus Stroh und

Gräsern gefertigt sind, bedeckt. Das Ausziehen der Schuhe am Hauseingang und das Sitzen auf diesen Matten bringen Körper und Geist mit der Natur in Einklang. Die *Shoji*-Zwischenwände und die *Fusama*-Schiebetüren, die aus Papier und Holz gefertigt sind, werden verwendet, um die Räume voneinander zu trennen. Durch Verstellen der Zwischenwände und der Türen kann der Innenraum den jeweiligen Bedürfnissen angepaßt werden, was weiter zur Flexibilität und Harmonie des Haushalts beiträgt.

Natürliche Einrichtungen: In Japan wie auch in anderen Teilen der Welt haben die Menschen ihre Häuser traditionellerweise im Einklang mit der Umgebung errichtet. Die Türen und Fenster der traditionellen Häuser sind meist weit größer als diejenigen der modernen Bauten und lassen sich ohne weiteres dem Wechsel der Jahreszeiten und den jeweiligen Witterungsbedingungen anpassen. Die traditionell lebenden Menschen haben mehr Licht in ihre Wohnstätten hereingelassen, und sie brachten oft Pflanzen und Erde in die Räume hinein in Form von Blumengestecken, Topfpflanzen, *Bonsais* (Miniaturbäume und -pflanzen) und *Bonkei*-Gruppierungen (Naturszenen in Miniatur). Die traditionellen Häuser wurden so beheizt, daß eine angenehme Innentemperatur erzeugt wurde, und nicht unnötig stark beheizt oder gar gekühlt. Die modernen Zentralheizungen und Klimaanlagen wurden erst in jüngster Zeit beliebt, als die Menschen, die sich nach der modernen Ernährungsweise ernährten, allmählich begannen, ihre natürliche Anpassungsfähigkeit zu verlieren. Die sitzende Lebensweise hat weiter zur Abschirmung von der natürlichen Umwelt und der zunehmenden Unfähigkeit der Menschen, mit den wechselnden Witterungsbedingungen zu harmonieren, beigetragen. Durch die makrobiotische Ernährungsweise werden unsre natürlichen Abwehrkräfte wiederhergestellt, und der Körper ist dadurch eher imstande, sich den Extremen von Hitze und Kälte anzupassen, wodurch wir von der Zentralheizung im Winter und der Klimaanlage im Sommer weniger abhängig werden. Des weiteren sind wir auch imstande, diese klimatischen Faktoren durch kleinere Anpassungen in unserer Ernährung und unseren körperlichen Aktivitäten auszugleichen.

Natürliche Technologie: Die Entdeckungen und Erfindungen der modernen Wissenschaft und Industrie haben unser tägliches Leben wesentlich bequemer und effizienter gestaltet. Gleichzeitig stellen jedoch viele technologische Anwendungen eine Bedrohung unserer Gesundheit und unseres spirituellen Gedeihens dar. Durch die künstlich erzeugte elektromagnetische Energie in unserer Umwelt wird die atmosphärische Aufladung um uns herum verändert, was verschiedene Auswirkungen auf unseren körperlichen und geistigen Zustand hat. Die Auswirkungen von Hochspannungsleitungen, elektrischen Haushaltsgeräten und anderen kommunikationstechnischen Einrichtungen in unserer Umgebung machen sich oft als allgemeine Müdigkeit, Reizbarkeit und Stoffwechselstörungen bemerkbar. Das Kochen auf dem Elektroherd oder mit einem Mikrowellengerät oder die Verwendung von bestrahlter Nahrung haben unerwünschte Auswirkungen auf die molekulare Struktur unserer Nahrung wie auch auf unsere Verdauung und auf die Ernährung des Körpers und sollten möglichst vermieden werden. Einrichtungsgegenstände aus synthetischen Materialien und synthetische Baustoffe können eine gesunde, natürliche Entspannung verhindern. Wenn unser Blut allmählich durch eine mehr ausgeglichene Ernährungsweise eine gesunde Beschaffenheit bekommt, fangen wir ganz natürlich damit an, unsere Abhängigkeit von den technologischen Annehmlichkeiten um uns herum zu reduzieren. Wir sollten die technischen Errungenschaften der modernen Zivilisation durchaus weiterhin schätzen und von ihnen Gebrauch machen, doch tun wir gut daran, unsere Abhängigkeit von mechanischen oder elektrischen Geräten und Einrichtungen zu reduzieren, die den Austausch der

212

Energie zwischen uns und unserer natürlichen Umgebung behindern können. Wir sollten besonders die Faktoren des modernen Lebens zu vermeiden suchen, die zur Entwicklung von Krankheiten beitragen können oder die Genesung von einer Krankheit erschweren.

Natürliche Körperpflege: Die Anwendung von natürlichen, hochwertigen Präparaten und Methoden bei der Körperpflege ist ebenfalls unserer Gesundheit und Entwicklung förderlich. Zum Zähneputzen sollte man vom Gebrauch synthetischer Zusammensetzungen absehen und statt dessen natürliche Substanzen wie Meersalz, Dentie-Zahnpasta (oder Sole-Zahncreme), Ton oder natürliche Chlorophyllpaste oder -pulver verwenden. Zur Reinigung des Gesichts und des Körpers sollten wir ebenfalls natürliche Seifen verwenden, statt Produkte mit künstlichen Farb- und Duftstoffen. Zur Pflege der Haare, der Haut, der Lippen und der Nägel sollten wir ebenfalls Kosmetika vermeiden, die unter Verwendung von chemischen und synthetischen Stoffen hergestellt worden sind. Statt dessen sollten wir von den natürlichen, hochwertigen Stoffen Gebrauch machen, die traditionellerweise vor der Entwicklung der modernen Gesellschaft im allgemeinen Gebrauch waren. In Asien wurden Präparate aus Meeresalgen zur Haarpflege verwendet, und in Europa waren Pflanzensäfte zur Färbung der Lippen, Wangen und Nägel in Gebrauch. Zur Hautpflege kann man statt Kosmetika mit künstlichen Zusammensetzungen natürliches Sesamöl, Olivenöl oder auch natürliche Lotionen, die diese Öle enthalten, verwenden. Auch zur Reinigung unserer Kleidung und des Geschirrs sind natürliche Mittel zu bevorzugen.

Da der Mensch sich als Teil der natürlichen Umgebung entwickelt hat, sollten wir uns soviel wie möglich in der Natur aufhalten. Die Liebe und Verehrung der Erde als unserer Mutter und des Himmels als unseres Vaters ist ein wesentliches Merkmal aller traditionellen Kulturen und Zivilisationen. Wenn wir unsere natürliche Umwelt lieben, gedeihen Geist und Körper. Die Erde, die Sonne, die Sterne und das unendliche Universum haben unser Leben und Wachstum geschaffen und genährt. Indem wir mit der Natur in unserem täglichen Leben eins werden, erfahren wir unendliche Erfüllung und Glück.

Die Achtung vor den Ahnen und die Kindesliebe

Ohne das unerschöpfliche Universum und dessen unendliche Ordnung gäbe es weder himmlische noch irdische Phänomene. Ohne die Ordnung der Natur gäbe es keine Entwicklung des biologischen Lebens. Ohne Vorfahren hätte das menschliche Leben nicht existiert. Jeder Mensch hat Eltern – Vater und Mutter. Jeder Vater und jede Mutter hat Eltern. Alle Großeltern haben Eltern. Seit Hunderten und Tausenden von Jahren ist das menschliche Leben und die Kultur von einer Generation zur anderen weitergegeben worden. Die moderne Menschheit ist das Ergebnis einer langen Fortsetzung der Tradition – der biologischen, psychologischen und spirituellen Tradition, die Tausende von Lebensspannen umfaßt.

Die Achtung vor den Eltern ist die Grundlage einer jeden menschlichen Kultur und Zivilisation. Ein Mensch, der seine Eltern liebt und respektiert, wird kaum von einem harmonischen persönlichen Verhalten und von harmonischen gesellschaftlichen Beziehungen abweichen können. Während unserer Entwicklung als Embryo, während der Kindheit und der Jugend haben unsere Eltern uns viel Liebe und Fürsorge zuteil werden lassen. Ihre Liebe zu ihren Kindern war bedingungslos, und sie betrachten sie wie ihr eigenes Leben. Die Eltern sorgten sich um die Kinder und pflegten sie, wenn sie krank waren, und verbrachten viele schlaflose Nächte, wenn ihre Kinder mit den verschiedenen Schwierigkeiten körperlicher, geistiger und gesellschaftlicher Natur zu kämpfen hatten. Wenn Erwachsene dann selber Eltern werden, beginnt ihre Lebenseinstellung sich auf die Entwicklung der Kinder zu orientieren. Viele Eltern arbeiten noch mehr als zuvor, um für ihre Nachkommen zu sorgen und ihnen die besten Möglichkeiten im Leben zu bieten. Auch wenn die Eltern ihre Kinder zuweilen scharf zurechtweisen oder sie bestrafen, geschieht dies selten mit der Absicht, sie dadurch zu verletzen; die meisten Eltern hoffen und wünschen, daß ihre Kinder an den Schwierigkeiten, die sich ihnen in den Weg stellen, wachsen und reifen mögen. Dem Heranwachsenden ist die Liebe der Eltern oft nicht recht bewußt. Erst wenn wir für unsere eigenen Kinder sorgen, beginnen wir die elterliche Fürsorge und Liebe, die wir genossen haben, allmählich zu verstehen. Zu dieser Zeit sind wir jedoch häufig nicht mehr in der Lage, unseren Eltern hierfür zu danken, da wir selber mit der Fürsorge für die eigenen Kinder und verschiedenen gesellschaftlichen Aktivitäten und Verpflichtungen beschäftigt sind. Wenn wir das Alter erreicht haben, in dem wir uns zurückerinnern und den elterlichen Schutz und die Fürsorge begreifen können, sind viele Eltern bereits gestorben. Die Liebe und Fürsorge der Eltern für ihre Kinder sollte eine bedingungslose sein. In gleicher Weise sollten die Kinder, wenn sie zu Erwachsenen geworden sind, ihre Eltern bedingungslos respektieren und für sie sorgen. Ganz gleich, wie bedeutend wir geworden sind, was Ruhm, Stellung, Besitz oder gesellschaftlichen Einfluß anbelangt, wenn wir nicht imstande sind, die Liebe zu den Eltern zu praktizieren, sind wir wertlos, gemessen an den Maßstäben der Ordnung des Universums.

Die Liebe zu den Eltern: Die Eltern zu respektieren und für sie zu sorgen bedeutet unter anderem:

– Wenn wir mit den Eltern leben, sollten wir sie täglich begrüßen, jeden Morgen nach dem Aufstehen und jeden Abend, ehe wir ins Bett gehen. Wenn wir von unseren Eltern getrennt leben, sollten wir mit ihnen so regelmäßig wie möglich kommunizieren und sie über das, was wir tun, unterrichten. Wir sollten uns bemühen, ihnen keinen Anlaß zu Sorgen unseretwegen zu geben. Ab und zu sollten wir ihnen Geld und materielle Unterstützung zuteil werden lassen, wie gering dies auch sein möge, oder andere Gesten unserer Wertschätzung.

– Sind unsere Eltern krank oder befinden sie sich in Schwierigkeiten emotionaler, finanzieller oder gesellschaftlicher Art, sollten wir ihnen uneingeschränkt zur Seite stehen und sie unterstützen. Auch wenn wir dabei unsere eigene Entwicklung hintanstellen müssen, sollten wir ihnen unsere größtmögliche Hilfe gewähren.

– Wenn wir mit unseren Eltern zusammenleben, sollten wir, wenn möglich jeden Tag oder so oft wie eben möglich, mit ihnen gemeinsam essen. Dabei sollten wir ihnen das Essen reichen und erst selber mit dem Essen beginnen, nachdem die Eltern begonnen haben. Ihnen sollten wir die bequemsten Sitzplätze am Kopf des Tisches geben. Während des Essens können wir von unseren Aktivitäten berichten, die Eltern fragen, ob es ihnen an irgend etwas fehle, und uns allgemein unterhalten.

– Wir sollten uns den Rat und die Meinungen der Eltern über allgemeine Lebensfragen einholen und ihre Inspiration und geistige Führung empfangen. Es ist vorteilhaft, wenn wir über ihre früheren Erfahrungen so viel wie möglich hören, sowie auch Geschichten über Großeltern und Vorfahren erzählt bekommen. Wir sollten herausfinden, wo unsere Familie herstammt und wo frühere Generationen gelebt haben und nach welchem Traum und in welchem Geist unsere Vorfahren ihre Leben geführt haben.

– Unsere guten und freudigen Nachrichten sollten wir unseren Eltern vor allen anderen Menschen berichten. Wenn wir aber traurig sind, brauchen wir sie nicht damit zu belasten. Das Glück und die Freude unserer Eltern sollten wir jedoch als unser eigenes Glück und unsere eigene Freude behandeln und ihre Trauer und ihr Unglück als unser eigenes empfinden.

In modernen Gesellschaften verbringen die älteren Menschen oft ihren Lebensabend in Altersheimen verschiedener Art, auch wenn ihre Kinder gesund und wohlhabend sind. Dieser Umstand ist einer der traurigsten Aspekte der heutigen Zivilisation. Solange unsre Eltern leben, sollten wir keine Anstrengung ihretwegen scheuen und sie bei uns aufnehmen, wenn dies erforderlich sein sollte, und für sie kochen und sorgen, wenn sie krank sind. Den Eltern Respekt erweisen ist nicht bloß eine materielle Angelegenheit oder eine Sache des Geldes etwa, sondern eher eine emotionale und spirituelle Frage, und wir sollten unsere Liebe ihnen gegenüber uneingeschränkt zum Ausdruck bringen.
Indem wir unseren Eltern Respekt erweisen, lernen wir über unsere Vorfahren. Der Geist unserer Ahnen lebt in uns, im biologischen, psychologischen und spirituellen Sinne. Wir erhalten unsere biologische und psychologische Konstitution von unseren Eltern, wodurch wir den Einfluß unserer Großeltern und des weiteren den Einfluß der Urgroßeltern auf sie fortführen. Praktisch betrachtet tragen wir die Manifestation von sieben Generationen in uns, die sich in unserer physischen, geistigen und spirituellen Konstitution deutlich abzeichnen, und theoretisch gesehen stellt unser Dasein eine unbegrenzte Anzahl von Generationen dar. Indem wir uns mit der Familientradition befassen, vermag unsere Wertschätzung zu den vergangenen Generationen von Vorfahren zurückzureichen, deren Traum wir verkörpern. Wenn sich die Familie im physischen Sinne nicht zurückverfolgen läßt, können wir mit ihnen auf spirituellem Weg Verbindung aufnehmen durch Selbstreflexion, Gebet und Meditation.

Jeden Morgen und/oder jeden Abend, wenn möglich, sollten wir zu einer bestimmten Zeit ein Gebet für unsere Vorfahren sprechen, ihnen von unseren Tätigkeiten berichten und ihnen spirituelles Glück wünschen zusammen mit dem Ausdruck unserer unendlichen Dankbarkeit für die Mühen und Schwierigkeiten, die sie auf sich nehmen mußten. Wenn wir nicht täglich beten können, dann sollten wir jeden Monat oder mindestens jedes Jahr zu einer bestimmten, festgesetzten Zeit ihrer gedenken. Wir können ihnen dann besondere Mahlzeiten anbieten, welche keine tierische Nahrung enthalten dürfen. Diese Darreichungen sollten zumindestens aus Vollkorngetreide, Wasser und natürlichem Meersalz bestehen. Wenn wir in dieser Weise unsere Gebete zusammen mit einer Darreichung von Speisen unseren Vorfahren widmen, verwendet man traditionellerweise den innersten oder den schönsten Teil der gekochten Speisen hierfür, ehe man den übrigen Teil der Familie und den Gästen reicht.

Im Fernen Osten wird ein kleiner Schrein oder Altar zu diesem Zweck im ruhigsten Raum des Hauses errichtet. Dort finden sich Inschriften der Namen der Vorfahren oder Symbole der Ahnengeister. Bei wichtigen Anlässen versammeln sich Familie und Verwandte, um an diesem heiligen Ort zu beraten. An besonderen Jahrestagen von verstorbenen Familienmitgliedern oder besonders verehrten Vorfahren versammeln sich die Familie, Verwandte und Freunde, um im Heim oder in einem Schrein oder Tempel mit besonderen Erinnerungszeremonien dieser Personen zu gedenken.

Wir sollten jede Erinnerung erhalten und auch alle Gegenstände aufbewahren, die unsere Vorfahren besonders geschätzt haben, und diese als Familienschatz ansehen, den wir sicher verwahren und der nächsten Generation weitergeben. Wir sollten auch unseren Kindern und Großenkeln von ihren Vorfahren erzählen – von ihrem Traum, ihrem Geist, ihrer Arbeit und ihrem Verständnis der Dinge, so daß ein Bewußtsein von dem Strom des Lebens und der Tradition entsteht, welche über unzählige Generationen sich bis zur Gegenwart erstreckt.

Die Achtung vor den Vorfahren sollte sich jedoch nicht nur auf einige Generationen oder gar einige Hunderte von Generationen zurückerstrecken. Diese Achtung vor der Familie und der Tradition sollte nicht bei unseren direkten Vorfahren oder gar der bestimmten Kultur, Zivilisation oder Religion, in der wir aufgewachsen sind, stehenbleiben. Ganz gleich, ob wir Chinesen, Juden oder Skandinavier sind, unsere Achtung für unsere Vorfahren und die Vergangenheit sollte bis zum Anbeginn der aufgezeichneten Geschichte zurückreichen und die gemeinsamen Vorfahren der ganzen Menschheit, aller Rassen, aller ethnischen Herkünfte und schließlich unseren gemeinsamen Ursprung umfassen: die Natur, die Erde und die Eine Unendlichkeit oder Gott. Die Achtung vor den Vorfahren und den Eltern ist untrennbar von der Achtung vor der Ordnung des Universums, Quelle und Ursprung allen Lebens. Von unserer Familie ausgehend, erstreckt sich unsere Achtung und Liebe auf alle Menschen und alle Wesen in einem Geist der Bruder- und Schwesternschaft. In dieser Weise gelangen wir zur Einsicht unseres gemeinsamen Ursprungs und gemeinsamen Schicksals mit der Gesamtheit des Lebens.

Die Liebe und Pflege der Kinder: Die elterliche Liebe und Fürsorge geschieht intuitiv, aus sich heraus, genauso wie viele Tierarten ihre Nachkommen instinktiv beschützen. Beim Menschen sollte die Liebe und Fürsorge jedoch nicht allein dem biologischen Instinkt unterstehen, sondern ebenfalls von einem intellektuellen und spirituellen Verständnis der Zukunft der Kinder und ihrer Beziehung zur Gesellschaft gelenkt sein.

Besonders in modernen Gesellschaften nimmt die elterliche Liebe und Fürsorge sentimentale Formen an. Die Kinder werden von allen Härten und Widrigkeiten des Lebens möglichst abgeschirmt. Ein solches künstliches Klima, in dem es keine Probleme zu meistern gibt, hat eine nachteilige Wirkung auf die Entwicklung von Selbstdisziplin, Ausdauer, Vitalität und Verständnis bei den Kindern. Einsichtige Eltern lassen es zu, daß ihre Kinder sich mit Schwierigkeiten verschiedener Art auseinandersetzen müssen, damit sie zu starken Persönlichkeiten heranwachsen. Eltern mit einer sentimentalen Haltung neigen häufig dazu, ihre Kinder überzuernähren. Materieller Wohlstand, höhere Bildung, ein komfortables Zuhause und stets sanfte Töne sind nicht die wesentlichen Voraussetzungen, damit Kinder zu reifen Erwachsenen heranwachsen. Im Verlaufe ihres Lebens werden die Kinder natürlicherweise mit den Wechselfällen des Lebens konfrontiert und müssen lernen, glückliche Menschen zu werden. Einsichtige Eltern werden daher ihren Kindern als erstes beibringen, wie sie ihre Gesundheit erhalten; als zweites, wie man verschiedene Probleme beurteilt und einschätzt; drittens, wie man die alltäglichen Notwendigkeiten bewältigt wie Kochen, einen Haushalt führen, Nähen usw.; und viertens, wie man sich im Umgang mit anderen Menschen benimmt, und letztlich die Liebe zur Natur und zum Universum. Kinder, die mit der makrobiotischen Lebensweise aufgewachsen sind, können sich ihrer natürlichen und gesellschaftlichen Umwelt ohne Klagen anpassen. Sie zeigen auch größte Ausdauer und Geduld in allen schwierigen Situationen und denken eher darüber nach, wie sie sich selber verändern können, als daß sie versuchen, andere zu ändern. Sie zeigen großen Mut und Ehrgeiz bei der Lösung von Problemen und streben stets danach, den Schwierigkeiten Chancen und neue Hoffnung abzugewinnen. Kinder, die nicht makrobiotisch aufgewachsen sind, neigen dazu, sich ungewohnten Situationen zu widersetzen, sich über eine unbequeme Umgebung zu beschweren, anderen Leuten Vorwürfe zu machen und vor Situationen, auf die sie keinen Einfluß haben, zurückzuweichen oder diesen ihren Willen aufzuzwingen.

Aus der Liebe zu den Kindern und ihrer Erziehung sollten die

Eltern keinen persönlichen Gewinn oder emotionale Befriedigung erwarten. Häufig kommt es vor, daß Eltern darauf bestehen, daß ihre Kinder bestimmte Erfahrung machen, ein bestimmtes Studium absolvieren, auf eine bestimmte Schule geschickt werden oder einen Beruf ergreifen müssen, nur um ihren persönlichen Wünschen und Vorstellungen zu entsprechen. Echte Liebe zu den Kindern kommt darin zum Ausdruck, daß die Eltern die Entwicklung des Kindes anleiten und führen und dem Kind helfen, das eigene Potential und die eigenen Ziele durch freie Entfaltung seiner Fähigkeiten zu verwirklichen, ob letztere mit den Idealen der Eltern übereinstimmen mögen oder nicht. Dementsprechend sollte die elterliche Erziehung darauf abzielen, den Kindern eine biologische und psychologische Grundlage zu bieten, um ihre Gesundheit und Urteilsfähigkeit aufrechtzuerhalten, zusammen mit einem Verständnis ihrer Vorfahren, der Gemeinschaft, in der sie leben, sowie einem Verständnis der Natur und des Universums. Die Liebe und Fürsorge der Eltern sollte den Kindern ermöglichen, als Menschen heranzuwachsen, die ihren besten Beitrag zur Gesellschaft leisten gemäß ihrem eigenen Traum.

Um dies zu erreichen, sollten die Eltern versuchen, den Kindern eine Geisteshaltung der bedingungslosen Wertschätzung aller Menschen und Dinge zu vermitteln. Die Eltern müssen den Kindern ein Vorbild sein, indem sie allen Menschen und allen Ereignissen und Erlebnissen ihre Dankbarkeit erweisen. Mit Hinblick auf ihr zukünftiges Glück müssen die Eltern ihre Kinder zur Ehrlichkeit erziehen, so daß sie niemals lügen. Wenn Eltern in ihren Beziehungen zu Nachbarn, Freunden und anderen Menschen eine Haltung der Ehrlichkeit und Demut an den Tag legen, so wird die Entwicklung der Kinder zu gesunden Persönlichkeiten hierdurch automatisch gefördert. Eltern sollten ihren Kindern gegenüber niemals zornig sein und ebenfalls in Gegenwart der Kinder niemals anderen Menschen Gefühle von Ärger oder Zorn zeigen.

Zorn ist eine Manifestation von Krankheit, besonders wenn Eltern sich über die Haltung ihrer Kinder erregen; falsche Einstellungen bei den Kindern sind ein Anzeichen dafür, daß die Lebensweise, einschließlich der Ernährungsweise, die die Eltern für ihre Kinder eingerichtet haben, stark aus dem Gleichgewicht geraten ist. Dieser Gleichgewichtsverlust beruht auf der Unkenntnis oder der fehlerhaften Praxis der Eltern selbst, wobei die Kinder lediglich das Verhalten und die Denkweise der Eltern widerspiegeln.

Wenn Eltern und Kinder die gleiche Nahrung teilen, welche richtig ausgewählt, zubereitet und serviert worden ist, bleibt die Beschaffenheit ihres Blutes gleich, und beide erfreuen sich ihrer physischen und spirituellen Gesundheit und Vitalität. Eltern und Kinder, die die gleiche Ernährungsweise teilen, teilen auch den gleichen Geist. Sie sind auch imstande, sich ohne Worte, als eine Familie zu verstehen. Eltern und Kinder hingegen, die sich unterschiedlich und in einer chaotischen Art und Weise ernähren, so wie es bei den meisten modernen Familien zur Zeit der Fall ist, leben sich auseinander aufgrund des Einflusses ihrer sich verschlechternden Blutbeschaffenheit auf ihren physischen und spirituellen Zustand. In solchen Familien gibt es unerwartete körperliche Krankheiten, Geisteskrankheiten sowie emotionale und intellektuelle Konflikte unter den einzelnen Familienmitgliedern, die an ihren jeweils unterschiedlichen Lebensweisen Kritik üben. Die Kluft zwischen den Generationen und der Verfall der Familieneinheit ist durch die unterschiedlichen Ernährungsweisen der einzelnen Familienmitglieder und das damit verbundene Fehlen des gemeinsamen Essens allmählich entstanden. Kinder und Nachkommen verlieren den Geist ihrer Vorfahren, die Tradition und die Gebräuche, und werden zu Waisenkindern, die sowohl von der Liebe und Fürsorge ihrer Eltern als auch von der Natur isoliert sind.

Wenn es nicht gelingt, die Traditionen in der Ernährung in einer ausgewogenen, aber flexiblen makrobiotischen Art und Weise aufrechtzuerhalten und weiter durch viele Generationen und Jahrhunderte hinweg zu bewahren, dann wird die Liebe und der Traum, den unsere Vorfahren seit Urzeiten kontinuierlich bewahrt und weitergegeben haben, von dieser Erde verschwinden. Wenn wir nicht im Einklang mit der Natur leben und uns der natürlichen Ordnung gemäß ernähren, werden unsere Familien und die Familien unserer Kinder degenerieren und die Evolution des Menschen auf diesem Planeten an ein Ende gelangen. Daher müssen wir alle, Eltern und Kinder, einander bedingungslos lieben und füreinander sorgen und den menschlichen Geist und Traum am Leben erhalten, daß dieser über endlose Generationen weitergereicht werden kann.

Mann und Frau

Traditionellerweise heißt es, daß der Mann den Himmel und die Frau die Erde darstellt. Infolgedessen wird die Struktur des männlichen Körpers eher von der zentripetalen Yang-Kraft gestaltet, welche von den fernen Galaxien und dem Sonnensystem herkommend an die Peripherie der Atmosphäre gelangt und sich in Spiralen zum Zentrum der Erde bewegt. Beim Mann strömt diese Kraft durch den spirituellen Kanal der elektromagnetischen Energie, welcher von der Haarspirale am Scheitel zum Penis verläuft. Im weiblichen Körper verläuft die zentrifugale Kraft, die sich vom Zentrum der Erde her ausdehnt, von der Gebärmutter und den Eierstöcken nach oben zur Haarspirale am Kopf. Natürlich erhalten beide Geschlechter sowohl die zentripetale als auch die zentrifugale Kraft, jedoch in unterschiedlichem Ausmaß (siehe Abb. 43). Beim Mann bewirkt das Überwiegen der himmlischen Kraft einen höheren Wuchs, kleine Brüste, außenliegende und nach unten weisende Geschlechtsorgane und den Bartwuchs. Bei der Frau bewirkt die sich ausdehnende Erdkraft, die den

Körper durchströmt, einen kleineren Wuchs, größere Brüste, innenliegende und nach oben weisende Geschlechtsorgane und einen üppigen Haarwuchs am Kopf. In psychologischer Hinsicht ist der Mann stärker an der Verwirklichung seiner Vorstellungen in der relativen Welt orientiert, während die Frau stärker danach strebt, ihre Umwelt zu ordnen und die Entwicklung von Schönheit und Perfektion zu fördern.

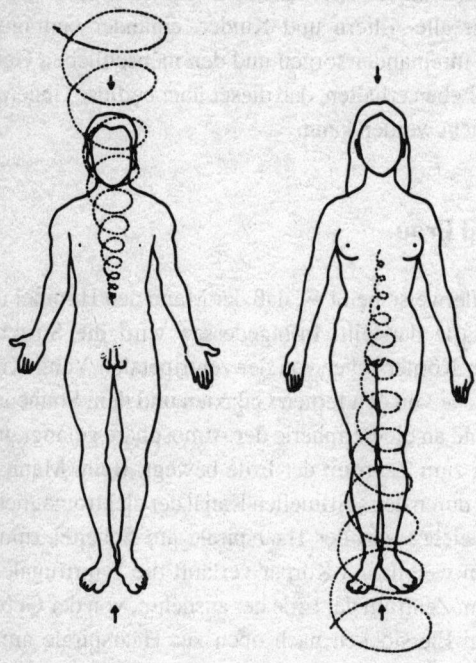

Abb. 43: Die Kräfte des Himmels und der Erde bei Mann und Frau
Obwohl beide Geschlechter die hereinströmende *Ki-* oder elektromagnetische Energie von Himmel und Erde empfangen, überwiegt beim Mann die Energie des Himmels, die dem Uhrzeigersinn entgegengesetzt durch die Spirale am Kopf hereinfließt. Bei der Frau ist die Erdenergie stärker, welche über die Gebärmutter in Spiralen in den Körper einfließt.

Dementsprechend dient eine etwas stärkere Betonung von Yang-Nahrungsmitteln, einschließlich mehr Getreide, Gemüse, Bohnen, Meeresgemüse, Salz und anderen Mineralstoffen und gelegentlich tierische Nahrung der Entwicklung des männlichen Charakters. Der weibliche Charakter wird gefördert durch einen geringeren Verzehr der oben erwähnten Nahrungsmittel mit weniger Gewürzen und leichterem Kochen und eine etwas stärkere Bevorzugung von mehr Salaten, Obst, Nachspeisen und anderen Yin-Nahrungsmitteln. Der männliche Charakter manifestiert sich als körperliche Kraft, begriffliches, intellektuelles Denken, gesellschaftliche Aktivitäten, Mut und Ehrgeiz und in der Bereitschaft, für seinen Traum zu sterben. Auf der anderen Seite manifestiert sich der weibliche Charakter als geistiges Verständnis, emotionale Sensibilität, künstlerische Anmut, die Verschönerung ihrer Umwelt, sanfte Zuneigung und die Bereitschaft, für ihre Liebe zu sterben.

Als komplementäre Manifestationen von Yin und Yang teilen Mann und Frau ihr Leben in Harmonie. In der Ehe leben Mann und Frau zusammen und schaffen und teilen ein Gleichgewicht auf allen Ebenen. Wie bereits angemerkt, kreist ein Pendel, das über den Kopf eines Mannes gehalten wird, meist entgegengesetzt dem Uhrzeigersinn, und über dem Kopf einer Frau im Uhrzeigersinn. Wenn Mann und Frau sich an den Händen fassen, bleibt das Pendel still, was die tiefe Einheit der Kräfte von Himmel und Erde anzeigt.

Gemeinsame Ernährungsweise: Zur Entwicklung und Aufrechterhaltung von physischer, geistiger und spiritueller Harmonie sollten Mann und Frau die gleiche Nahrungsbeschaffenheit teilen, abgesehen von kleineren geschlechtsbedingten Anpassungen. Ungefähr sieben Achtel der Nahrung, die sie miteinander teilen, sollten identisch sein, wobei das übrige Achtel abweichen kann, um die Einzigartigkeit des Charakters aufrechtzuerhalten.

In der makrobiotischen Ernährungsweise können die Hauptspeisen, die Getreidegerichte wie auch die Beilagen, die meist aus gekochtem Gemüse, Bohnen und Meeresgemüse bestehen, für Mann und Frau gleich sein. Eine gelegentliche Hinzufügung eines besonderen Gerichts kann erforderlich sein; im Falle des Mannes zum Beispiel Fisch, Meerestiere oder stärker gekochte Gemüsegerichte; bei der Frau zusätzliches, leicht gekochtes Blattgemüse oder eine kleine Portion Obst. Allgemein gesprochen können Frauen sich in gemäßigtem Klima durch die pflanzlichen Nahrungsmittel vollwertig ernähren und versorgen, während Männer nach Bedarf gelegentliche Zugaben von tierischen Nahrungsmitteln essen können, wenn erforderlich.

Indem Mann und Frau eine solche Ernährungsweise teilen, entwickeln sie eine ähnliche körperliche und geistige Beschaffenheit, während ihre einzigartigen männlichen und weiblichen Eigenschaften erhalten bleiben. Durch diese Ähnlichkeit einerseits und jene Unterschiedlichkeit andererseits können Mann und Frau die harmonischste körperliche Beziehung führen sowie geistiges Verständnis und biologische, psychologische und spirituelle Einheit erlangen.

Die körperliche Beziehung: Auf der Grundlage der gemeinsamen Ernährungsweise werden die körperlichen Beziehungen zwischen den Geschlechtern wesentlich harmonischer, was Anziehung, Ausdruck, sinnliche und emotionale Befriedigung anbelangt. Die geschlechtliche Vereinigung ist ganz einfach der biologische Vorgang der Verbindung der zentripetalen Kraft des Himmels mit der zentrifugalen Kraft der Erde, wobei diese Kräfte durch die vereinigten Körper in Form von starken Wellen und Ladungen fließen. Bei einer solchen Beziehung sollte die körperliche Verfassung der beiden Partner gleich gesund und sensibel sein, um die bestmögliche Leitfähigkeit dieser Kräfte zu ermöglichen. Wenn wir uns unterschiedlich ernähren, weist unsere emotionale und körperliche Beschaffenheit eine unterschiedliche Leitfähigkeit auf, was zu sexueller Disharmonie führt.

Bei den körperlichen Beziehungen geht die Initiative meist vom Mann aus, der die aktivere Rolle spielt, während die Frau im allgemeinen mehr empfänglich ist und das Gefühl der Einheit durch ihre harmonisierende Art verstärkt. Mann und Frau können ihr Zuhause gemeinsam aussuchen, doch sollte das Schlafzimmer von der Frau eingerichtet werden, die eine größere Sensibilität für die Umgebung besitzt und diese hübscher und bequemer einzurichten versteht.

Gemeinsames Wirtschaften: Wenn Mann und Frau ihre finanziellen und materiellen Angelegenheiten getrennt regeln, ist die Ehe unvollständig. Die wirtschaftlichen Aspekte des Haushalts und des Heims, von geschäftlichen und öffentlichen Dingen abgesehen, sollten von einem der Partner oder von beiden geführt werden, in einer gemeinsamen Haltung des uneingeschränkten Vertrauens. Größere Angelegenheiten, die mit gesellschaftlichen Aktivitäten zu tun haben, können durch den jeweils erfahreneren Partner geregelt werden, doch sollten die Finanzen des Haushalts, in dessen Mittelpunkt meist die Frau steht, von ihr geregelt werden. Der weise Ehemann gibt sein ganzes persönliches Einkommen vertrauensvoll in die Hände seiner Frau, die es verwaltet und dem Mann das Geld für seine täglichen Ausgaben zuweist. Der Mann sollte volles Vertrauen in die Haushaltsführung seiner Frau entwickeln, die dieses Vertrauen würdigt, indem sie die Haushaltsfinanzierung umsichtig gestaltet. Die Einstellung des Mannes zu seiner Frau und allen Situationen, die zwischen ihnen entstehen, sollte von Großzügigkeit und umfassendem Verständnis geprägt sein, während die Frau in ihrer Beziehung zum Mann bescheiden und mitfühlend sein sollte.

Die Einstellung der Partner zu ihren Familien, zu gemeinsamen Verwandten und Freunden: Die Verheirateten sollten die Eltern des Partners als die eigenen ansehen und die Geschwister und Verwandten des Partners ebenso. In der gleichen Weise, wie man die eigene Familie liebt und respektiert, sollte man die Familie des Partners ebenfalls lieben und respektieren.

Hierzu gehört das Kennenlernen der Familiengeschichte, des Hintergrunds und eine Vertrautheit mit den Traditionen der Familie des Partners. Zweitens sollte man von den Eltern des Partners soviel wie möglich über dessen gesamte Kindheit in Erfahrung bringen, um zu einem umfassenden Verständnis des Charakters, der Persönlichkeit, der Gewohnheiten und der Denkweise des Partners zu gelangen. Drittens gehört hierzu die Aufrechterhaltung von engen Beziehungen durch häufigen Besuch oder Briefwechsel zur Familie des Partners, ein Verständnis ihres Lebens, die Bereitschaft, sie wenn nötig zu unterstützen, sowie eine aktive Anteilnahme an ihren Familienaktivitäten. Viertens sollte man bei allen Unglücksfällen mit ganzer Anteilnahme und voller Sympathie die Trauer mit der anderen Familie teilen. Bei freudigen Ereignissen in der Familie des Partners sollte man ebenfalls von ganzem Herzen an ihrer Freude Anteil nehmen und sie dazu beglückwünschen. Fünftens sollten alle wichtigen Ereignisse wie eine Schwangerschaft, die Geburt eines Kindes, Krankheit, Erfolg oder Mißerfolg in gesellschaftlichen und anderen Aktivitäten der Familie des Partners mitgeteilt werden, einschließlich etwaiger Ehekonflikte. Man sollte nicht nur die eigenen Eltern oder die Familie, sondern auch diejenige des Partners zu Rate ziehen.

In ähnlicher Weise sollten alle Freunde des Partners als die eigenen angesehen und so behandelt werden, wie der Partner es tut. Bei allen Aktivitäten mit jenen Freunden sollte der Partner ohne weiteres daran teilnehmen können. Man sollte versuchen, mit den Freunden des anderen ebenfalls Freundschaft zu schließen und sie zu verstehen lernen. Die älteren Berufskollegen und Vorgesetzten des Partners sollten als die eigenen respektiert und die jüngeren Kollegen und Mitarbeiter mit Liebe und Fürsorge betrachtet werden, als wären sie die eigenen.

Ein gemeinsamer Traum: Jeder Mensch gibt seinem Leben eine bestimmte Richtung. Jeder verheiratete Mann und jede verheiratete Frau sollten den gleichen gemeinsamen Traum miteinander teilen. Die Art und Weise, mit diesem Traum umzugehen und ihn zu verwirklichen, mag aufgrund der unterschiedlichen Natur von Mann und Frau eben unterschiedlich aussehen, doch sollten sich diese Wege gegenseitig ergänzen und unterstützen können; der Mann von seinem Weg her, die Frau von ihrem. Mann und Frau sollten danach streben, ihren Traum ständig zu erweitern. Ein Traum, ein gemeinsames Lebensziel, das allein auf die Befriedigung der Sinne und der emotionalen Bedürfnisse ausgerichtet ist – ein schönes Zuhause, das man für sich alleine genießt, seinen Kindern das Beste bieten zu wollen, die Ansammlung von materiellem Reichtum, das Streben nach gesellschaftlicher Macht und Stellung –, erschöpft sich alsbald. Die Verwirklichung solcher Lebensziele bedeutet oft den Verlust des Zusammengehörigkeitsgefühls, und die Beziehung zwischen Mann und Frau gerät in eine Sackgasse. Durch ihre eigenen Erfahrungen, ihr eigenes Lernen und ihre dauernde Suche sollten Mann und Frau danach streben, ihren Traum fortwährend auf höheren intellektuellen und philosophischen Ebenen der Verwirklichung weiterzuentwickeln, dem endlosen Traum entgegen, den wir alle teilen, den Traum von einer friedlichen Gesellschaft und einer friedlichen Welt. Wenn Mann und Frau einen solchen Traum entwickeln, wird ihre Beziehung dauernd an neuem Leben und an neuer Energie gewinnen. Sie werden weder geistig noch spirituell ermüden, und ihre Ehe wird bis zum Lebensende fortdauern. Zu Beginn ihres gemeinsamen Lebens denken viele Männer und

Frauen heute nur an die Befriedigung der Sinne und der emotionalen Bedürfnisse, doch wenn das eigentliche Eheleben einsetzt, steht ihnen eine endlose mögliche Entwicklung bevor, da Mann und Frau Himmel und Erde darstellen. Indem sie gemeinsam an der Verwirklichung ihres Traums arbeiten, setzt ganz natürlich eine auf endlose spirituelle Verwirklichung gerichtete Entwicklung ein.

Die biologische Überlegenheit der Frau: Die Frau ist dem Mann in biologischer Hinsicht überlegen, was anhand der folgenden Punkte verdeutlicht wird. Zum ersten vermag die Frau mit weniger tierischer Nahrung und mehr pflanzlicher Nahrung ihre Gesundheit aufrechtzuerhalten. Diese Fähigkeit ist ein Ausdruck ihrer fortgeschrittenen Fähigkeit zur biologischen Umwandlung. Zum zweiten sind Frauen langlebiger als Männer, im Durchschnitt um drei bis vier Jahre in den meisten Teilen der Welt. Dies ist ein Beweis ihrer besseren Anpassungsfähigkeit an die Umwelt. Drittens benötigen Frauen meist weniger Volumen und Vielfalt an Nahrung, was von ihrer effektiveren Nutzung der Nährstoffe und der Energie zeugt. Viertens haben Frauen weniger Körperhaare als Männer. Als allgemeines Prinzip im biologischen Bereich zeigt stärkere Körperbehaarung eine geringere biologische Entwicklung an. Fünftens sind Frauen imstande, ihre Nahrung in ihre Körperzellen und Eizellen umzuwandeln, aus denen heraus sich das neue Leben in der Gebärmutter fortentwickelt, während Männer ihre Nahrung nicht weiter als bis zur Stufe ihrer Samenzellen in neues Leben verwandeln können.

Diese einzigartigen Merkmale, neben vielen anderen, beweisen die biologische Überlegenheit der Frau dem Mann gegenüber. Gemäß ihrer höheren Entwicklung hat die Frau stets für biologische Aufrechterhaltung der menschlichen Rasse gesorgt. Das Hervorbringen und Aufrechterhalten des Lebens, nicht nur das ihrer Säuglinge, sondern auch des Lebens ihrer Kinder und ihrer

Familie durch die Zubereitung der täglichen Nahrung, ist stets in den Händen der Frau gewesen. Aufgrund ihres höheren Urteilsvermögens ist die Frau imstande, eine tägliche Nahrung zuzubereiten, die verschiedene Umweltfaktoren vereinigt und die ihrem Partner, ihren Kindern und ihren Freunden zugute kommt. Aus dieser harmonischen Nahrung gehen ihre tagtägliche Gesundheit, Energie, ihre Gedanken und Aktivität hervor sowie letztendlich die Kultur und Zivilisation als Ganzes.

Wenn die Frau ihre zentrale Rolle bei der Erschaffung des biologischen Schicksals nicht mehr erfüllen würde, wäre der Verfall der Familie, der Gesellschaft, des Landes und der Welt die unweigerliche Folge. Viele Familien würden auseinanderbrechen, die Kinder sich in alle Welt zerstreuen und die Gesellschaften würden aufgrund von körperlichen und geistigen Krankheiten degenerieren. Die Welt würde dem Chaos und Elend verfallen und die Menschheit als Ganzes dem Aussterben entgegengehen. Wenn die Frau andererseits fortfährt, die Nahrung in einer geordneten und ausgeglichenen Art und Weise zuzubereiten, werden die Familien körperlich und geistig gesünder, und die Gesellschaft gedeiht und entwickelt sich fort.

Im Gegensatz zur Frau ist der Mann mehr idealistisch und setzt seine intellektuelle, begriffliche Denkweise und sein Organisationstalent sowie seine körperliche Vitalität und seinen Abenteuergeist dazu ein, die Welt nach seiner Vorstellung zu gestalten. In gewissem Sinne ist der Mann viel mehr ein Träumer als die Frau, die in vielen Dingen wesentlich praktischer ist. Männer sind oft sehr neugierig, erfinderisch und ehrgeizig. Der Mann beginnt mit seiner Idee und seinem Traum und hört mit dessen Verwirklichung in der Gesellschaft auf. Männer sind die mehr sichtbaren Akteure auf der Bühne der Welt, die viele dramatische Rollen spielen, während die Frauen indessen weniger sichtbar sind und die Entfaltung der menschlichen Geschichte aus einer Position von hinter den Kulissen lenken. Krieg und Frieden, Wohlstand und Verfall, Fortschritt und Rückschritt, Herausforderung und Erwiderung und viele andere Wechselfälle des Lebens werden weitgehend von Männern bestimmt. Ganz gleich, wie groß oder klein der Wirkungsbereich eines Mannes sein mag, sind alle Akteure im Theater des Lebens von ihren Müttern, Frauen und Partnerinnen hervorgebracht und in eine bestimmte Richtung geleitet worden. Die jeweilige biologische und psychologische Beschaffenheit des Mannes entsteht zudem durch die Nahrung, die von der Frau täglich zubereitet wird, sowie durch die Liebe und Fürsorge, die sie dem Mann entgegenbringt. Dadurch wird der Mann seinen Traum ständig weiterentwickeln und unermüdlich für eine friedlichere Welt arbeiten.

Liebe und Ehe

Geduld ist eine der wichtigsten Manifestationen der Liebe, um eine erfolgreiche Beziehung zu führen. Ausdauer ist eine weitere – die Fähigkeit, sich den Umständen anzupassen und angesichts von Veränderungen und Widrigkeiten flexibel zu bleiben. Ein Geschäft kann zusammenbrechen, man kann von Arbeitslosigkeit betroffen werden, Kinder können krank werden oder gar sterben, eine länger währende Trennung durch Krieg oder andere gesellschaftliche Faktoren muß möglicherweise überwunden werden. Bei lebenslangen Beziehungen ist es wichtig, ausdauernd zu sein und gemeinsam alle Schwierigkeiten zu überwinden, die sich den Partnern entgegenstellen. Wie oft hört man heute in unserer modernen Welt den bequemen Satz: »Ich habe es mir anders überlegt.« Dies ist ein Ausdruck des Fehlens eines gemeinsamen Ziels, eines gemeinsamen Traums oder einer gemeinsamen Richtung.

Durch Dinge wie das häufige, gemeinsame Essen der im Heim zubereiteten Speisen, durch körperlichen Kontakt, durch die Berührung (was für Frauen besonders wichtig ist) und indem man oft miteinander spricht, entsteht im Alltag das Verständnis zwischen den Partnern. Es ist wichtig, daß Mann und Frau einander von ihren Gedanken und Tätigkeiten erzählen, was nicht mit Geschwätzigkeit zu verwechseln ist. Im Laufe der Zeit werden sich beide ohne Worte verstehen und eins werden. Dann genügen nur wenige Worte. Zu Beginn der Beziehung ist ein guter verbaler Austausch jedoch wichtig.

Das Zueinanderfinden braucht Zeit. Viele moderne Ehen sind nach wenigen Jahren am Ende. Zwei bis drei Jahre reichen jedoch nicht aus, um einander wirklich kennenzulernen. Mann und Frau müssen Verantwortung füreinander übernehmen. Für die Frau bedeutet dies, den Mann nicht zu entmutigen, besonders was sein Lebensziel anbelangt. Wenn dies geschieht, droht die Gefahr, daß der Mann die Familie aus Frustration verläßt. Der Mann sollte die Frau ermutigen und die Nahrung, die sie kocht, und die Atmosphäre, die sie schafft, respektieren und würdigen. Mann und Frau bleiben einander ein Rätsel. Erst im Alter von etwa sechzig Jahren, nach vielen Jahren des Zusammenlebens und der Überwindung vieler Schwierigkeiten, beginnt man den Partner und das andere Geschlecht wirklich zu verstehen. Ohne die gegenseitigen Unterschiede zu respektieren, kann ein Paar sich nicht gegenseitig helfen. Dies jedoch ist der Grund, warum Mann und Frau einander suchen.

Echte Liebe kennt keine Erwartungen. Ob krank, arm oder häßlich, stellt die Liebe keine Bedingungen. Dies steht im starken Gegensatz zur berechnenden Liebe unserer Tage, die nur so lange währt, wie Gesundheit, Wohlstand und körperliche Schönheit gegeben sind. Mann und Frau können jedoch nie zusammen glücklich sein, solange ihre Liebe an Bedingungen geknüpft ist. Von Zeit zu Zeit ist es gut, wenn man den anderen lobt: »Du bist großartig«, »Du bist wunderbar«, »Ich finde Dich so schön«. Zum anderen sollten die Partner sich immer wieder mal beim anderen entschuldigen: »Es tut mir leid, daß ich Dir so viele Schwierigkeiten bereitet habe«, »Es tut mir leid, es ist mir mißlungen, ich werde es nächstes Mal besser machen«. Wenn keine starren, festgelegten Erwartungen mehr gegeben sind, eröffnen sich unendliche Möglichkeiten für Mann, Frau und ihre Kinder.

Sex und Beziehungen

Die Prinzipien von Yin und Yang sind nützlich zum Verständnis der zugrundeliegenden Ursachen von gescheiterten Beziehungen. In früheren Zeiten wurden die Männer zu sehr Yang und die Frauen zu sehr Yin, so daß sie nicht mehr ohne weiteres miteinander harmonieren konnten. Meist haben die Männer sehr hart gearbeitet, waren dem kalten Wetter ausgesetzt und haben zuviel tierische Nahrung gegessen. Als Folge davon nahm ihr sexuelles Verlangen zu und suchte Befriedigung außerhalb des Hauses. Umgekehrt wurde wenig Arbeit von der Frau innerhalb des Hauses und keine Arbeit außerhalb des Hauses erwartet, sie war den Elementen nicht ausgesetzt und aß zu viele ungekochte Speisen, Süßigkeiten und nahm zu viele Getränke zu sich. Infolgedessen kam es zu einer Verminderung ihrer grundlegenden Vitalität und ihres sexuellen Verlangens. Dieses Muster ist in der modernen Gesellschaft heute noch weit verbreitet (siehe Abb. 44).

Aufgrund der Bequemlichkeiten der modernen Gesellschaft und der chaotischen Ernährungsweise, die in den meisten heutigen Familien vorherrscht, werden die Männer oft zu sehr Yin aufgrund der mangelnden Auseinandersetzung und Schwierigkeiten, harter Arbeit und kaltem Klima und durch den Konsum von zuviel Milch, Eis, Zucker, Obst, Säften, Arzneimitteln und Alkohol. Die Frauen indessen werden zu sehr Yang aufgrund ihres regelmäßigen Konsums von Fleisch, Eiern und Geflügel und anderen tierischen Nahrungsmitteln, aufgrund eines zu starken

Salzkonsums oder durch Speisen, die zu lange gekocht worden sind, sowie durch zuviel Hausarbeit oder zuviel Arbeit außerhalb des Hauses.

Obwohl Sex nur einen kleinen Teil einer dauerhaften Beziehung darstellt, ist dieser Faktor oft die unmittelbare Ursache einer Trennung. Ein chaotisches sexuelles Verlangen ist meist die Folge einer falschen Ernährung. Fleisch, Eier, Geflügel und Fisch in geringerem Ausmaß bewirken eine Steigerung des sexuellen Verlangens, wobei der Ausdruck meist sehr grob und unbefriedigend ist. Nahrungsmittel, die extrem Yin sind, wie Zucker, Kaffee und Milchprodukte, vermindern das geschlechtliche Verlangen und tragen oft zur Unfruchtbarkeit oder Impotenz bei. Nahrungsmittel, die den Körper kälter machen, wie Eis, eisge-

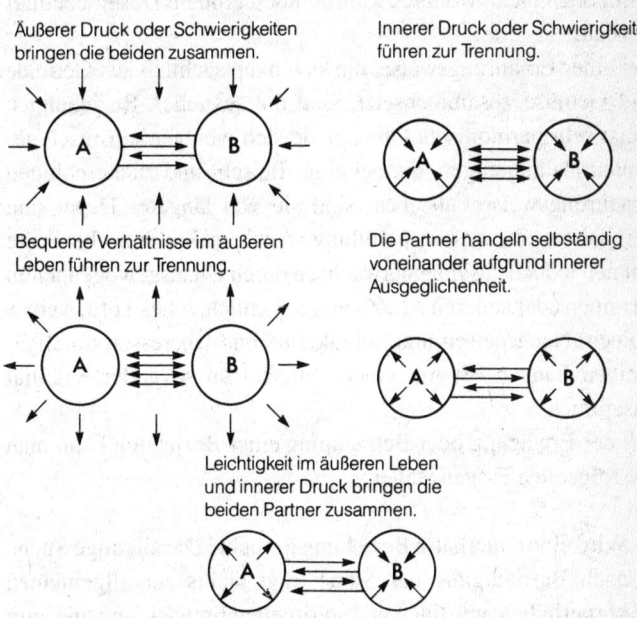

Äußerer Druck oder Schwierigkeiten bringen die beiden zusammen.

Innerer Druck oder Schwierigkeiten führen zur Trennung.

Bequeme Verhältnisse im äußeren Leben führen zur Trennung.

Die Partner handeln selbständig voneinander aufgrund innerer Ausgeglichenheit.

Leichtigkeit im äußeren Leben und innerer Druck bringen die beiden Partner zusammen.

Abb. 44: Schwierigkeiten zwischen Partnern

kühlte Getränke und Obstsäfte, können bei Frauen zu Frigidität führen oder fehlendes Verlangen beim Mann zur Folge haben. Der Konsum von tropischen Früchten (in einem gemäßigten Klima) wie Feigen und Avocados, zuviel Obst und zuviel Flüssigkeit kann ebenfalls zu Unfruchtbarkeit führen. Die Verbreitung von Pornographie, Prostitution und ungewöhnlichen sexuellen Techniken ist weniger ein moralisches Problem als ein biologisches. Nach Jahren der modernen Ernährungsweise stagniert der Körper, und die natürliche sexuelle Energie wird blockiert. Die Menschen wenden sich dann extremen Verhaltensweisen zu, um ihr abgestumpftes Nervensystem und ihr sexuelles Verlangen anzuregen. Anregungsmittel und Drogen sind eine Methode, um die Sexualität zu steigern, doch läßt ihre Wirkung schließlich nach, wodurch künftig noch größere Dosen benötigt werden.

Bei einer Ernährungsweise, die sich hauptsächlich aus Getreide und Gemüse zusammensetzt, sind die sexuellen Beziehungen meist sehr harmonisch. Obwohl sie sich weniger stürmisch gestalten als diejenigen, die bei einer fleisch- und zuckerhaltigen Ernährungsweise entstehen, sind sie von längerer Dauer und beinhalten eine tiefere Erfüllung. Auch makrobiotische Paare können jedoch auseinanderwachsen durch Unausgewogenheiten der einen oder anderen Art. Zu viel Sojamilch, rohes Tofu, weißes Somen, Nachspeisen und Süßigkeiten und Überessen im allgemeinen hängen oft mit einem Mangel an sexueller Vitalität zusammen.

Bei der Erwägung oder Betrachtung einer Beziehung kann man die folgenden Fragen stellen:

– Wird eine dauerhafte Beziehung gesucht? Die alleinige Suche nach Befriedigung der Sinne trägt nichts zur allgemeinen körperlichen, geistigen und spirituellen Entwicklung und zum Wachstum bei. Die Ehe ist eine Vereinigung auf allen Ebenen.

und ungebadet?

– Weiß die Frau um den Traum des Mannes? Ob dieser klein oder groß sein mag, praktisch oder idealistisch, realistisch oder unmöglich, ist sie imstande, sein Ziel zu unterstützen? Weiß der Mann, wie ausgelastet das Leben der Frau ist? Beide Seiten müssen hart arbeiten. Wissen beide behutsam miteinander umzugehen? Im Heim sollte eine offene und entspannte Stimmung herrschen, frei von Konflikten, die von äußeren Arbeiten und Aktivitäten herrühren.

– Ist das Heim ein angenehmer und gemütlicher Ort? Werden die Kinder bedingungslos geliebt? Viele Männer und Frauen wünschen sich ein schön eingerichtetes Zuhause. Beide müssen danach streben, das Heim möglichst verfeinert und ordentlich zu gestalten. Mit Kindern ist das Zuhause betriebsamer als ein Büro. Wenn Kinder da sind, werden sie zum Mittelpunkt der Familie, und die Eltern müssen für sie arbeiten. Mutter und Vater sollten jedoch nicht ihren Traum zugunsten der Kinder aufgeben. Die Kinder sollten statt dessen als Teil des Traums der Eltern betrachtet werden. Die Kinder sollen nicht »geplant« werden, und die modernen Methoden zur Empfängnisverhütung sind nicht nötig. Das Universum entscheidet, wer wann geboren wird, und sorgt für die nötige materielle Unterstützung für jedes Kind, das geboren wird. Solange die Eltern sich richtig ernähren, brauchen sie sich keine Sorgen über die Größe oder den Unterhalt ihrer Familie zu machen.

– Geschieht die Kritik des Partners von einer persönlichen Warte aus oder aus der Sicht der Familie? Ein Mann kann die Nahrung, die die Frau zubereitet, aus Gründen der eigenen Gesundheit oder der Gesundheit der Familie kritisieren, sollte jedoch eine Kritik, die auf persönlichen, gefühlsmäßigen Vorlieben beruht, wie z. B.: »Das schmeckt mir nicht«, »Das sieht nicht gut aus«, »Mir wäre dies oder jenes lieber« unterlassen. Das gleiche trifft natürlich auch auf die Frau zu. Sie sollte den Mann nur dann kritisieren, wenn es um die Gesundheit der

Familie oder um die Gesundheit eines einzelnen Familienmitgliedes geht und nicht, wenn es um ihre persönlichen Vorlieben oder Abneigungen geht.

– Kann man Fragen der Sexualität offen diskutieren? Bei einer dauerhaften Beziehung ist es wichtig, über sexuelle Gefühle und über das Verlangen sprechen zu können, um so die Wünsche des Partners zu verstehen. Unglücklicherweise ist die Vorstellung, daß Sex etwas Schmutziges sei, in der modernen Gesellschaft immer noch weit verbreitet. Diese Ansichten und die damit verbundenen Schuldgefühle müssen überwunden werden. Das ganze Universum ist Sex, Anziehung und Abstoßung, Yin und Yang. Sex ist etwas Wunderbares, ist eine Art und Weise, unser Leben und die Vereinigung mit dem anderen zu zelebrieren. Alle Arten von Beziehungen sind in Ordnung, solange die Partner einander wirklich lieben und füreinander sorgen.

Durch die Kenntnis der Prinzipien der Ordnung des Universums können wir eine gesunde, glückliche und friedliche Beziehung aufbauen, die über Jahre hinweg von Bestand sein wird.

Die Gesellschaft und die Natur

Wenn wir essen, wandeln wir einen Teil unserer Umwelt in unseren Körper, Geist und unsere Seele um und beginnen die Gesellschaft durch unsere Vorstellungen zu formen, zusammen mit den Vorstellungen anderer Menschen. Die Gesellschaft spiegelt unsere Ernährungsweise und unsere Gedanken wider. Die Gesellschaft ist unser Produkt, und die Natur ist unser Ursprung. Wenn wir die Natur als unseren gemeinsamen Ursprung respektieren, ist die Schaffung und Aufrechterhaltung einer harmonischen Gesellschaft die natürliche Folge.

Nach einer Reise von Millionen und Milliarden von Jahren durch das unendliche Universum sind wir hier, als Mitglieder einer Gesellschaft, zusammen zu dieser Zeit und an diesem Ort erschienen. Als Kinder dieses Planeten teilen wir alle den gleichen Ursprung – die Unendlichkeit – und die gleichen Eltern – die Natur, die uns umgibt. Wir teilen auch ein gemeinsames Schicksal, denn wir alle kehren zur Natur und zum unendlichen Universum zurück – zu unseren Eltern und zu unserem Ursprung. Wenn wir es verstehen, uns der Umwelt flexibel anzupassen, besonders durch die Art der täglichen Nahrungszubereitung, wird sich bedingungslose Liebe und Achtung zwischen allen Mitgliedern der Gesellschaft entwickeln. Indem wir uns alle zusammen ähnlich ernähren, nach makrobiotischen Richtlinien und von Nahrungsmitteln, die allgemein, traditionell in unserer jeweiligen Gegend zubereitet wurden, entwickeln wir eine ähnliche Beschaffenheit des Blutes und eine ähnliche gesundheitliche Verfassung. Unser Geist, unsere Gedanken, unsere spirituelle Orientierung und unser Traum und unsere Lebensziele sind dann ebenfalls ähnlich beschaffen. Wir sind imstande, uns ohne weiteres zu verstehen und können unsere Gedanken unmittelbar mitteilen. Eine solche Gesellschaft ist eine freie Gesellschaft im wahrsten Sinn des Wortes. Durch die Übereinstimmung mit der natürlichen Ordnung werden die gesellschaftliche Harmonie und der Frieden automatisch hergestellt.

In einer freien Gesellschaft sollten die Älteren aufgrund ihrer Erfahrung und Weisheit eine natürliche Anerkennung genießen. Die Älteren wiederum – Großeltern, Eltern, Onkel und Tanten – sollten ihre Liebe und Fürsorge allen jungen Menschen, ohne Parteinahme, zugute kommen lassen. Sie sollten alle jungen Menschen in ihrer Gemeinde als ihre eigenen Kinder ansehen und alle jüngeren Erwachsenen als ihre eigenen jüngeren Geschwister betrachten. Ihre Aufgabe ist es, die jüngere Generation zu ermutigen, ihre Träume zu entwickeln und zu verwirklichen. Wenn junge Menschen in Not geraten sind oder verzweifeln, sollten sie ihnen Trost zusprechen. Sie können die jüngere Generation dazu inspirieren, zu einem Verständnis des Lebens zu gelangen und glückliche Menschen zu werden. Sie sollten jüngeren Menschen helfen, wenn dies für deren Fortschritt erforderlich ist, und ihnen als Führer bei ihrem Streben nach Freiheit dienen. Ein besonderes Augenmerk sollten sie auf die Gesundheit der jüngeren Generation richten und sie zur Entwicklung eines unendlichen Traums anleiten.

Die jüngere Generation indessen sollte die Älteren respektieren, sich ihren Rat anhören, aus ihren Erfahrungen und Schwierigkeiten lernen, ihre Inspiration empfangen, sich bemühen, ihren Hintergrund und Werdegang zu verstehen und versuchen, ihren Traum weiter zu verwirklichen. Wenn jemand nur um ein Jahr älter ist, sollte man diesen Menschen als Älteren respektieren. Wenn die Älteren ein fortgeschrittenes, hohes Alter erreicht haben, sollten sich die Jüngeren wie Eltern um sie kümmern, so wie sie es selber einst als Kinder erfahren haben. Sie sollten ihnen sowohl spirituelle als auch materielle Unterstützung gewähren und soviel wie möglich für ihre Gesundheit und Langlebigkeit tun.

Unsere menschlichen Beziehungen sollten sowohl im privaten als auch im öffentlichen Bereich auf gegenseitigem Vertrauen beruhen. Eine öffentliche Bildung, die auf Liebe und Achtung aller Menschen innerhalb der Gemeinde fußt, ist eine notwendige Voraussetzung für unsere gesellschaftliche Entwicklung. Ein solches Verständnis kann man jedoch nicht begrifflich lehren, sondern es wird auf natürliche Weise genährt und gefördert durch die biologische und biochemische Steigerung des Bewußtseins, die sich ihrerseits aus der Verbesserung unserer Ernährungsweise ergibt. Wenn wir unsere Gesundheit wiedererlangen und unsere Urteilsfähigkeit zunimmt, beginnen wir alle Menschen, ob nah oder fern, als unsere Brüder und Schwestern anzusehen. Es entwickelt sich ein Geist des gegenseitigen Vertrauens, der Liebe und der Fürsorge, und ganz gleich, in welcher Situation wir uns befinden, führen wir keine Beschwerden über andere Menschen oder erheben Vorwürfe gegen sie. Unser tägliches Leben wird vom Geist der Dankbarkeit für alles, was wir empfangen, geleitet, ob materiell oder spirituell, und von einem tiefen Bedauern, wenn wir anderen durch unsere Gedanken oder Handlungen Unrecht getan haben.

Wenn es in einer Gemeinde nur einen einzigen Menschen gibt, der die Ordnung des Universums versteht und eine makrobiotische Lebensweise führt, kommt dies der gesamten Gemeinde zugute. Wenn es andererseits keinen solchen Menschen gibt, wird es früher oder später zu chaotischen Zuständen kommen, wobei die Menschen sich übereinander beschweren, sich gegenseitig beschuldigen und sich gegeneinander verteidigen. Wenn wir andere Menschen zu unserem persönlichen Gewinn benützen, besonders im materiellen Bereich, werden wir andere Menschen anziehen, die uns in ähnlicher Weise gebrauchen. Wenn wir das Glück anderer vor unser eigenes stellen, werden andere dazu bewegt, das gleiche für uns zu tun.

Harmonische Beziehungen zu anderen Menschen hängen von unserem eigenen Verständnis und unserer eigenen Praxis des Lebens nach der Ordnung des Universums ab. Nur dann, wenn es uns gelingt, unsere körperliche und geistige Verfassung mit den natürlichen Zyklen in Übereinstimmung zu bringen, werden wir imstande sein, friedliche Beziehungen mit anderen Menschen zu genießen. Daher sollten wir, über alles andere hinweg, die Natur und das Universum als unsere Eltern empfinden. Die Anpassung an den natürlichen Wandel, der in der uns umgebenden Natur vor sich geht, liegt unserer Achtung vor der Tradition und den Älteren zugrunde sowie unserer Liebe zu den Mitmenschen und der jüngeren Generation und unserer Fürsorge für alle Menschen und alle Dinge.

Es ist wichtig, die unermeßliche Schönheit und die immerwährende Ordnung der Natur und des Kosmos täglich zu bestaunen. Wir sollten uns stets das Wunder vergegenwärtigen, wie wir, aus dem unendlichen Universum entstammend, nun als Mitglieder der Familie des Menschen körperliche Gestalt angenommen haben. Wir sollten eine Haltung der endlosen Wertschätzung für die Natur und das Universum bewahren, einschließlich der Wertschätzung aller natürlichen Phänomene und der unzähligen Leben, die mit uns gelebt haben, leben und leben werden. Laßt uns dankbar sein für Berge und Flüsse, Land und Meer, Tiere und Pflanzen, für den Himmel und die Sterne.

Wann immer wir in Not sind, sollten wir daran denken, daß die Natur und das Universum im ständigen, zyklischen Wandel begriffen sind und daß unsere Not nur durch unseren Mangel an Harmonie hervorgerufen worden ist.

Wir wollen die Wunder der Natur und des Universums ehren, einschließlich aller darin enthaltenen Wesen, sichtbarer und unsichtbarer, und ihnen unsere Gebete und unsere Freude über ihr Dasein durch gelegentliche Feiern, Zeremonien und dergleichen widmen als auch dadurch, daß wir tief darüber reflektieren.

Laßt uns die Natur um uns herum – die Wälder und den Boden, die Hügel und Flüsse, Luft und Seen, Meer und Land – so üppig, reich, schön und sauber hinterlassen, wie sie in früheren Zeiten gewesen sind. Wenn wir einen Teil unserer natürlichen Umwelt gebrauchen, sollten wir dies mit Bescheidenheit tun und unsere Gebete und unsere Wertschätzung darauf richten. Danach sollten wir den ursprünglichen Zustand jenes Teiles wiederherstellen.

In vielen traditionellen Kulturen in der ganzen Welt gab es eine Vielfalt von Festen und Zeremonien, die der Natur oder dem Geist der Natur gewidmet waren. Die alten Kalender kannten besondere Tage hierfür, wie einen Tag für die Sonne, einen Tag für den Mond, einen Tag für die Sterne und andere. In den Vereinigten Staaten gehören der Maitag, der Tag des Baumes,

Erntedank sowie viele regionale Festtage zu den Tagen, an denen man der Natur gedenkt. In vielen europäischen Ländern gibt es ebenfalls viele traditionelle Festtage, die der Natur gewidmet sind. In Japan feiert man den Tag des Gebetes für die Sonne (1. Januar), den Friedens-Blumentag (3. März), das Kirschblütenfest (von Ende März bis April), den Pfingstrosen-Tag (5. Mai), das Sternen-Nachtfest (7. Juli), das Mondfest (9. September) und das Chrysanthemenfest (11. November) sowie Erntedank-Zeremonien an den Tagundnachtgleichen im Frühjahr und Herbst, die dem Reis und anderen wichtigen Ernten gewidmet sind.

Die traditionellen Gesellschaften haben auch die verschiedenen Phänomene der Natur als Götter und Geister symbolisch dargestellt, wie wir in der Mythologie des alten Afrika, Sumers, Griechenlands, Roms, Indiens, Chinas, Japans, Skandinaviens, Irlands, Englands und des nord- und südamerikanischen Kontinents sehen. Eine solche Verehrung der Natur und der natürlichen Phänomene ist eine der universalsten Traditionen und Praktiken der Menschheit, welche über unzählige Generationen zurückreicht und die Familie des Menschen vereint. Die Wertschätzung des Menschen für die Natur ist in der modernen Zeit, besonders seit dem Beginn des wissenschaftlichen, analytischen Beobachtens im 16. Jahrhundert, rasch zurückgegangen. Das Bestreben, die Natur allein zum Nutzen des Menschen oder um Profite zu erzielen zu gebrauchen, hat die traditionelle Vorstellung des Lebens in Harmonie mit der Natur abgelöst. Die moderne Mentalität der Eroberung und Nutzbarmachung der Natur – unser Elternteil – hat zu ausgelaugten Böden, belastetem Wasser und unreiner Luft geführt. Die industrielle Massenproduktion hat uns materiellen Wohlstand beschert durch eine rücksichtslose Ausbeutung des Reichtums der Natur und auf Kosten einer Verarmung und Verschlechterung der Umwelt. Hierdurch wird die Grundlage unseres biologischen Lebens vernichtet und das Überleben der Menschheit in Frage gestellt. Die makrobiotische Lebensweise zielt auf eine Umkehrung dieser Entwicklung und auf die Vereinigung von Gesellschaft und Natur. Um die Gesundheit des Menschen, Glück und Frieden wiederherzustellen und die Fortdauer der Menschheit zu sichern, müssen wir sowohl über unsere eigenen Gedanken und Handlungen als auch über die unnatürliche Lebensweise der modernen Gesellschaft gründlich reflektieren und nachdenken.

Der Geist der Makrobiotik

Wenn wir unseren Ursprung und unsere Zukunft verstehen – wie wir, der Einen Unendlichkeit entstammend, in diese Welt der Relativität gekommen sind, diese unendliche Ordnung des Lebens bestaunen und beginnen, zur Unendlichkeit zurückzukehren –, dann fangen wir an, uns die Frage zu stellen, warum und zu welchem Zweck wir als Menschen auf diesen Planeten gekommen sind. Unser Lebenstraum, unser Lebensziel hängt von der Erinnerung an unseren Ursprung ab. Ohne Erinnerung gibt es keinen Traum; ohne Traum gibt es kein Leben. Da wir stets innerhalb eines unbenennbaren, undifferenzierten und nicht determinierten unendlichen Meeres der Erinnerung leben, sind wir imstande zu träumen, uns Dinge vorzustellen, zu denken, zu urteilen und zu wollen.

Unser Leben auf diesem Planeten ist eine winzige Manifestation im endlosen Strom des ewigen Lebens, ein geometrischer Punkt im grenzenlosen Raum des unendlichen Universums. Unser Leben entsteht, verändert und bewegt sich, verfällt und erlischt nach den Gesetzen und Prinzipien der immerwährenden Ordnung. Unser Leben in diesem Raum und in dieser Zeit ist eine kleine Welle, die der Ordnung des Universums, dem Yin und dem Yang, untersteht. Die Makrobiotik ist nur die Interpretation und die

244

Anwendung dieser Ordnung im Leben des Menschen. Zum Geist der Makrobiotik gehören die folgenden Eigenschaften:

Bedingungsloses Vertrauen in die Ordnung des Universums: Im täglichen Leben führt unser durch Sinneswahrnehmung und Emotionen geprägtes Bewußtsein sowie unser intellektuelles und gesellschaftliches Bewußtsein oft zu einer illusorischen Sicht der Welt. Wir neigen zu dem Glauben, daß wir ewig leben werden, daß unsere Gesellschaft sich immer weiter entwickeln wird und daß unsere Liebe und unsere Freundschaften von ewiger Dauer sein werden. Wir neigen auch zu der Ansicht, etwas sei absolut richtig oder absolut falsch, gut oder schlecht, schön oder häßlich, schwer oder leicht. Alle diese relativen Urteile beruhen jedoch auf unserem begrenzten Bewußtsein, welches nicht imstande ist, den endlosen Wandel zu sehen. Relative Werte, ob in Form von Geld, materiellen Dingen, Stellung, Namen oder Ruhm sind rasch vergänglich. Unser Schicksal sollte nicht von unseren Gefühlen oder Sinneseindrücken bestimmt werden. Über die Wechselfälle des Lebens hinaus müssen wir unendliches Vertrauen in die Ordnung des Universums entwickeln, die ewig unveränderlich bleibt. Während unseres Lebens in der Welt der Vergänglichkeit wollen wir unser Leben leben, indem wir unsere natürliche Intuition mit Hilfe der natürlichen Ordnung entwickeln und harmonisieren.

Freiheit von Ideologien und Glaubensbekenntnissen: Die relative Welt und die menschliche Gesellschaft ganz besonders sind voller Irrtümer, Täuschungen und Geheimnisse. Wir neigen dazu, das, was unsere Sinne wahrnehmen und interpretieren, ohne entsprechende Erfahrung und Verständnis zu glauben. Die Bildungssysteme und die Werbung wollen ständig, daß wir Dinge glauben, die wir selber nicht wissen. Die Wissenschaft, die Religion sowie moderne gesellschaftliche, wirtschaftliche und politische Systeme sind Bereiche, in denen ebenfalls Glauben, ja oft blinder Gehorsam, erforderlich ist. Wir sollten die Theorien und Annahmen, die von anderen entwickelt worden sind, nicht übernehmen, oder ihre Denk- und Verhaltensweise nachahmen. Im Geist der Freiheit von Ideologien und Glaubensbekenntnissen wollen wir unaufhörlich danach streben, durch unsere eigene Erfahrung und unser eigenes Verständnis das Wirkliche, das Wahre und das Ewige zu verwirklichen.

Jeder ist sein eigener Herr: Als Menschen sind wir auf diesen Planeten gekommen, um bei allem, was wir tun, unser Urteilsvermögen zu entwickeln und einzusetzen. Wir sind es, die sich diesen Ort und diese Zeit selbst ausgesucht haben, und wir tragen die volle Verantwortung für alles, was wir als reife, erwachsene Menschen tun. Wenn wir krank sind, denken wir darüber nach, daß dies eine Folge unserer Unfähigkeit ist, uns im Einklang mit den Gesetzen der Natur zu verhalten – eine Folge einer unausgewogenen Ernährungsweise, einer starren oder unkonzentrierten Denkweise oder die Folge eines extremen oder chaotischen Handelns. Wenn wir unglücklich sind, denken wir darüber nach, daß dies die Folge unseres eigenen Mangels an Urteilsvermögen oder Einsicht ist, was wiederum auf eine Lebensweise, die nicht mit der Umwelt im Einklang ist, zurückzuführen sein kann. Krankheit, die Folgen eines Unfalls, Unglück und andere Schwierigkeiten können durch entsprechende Änderungen unserer eigenen Gedanken und Handlungen in Gesundheit, Wohlbefinden und Glück verwandelt werden. Niemand anderes kann solche Zustände für uns verändern, wir allein sind es, die hierbei die Initiative ergreifen müssen. Wir können die Ratschläge anderer Menschen annehmen, ihre Vorschläge beachten und uns auch führen lassen – was in den meisten Fällen ein sinnvolles Verhalten darstellt. Doch letztendlich muß jeder für sich allein Entscheidungen treffen, Veränderungen im Leben durchführen und als Meister des eigenen Schicksals Verantwortung tragen.

Wir sind unwissend: Wenn wir über das reflektieren, was wir wirklich wissen, begreifen wir, wie unwissend wir sind. Wir wissen in der Tat fast nichts über das Leben, über uns selbst, über andere, über die Natur – über alles. Die meisten von uns haben keine Ahnung, was ihnen morgen passieren wird, wie ihr Schicksal sich im kommenden Jahr verändern wird oder wann sie sterben werden. Wir wissen nicht, wie wir unsere Gesundheit bewahren sollen, wie wir freudige, glückliche Menschen werden sollen. Wir wissen nicht einmal, was wir essen sollen, wie wir richtig atmen, was wir denken und wie wir sprechen sollen. Wir wissen nicht, ob das, was wir für wirklich halten, wahr ist, und ob das, was wir für gut halten, wirklich das Gute ist. Wir stehen vor einem endlosen Dilemma und vor dauernden Enttäuschungen, wenn wir einerseits zwar wissen, was wir erreichen wollen, aber das Gegenteil von dem bewirken. Wir wissen nicht, warum wir auf diese Welt gekommen sind oder was wir im Leben tun sollen. Wir sind stets unwissend, und je mehr wir lernen, desto größer wird unsere Unwissenheit. Die Einsicht in unsere Unwissenheit ist der Beginn unseres Bewußtseins dessen, was das Leben ist, und der Beginn unseres Verständnisses dessen, was wir sind. Die Lebensweise, die uns zum wahren Glück führt, geht aus der tiefen Reflektion unserer Unwissenheit hervor. Da wir unwissend sind, müssen wir uns der Ordnung des Universums bedingungslos ergeben. Da wir unwissend sind, müssen wir alles, was um uns herum geschieht, als im Bereich unserer Verantwortung liegend akzeptieren. Da wir unwissend sind, müssen wir uns unserer Umgebung und der Umwelt anpassen. Wenn wir in einer Haltung der Demut und der Bescheidenheit die Letzten und nicht die Ersten sind, uns sogar ganz vergessen dabei, dann sind wir auf dem kürzesten Weg zur vollständigen Freiheit im Leben.

Wir sind, was wir essen: Wenn uns unsere Unwissenheit bewußt ist und wir uns in die Hände der Natur begeben und uns der

Ordnung der Natur unterwerfen, beginnen wir ein Verständnis dafür zu entwickeln, daß alles, was wir als Nahrung zu uns nehmen – einschließlich der anderen Umweltfaktoren wie Wasser, Luft und verschiedene Schwingungen sowie die unterschiedlichen Strahlungen und kosmischen Strahlungen, denen wir ausgesetzt sind – uns verändert und umwandelt. Wir sind, was wir essen. Wir sind ein Abbild dessen, was wir zu uns nehmen. Wir sind eine Umwandlung unserer Umwelt, eine Manifestation dieses Universums. Wir essen, also existieren wir. Wir essen, also denken wir. Wir essen, also bewegen wir uns. Wir essen, also leben wir. Die Systeme, Organe, Gewebe, Zellen, Moleküle und Atome in unserem Körper entstammen alle der äußeren Welt. Ohne Nahrung, das heißt, ohne unsere Umwelt, würden alle Lebewesen aufhören zu existieren. Indem wir das, was wir als Nahrung zu uns nehmen, verändern, verändern wir nicht nur uns selber in körperlicher, geistiger und spiritueller Hinsicht, sondern wir verändern sogar die Gesellschaft, die Kultur und die Zivilisation. Wenn wir mit Schwierigkeiten konfrontiert sind, sollten wir die Ursache in unserer Ernährung suchen. Wenn wir Glück erfahren, sind wir uns der Tatsache bewußt, daß die Ursache dafür in unserer Ernährung liegt. Wer dies weiß, vermag sein Leben und Schicksal zu meistern. Wer dies weiß, ist ein freier Mensch, und wer darüber unwissend ist, gleicht einem Sklaven.

Dankbarkeit für unsere Schwierigkeiten: Die Welt und das darin enthaltene Leben schreiten fort und verändern sich in paradoxer Weise. Wir suchen Komfort; Komfort erzeugt Bequemlichkeit; Bequemlichkeit erzeugt Schwäche; Schwäche erzeugt Armut; und Armut erzeugt Schwierigkeiten. Also führt die Suche nach Komfort schließlich zu Schwierigkeiten. Wenn unsere Schwierigkeiten ein Ende nehmen, beginnt wieder die Suche nach Komfort. Komfort schwächt den Menschen, während wir durch schwierige Umstände erstarken. Armut und Kälte, Krankheit und

Elend, Hunger und Krieg stärken uns in physischer, geistiger und spiritueller Hinsicht. Dort, wo keine Schwierigkeiten zu bewältigen sind, gibt es auch keine Entwicklung. Wenn wir allen Widrigkeiten des Lebens stets ausweichen, werden wir, nach vorübergehendem Wohlergehen, schwächer werden und degenerieren. Laßt uns zu allen Zeiten alle Arten von Schwierigkeiten begrüßen und sie als Lehrer achten und schätzen.

Wenn wir einen Berg besteigen, ist unsere Freude beim Erreichen des Gipfels um so größer, je schwieriger der Aufstieg gewesen ist. Je größer das Elend in Kriegszeiten um uns herum ist, desto mehr wissen wir den Frieden zu schätzen, wenn der Krieg vorbei ist. Je ernster eine Erkrankung war, desto größer ist unsere Freude an der wiederhergestellten Gesundheit. Schwierigkeiten sind wahrlich die Ursache unseres Glücks, und das Vermeiden von Widrigkeiten ist die wahre Ursache unseres Unglücks. Um dauernd glücklich zu sein, sollten wir uns ständig endlosen Schwierigkeiten aussetzen.

Unser Feind ist unser Freund: Es gibt viele verschiedene Menschen auf dieser Welt; sie sind unsere Brüder und Schwestern, die den gleichen Traum, die gleiche Zukunft und die gleiche Erde teilen. Dabei gibt es Menschen, die wir gern haben, und andere, die wir nicht mögen. Manche Menschen lieben wir, während wir andere hassen. Wir haben eben unsere Freunde und unsere Feinde. Mit unseren Freunden fühlen wir uns wohl und haben Freude an ihnen, während wir Spannungen und Widrigkeiten durch unsere Feinde erfahren. Menschen, die uns süße Worte des Trostes zusprechen und uns liebende Unterstützung gewähren, betrachten wir als unsere Freunde. Wenn wir immer nur von solchen Menschen umgeben sind, werden wir schwächer – wie eine Pflanze im Gewächshaus. Wenn wir dann Schnee und Stürmen ausgesetzt sind, werden wir rasch welken und vergehen. Andererseits werden wir durch die Angriffe und die Anklagen eines

Feindes in unseren Handlungen vorsichtiger, in unseren Gedanken bestimmter, und unsere Fähigkeiten werden gestärkt. Unsere Feinde verhelfen uns zu größeren körperlichen und geistigen Kräften. Wir sollten ihnen daher dankbar sein. Sie sehen das, was wir nicht sehen. Sie besitzen das, was wir nicht besitzen. Sie wissen, was wir nicht wissen. Daher sollten wir unsere Feinde als unsere besten Freunde betrachten. Wenn wir unseren Feind zum Freund machen, können wir sowohl unser eigenes Glück als auch dasjenige unseres Feindes dabei verwirklichen.

Der Letzte wird der Erste sein, der Erste wird der Letzte sein: Die endlose Bewegung des Universums, das unsere Welt der Relativität miteinschließt, bewirkt einen dauernden Wandel von einem Zustand zum anderen sowie eine stetige Rückkehr zum vorherigen Zustand. Yin wird zu Yang, Yang wird zu Yin. Yin bringt Yang hervor, Yang bringt Yin hervor. Der Zyklus eines jeden Tags enthält den immer wiederkehrenden Wechsel von Licht und Dunkel; der Jahreszyklus enthält den Wechsel zwischen warmen und kalten Jahreszeiten. Zu den Zyklen kosmischen Wandels gehören die Zyklen der Sonnentätigkeit, die Zyklen der Präzession der Erdachse (das Platonische Jahr) und der Zyklus der Bewegung des Sonnensystems innerhalb der Galaxie der Milchstraße. Eine Gesellschaft nimmt ihren Anfang, verfällt, um wieder neu zu beginnen. Das Leben beginnt mit der Geburt und endet mit dem Tod; doch nach dem Tod beginnt wieder neues Leben. Jedes Phänomen, das sich ausdehnt, zieht sich schließlich zum Mittelpunkt zusammen, um sich danach wieder auszudehnen. Daher ist der Anfang das Ende und das Ende ist der Anfang: der Erste ist der Letzte, und der Letzte ist der Erste. Alpha ist Omega, Omega ist Alpha.

Wenn wir am Fuß des Berges stehen, können wir den Gipfel besteigen. Wenn wir eine niedrige gesellschaftliche Stellung einnehmen, können wir eines Tages die höchste Ebene erreichen.

Wenn wir den Gipfel erreichen, müssen wir schließlich den Abstieg antreten. Die Reichen werden arm, die Armen werden reich. Die Weisen werden töricht, und die Törichten werden weise. Krankheit ruft Gesundheit hervor, und Gesundheit ruft Krankheit hervor. Krieg wird zu Frieden, und Frieden wird zu Krieg. Je höher ein Baum seine Äste zum Himmel streckt, desto stärker der Wind, der durch den Wipfel weht. Je niedriger das Gras, desto sanfter der Wind, der hindurchstreicht. Wenn wir uns nicht hervortun und hinter anderen Menschen zurückstehen, werden wir niemals starken Angriffen ausgesetzt sein, und wenn wir an einer niedrigen Stelle bleiben, werden wir nie einen Sturz in die Tiefe erleiden müssen. Wenn wir eine höhere Position einnehmen, sollten wir uns daher vor noch mehr Menschen verneigen und weiter mit einer Haltung von Bescheidenheit und Demut leben, um so mit unserem Schicksal zu harmonieren; denn der Letzte wird der Erste sein, der Erste wird der Letzte sein. Wenn wir in eine niedrigere Position kommen, sollten wir an unserem Ehrgeiz und Unternehmungsgeist festhalten, denn dieser schafft Harmonie in unserem Leben und führt uns durch die Wechselfälle des Lebens.

Ein Korn, zehntausend Körner: Die Natur und das Universum bringen dauernd aus Einem Zwei hervor, und aus Zwei werden Drei oder Vier und aus diesen wieder eine Vielzahl. Stetige Differenzierung wie auch stetiges Sammeln sind ein Teil der Ordnung des Universums. Wie wir aufgrund der modernen Wissenschaft wissen, dehnt sich das Universum, in dem wir leben, ständig aus. Aus einem Samen werden Hunderte von Samen; aus Hunderten werden Tausende; aus Tausenden von Samen werden Millionen von Samen. »Ein Korn, zehntausend Körner« ist die natürliche Ordnung und die Arbeit des Lebens.

Wenn wir ein Stück Brot oder eine Schale Reis empfangen, schaffen wir selber Tausende Stücke Brot, Tausende Schalen

Reis und geben sie denjenigen zurück, die uns ernährt haben sowie vielen Tausenden von anderen Menschen. Wenn wir irgend etwas Nützliches lernen, geben wir es ganz natürlich an alle anderen um uns herum weiter. Geben, geben und unaufhörlich geben ist das wichtigste Prinzip des Lebens. Indem wir geben, machen wir uns selber glücklich und bringen Tausenden von anderen Menschen Glück. Wenn wir essen, müssen wir das, was wir aufnehmen, weiterverteilen. Wenn wir dies nicht tun, können wir nicht weiteressen. Das Leben ist Geben und Nehmen, und je mehr wir geben, desto mehr empfangen wir. Wenn wir von morgens bis abends, Tag und Nacht im Geiste des »ein Korn, zehntausend Körner« beschäftigt sind, leben wir in Übereinstimmung mit dem sich ausdehnenden Universum. Die Wahrung dieses Geistes ist die wichtigste Voraussetzung zur Verwirklichung unseres unendlichen Glücks.

6. Ursachen und Heilung von Krankheiten

»Eure Nahrungsmittel sollen eure Heilmittel sein, und eure Heilmittel sollen eure Nahrungsmittel sein.«

– Hippokrates

Die Ursachen unserer gesundheitlichen Probleme

Nachdem wir uns als Menschen auf diesem Planeten manifestiert haben, setzen wir unsere endlose Reise fort, indem wir den Weg der spirituellen Entwicklung gehen, uns entmaterialisieren und schließlich zum Ursprung, zum unendlichen Universum zurückkehren. Während unseres Aufenthaltes auf diesem Planeten ist der grundlegende, natürliche Zustand des Daseins derjenige von Gesundheit und Wohlergehen. Da wir selbst ein Teil der Umwelt sind und uns in Übereinstimmung mit der Umwelt verändern, können wir uns von Natur aus allen Bedingungen anpassen und unser Leben ohne Schwierigkeiten leben. Fast jeder von uns hat jedoch im Laufe des Lebens mit Schwierigkeiten zu kämpfen gehabt, einschließlich des Kampfes ums Überleben und der Fortführung des Lebens selbst. Die Menschheit mußte sich nicht nur mit Schwierigkeiten auseinandersetzen, die als Folge von Naturkatastrophen oder geologischen Veränderungen aufgetreten sind, sondern auch mit Schwierigkeiten, die durch das Verhalten der Menschen entstanden. Körperliche, geistige und spirituelle Krankheiten sowie gesellschaftliche und ideologische Verwirrungen herrschen auf der ganzen Welt vor. Die moderne Zivilisation befindet sich in einem Zustand der chronischen biologischen Degeneration, die ihr Fortbestehen in Frage stellt. Warum leiden die Menschen an so vielen Krankheiten? Warum haben wir dauernd mit verschiedenen Schwierigkeiten zu kämpfen? Was können wir tun, um sie zu überwinden?

Alle Schwierigkeiten, mit denen wir konfrontiert sind, beruhen auf unserer Unkenntnis hinsichtlich unserer wahren Identität, der wahren Natur des Lebens und unserer Beziehung zur Umwelt und zur Ordnung des Universums. Wir haben Wissenschaften entwickelt, Technologien und Doktrinen hervorgebracht; seit Jahrhunderten gibt es kein Ende der Theorien, Annahmen, Hypothesen und Entdeckungen. Doch wissen wir nicht, was das Leben ist. Wir mögen die Früchte vom Baum der Wissenschaft gepflückt haben, doch nicht die Früchte vom Baum des Lebens. Was die Probleme des Lebens anbelangt, ist unsere Unwissenheit groß. Haben wir nicht bei unserem Streben nach Glück in die falsche Richtung geschaut? Sind wir mit den modernen Methoden zur Lösung der Probleme des Lebens in eine Sackgasse geraten? Wir sind stolz auf das erreichte Bildungsniveau, welches höher liegt als in allen vorangegangenen Zivilisationen. Wir sind stolz auf unseren materiellen Reichtum, der den Reichtum der alten Völker bei weitem übersteigt. Wir sind stolz auf unsere organisierte Gesellschaft, die umfassender ist als alle Gesellschaften zuvor, und wir sind stolz auf den gewaltigen Umfang modernen Wissens. Und doch sind alle Menschen voller Angst und Unruhe, Sorgen und Depressionen und sehen sich umgeben von Krankheit und Gewalttätigkeit, Gier und Haß, Vorurteilen und Unsicherheit. Was ist die Ursache dieses ganzen Leidens? Wo liegt der Ursprung dieser Probleme? Wie können wir mit diesen Schwierigkeiten fertigwerden, und wie sollen wir an diese Verwirrung herangehen?

Zur Bewältigung dieser Probleme haben wir ein umfassendes modernes Bildungssystem geschaffen. Wir haben einen bemerkenswerten Regierungsapparat aufgebaut, der allen seinen Bürgern in allen Bereichen dient. Wir haben ein imponierendes medizinisches und soziales System errichtet, das die Bevölkerung praktisch lückenlos versorgt. Es werden Hunderte von Milliarden Dollar ausgegeben, und Millionen von Menschen arbeiten innerhalb dieser Systeme, um mit unseren gegenwärtigen Problemen fertigzuwerden. Sind dies die geeigneten und wirksamen Methoden, um unsere körperliche, geistige und spirituelle Gesundheit aufzubauen? Werden unsere Probleme mit Hilfe dieser Systeme gelöst oder schaffen sie nur neue? Gibt es irgendeine andere Methode, die einfach und praktisch genug ist, daß sie von allen Menschen im Alltag ohne weiteres angewandt werden kann? Wenn es eine solche Methode gibt, worin besteht sie? Wir wollen damit anfangen, indem wir uns ein neues Konzept von Gesundheit und Wohlergehen ansehen.

Gesundheit ist nicht die Abwesenheit von Krankheit, sondern vielmehr ein positiver und kreativer Zustand physischen, geistigen und spirituellen Lebens. Gesundheit ist nicht etwas, das wir uns erhalten, indem wir uns vor Krankheiten schützen oder diese abwehren. Gesundheit ist ein Zustand, in dem wir aktiv mit unserer Umwelt harmonieren, unser Leben mit vielen anderen Menschen genießen, ein Zustand, in dem wir endlos schöpferisch tätig sind und uns immer weiter entwickeln. Ein gesunder Mensch erfüllt die folgenden sieben Bedingungen:

Niemals müde sein: Ein gesunder Mensch kennt keine Müdigkeit im Alltag. Nach getaner Arbeit sollte man sich nicht über Müdigkeit beklagen. Ganz gleich, welchen Schwierigkeiten wir uns stellen müssen, sollten wir uns ihnen anpassen können mit einem energischen Verlangen, sie harmonisch zu bewältigen. Von Zeit zu Zeit kann es sein, daß wir uns nach der Arbeit erschöpft fühlen, doch sollte dies nach einer kurzen Ruhepause oder einer Nacht Schlaf verflogen sein. Geistige Müdigkeit sollte uns ebenfalls fremd sein. Wenn wir uns die Dinge immer wieder anders überlegen, einschließlich unserer Ideen und Pläne, unseres Berufs und unseres Wohnorts, unseres Partners und unserer Freunde, dann befinden wir uns in einem ungesunden Zustand. Wir sollten uns zu allen Zeiten und unter allen Bedingungen in einem stabilen Zustand körperlichen und geistigen Gleichgewichts befinden, welcher jedoch flexibel genug ist, um sofort auf wechselnde Bedingungen reagieren und der neuen Umgebung mit Abenteuergeist begegnen zu können.

Ein guter Appetit: Wir sollten in unserem täglichen Leben – das ganze Leben hindurch – einen guten Appetit, ein gesundes Verlangen haben für alles, was uns begegnet: Verlangen nach Nahrung, Sex, Aktivität, Wissen, Arbeit, Erfahrung, Gesundheit, Freiheit und Glück. Endloses Verlangen ist eine Manifestation von Gesundheit, während ein eingeschränktes Verlangen eine Manifestation von Krankheit ist. Ohne Appetit, ohne Verlangen gibt es keinen Fortschritt, keine Entwicklung und keine Freude und keinen Genuß. Um einen großen Appetit zu bewahren, müssen wir uns vor Übersättigung hüten. Wenn wir Hunger verspüren, sollten wir diesen nur zu 80 % stillen, so daß der Magen nicht ganz voll ist. Übersättigung vermindert unseren Appetit und verlangsamt allmählich unseren Stoffwechsel, unsere Gedankentätigkeit, Aktivität und unseren Durst nach Leben. Daher sollten wir immer ein wenig Hunger verspüren und sobald wir etwas zu uns genommen haben, das Empfangene verteilen. Die Bewahrung der Leere in uns ist das Geheimnis zur Entwicklung einer endlosen Wertschätzung des Lebens.

Guter Schlaf: Guter Schlaf ist nicht gleichbedeutend mit langem Schlaf, sondern bedeutet, für kurze Zeit tief zu schlafen. Guter Schlaf ist das Ergebnis energischer Tätigkeit, körperlicher und geistiger, während des Wachens. Unser Schlaf sollte normalerweise frei von Träumen sein. Wenn wir uns nach dem Erwachen an einen Traum erinnern, liegt dies daran, daß unser Schlaf nicht

tief genug war. Alpträume, verschwommene Träume und bruchstückhafte Träume sind alle Zeichen von körperlicher und geistiger Unruhe. Das häufige Auftreten solcher Träume ist ein Zeichen für drohende Geisteskrankheit. Wenn wir häufig Alpträume
haben, sind die gleichen Kräfte im Wachzustand im körperlichen
und geistigen Bereich ebenfalls wirksam. Wir sind umgeben von
grundlosen Verdächtigungen, eingebildeten Feinden und anderen Einbildungen, die unser Leben in ein Schlachtfeld verwandeln. Wenn wir uns makrobiotisch ernähren, werden wir niemals
von solchen Träumen geplagt sein. Von Zeit zu Zeit kann es sein,
daß wir einen Traum haben, der wahr wird, der sich in der
Wirklichkeit erfüllt, z. B. wenn uns im Traum eine neue Erfindung gezeigt wird, wenn wir mit den Geistern unserer Vorfahren
sprechen oder vor einer Naturkatastrophe gewarnt werden. Wenn
wir also keine Träume haben – oder nur Wahrträume –, sehen
wir die wahren Umstände; und was immer wir als wahr träumen,
entspricht unseren Aktivitäten und den Ereignissen während des
Tages.

Ein gutes Gedächtnis: Unser Gedächtnis ist die Mutter unserer
Urteilsfähigkeit. Wenn wir das, was wir erlebt haben, nicht im
Gedächtnis behalten könnten, hätten wir kein Urteilsvermögen
oder nicht die Fähigkeit, die wechselnden Umstände des Lebens
zu bewerten. Ein gutes Gedächtnis ist die Grundlage jeder geistigen Tätigkeit; sie alle gehen aus dem Gedächtnis hervor und
kehren zum Gedächtnis zurück. Es gibt verschiedene Formen des
Gedächtnisses: das mechanische Gedächtnis, wie die Erinnerung
an Namen und Zahlen; das bildhafte Gedächtnis, wie die Erinnerung an Landschaften und Ereignisse; und ein spirituelles Gedächtnis, mit dem wir uns erinnern, wo wir hergekommen sind
und wie wir uns zu dieser Zeit in dieser Welt manifestiert haben.
Unter diesen verschiedenen Arten von Gedächtnis ist letzteres,
die Erinnerung des spirituellen Schicksals, das wichtigste, denn

mit seiner Hilfe können wir die Bedeutung unseres Lebens und der Gegenwart verstehen und eine unendliche Wertschätzung der Vergangenheit und ein grenzenloses Streben in die Zukunft entwickeln. Ein gutes Gedächtnis ist eine wesentliche Voraussetzung für ein sinnvolles Leben. Alle anderen Arten von Gedächtnis, das mechanische und bildhafte Gedächtnis miteingeschlossen, sind eigentlich Teile dieses Erinnerungsvermögens an unsere spirituelle Herkunft und unser spirituelles Schicksal. Durch die makrobiotische Lebensweise bessert sich nicht nur unser Gedächtnis für vergangene Ereignisse und die alltäglichen Dinge, sondern auch unser Erinnerungsvermögen für unser spirituelles Schicksal.

Menschen, die die gleiche Nahrung teilen, verstehen sich auch besser. Mit fortschreitender Besserung unserer gesundheitlichen Verfassung entdecken wir, daß wir uns mit Menschen, die sich in der gleichen Weise ernähren, ohne weiteres verstehen können und uns leicht tun, mit ihnen zu arbeiten, trotz unterschiedlichster Herkunft und Erziehung. Der Grund für dieses Verständnis liegt im gemeinsamen, universalen Erinnerungsvermögen an die unendliche Einheit, ob sie sich dessen bewußt sind oder nicht.

Niemals zornig sein: Wenn wir uns einer guten gesundheitlichen Verfassung erfreuen, sollten wir im Verlauf unseres ganzen Lebens niemals zornig sein. Da wir im unendlichen Universum und alle im Einklang mit unserer Umwelt leben, gibt es keinen Grund, zornig zu sein. Wir wissen, daß alle Menschen, alle Dinge, alle Phänomene – unsere Schwierigkeiten, Krankheiten und Feinde eingeschlossen – eine komplementäre Funktion erfüllen. Zorn zeigt unsere Begrenzung, unseren Mangel an umfassendem Verständnis, an Geduld und Ausdauer. Im Fernen Osten beschreibt das Ideogramm für Zorn diesen als Geist eines Sklaven. Ein anderes Wort für Zorn bedeutet soviel wie akute Erkrankung der Leber. In der östlichen Medizin wird Zorn mit Leberfunktionsstörungen in Verbindung gebracht, in der gleichen Weise, wie andere wichtige geistige und emotionale Reaktionen mit Störungen anderer wichtiger Organe in Verbindung gebracht werden. Menschen, die unfähig sind, mit wechselnden Umständen fertigzuwerden, erregen sich oft sehr, während diejenigen, die sich anzupassen verstehen, nicht zornig werden. Gesundheit bedeutet die Fähigkeit, alle Situationen mit einem Lächeln anzunehmen, in Schwierigkeiten Möglichkeiten zu erkennen und Feinde in Freunde zu verwandeln.

Sei voller Freude und wach: Um ein aktives und produktives Leben zu führen, müssen wir in der Lage sein, auf die dauernden Veränderungen in unserer Umwelt sofort zu reagieren. Das Leben besteht aus einer ununterbrochenen Folge solcher Reaktionen. Wir sollten imstande sein, uns genau auszudrücken, rasch zu bewegen, uns geordnet zu verhalten und klar zu denken. Unsere Reaktionen sollten voller Freude und Humor sein. Unser Gesichtsausdruck sollte fröhlich und optimistisch sein und unseren positiven Gedanken Ausdruck verleihen. Wir sollten mit allen Menschen, die uns begegnen, Grüße austauschen. »Guten Morgen«, »Guten Abend«, »Wie geht es«, »Danke, gut«, sollten wir mit einem Lächeln mitteilen. Wie die Sonne, deren Licht und Wärme alle Menschen empfangen, sollte unsere Gegenwart für alle Menschen Freude und Glück ausstrahlen. Freude ist die natürliche Folge einer guten gesundheitlichen Verfassung und einer guten Ernährungsweise.

Unendliche Dankbarkeit: Als Manifestationen der unendlichen Ordnung des Universums sollten wir wissen, daß alle Menschen und alle Wesen Brüder und Schwestern sind, die einander auf der Reise des ewigen Lebens begleiten. Es sollte uns ganz klar sein, daß es in Wirklichkeit nichts gibt, was sich uns entgegenstellt. Wir sollten uns ebenfalls darüber im klaren sein, daß die Schwie-

rigkeiten, mit denen wir zu kämpfen haben, von einer zugrundeliegenden Disharmonie in unserer Lebensweise ausgehen; ein
Zustand, der auf eine friedliche Art und Weise, ohne Konflikte
oder Leiden verändert und in sein Gegenteil umgewandelt werden kann. Wenn wir gesund sind, empfinden wir eine unendliche
Dankbarkeit für die Ordnung des Universums und alle seine
Manifestationen. Gesundheit bedeutet, alles dankbar annehmen
zu können und die Bereitschaft selber, ohne zu zögern, geben zu
können – unsere Ideen, unseren Besitz, unsere Aktivität, Energie
und sogar unser Leben selbst – an all die Menschen, von denen
wir empfangen haben. Auch wenn wir krank sind, befinden wir
uns in einer gesunden Verfassung, wenn wir uns der Ursache
unserer Krankheit bewußt sind, für diese Gelegenheit zu lernen
Dankbarkeit empfinden und mit einer Haltung endloser Dankbarkeit unser Schicksal in die Hände der Natur legen. In umgekehrter
Weise können wir frei von körperlichen oder geistigen Krank-
heitssymptomen sein; wenn unser Leben jedoch nicht von einer
tiefen Dankbarkeit durchdrungen ist, sind wir keine gesunden
und ganzen Menschen im wahrsten Sinne des Wortes.

Die Entwicklung der Krankheit

Alle körperlichen, geistigen und spirituellen Krankheiten sind
eng miteinander verflochten und einer ähnlichen fortschreitenden
Entwicklung unterworfen – so, wie einer einzigen Wurzel viele
Äste und Blätter entspringen (siehe Abb. 45). Es gibt keine
Krankheit, die sich unabhängig von allen anderen Krankheiten
oder Störungen des Gleichgewichts, an denen ein Mensch leidet,
entwickelt. Ganz gleich, wie zahlreich und unterschiedlich die
Symptome erscheinen mögen, sind sie alle miteinander verbunden und stehen in einer Beziehung zueinander, wobei ihre zugrundeliegenden Ursachen praktisch die gleichen sind. Das, was

die moderne Medizin als Ursache einer bestimmten Krankheit ansieht, ist oft nur ein Symptom, das sich zu einer Krankheit entwickelt, und nicht die wahre Ursache. Um die Krankheit zu beheben, müssen wir nach dem Ursprung und den Grundursachen forschen und nicht nur die Symptome und andere oberflächliche Manifestationen der Störung unterdrücken.

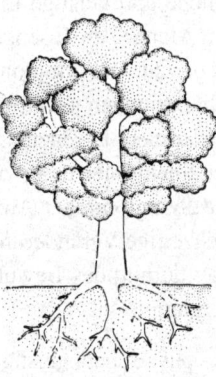

Symptome – Verschiedene Symptome von Störungen, die sich in Körper und Geist manifestieren.
Zustände – Allgemeine Disharmonie der Zellen, Gewerbe, Organe und Körpersysteme.
Ursachen – Falsche Ernährungsweise und schlechte Beschaffenheit des Blutes und der anderen Körperflüssigkeiten.
Ursprung – Mangelndes Verständnis der Ordnung des Universums; unausgeglichene Lebensweise, Verlust der Harmonie mit der Natur.

Symptome – Aussehen der Blätter und Blattstiele, einschließlich ihrer Farbe, Beschaffenheit, Größe und Tätigkeit. (Mit dieser Ebene befaßt sich die symptomatische Medizin.)
Zustände – Struktur und Qualität der Zellen und der Gewebe und ihre Funktion. (Diese Ebene wird durch Veränderungen der körperlichen und psychischen Bedingungen angesprochen.)
Ursachen – Die Säfte, die im Baum fließen, einschließlich Qualität und Umfang von Wasser, Mineralstoffen und anderen Nährstoffen. (Wird durch die Veränderung der Ernährungsweise beeinflußt.)
Ursprung – Umwelt, einschließlich Klima, Wetter, Wasser, Boden und anderen natürlichen Bedingungen. (Wird durch Umweltmedizin, Veränderung der Lebensweise und Selbstreflexion angesprochen.)

Abb. 45: Der Baum der Krankheit

Sehen wir uns zum Beispiel hohen Blutdruck an. Es ist eine bekannte Tatsache, daß sich die Arterien und kleinen Blutgefäße hierbei verengen, so daß der Herzmuskel stärker arbeiten muß und sich schließlich vergrößert. Diese Manifestationen sind jedoch nur die körperlichen Symptome des hohen Blutdrucks und nicht die Ursachen. Hohen Blutdruck kann man innerhalb gewisser Grenzen mit Hilfe von Medikamenten und anderen symptomatischen Maßnahmen einschränken, doch ohne eine Veränderung der Lebensweise, einschließlich der täglichen Ernährung und der Einstellung zum Leben, kann er nicht von Grund auf geheilt werden und wird früher oder später in einer schwerwiegenderen Form wiederkehren. Wir wollen ein anderes Beispiel betrachten: die körperliche und geistige Erschöpfung bei einer Anämie, die auf einem Mangel an Eisen, Mineralstoffen oder bestimmten Vitaminen beruht. Die symptomatische Behandlung dieser Krankheit besteht darin, den jeweiligen Mangel mit Hilfe von Mineralstoffen, Vitaminen, Ergänzungspräparaten in Form von Kapseln, Tabletten, Injektionen usw. zu beheben. Mit dieser Methode kann man die Symptome der Anämie vorübergehend lindern, ohne eine gleichzeitige Veränderung der täglichen Nahrung und einer Neuorientierung des Bewußtseins ihre Wiederkehr jedoch nicht verhindern.

Bei allen Krankheiten – physischen, geistigen und spirituellen – unterscheiden wir vier Faktoren bei ihrer Entwicklung:

Symptome: Symptome sind die Manifestationen, die wir meist als Krankheit bezeichnen. Sie äußern sich als unangenehme, abnorme Körperreaktionen wie Schmerzen, Juckreiz, Fieber, Husten, Erbrechen usw.

Zustände: Die unterschiedlichen Symptome werden durch zugrundeliegende Zustände hervorgerufen. Im obengenannten Beispiel wird der hohe Blutdruck durch die Verengung der Gefäße und der Kapillaren und die Vergrößerung des Herzmuskels hervorgerufen.

Ursachen: Jeder Zustand hat zugrundeliegende Ursachen, die sich in den verschiedenen Aspekten unserer körperlichen und geistigen Tendenzen finden, besonders in der allgemeinen Qualität des Blutes.

Ursprung: Die Ursachen der Krankheit – unsere allgemeinen körperlichen und geistigen Tendenzen und besonders die Qualität unseres Blutes – haben ihren Ursprung in unseren täglichen Gewohnheiten, einschließlich der Ernährungsweise, körperlichen Bewegung, geistigen Aktivität und unserer allgemeinen Weltanschauung. Mit anderen Worten alle Krankheiten haben ihren Ursprung in unserem Leben als Ganzes.

Demnach gibt es drei Arten der Medizin:

– *Die symptomatische Medizin:* Diese Art von Medizin wird innerhalb der modernen westlichen Medizin im allgemeinen angewandt. Hierzu gehört die Beseitigung von bestimmten Symptomen und Zuständen durch technische Maßnahmen wie Chirurgie, Bestrahlungstherapie, Chemotherapie und andere pharmazeutische Mittel. Diese Kategorie umfaßt auch die Akupunktur, Moxibustion und andere traditionelle Methoden der asiatischen Heilkunde, die darauf abzielen, eine bestimmte Krankheit oder einen bestimmten Zustand durch direktes Eingreifen in Körperprozesse oder durch die Manipulation des Flusses der elektromagnetischen Energie *(Ki)* zu beseitigen.

– *Die energetische Medizin:* Diese Art von Medizin befaßt sich hauptsächlich mit dem Problem des Blutes und mit dem Austausch der elektromagnetischen Energie *(Ki)* durch eine Veränderung dessen, was wir als Essen und Trinken zu uns nehmen, und umfaßt auch die verschiedenen Ernährungsmethoden mit Vitamin- und Mineralstoffergänzungen, pflanzlichen Heilmitteln und verschiedenen körperlichen und geistigen Methoden und Übungen. Diese Art der Medizin ist prophylaktisch orientiert, kann jedoch auch zur Heilung bestimmter Krankheiten oder Zustände verändert und angepaßt werden.

– *Die Medizin für die Menschheit:* Diese Art von Medizin befaßt sich mit der Lebensweise als Ganzes und ist mehr erzieherisch und philosophisch orientiert gegenüber der energetischen oder technischen Orientierung. Diese Form der Medizin versucht, die richtige Lebensweise, die auf Selbstreflexion beruht, wiederherzustellen durch ein Verständnis der Beziehung zwischen der Menschheit und der Umwelt sowie durch ein Verständnis der Ordnung der Natur und der Ordnung des Universums.

Die progressive Entwicklung der Krankheit

Allgemein gesagt erfolgt die Entwicklung der Krankheiten nach dem folgenden Muster:

1. Phase: Allgemeine Müdigkeit: Ein Gefühl körperlicher und geistiger Ermüdung steht zu Beginn der Krankheit. Dieser Zustand geht häufig einher mit Verspannungen der Muskulatur und Muskelverhärtung, häufigem Wasserlassen und vermehrtem Schwitzen, vorübergehender Verstopfung oder Durchfall und kurzen Phasen von Kälte- oder Wärmegefühlen. Die Wiederherstellung der Gesundheit benötigt meist nur kurze Zeit – von einigen Stunden bis zu einigen Tagen – mit ausreichender Ruhe, gutem Schlaf, der richtigen Ernährung oder genügend Bewegung.

2. Phase: Schmerzen und Unwohlsein: Mit dem Vorherrschen einer allgemeinen Müdigkeit setzen gelegentliche Schmerzen ein wie Muskelschmerzen, Kopfschmerzen, Krämpfe und verschiedene andere Beschwerden, die von Zeit zu Zeit auftreten. In dieser Phase treten Kurzatmigkeit, Unregelmäßigkeiten des Pulses, Fieber und Frösteln sowie Bewegungseinschränkungen auf. In psychischer Hinsicht können gelegentliche Depressionen, Besorgnis und ein allgemeines Gefühl von Unsicherheit auftreten. Um in dieser Phase die Gesundheit wiederherzustellen, benötigt man meist einige Tage bis einige Wochen mit der richtigen Ernährung, aktiver Bewegung oder der erforderlichen Ruhe.

3. Phase: Erkrankung des Blutes: Wenn unsere Ernährungsweise mit unserer Umwelt über längere Zeit nicht harmoniert, wird die Beschaffenheit unseres Blutes, einschließlich der roten Blutzellen, der weißen Blutzellen und des Blutplasmas, nicht mehr imstande sein, die Harmonie mit unserer natürlichen Umgebung aufrechtzuerhalten (siehe Abb. 46). Die Qualität unseres Blutes bestimmt die Qualität der Zellen, Gewebe, Organe und Systeme des Körpers. Störungen des Blutes erzeugen verschiedene abnorme Zustände im Körper, aus denen Krankheitssymptome entstehen. Zu dieser Phase gehören Krankheiten und Störungen wie Azidose, hoher und niedriger Blutdruck, Anämie, Purpura, Leukämie, Skorbut, Asthma, Epilepsie und Hautkrankheiten. Zu den psychischen Störungen zählen Nervosität, Überempfindlichkeit, anhaltende Depressionen, Schüchternheit und der Verlust einer allgemeinen Richtung im Leben. Die Heilung von Erkrankungen des Blutes benötigt zwischen zehn Tage und drei bis vier Monate, je nach individuellem Zustand. Dazu sind wiederum die richtige Ernährungsweise, passende Bewegungsarten und Ruhe erforder-

Abwechselnde Yin- (∇) und Yang- (Δ) Sekretionen sind am Verdauungsprozeß beteiligt.

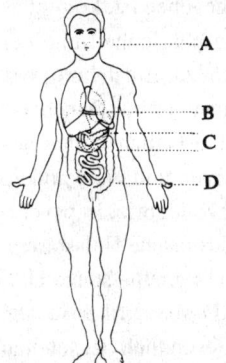

A. *Speichel* – Der Speichel ist eine alkalische Flüssigkeit (Δ), die hauptsächlich in die Kohlehydratverdauung eingreift.

B. *Magensaft* – Der Magensaft ist sauer (∇) und hauptsächlich an der Verdauung von Fetten und Eiweißen beteiligt.

C. *Absonderungen der Leber, Galle und der Bauchspeicheldrüse* – Diese Verdauungssäfte sind alkalisch (Δ) und bewirken die Verdauung von Fetten, Eiweißen und Kohlehydraten.

D. *Darmsäfte* – Diese Säfte sind sauer (∇) und verdauen und zerlegen die restlichen Kohlehydrate, Eiweiße und Fette. Die Nahrungsmoleküle gehen in die Blutbahn über, welche schwach alkalisch ist (Δ).

Abb. 46: Der Verdauungsvorgang

265

lich. Einfache Maßnahmen zur Anregung des Kreislaufs sind in einigen Fällen ebenfalls angezeigt.

4. Phase: Emotionale Störungen: Wenn eine schlechte Blutbeschaffenheit längere Zeit hindurch gegeben ist, treten allmählich verschiedene emotionale Störungen auf. Reizbarkeit, Aufgeregtheit, Zorn, Frustration und ein allgemeines Gefühl der Verzweiflung sind häufig im Alltag die Folge. Der Betroffene ist nicht mehr in der Lage, mit Ruhe und einem klaren, ausgeglichenen Verständnis an ein Problem heranzugehen. Es besteht ein allgemeines Gefühl der Angst gegenüber neuen Situationen und Umgebungen, und das Verhalten und die Denkweise im Alltag werden außerordentlich defensiv oder aggressiv. Die Bewegungen des Körpers verlieren an Geschmeidigkeit, und die Flexibilität des Körpers und Geistes gehen allmählich verloren. Zur Überwindung dieser emotionalen und körperlichen Störungen sind ein bis mehrere Monate erforderlich. Die Umstellung auf eine mehr ausgeglichenere Ernährungsweise ist von wesentlicher Bedeutung, zusammen mit körperlicher und geistiger Entspannung.

5. Phase: Organerkrankungen: Wenn eine unausgeglichene Beschaffenheit des Blutes über längere Zeit gegeben ist, kommt es zu allmählichen Veränderungen in der Beschaffenheit und der Funktion der Organe und Drüsen. Es kommt zur Entstehung von strukturellen Veränderungen, Fehlfunktionen und zur Degeneration. Arteriosklerose, Diabetes, Nieren- und Gallensteine, verschiedene Arten von Krebs, multiple Sklerose und viele andere chronische Krankheiten gehören zu dieser Kategorie. In psychischer Hinsicht treten Eigenschaften wie chronische Halsstarrigkeit, Vorurteile, Engstirnigkeit und eine allgemeine starre Haltung mit einer unrealistischen Sicht der Dinge stärker in den Vordergrund. Die Wiederherstellung der Gesundheit bei solchen Störungen dauert meist längere Zeit, manchmal ein Jahr und noch länger. Sie erfordert die ständige Beachtung der richtigen Ernährungsweise sowie eine Neuorientierung der Lebensweise, einschließlich tiefer Selbstreflexion.

6. Phase: Störungen des Nervensystems: Nach der Phase der Organ- und Drüsenerkrankungen schreitet die degenerative Tendenz zu Störungen des Nervensystems und zu Geisteskrankheiten fort. Die physische und geistige Koordination verschiedener Funktionen nimmt allmählich ab. Eine negative Haltung beginnt das tägliche Leben zu beherrschen, wobei sich Selbstmord- oder zerstörerische Tendenzen häufig zeigen. Bei dieser Phase werden sechs Monate bis zu einem Jahr benötigt, um die Gesundheit vollständig wiederherzustellen und um das Selbstvertrauen und eine positive Lebensanschauung zu festigen. Die Lebensweise muß von Grund auf verändert werden; dazu gehören Ernährungsweise, eine harmonischere Beziehung zur Umwelt, aktive körperliche Bewegung und die liebende Pflege und Aufmerksamkeit von Familie und Freunden.

7. Phase: Arroganz: Eine über viele Jahre bestehende falsche Lebensweise mündet schließlich in die höchste Ebene der Krankheit – die Arroganz – ein, obwohl einige der vorangegangenen Phasen sich vielleicht nicht so deutlich abgezeichnet hatten. Arroganz ist die am höchsten entwickelte Krankheit und auch diejenige, die heute am weitesten verbreitet ist. Selbstsucht, Egozentrik, Eitelkeit, Stolz, Exklusivität und Selbstrechtfertigung sind einige der häufigen Symptome. Arroganz ist die letzte Krankheitsphase und zugleich die Ursache aller vorherigen Phasen. Aufgrund der in so vielen Bevölkerungen vorherrschenden Arroganz ist die ganze Welt voller Krankheit, Elend und Unglück, nicht nur in körperlicher und geistiger, sondern auch in gesellschaftlicher und ideologicher Hinsicht. Die Heilung der Arroganz benötigt von einigen Jahren bis zu einer unbestimmten Zeit, in der eine natürliche Lebensweise, zu der auch eine Haltung mit mehr Dankbarkeit gehört, praktiziert wird. Durch tiefgreifende emotionale oder spirituelle Erlebnisse und besonders durch die Konfrontation mit großen Schwierigkeiten und mit Gefahr kann die Arroganz auch sofort geheilt werden. Durch die Heilung der Arroganz stellt sich sofort eine Haltung der Demut und Bescheidenheit ein. Die damit verbundene Erkenntnis unserer Unwissenheit stellt auch den Geist der Dankbarkeit wieder her. Wenn die Arroganz beseitigt ist, beginnt automatisch eine neue Lebensweise, die mit der Umwelt im Einklang ist.

Jede physische, geistige und spirituelle Krankheit gehört einer dieser sieben Ebenen an. Alle Krankheiten hängen voneinander ab und stehen in einer Wechselbeziehung zueinander; sie sind Symptome, die auf eine gemeinsame Wurzel zurückgehen – auf eine falsche Lebensweise. Als Menschen sind wir eine natürliche Manifestation, die gemäß der Evolution der Ordnung des Universums auf der Erde erschienen ist. Daher ist es eine einfache Sache, in diesem Zustand der natürlichen Ordnung und Harmonie zu bleiben. Schwieriger und komplizierter ist es, zu erkranken und zu leiden. In unserer Zeit leiden die Menschen jedoch an vielen Krankheiten und sind mit einer Zunahme der chronischen Krankheiten konfrontiert, die epidemische Ausmaße angenommen hat. In unserer Zeit wird es als selbstverständlich erachtet, daß der durchschnittliche Mensch und die durchschnittliche Familie von irgendwelchen ernsthaften Krankheiten nicht verschont bleiben wird und daß die meisten von uns an Herzkrankheiten, Krebs oder anderen chronischen Krankheiten sterben werden. Diese in allen modernen Gesellschaften vorherrschende Annahme steht im Widerspruch zu unserer wahren Natur und der Erfahrung der Menschheit über Tausende und Tausende von vergangenen Generationen. Solange wir die Gesetze der Natur und die Ordnung des Universums befolgen und danach leben, wie es unsere Vorfahren seit Anbeginn der Zeit getan haben, werden wir uns an Gesundheit, Glück und Langlebigkeit erfreuen und selten an Krankheiten zu leiden haben.

Die verschiedenen Arten des Todes beim Menschen

Als Menschen verfügen wir über ein Bewußtsein, das potentiell frei ist, und über die Fähigkeit, uns zu verändern, indem wir uns unserer natürlichen Umwelt anpassen. Ob wir uns dessen bewußt sind oder nicht, schaffen wir unser eigenes Schicksal. Der Zeitpunkt, die Art und der Ort des Todes werden durch die Verbindung verschiedener Faktoren bestimmt – durch körperliche und geistige, spirituelle und gesellschaftliche Faktoren – die wir aufgrund unserer Lebensweise erzeugen und erleben. Wir wollen im folgenden die verschiedenen Todesarten betrachten:

Biologischer Tod: Wenn unsere alltägliche Lebensweise, einschließlich der Ernährungsweise, mit der sich wandelnden natürlichen Umwelt nicht mehr harmoniert, eignet sich unser körperlicher und geistiger Zustand schließlich nicht mehr für die weitere Fortführung unseres Lebens. Wenn wir uns nicht mehr harmonisch verändern können, lösen wir diesen Zustand auf, indem wir sterben. Diese Todesart tritt durch verschiedene körperliche Krankheiten und Geisteskrankheiten ein. In der modernen Gesellschaft fällt die Mehrzahl der Todesfälle in diese Kategorie.

Psychologischer Tod: Aufgrund einer lange Zeit bestehenden falschen Lebensweise ist der Betreffende psychisch nicht mehr imstande, für seine natürliche und gesellschaftliche Umwelt Dankbarkeit und Freude zu empfinden, und ist außerstande, sich eine glückliche Zukunft vorzustellen. Ein solcher Mensch beginnt in einer Welt der Phantasie oder der Illusion zu leben. Mit dem Verlust der Anpassungsfähigkeit an die Umwelt nimmt sich der Betreffende selbst sein Leben. Diese Art von Tod tritt meist als Selbstmord auf oder auch als Aufgabe des Lebenswillens, meist während einer Zeit von wachsenden Problemen und Druck. Diese Todesart kommt in der modernen Gesellschaft seltener vor

269

als der biologische Tod, nimmt aber auf der ganzen Welt zu, besonders bei jungen Menschen.

Gemeinschaftlicher Tod: Moderne Gesellschaften sind meist nach bestimmten begrifflichen Vorstellungen aufgebaut und organisiert, die oft mit den wirklichen, natürlichen Bedingungen des Wachstums und der Harmonie nichts zu tun haben. Die modernen Bildungssysteme erziehen den Menschen dazu, bestimmten gesellschaftlichen Zielen zu dienen und sein Leben dafür einzusetzen, wie zum Beispiel für die Aufrechterhaltung bestimmter politischer und wirtschaftlicher Systeme oder auch für eine bestimmte religiöse Glaubensrichtung oder eine bestimmte Volksgruppe. Aufgrund dieser ideologischen Konditionierung lassen Menschen sich immer wieder dazu bewegen, an kriegerischen Auseinandersetzungen aller Art teilzunehmen, andere Menschen zu töten und sich töten zu lassen. An Massenvernichtungen dieser Art und an den Vorbereitungen für den künftigen kollektiven Mordwahnsinn sind häufig Millionen von Menschen beteiligt. Die bewaffneten gesellschaftlichen Konflikte fordern Millionen von Menschenleben in jedem Jahrhundert.

Unfalltod: In der modernen Welt nimmt die Zahl der durch Unfälle verursachten Todesfälle zu. Heute gehen die meisten Menschen davon aus, daß Unfälle mehr oder weniger unvermeidlich sind und daß unerwartete Ereignisse dieser Art ein normaler Bestandteil des Lebens sind. Unfälle ereignen sich jedoch nicht zufällig und sind nicht ohne eine bestimmte Bedeutung, sondern stellen sich dann ein, wenn die physischen, geistigen und spirituellen Bereiche unseres Lebens unklar werden aufgrund einer ungesunden Lebensweise. Die Hauptursachen für Unfälle und Unfälle mit tödlichem Ausgang sind unser Mangel an Voraussicht und Sensibilität, unsere Sorglosigkeit und Übererregbarkeit sowie unser Mangel an klarem Urteilsvermögen. Ganz gleich, ob wir einen Unfall verursachen oder erleiden, ist unsere Unfähigkeit, mit dem Leben zu harmonieren, die zugrundeliegende Ursache. Wenn wir im Einklang mit unserer Umwelt leben, werden wir keine solchen Gefahren anziehen, und unsere Intuition wird uns in allen Situationen schützen.

Freiwilliger Tod aus weltanschaulicher Überzeugung: Es gibt Menschen, die in einer klaren und ausgeglichenen geistigen Verfassung ihrem Leben ein freiwilliges Ende setzen. Diese Art des Sterbens stellt eine sinnvolle Handlung dar, bringt eine tiefe Reue zum Ausdruck und übernimmt die Verantwortung für das, was der Betreffende anderen Menschen oder der Allgemeinheit angetan hat. In manchen Fällen soll ein solcher Tod dazu dienen, die verbleibenden Menschen oder die jüngeren Generationen zu ermutigen und zu inspirieren. In anderen Fällen verfolgt ein Mensch seinen Traum weiter, obwohl er sich darüber im klaren ist, daß dies einen unnatürlichen Tod zur Folge haben wird. Zu den historischen Beispielen gehören buddhistische Mönche in Vietnam, die sich selbst verbrannt haben, um ihre Mitmenschen zu tiefem Nachdenken anzuregen, sowie die Fälle von Samurais, die sich das Leben genommen haben, um für bestimmte Handlungen die Verantwortung auf sich zu nehmen, oder um ihr Land, seine Gesetze oder Traditionen zu ehren.

Natürlicher Tod: Von Naturkatastrophen und dem Eingreifen des Menschen und anderer Arten abgesehen, sterben wildlebende Tiere im allgemeinen eines natürlichen Todes, wobei sie die Zeit ihres Todes im voraus spüren. Es ist bekannt, daß wildlebende Elefanten sich in die Tiefen des Dschungels, zu ihren natürlichen Friedhöfen zurückziehen, wenn sie sich dem Tod nahe fühlen. Dieser Instinkt ist sogar bei Haustieren noch vorhanden. Wenn es die Umstände erlauben, ziehen sich Hunde und Katzen in ein Versteck zurück, wenn die Zeit zum Sterben gekommen ist.

Ratten, die auf Schiffen leben, gehen oft im Hafen von Bord, wenn sie spüren, daß dem Schiff ein Unglück bevorsteht.

Wenn wir in Einklang mit der Ordnung der Natur leben, uns stets richtig ernähren und in aktive körperliche und geistige Beziehungen zur Gesellschaft und anderen Menschen eingebunden sind, wird unser Leben dadurch über den Durchschnitt verlängert. Unser Sterben ähnelt dann demjenigen von Bäumen, die nach einer Veränderung des Klimas vergehen. Wir spüren genau, wann und wie wir sterben werden. Ein solcher Tod ist ein sehr natürlicher Prozeß und vollzieht sich ohne besonderes Leiden, wobei die Klarheit des Bewußtseins bis zum Moment des Todes gewahrt bleibt. Diese Art eines natürlichen Todes kam früher bei den älteren Menschen häufig vor, sogar noch bis vor zwei, drei Generationen. In früheren Zeiten waren die Älteren gesund, besaßen Weisheit und ein gutes Urteilsvermögen und haben viele jüngere Menschen geführt. Die Art, den Zeitpunkt und den Ort ihres Todes haben sie sich oft selbst ausgesucht. Nach ihrem Ableben stießen ihre Familien oder andere enge Freunde oft auf Anordnungen, die sie in Vorbereitung ihres Todes getroffen hatten. Die Älteren betrachteten das Sterben als einen natürlichen Prozeß, mit einer tiefen Dankbarkeit für das Leben selbst.

Spiritueller Tod: Bei spirituell hoch entwickelten Menschen wird der Tod zuweilen als Mittel der weiteren evolutionären Entwicklung von diesem Leben zum nächsten erfahren. Ein solcher Tod wird meist vom Individuum selbst herbeigeführt, das z. B. in die Berge oder in die Wildnis verschwindet und sein Leben beendet. In anderen Fällen löst der Betreffende seinen Körper vor den Augen seiner Freunde auf oder erhebt sich in die Welt der Schwingung. Ein Beispiel des spirituellen Todes finden wir bei Lao Tse, der sein Verständnis der Ordnung des Universums im *Tao Te King* niedergelegt hat, und dann, auf einem Wasserbüffel reitend, die Grenze Chinas passierte und nie mehr gesehen wurde.

Ein weiteres Beispiel ist Elias, jener Prophet des alten Israel, der sich in einem Wirbelwind auflöste. Mit der Ausnahme des Massensterbens bei Erdbeben, Überschwemmungen und anderen Naturkatastrophen fallen alle Arten des Todes in eine der obengenannten Kategorien. Bei modernen Menschen überwiegt die Zahl der biologischen, psychologischen, gemeinschaftlichen Todesfälle sowie der Unfalltodesfälle vor den natürlichen und spirituellen Todesfällen und dem Tod aus weltanschaulicher Überzeugung. Erstere sind das Ergebnis körperlicher, geistiger und spiritueller Krankheiten und können als Formen von Selbstmord oder als selbstverursacht angesehen werden. Letztere sind das Ergebnis einer gesunden Lebensweise, die mit der natürlichen Ordnung im Einklang ist. Die makrobiotische Lebensweise führt nicht nur zu einer Verbesserung unserer körperlichen und geistigen Gesundheit und unseres Wohlbefindens, sondern auch zur Entwicklung unserer spirituellen Fähigkeit, eines natürlichen Todes zu sterben und in die nächste Welt der Schwingung und des Geistes harmonisch hineingeboren zu werden.

Yin und Yang bei körperlichen und psychischen Krankheiten und Störungen

Alle körperlichen und psychischen Krankheiten und Störungen können anhand ihrer Symptome und Ursachen in drei Hauptkategorien eingeteilt werden: 1. diejenigen, die durch übermäßiges Yin, also übermäßige zentrifugale und expansive Kräfte, oder zu schwaches Yang, also einen Mangel an zentripetalen, kontraktiven Kräften hervorgerufen werden; 2. Krankheiten, die durch übermäßig starke Yang-Kräfte oder zu schwache Yin-Kräfte verursacht werden; und 3. Leiden, die durch übermäßige Yin- und Yang-Kräfte oder durch zu schwache Yin- und Yang-Kräfte hervorgerufen werden.

Die folgenden Tabellen (siehe Tabellen 14–23) sind eine Auflistung ausgewählter Symptome und Krankheiten, die nach diesen drei Hauptkategorien eingeteilt sind.

Tabelle 14: Störungen der Haut und der Haare

Yin (∇)	Yang (Δ)	Yin (∇) und Yang (Δ) zusammen
Charakteristische Symptome: Vermehrte Röte Entzündung, Schwellung Wäßrige Absonderung Auflösung des Gewebes	Bläuliches oder gelbliches Aussehen (Gelbsucht) Verengung der Kapillaren Trockenheit der Hautoberfläche	Verhärtung und Verdickung der Haut Tumor mit eitriger Absonderung
Krankheiten: Allergie Infektion Fieber Hyperämie Kahlheit – die Randzonen des Kopfes betreffend Sommersprossen Extreme Feuchtigkeit, durch Schilddrüsenüberfunktion bedingt Hautkrebs Kaposi-Sarkom	Asphyxie Blässe Zyanose durch mangelnde Sauerstoffanreicherung des Blutes Kahlheit – die mittleren Zonen des Kopfes betreffend Graue Haare Extreme Trockenheit wie bei einem Hitzschlag	Pigmentation, wie bei Addison-Krankheit Warzen, Muttermale Kahlheit, vollständige Weiße Flecken Elephantitis Bösartiges Melanom

Tabelle 15: Störungen der Muskulatur

Yin (∇)	Yang (D)	Yin (∇) und Yang (Δ) zusammen
Charakteristische Symptome: Plötzliche Lähmung Schwellung Entzündung Allgemeine Schwäche Schmerzen Verspannung	Allmähliche Lähmung Konstriktion Verhärtung Unbeweglichkeit	Unbeweglichkeit Konstriktion Entzündung Allgemeine Schwäche

274

Tabelle 15 (Fortsetzung)

Yin (∇)	Yang (D)	Yin (∇) und Yang (Δ) zusammen
Krankheiten: Tetanie	Tetanus (Wundstarr-krampf)	Steifigkeit des Nackens und der Schultern
Krämpfe, Muskelriß oder Muskelzerrung nach Sportübung, Sehnenzerrung, Muskelkater Leistenbruch Spasmen	Verstauchung	Tortikollis (Schiefhals)
Progressive Muskeldystrophie	Muskelkrampf	Muskelatrophie Muskelentzündung Muskelschwäche

Tabelle 16: Störungen der Knochen und Gelenke

Yin (∇)	Yang (Δ)	Yin (∇) und Yang (Δ) zusammen
Charakteristische Symptome: Schwellungen Entzündungen Erweichung oder Deformation	Konsolidation von Gelenken Pathologische Einwärts-krümmung und Deformation	Schwellungen Entzündungen Steifigkeit und Deformation
Infektiöse Zustände	Unbeweglichkeit	Verhärtungen
Krankheiten: Infektiöse Arthritis Osteoarthritis Osteomyelitis Osteomalazie Entzündeter Fußballen	Stoffwechselbedingte Arthritis (Gicht) Osteitis fibrosa	Rheumatoide Arthritis Bursitis
Plattfuß Akromegalie Neigung zu Ver-renkungen	Klumpfuß Buckel	
Rachitis Wirbeltuberkulose		Pagetsche Krankheit
Skoliose	Knochenkrebs	Bösartiges Melanom

Tabelle 17: Störungen des Blutes, der Körperflüssigkeiten und des Kreislaufsystems

Yin (∇)	Yang (Δ)	Yin (∇) und Yang (Δ) zusammen
Charakteristische Symptome: Mangel an Vitalität Allgemeine Müdigkeit Gefäßerweiterung, Schwellung, Entzündung Abnahme der roten Blutkörperchen	Allgemeine Müdigkeit Gefäßkonstriktion In einigen Fällen Verminderung der weißen Blutzellen	Allgemeine Müdigkeit Verhärtung Ungleichgewicht hinsichtlich der Anzahl der jeweiligen Blutkörperchen
Blutungen Schwäche der Gefäßwände, arteriell und venös	Verdickung des Blutes Blutungen	Höhere Cholesterin- und Blutfettwerte
Krankheiten: Ernährungsbedingte Anämie Hämophilie Leukämie Hodgkin-Krankheit Lymphoma Purpura Cushing-Krankheit	Skorbut Systolischer Hochdruck Hochdruck bei Eklampsie	Perniziöse Anämie Diastolischer Hochdruck Renaler Hochdruck Arteriosklerose
Einige Fälle von niedrigem Blutdruck Einige Fälle von zerebraler Thrombose Gehirnblutungen Herzmuskelflimmern Tachykardie	Einige Fälle von niedrigem Blutdruck Herzkranzgefäßerkrankungen Angina pectoris Herzinfarkt Bradykardie	Einige Fälle von zerebraler Thrombose Prinzmetal-Angina Arteriosklerose Unregelmäßiger Herzschlag
Einige Fälle von Herzversagen Herzklappenerkrankungen Pulmonäre Herzkrankheit Angeborene Herzfehler	Einige Fälle von Herzversagen	Rheumatische Herzerkrankungen Infektiöse Herzkrankheiten Periphere Herzerkrankungen Akute Thrombose oder Embolie
Morbus Raynaud	Buerger-Krankheit	Aneurysma Krampfadern Phlebitis Kardiomyopathie

Tabelle 18: Störungen des Verdauungssystems

Yin (∇)	Yang (Δ)	Yin (∇) und Yang (Δ) zusammen
Charakteristische Symptome:		
Schwellungen	Zusammenziehung, bisweilen Schwellungen	Schwellungen
Entzündungen	Entzündungen	Entzündungen
Schwacher Gewebstonus	Verhärtungen	
Vergrößerungen der Organe	Bildung von Eiter und Tumoren	Bildung von Eiter und Tumoren
Krampfartige Schmerzen		Gestörtes Zusammenspiel der Stoffwechselfunktionen
Träger Stoffwechsel	Fieber	
Krankheiten:		
Zahnverfall	Zahnerosion	
Entzündung des Zahnfleisches		
Chronische Verstopfung und chronischer Durchfall	Vorübergehende Verstopfung	Fettleibigkeit
Erbrechen		
Mumps	Blinddarmentzündung	Hämorrhoiden
Rachenmandelwucherungen	Gallenblasenentzündung	
Mandelentzündungen		
Kolitis		
Gastrische Pankreatitis	Zwölffingerdarmgeschwüre	
Magengeschwüre		
Zirrhose	Gelbsucht	Hepatitis
Dysenterie		Cholera
Candida-Infektionen		Hypoglykämie
Diabetes		Typhoide Fieberformen
Hasenscharte		Gallensteine
Krebs des oberen Magenabschnitts		Krebs des unteren Magenabschnitts
Speiseröhrenkrebs	Darmkrebs	Milzkrebs
	Mastdarmkrebs	Leberkrebs
	Bauchspeicheldrüsenkrebs	

Tabelle 19: Störungen des Atemtrakts

Yin (∇)	Yang (Δ)	Yin (∇) und Yang (Δ) zusammen
Charakteristische Symptome: Dehnung der Organe und des Gewebes	Zusammenziehung des Atemtrakts	Dehnung oder Zusammenziehung des Atemtrakts
Erschwerte Atmung	Erschwerte Atmung	Erschwerte Atmung
Entzündungen, Schwellungen	Entzündungen in manchen Fällen	Entzündungen in manchen Fällen
Infektiöse Zustände	Kurzatmigkeit	Einige Fälle von Husten
Niesen, Schluckauf	Ersticken, kehlige, rauhe Stimme	
Gähnen, Schnarchen Seufzen, Weinen, Schluchzen	Einige Fälle von Husten	
Manche Fälle von Husten Stottern		
Krankheiten: Asthma Bronichitis Krupp		Lungenentzündung Verschleimung Ansammlung von Fett im Lungengewebe
Diphtherie Emphysem Heuschnupfen Brustfellentzündung Mandelentzündung Wucherungen der Rachenmandeln Tuberkulose Keuchhusten		Empyem
Manche Formen von Zyanose	Manche Formen von Zyanose	
Kollabierte Lunge Mundkrebs Rachenkrebs		Konsolidation Lungenkrebs Zungenkrebs

Tabelle 20: Störungen des Nervensystems

Yin (∇)	Yang (Δ)	Yin (∇) und Yang (Δ) zusammen
Charakteristische Symptome:		
Schwellungen Entzündungen	Zusammenziehung und Verhärtung des Nervensystems	Ausdehnung und Zusammenziehung des Nervensystems, in unterschiedlichem Ausmaß
Nervosität Zittern Taubheit Schmerzen	In manchen Fällen Entzündungen Niedrige Körpertemperatur Schweiß	
Wäßrige Absonderung	Steifigkeit	Labilität und mangelndes Gleichgewicht
Weniger Bewegung	Mehr Bewegung	Ansammlungen von Schleim und Fett
Schwindel Gefühl der Müdigkeit Gedächtnisverlust Schlaflosigkeit	Hungergefühl	
Bruchstückhafte Träume Angst	Schlafwandeln Paranoia	Alpträume
Sich sorgen	Leicht aufbrausend, Zorn	
Einige Fälle von Frustration	Einige Fälle von Frustration	Allgemeine Frustration
Einige Fälle von Erregbarkeit	Einige Fälle von Erregbarkeit	
Überempfindlichkeit	Haß, Halsstarrigkeit Engstirnigkeit	Verbitterung
Krankheiten:		
Depression	Depression	Unsicherheit
Schizophrenie	Psychose	Emotionale Labilität
Netzhautablösung		Astigmatismus
Glaukom		
Kurzsichtigkeit	Weitsichtigkeit	
Gerstenkörner		Katarakt
Konjunktivitis		
Einige Fälle von Farbblindheit	Einige Fälle von Farbblindheit	
Schielen nach außen	Schielen nach innen	
Blutunterlaufene Augen		
Periphere Taubheit (gestörte Schlafübertragung)		Gehirntaubheit
Verlust des Gleichgewichts		Verlust des Gleichgewichtssinns

Tabelle 20 (Fortsetzung)

Yin (∇)	Yang (Δ)	Yin (∇) und Yang (Δ) zusammen
Einige Formen von Kopfschmerzen – mehr die vorderen und äußeren Regionen des Kopfes betreffend	Einige Formen von Kopfschmerzen – tiefliegende Schmerzen, mehr die zentralen und hinteren Regionen des Kopfes betreffend	»Blumenkohlohr«
Einige Fälle von Parkinson-Krankheit (geringes Zittern)	Einige Fälle von Parkinson-Krankheit – stärkeres Zittern	
Einige Fälle von multipler Sklerose	Einige Fälle von multipler Sklerose	
Epilepsie	Zähneknirschen	
Meningitis		
Gehirntumoren der mehr außen gelegenen Gehirnabschnitte	Gehirntumoren der inneren Gehirnabschnitte	

Tabelle 21: Störungen des Harnsystems

Yin (∇)	Yang (Δ)	Yin (∇) und Yang (Δ) zusammen
Charakteristische Symptome:		
Schwellungen	Schwellungen, besonders der Gelenke	Schwellungen
Toxine im Harn	Wasserretention	
Schwitzen	Schwitzen	Schwitzen
Farbloser Urin	Dunkler Urin	
Expansion des Harnsystems	Konstriktion der Harnwege	Zusammenziehung o. Ausdehnung des Harnsystems
Allgemeine Müdigkeit	Erschwertes Wasserlassen	Fett- und Schleim ansammlungen in den Organen
Häufiges Wasserlassen		
Schmerzen und Entzündungen in manchen Fällen		
Krankheiten:		
Zystitis	Oligurie	Urämie
Enuresis	Dysurie	
Pyelitis		
		Nephritis
Wanderniere		
Einige Fälle von Retention	Einige Fälle von Retention	Ödeme
Einige Fälle von Anurie	Einige Fälle von Strikturen	Einige Fälle von Anurie
Inkontinenz		Nierensteine, Blasenkrebs Nierenkrebs

Tabelle 22: Störungen des Drüsensystems

Yin (∇)	Yang (Δ)	Yin (∇) und Yang (Δ) zusammen
Charakteristische Symptome: Hypersekretion von Yin-Hormonen und Hyposekretion von Yang-Hormonen	Hyposekretion von Yin-Hormonen und Hypersekretion von Yang-Hormonen	Unregelmäßige und unausgewogene Sekretion der Yin- und Yang-Hormone
Expansion der Wachstumsprozesse	Konstriktion der Wachstumsprozesse	Unausgewogenes Wachstum
Allgemeine Müdigkeit	Allgemeine Reizbarkeit	Allgemeine Frustration
Krankheiten: Basedow-Krankheit	Einfache Schilddrüsenvergrößerung	Unausgewogene und komplexe Yin- und Yang-Symptome zusammen
Toxische Struma Akromegalie Riesenwuchs	Myxödem Zwergwuchs	Unregelmäßiges Wachstum
Cushing-Krankheit Diabetes mellitus Tetanie Addison-Krankheit	Hypophysenkachexie Diabetes insipidus Hyperinsulinismus Osteitis fibrosa Cushing-Syndrom Adrenogenitales Syndrom	Hypoglykämie
Hyposekretion der Hoden Hypogonadismus	Vorzeitige Geschlechtsreife Virilismus Schwäche der Libido	Unregelmäßige Menstruation Häufiger Wechsel der sexuellen Energie und der körperlichen Vitalität
Einige Fälle von Menstruationsstörungen und -unregelmäßigkeiten	Einige Fälle von Menstruationsstörungen und -unregelmäßigkeiten	

Tabelle 23: Störungen des Fortpflanzungssystems

Yin (∇)	Yang (Δ)	Yin (∇) und Yang (Δ) zusammen
Charakteristische Symptome: Krankheiten und Funktionsstörungen hauptsächlich der männlichen Geschlechtsorgane	Krankheiten und Funktionsstörungen hauptsächlich der weiblichen Geschlechtsorgane	
Entzündungen, übermäßige Feuchtigkeit, Schwellungen	Mehr Trockenheit, Entzündungen und Schwellungen in manchen Fällen	Entzündungen und Schwellungen in manchen Fällen
Verlust der Libido	Übermäßig starke Libido	Unregelmäßige Libido
Krankheiten: Hydrozele Prostatahypertrophie	Anorchidie Kryptorchismus Monorchie	Brustzysten Weicher Schanker
Einige Fälle von Harnröhrenverengung Samenblasenentzündung Retroversion der Gebärmutter	Einige Fälle von Harnröhrenverengungen Phimose Anteversion der Gebärmutter	
Gebärmuttervorfall Gonorrhö Längerer Menstruationszyklus Brustkrebs	Vaginismus Kürzerer Menstruationszyklus Eierstockkrebs Scheidenkrebs Prostatakrebs Hodenkrebs	Syphilis Scheidenausfluß Unregelmäßiger Menstruationszyklus Gebärmutterkrebs Fibroide Tumoren Dermoide Tumoren
Candida-Infektionen Herpes genitalis Aids		

Die makrobiotische Behandlung der Krankheiten

Allgemeine Behandlungsrichtlinien: Wenn die vorhandenen Symptome allgemein durch ein Übermaß an Yin (oder einen Mangel an Yang) hervorgerufen worden sind, gehen die therapeutischen Bemühungen dahin, den Zustand mehr zum Yang hin auszugleichen. Der Einfachheit halber können wir von einer Yin-Krankheit sprechen, die einer Yang-orientierten Behandlung bedarf.

In gleicher Weise erfordert eine überwiegende Yang-Symptomatik (oder Symptome, die durch mangelndes Yin verursacht worden sind) eine Behandlung, die den Zustand zu mehr Yin ausgleicht. Wir können hierbei von Yang-Krankheiten sprechen oder von Störungen, die eine Yin-orientierte Behandlung erfordern.

Wenn das Symptomenbild durch sowohl übermäßiges Yin und übermäßiges Yang (oder durch einen Mangel an beiden) entstanden ist, sollte die Therapie die beiden Kräfte so harmonisieren, daß ein Zustand des Gleichgewichts hergestellt wird. Krankheiten oder Störungen dieser Art bezeichnen wir als durch Yin und Yang zusammen verursacht, und sie erfordern eine gemäßigte oder Standardtherapie.

Um die Harmonie mit der Umwelt wiederherzustellen, kommen eine Reihe von Anpassungen im täglichen Leben in den folgenden Bereichen in Frage (siehe Tabelle 24).

Atmosphärische Anpassungen: Bei Yin-Krankheiten empfiehlt es sich im allgemeinen, die Luftfeuchtigkeit nach Möglichkeit zu verringern und für mehr Sonne und Helligkeit zu sorgen wie auch für eine größere Zirkulation der Luft im Raum. Bei Yang-Krankheiten ist es oft ratsam, die Umgebung etwas feuchter und dunkler zu gestalten mit einer geringeren Luftzirkulation. Bei Krankheitsbildern, die eine Verbindung von Yin und Yang aufweisen, sollte die Umgebung des Betreffenden weder zu trocken noch zu feucht, zu sonnig noch zu schattig und hinsichtlich der Luftzirkulation ebenfalls ausgewogen sein.

Anpassungen der individuellen Aktivität: Bei Yin-Krankheiten ist im allgemeinen mehr körperliche Bewegung ratsam, außer in Fällen, in denen Schmerzen, Fieber, Müdigkeit und Erschöpfung gegeben sind; Zustände, die alle Ruhe erfordern. Bei Yang-Krankheiten hingegen ist weniger körperliche Bewegung angezeigt. Bei Krankheiten, an denen Yin und Yang zusammen beteiligt sind, ist ein durchschnittliches Maß an Bewegung zu empfehlen. Bei chronischen Yin-Krankheiten ist im allgemeinen mehr körperliche Bewegung angezeigt, während mehr geistige Betätigung bei chronischen Yang-Krankheiten anzuraten ist.

Tabelle 24: Anpassungen in der Umwelt sowie Anpassung der individuellen Aktivität

Bei Yin-Krankheiten (∇)	Bei Yang-Krankheiten (Δ)	Bei Krankheiten, die durch Yin (∇) und Yang (Δ) zusammen entstanden sind
Atmosphärische Bedingungen: Heller Sonniger Helleres Licht Frische, kühle Luft	Feuchter Weniger Sonne Schwächeres Licht Geringere Luftzufuhr	Allgemeine, durchschnittliche Verhältnisse
Individuelle Aktivität: Mehr Aktivität, körperliche Bewegung Weniger geistige Betätigung	Weniger körperliche Bewegung Mehr geistige Betätigung	Durchschnittliches Maß an Aktivität Durchschnittliches Maß an geistiger Betätigung
Klimatische Bedingungen: Wärmer Sonnigere Regionen	Kälter Mehr nördliche Regionen	Durchschnittliches Klima Gemäßigte Zonen

Klimatische Anpassungen: Bei einer Yin-Krankheit, die in einer kälteren Region oder im Winter entsteht, ist es oft nützlich, in ein wärmeres, sonnigeres Klima zu ziehen. In gleicher Weise ist es bei einer Yang-Krankheit, die in einer wärmeren Gegend oder im Sommer entsteht, oft nützlich, in eine kältere, nördlichere Gegend zu ziehen. Wenn wir unseren Wohnort wechseln, ändern wir naturgemäß unsere Ernährungsgewohnheiten im neuen Klima. Aus diesem Grund ist ein Wechsel des Wohnorts oft eine wirkungsvolle Maßnahme. Ob die Wendung zum Besseren von vorübergehender oder dauerhafter Natur ist, hängt vom individuellen Fall ab. Wenn ein guter Allgemeinzustand wiederhergestellt worden ist, werden die meisten Menschen in der Lage sein, in ihre frühere Umgebung zurückzukehren und durch Anpassung ihrer Ernährungsweise gesund und aktiv zu bleiben.

Richtlinien zur Anpassung der Ernährung: Die Ernährungsweise sollte der Natur der Krankheitsursachen und den Symptomen angepaßt sein. Die Auswahl, Zubereitung und die Art und Weise, in der die Speisen gegessen werden, sollten nach den Prinzipien von Yin und Yang umsichtig abgeändert und angepaßt werden, um die Harmonie des Individuums mit der Umwelt wiederherzustellen. In der modernen Medizin werden die Pflanzen auf ihren Mineralstoff- und Vitamingehalt hin untersucht, ihre organischen Verbindungen erforscht, um die Wirkstoffe zu isolieren oder sie im Labor synthetisch herzustellen. Dieser Ansatz ist jedoch zum Mißerfolg verurteilt, da die zugrundeliegende energetische Natur von Gesundheit und Krankheit unberücksichtigt bleibt.

Bei der Ernährung der verschiedenen Organe müssen wir die Art von *Ki* (die elektromagnetische Kraft der Erde) kennen, der ihr Wachstum und ihre Entwicklung untersteht. Die aufsteigende Kraft der Erde erzeugt sich ausdehnende Strukturen wie Blätter und Früchte, während die absteigende Kraft des Himmels sich zusammenziehende Strukturen wie Stengel und Wurzeln erzeugt. Organe mit Yin-Strukturen unterstehen daher der Kraft der Erde, und Organe mit Yang-Strukturen werden durch die Kraft des Himmels erzeugt. Die Funktion oder der Fluß der elektromagnetischen Energie in den Organen oder ihren Meridianen ist jedoch ihren Strukturen entgegengesetzt. Obwohl sie eine ausgedehnte Struktur aufweisen, sind Früchte klein und verdichtet. Obwohl sie von ihrer Struktur her zusammengezogen sind, dehnen sich die Wurzeln weithin unter der Erde aus. Tabelle 25 zeigt diese Beziehungen.

Tabelle 25: Antagonistisch-komplementäre Beziehungen unter den Hauptorganen

Unter dem Einfluß der Erdkraft stehend	Unter der Kraft des Himmels stehend
Yin-Struktur *Yang-Funktion*	Yang-Struktur *Yin-Funktion*
Lunge Leber Nieren Herz Milz/Bauchspeicheldrüse Gehirn	Darm Gallenblase Blase Dünndarm Magen Gebärmutter/Prostata

Hinsichtlich der Funktion sind zum Beispiel die Lungen mehr Yang und ihrer Struktur nach mehr Yin, während der Darm von der Funktion her mehr Yin und hinsichtlich der Struktur mehr Yang ist. Bei einer normalen, guten gesundheitlichen Verfassung nähren wir die entsprechenden Organe mit den Arten von Nahrungsmitteln, die ihren jeweiligen Energiefluß regeln. So essen wir Karotten (mehr Yang), um die Lungen anzuregen, und das Karottengrün (mehr Yin), um den Darm (mehr Yin) zu aktivieren. Bei Störungen des Gleichgewichts, wie Krebs zum Beispiel, wird der Ansammlung überschüssiger Energie durch die Betonung des komplementären, entgegengesetzten Faktors vorübergehend entgegengewirkt. So wird bei Tumoren der Lunge (die in funktioneller Hinsicht mehr Yang ist) verhältnismäßig mehr Karottengrün (mehr Yin) empfohlen, während bei Tumoren des Darms (welcher in funktioneller Hinsicht mehr Yin ist) ein wenig mehr Karottenwurzeln (mehr Yang) gegessen werden sollen.

Um ein anderes Beispiel zu nennen, unterstehen die kleinen, kompakten Zellen des Gehirns hauptsächlich der Kraft der Erde und müssen daher vorwiegend durch pflanzliche Nahrungsmittel genährt werden, hauptsächlich durch Getreidekörner, die ihnen ähneln. Die unterschiedlichen Nahrungsmittel wirken jeweils auf die rechte oder auf die linke Gehirnhälfte. Die Frühjahrsernte wirkt mehr auf die linke Gehirnhälfte (mehr Yin), während die Herbsternte die rechte Hälfte beeinflußt (mehr Yang). Zur Anregung der linken Gehirnhälfte, die für komplexes und kreatives Denken zuständig ist, können wir daher mehr leichtere, schneller zubereitete Nahrungsmittel wie Blattgemüsearten essen. Schwerere Speisen, die länger gekocht werden, wie herzhafte Eintopfgerichte und Wurzelgemüsearten, haben einen Einfluß auf die rechte Seite des Gehirns, dem die einfachen Grundlagen des Ausdrucks, Bewußtseins und Verhaltens unterstehen.

Von Natur her werden Prostata bei Männern und die Gebärmutter bei Frauen durch die Yang-Energie beeinflußt, doch kommt es dort leicht zur Ansammlung übermäßiger Yang-Energie, so daß eine leichtere, vegetarische Ernährung im Krankheitsfall zu empfehlen ist. Um die Energie von Fleisch, Geflügel und anderen tierischen Nahrungsmitteln, die sich dort ansammeln, aufzulösen, können nach oben weisende Blattgemüsearten wie Schalotten eine Zeitlang angezeigt sein. Wenn die Stagnation und die Blockaden einmal zur Lösung gebracht worden sind, kann man verhältnismäßig mehr Wurzelgemüsearten und andere Yang-Nahrungsmittel von guter Qualität zur Stärkung der Prostata oder der Gebärmutter und zur Förderung eines guten Allgemeinzustands essen.

In den gemäßigten Klimazonen der Welt gelten die folgenden allgemeinen Richtlinien zur Behandlung von körperlichen, geistigen und spirituellen Störungen und Erkrankungen (siehe Tabelle 26).

Obwohl die genannten Richtlinien für alle Krankheiten und Störungen gelten, müssen einige Faktoren besonders sorgfältig berücksichtigt werden:

– *Die Kochweise:* Ohne die Beachtung der richtigen Kochweise werden die gewünschten Ergebnisse nicht zu erzielen sein, auch wenn die Zutaten aus naturgemäßem Anbau stammen und von guter Qualität sind. Zu den Faktoren, die beim Kochen die Heilwirkung der Nahrung herabsetzen, gehören Überhitzen und die Anwendung von zu schwacher Hitze, zuviel oder zuwenig Wasser, zu langes oder zu kurzes Kochen sowie auch der Gebrauch von falschen Küchenutensilien. Die Kunst des Kochens ist einer der wichtigsten Aspekte bei der Heilung verschiedener Krankheiten. Dies erfordert nicht nur ein Wissen um die richtigen Verfahren, sondern auch einen von Liebe erfüllten Geist von seiten des Kochenden und eine Haltung der Dankbarkeit beim Menschen, der die Speisen empfängt. Die Absolvierung von Einführungskursen in die makrobiotische Kochweise unter der Anleitung von erfahrenen makrobiotischen Kochlehrern ist allen Menschen zu empfehlen. Auch wenn wir in anderen Kochstilen geübt sein mögen, haben wir erst dann einen Maßstab zum Vergleich, wenn wir die Zubereitung von Speisen nach makrobiotischen Richtlinien selber gesehen und diese auch selber probiert haben.
– *Mengen:* Die beste Zubereitung und die besten Speisen verfehlen ihre Wirkung, wenn sie in zu großen Mengen gegessen werden. Daher sollte man jegliches Überessen vermeiden und stets dann mit dem Essen aufhören, wenn der Hunger zu 80 % gestillt ist.
– *Das Kauen:* Ganz gleich, in welcher Situation wir uns befinden mögen, ist gutes Kauen einer der wichtigsten Faktoren einer gesunden Ernährungsweise. Je mehr wir kauen, desto besser können wir die Energie und die Nährstoffe unserer Nahrung verwerten. Zur Aufrechterhaltung eines guten ge-

Tabelle 26: Allgemeine Richtlinien zur Anpassung der Ernährungsweise

Nahrungsmittel	Überwiegender Yin-(∇) Zustand	Zustand mit übermäßigem Yin-(∇) und Yang-(Δ) Zustand	Überwiegender Yang-(Δ) Zustand
Allgemeine Kochart	Mit etwas mehr Salz, mit stärkerem Kochen	Mittlere Kochzeiten	Weniger salzig, leichteres Kochen
Getreide (50 bis 60 % des täglichen Nahrungsvolumens)	Regelmäßiger Verzehr von braunem Reis, Gerste, Mais, ganzem Weizen, Hirse, Buchweizen; gelegentlicher Verzehr von Speisen mit gebackenem Mehl, Nudeln und Pasta (alle Getreidespeisen in Vollkornqualität)	Regelmäßiger Verzehr von braunem Reis, Gerste, ganzem Weizen, Mais; gelegentlicher Verzehr von Hirse, Buchweizen, Hafer, Roggen; starke Einschränkung von Brot und Produkten aus gebackenem Mehl; gelegentlicher Verzehr von Nudeln und Pasta	Regelmäßiger Verzehr von braunem Reis, Gerste, Mais, ganzem Weizen; gelegentlicher Verzehr von Hafer und Roggen; Hirse und Buchweizen auf ein Minimum reduzieren; Brot und Produkte aus gebackenem Mehl ebenfalls auf ein Minimum reduzieren; gelegentlicher Verzehr von Nudeln und Pasta
Suppe (1 bis 2 Tassen oder Schalen täglich)	Etwas stärkerer Geschmack (ein wenig mehr Miso, Taman-Soja-Soße, oder Meersalz)	Mittlere Geschmacksintensität	Milderer Geschmack (weniger Miso, Taman-Soja-Soße oder Meersalz)
Gemüse (25 bis 30 % des täglichen Nahrungsvolumens)	Alle Arten der gemäßigten Zone täglich, doch mit einer Betonung der Wurzelarten, runde Arten in Maßen, weniger Blattgemüse; kein roher Salat; gelegentlicher Verzehr von gekochtem oder gepreßtem Salat	Alle Arten der gemäßigten Zone, doch mit einer stärkeren Betonung der runden Arten; rohe Salate auf ein Minimum reduzieren; häufiger Verzehr von gekochtem oder gepreßtem Salat	Alle Arten der gemäßigten Zone können täglich verzehrt werden, doch sollten Blattgemüse und runde Arten stärker betont werden; weniger Wurzelgemüse; gelegentlicher Verzehr von rohem Salat; häufiger Verzehr von gekochtem oder gepreßtem Salat
Bohnen und Bohnenprodukte (5 % täglich)	Etwas stärker gewürzt, weniger regelmäßig essen	Mäßig gewürzt und mittlere Mengen	Leicht würzen, regelmäßiger verzehren

289

Tabelle 26 (Fortsetzung)

Nahrungsmittel	Überwiegender Yin-(∇) Zustand	Zustand mit übermäßigem Yin-(∇) und Yang-(Δ) Zustand	Überwiegender Yang-(Δ) Zustand
Meeresgemüse (5 % des täglichen Volumens)	Länger kochen, etwas dickere Konsistenz	Mittlere Kochzeiten, mittlere Geschmacksintensität	Schnelleres Kochen, leichterer Geschmack
Milchsauer vergorene Produkte (kleine tägliche Menge)	Mehr über längere Zeit vergorene, kräftigere Produkte	Beide Arten in Maßen	Leichtere milchsauer vergorene Produkte, die in kürzerer Zeit hergestellt worden sind
Würzmittel (sehr kleine tägliche Menge)	Gelegentlicher Verzehr einer kleinen Menge Fisch mit weißem Fleisch oder Meerestiere	Fisch oder Meerestiere auf ein Minimum reduzieren	Geringerer Verbrauch
Tierische Lebensmittel	Gelegentliche Verwendung, ausschließlich Öl von dunklen Sesamsamen	Ausschließliche, gelegentliche Verwendung von dunklem Sesamöl oder Maisöl	Fisch oder Meerestiere vermeiden oder auf ein Minimum reduzieren
Öl	Möglichst kleine Mengen, mit einem Pinsel auftragen, kein rohes Öl	Möglichst geringe Mengen, mit dem Pinsel auftragen, kein rohes Öl	Ausschließlicher, maßvoller Gebrauch von Sesam- oder Maisöl, kein rohes Öl
Obst/Nachtisch	Weglassen oder stark reduzieren; wenn ein Verlangen danach besteht, einige Rosinen oder anderes getrocknetes und gekochtes Obst	Wenn ein Verlangen danach besteht, können kleine Mengen von getrocknetem oder gekochtem Obst (der jeweiligen Gegend entstammend und in der entsprechenden Jahreszeit) oder natürlich gesüßte Nachspeisen verzehrt werden	Gelegentlicher Verzehr von getrocknetem, gekochtem oder rohem Obst und natürlich gesüßten Nachspeisen

Tabelle 26 (Fortsetzung)

Nahrungsmittel	Überwiegender Yin-(∇) Zustand	Zustand mit übermäßigem Yin-(∇) und Yang-(Δ) Zustand	Überwiegender Yang-(Δ) Zustand
Samen und Nüsse	Gelegentlicher Verzehr von leicht gerösteten Samen; Nüsse und Nußmus einschränken	Gelegentlicher Verzehr von leicht gerösteten Samen; einige Nüsse, Nußmus in kleinen Mengen	Gelegentlicher Verzehr von leicht gerösteten Samen; Nüsse und Nußmus in kleinen Mengen
Getränke	Länger gekochter Bancha-Tee von stärkerem Geschmack oder andere traditionelle Teesorten	Bancha oder andere traditionelle Tee-Sorten, mittelstark gekocht und von mittlerer Geschmacksintensität	Bancha-Tee oder andere traditionelle Tees von leichterem Geschmack und kürzerer Kochdauer

Diese Richtlinien gelten nur für die Anfangsperiode bis zur Besserung des Zustands, welche je nach individuellem Fall zwischen etwa 1 bis 2 Monaten dauert.

sundheitlichen Allgemeinzustands sollte jeder Bissen fünfzigmal oder mehr gekaut werden. Im Krankheitsfall ist ein siebzig- bis hundertmaliges Kauen erforderlich. Bei schweren Krankheiten kann das Kauen sogar auf hundertfünfzigmal oder mehr erhöht werden. Die vollständige Einspeichelung der Speisen, bis sie flüssig geworden sind, ist der Garant für einen optimalen Ablauf aller Verdauungsfunktionen, was wiederum einen direkten Einfluß auf die Entstehung von gesundem Blut hat. Wenn das gründliche Kauen bei sehr schweren Krankheiten, bei geistigen oder körperlichen Schwächezuständen oder bei fehlerhaftem Gebiß nicht möglich sein sollte, können die Speisen zu einem Brei zerstoßen werden, so daß sie langsam eingespeichelt werden können. In vielen Traditionen war es üblich, daß ein Kranker, der keine feste Nahrung mehr zu sich nehmen konnte, von den Mitgliedern seiner Familie gründlich gekaute Bissen erhielt und so gesund gepflegt wurde.

- *Die Umstellung der Ernährung:* Wenn wir damit anfangen, uns makrobiotisch zu ernähren, kann es Schwierigkeiten geben, wenn alle möglichen Arten von Nahrungsmitteln, die früher regelmäßig gegessen wurden, sofort und vollständig gestrichen werden sollen; hierzu gehören Fleisch, Eier, Milchprodukte, Zucker und künstliche Süßmittel und andere verfeinerte Lebensmittel und Getränke aus der Massenherstellung, die allerlei Zusätze enthalten. In diesem Fall sollte man die unerwünschten Bestandteile allmählich reduzieren und so den Anteil der erwünschten Lebensmittel erhöhen.

Bei Menschen, die Arzneimittel oder Drogen eingenommen haben, ist es besonders wichtig, diese allmählich zu reduzieren, wofür in den meisten Fällen ein Zeitraum von einigen Wochen bis zu einigen Monaten benötigt wird, je nach der Art der Arzneimittel oder Drogen und der Menge, in der diese eingenommen wurden. Im Fall von lebenserhaltenden Medikamenten kann dieser Prozeß einige Jahre in Anspruch nehmen, wobei es auch Fälle gibt, in denen solche Medikamente auch über einen langen Zeitraum nicht abgesetzt werden können. Diese Fälle bedürfen der ärztlichen Überwachung. Je mehr unerwünschte Nahrungsmittel, Arzneimittel oder Drogen in der Vergangenheit eingenommen wurden, desto langsamer sollte der Umstellungsprozeß sein. Wo dies nicht der Fall gewesen ist, kann die Umstellung auf die makrobiotische Ernährungsweise praktisch sofort geschehen.

Die Steuerung der Genesungszeit: In der Makrobiotik besteht eine komplementäre Beziehung zwischen den Hauptnahrungsmitteln, dem Vollkorngetreide und seinen Produkten, und allen anderen Bestandteilen der makrobiotischen Ernährungsweise wie Suppen, Bohnen, Gemüsearten, Meeresgemüse, Samen und Nüsse, tierische Nahrungsmittel, Nachspeisen und Getränke. Wenn wir die Genesung beschleunigen wollen, sollten wir – allgemein gesagt – den Anteil der Hauptnahrungsmittel erhöhen und den Anteil aller anderen Beigerichte entsprechend reduzieren. Wenn andererseits eine langsamere Genesung erwünscht ist, etwa im Falle einer Medikamenteneinnahme, empfiehlt es sich, den Anteil der Hauptnahrungsmittel zu reduzieren und den Anteil der anderen Nahrungsmittel entsprechend zu erhöhen. Der Anteil der Hauptnahrungsmittel sollte jedoch nicht weniger als 50 % pro Mahlzeit betragen.

In traditionellen Gesellschaften haben die Menschen früher häufig in einem Zeitraum von bis zu zehn Tagen zur Wiederherstellung des körperlichen und geistigen Gleichgewichts fast ausschließlich Getreide und Getreideprodukte gegessen. Lediglich eine kleine Menge Suppe, Gewürze und Würzmittel und Getränke dienten als Beigaben zu Reis, Gerste, Hirse oder anderen Getreidearten. Sich für einen Zeitraum von drei, sieben oder zehn Tagen ausschließlich, zu 100 %, von Vollkorngetreide zu ernähren, ist der spirituellen Entwicklung förderlich, sollte jedoch aufgrund der starken Wirkungen nicht als regelmäßige Ernährungsweise angesehen und auch nicht über einen Zeitraum von zehn Tagen hinaus fortgesetzt werden, da dies zu Störungen des Gleichgewichts führen kann. Es wäre ideal, wenn jeder Mensch, der diese Diät einmal durchführt, dies unter der Anleitung eines erfahrenen makrobiotischen Praktikers täte.

Bei der normalen täglichen Ernährung kann der Anteil der Hauptnahrungsmittel zwischen 30 und 70 % pro Mahlzeit schwanken und können die übrigen Bestandteile entsprechend angepaßt werden, je nach den täglichen Aktivitäten und der gesellschaftlichen Umgebung. Im allgemeinen kann man jedoch sagen, daß eine Ernährungsweise, deren Anteil an Hauptnahrungsmitteln höher liegt, zwischen 50 und 60 % etwa, stärker zum Gleichgewicht in unseren physischen, geistigen und spirituellen Tätigkeiten beiträgt.

Der Übergang zur makrobiotischen Ernährung und damit verbundene Ausscheidungsreaktionen

Wenn wir uns zur Wiedererlangung unserer Gesundheit auf die Makrobiotik umgestellt haben, kann es sein, daß wir, solange die Qualität des Blutes sich noch nicht vollständig verändert hat, während einer kurzen Übergangszeit von drei bis zehn Tagen und in einigen Fällen bis zu vier Monaten bestimmte körperliche und geistige Reaktionen erleben. Wer über eine gute und robuste Konstitution verfügt, wird kaum Reaktionen erleben. Bei Personen, deren Entwicklung während der embryonischen Phase und während der Kindheit durch eine chaotische Ernährungsweise gelitten hat (siehe Abb. 47) oder Menschen, die viele Arzneimittel oder Drogen genommen haben oder chirurgische Eingriffe oder Abtreibungen mitgemacht haben, ist mit dem Auftreten von ausgeprägteren Ausscheidungsreaktionen zu rechnen.

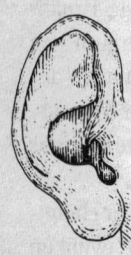
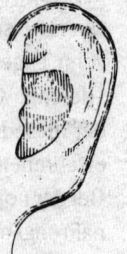

Die traditionelle, ausgeglichene Ohrform

Die moderne, unausgeglichene Ohrform

Abb. 47: Die Veränderung des Ohres
In jüngerer Zeit ist ein Fehlen des Ohrläppchens immer häufiger festzustellen; statt dessen sieht man Ohren, die direkt am Kopf ansetzen. Das lange Ohrläppchen wurde seit jeher als Zeichen des Glücks und ebenfalls als Anzeichen einer ausgeglichenen körperlichen und geistigen Verfassung angesehen. Das ausgebildete Ohrläppchen entwickelt sich durch eine gute Mineralstoffaufnahme, während das Fehlen des Läppchens auf einen Mineralstoffmangel und einen übermäßigen Konsum von tierischem Eiweiß zu-

294

Ganz gleich, wie der einzelne Fall beschaffen sein mag, sollten diese Reaktionen uns nicht beunruhigen. Sie sind ein Teil des natürlichen Heilungsprozesses und ein Anzeichen dafür, daß unsere Körpersysteme sich regenerieren und dabei die Toxine ausscheiden, die sich über Jahre angesammelt haben. Diese Reaktionen können im allgemeinen wie folgt eingeteilt werden:

Allgemeine Müdigkeit: Bei Menschen, die übermäßige Mengen von tierischem Eiweiß und Fett verzehrt haben, kann es zunächst zu einem allgemeinen Gefühl der Müdigkeit kommen. Die energischen Aktivitäten, die solche Menschen zuvor entfaltet haben mögen, waren das Resultat der starken kalorischen Entladungen dieser überschüssigen Mengen von tierischem Eiweiß und Fett und hatten wenig mit einer gesunden, ausgeglichenen und friedlichen Aktivität zu tun. Bis die neue Ernährungsweise anfängt, die nötige Energie für ihre Aktivitäten zu liefern, erleben solche Menschen oft eine anfängliche körperliche Müdigkeit und eine leichte Depression. Diese Müdigkeit dauert selten länger als einen Monat.

Diverse Schmerzen: Bisweilen treten diverse Schmerzen auf, besonders bei Menschen, die übermäßige Mengen von Flüssigkeiten, Zucker, Obst oder anderen Nahrungsmitteln oder Getränken von starker Yin-Qualität konsumiert haben. Diese Schmerzen und Mißempfindungen – wie Kopfschmerzen und Schmer-

rückzuführen ist. Diese Formen bilden sich während der embryonischen Phase durch die Ernährung über die Plazenta. Wenn die Mutter sich gut ernährt, wird das Kind mit guten Ohrläppchen geboren. Für weitere Beispiele, wie unsere Gesundheit sich in den individuellen Merkmalen unseres Gesichts und Körpers widerspiegelt, sei auf Michio Kushis Buch *Orientalische Diagnose* (siehe Anhang) verwiesen.

zen im Bereich des Darms, der Niere und des Brustraums – sind durch die allmähliche Zusammenziehung des Gewebes und der Nervenzellen bedingt, welche zuvor eine pathologische Ausdehnung erreicht hatten. Sobald die betreffenden Gegenden zum Normalzustand zurückkehren, lassen die Schmerzen entweder allmählich nach oder verschwinden auch ganz plötzlich. Je nach vorangegangenem Zustand spielen sich diese Reaktionen in einem Zeitraum von drei bis vierzehn Tagen ab.

Fieber, Frösteln und Husten: Wenn die neue Ernährungsweise beginnt, eine bessere Qualität von Blut zu erzeugen, werden überschüssige Substanzen wie Flüssigkeiten, Fett und andere Verbindungen abgebaut und ausgeschieden. Wenn die Funktionen der Nieren, der Harnwege und des Atemtrakts sich zu diesem Zeitpunkt noch nicht normalisiert haben, äußern sich diese Ausscheidungsprozesse manchmal in Form von Fieber, Frösteln oder Husten. Es handelt sich um vorübergehende Erscheinungen, die ohne besondere therapeutische Maßnahmen nach einigen Tagen wieder abklingen.

Abnormes Schwitzen und häufiges Wasserlassen: Wie bei den bereits beschriebenen Symptomen tritt übermäßige Schweißabsonderung von Zeit zu Zeit bei einigen Menschen über einen Zeitraum von Monaten auf, während es bei anderen wiederum zu häufigem Wasserlassen kommt. Es handelt sich um Menschen, die früher übermäßige Flüssigkeitsmengen in Form von Wasser, verschiedenen Getränken, Alkohol, Obst, Milch oder Milchprodukten zu sich genommen haben. Durch die Reduzierung dieser überschüssigen Flüssigkeit und Fette, die sich in Form von Flüssigkeit angesammelt haben, kehrt der Körper zu einem normalen, ausgeglichenen, gesunden Zustand zurück. Wenn das Gleichgewicht des Stoffwechsels wiederhergestellt worden ist, verschwinden diese Ausscheidungen von allein.

Ausscheidungsprozesse über die Haut und ungewöhnliche Körpergerüche: Zu den Arten von Ausscheidungsprozessen, die während der ersten Zeit nach der Ernährungsumstellung auftreten können, gehört das Auftreten von ungewöhnlichen Gerüchen an der gesamten Körperoberfläche sowie übelriechender Atem, Harn und Stuhl und bei Frauen das Auftreten von Ausfluß. Am häufigsten treten diese Prozesse auf bei Menschen, die vor der Ernährungsumstellung große Mengen von tierischem Fett, Milchprodukten und Zucker gegessen haben. Bei manchen Menschen treten zusätzlich, für kurze Zeit, Hautausschläge, rötliche Schwellungen an den Fingerspitzen und Zehen und kleine Pickel auf. Ausscheidungsreaktionen dieser Art treten bevorzugt bei Menschen auf, die tierische Fette, Milchprodukte, Zucker, Gewürze, Nahrungsmittel mit künstlichen Zusätzen und synthetische Arzneimittel zu sich genommen haben sowie auch bei Menschen, die an chronischen Funktionsstörungen des Darms, der Leber und der Nieren gelitten haben. Diese Ausscheidungsreaktionen klingen innerhalb weniger Monate ohne besondere Maßnahmen ab.

Durchfall oder Verstopfung: Bei Menschen, die aufgrund ihrer vorherigen falschen Ernährungsweise an chronisch gestörten Darmfunktionen gelitten haben, kann es vorübergehend entweder zu Durchfall (meist einige Tage) oder zu Verstopfung (bis zu zwanzig Tagen) kommen. In diesen Fällen stellt der Durchfall eine Selbstreinigungsmaßnahme des Körpers dar, durch welche der Darm sich angesammelter Toxine, einschließlich unverdauter Nahrungspartikel, Fett, Schleim und Flüssigkeit entledigt. Eine auftretende Verstopfung ist das Resultat einer Zusammenziehung des Darms, welcher durch die vorherige Ernährungsweise sich übermäßig ausgedehnt hatte. Nachdem dieser Zusammenziehungsprozeß den normalen Darmtonus wiederhergestellt hat, kommt es wieder zum normalen Stuhlgang.

Verminderung des sexuellen Verlangens und der sexuellen Vitalität: Bei manchen Menschen tritt eine Verminderung des sexuellen Verlangens oder der sexuellen Vitalität ein, die nicht notwendigerweise mit einem Gefühl der Müdigkeit einhergeht. Der Grund für dieses Nachlassen ist die Tatsache, daß im gesamten Organismus umfassende Ausscheidungs- und Reinigungsprozesse im Gang sind, so daß keine überschüssige Lebensenergie für die sexuelle Aktivität zur Verfügung steht. In manchen Fällen laufen durch die neue Qualität des Blutes auch Heilungsprozesse an den Geschlechtsorganen selbst ab, was eine notwendige Phase der Erholung bedingt. Diese Zustände dauern jedoch meist nur kurze Zeit, einige Wochen bis höchstens einige Monate. Nach dieser Genesungsphase kehren die Vitalität und das sexuelle Verlangen wieder zurück.

Vorübergehendes Ausbleiben der Menstruation: Bei einigen Frauen kann es zu einem vorübergehenden Ausbleiben der Menstruation kommen. Der Grund hierfür liegt wiederum darin, daß bei der Heilung des Organismus die vitalen Organe die Energie zuerst benötigen, so daß weniger wichtige Funktionen, wie diejenige der Fortpflanzung, zu einem späteren Zeitpunkt geheilt werden. Die Dauer des Ausbleibens ist individuell verschieden, wenn die Periode jedoch erneut wieder einsetzt, beginnt sie sich dem achtundzwanzigtägigen Mondzyklus anzupassen und ist frei von den zahlreichen Beschwerden, an denen so viele Frauen in diesem Zusammenhang leiden. Es herrscht nun ein Zustand vermehrter geistiger Klarheit, emotionalen Friedens sowie größerer körperlicher Geschmeidigkeit.

Reizbarkeit: Bei manchen Menschen, die über längere Zeit Anregungsmittel, Drogen und Arzneimittel genommen haben, treten Zustände von Reizbarkeit nach der Ernährungsumstellung auf. Diese Reizbarkeit spiegelt die Anpassungsprozesse wider, die im

Blut und innerhalb der verschiedenen Körperfunktionen nach der Umstellung auf eine andere Qualität von Nahrung vor sich gehen, und legt sich meist innerhalb von einer bis einigen Wochen, je nachdem, wie stark die Körpersysteme durch den vorherigen Gebrauch von Anregungsmitteln, Drogen oder Arzneimitteln gelitten hatten. Der Konsum von Zucker, Kaffee und Alkohol wie auch das Rauchen über längere Zeiträume hinweg ist für die vorübergehende Reizbarkeit verantwortlich, die im Verlauf der ersten Phase der Ernährungsumstellung auftritt.

Andere vorübergehende Reaktionen: Von den obenerwähnten Zuständen abgesehen, können zuweilen auch andere Umstellungsreaktionen auftreten wie Haarausfall, beunruhigende Träume, Kältegefühl sowie vorübergehende Störungen der Empfindung und der Wahrnehmung, einschließlich Störungen des Tast-, Geschmacks-, Geruchs- und Gehörsinns sowie des Sehvermögens. Alle diese Symptome sind vorübergehender Natur.

In vielen Fällen verlaufen die Ausscheidungsprozesse nach der Ernährungsumstellung so unterschwellig, daß es zu keinem dieser sichtbaren vorübergehenden Zustände kommt. Wenn dies jedoch der Fall ist, sind die Symptome von Mensch zu Mensch sehr verschieden, je nach der ererbten Konstitution und dem Allgemeinzustand des einzelnen Menschen. Diese Reaktionen benötigen meist keine besondere Behandlung und klingen, während der Körper sich wieder an die normalen physiologischen Funktionen anpaßt, von alleine ab. Im Fall von schweren oder schmerzhaften Symptomen kann man die Ausscheidungsprozesse etwas verlangsamen, indem man der neuen Ernährung kleinere Mengen, etwa 10 bis 30 % jeder Mahlzeit, von Nahrungsmitteln, die Bestandteile der früheren Ernährung waren, solange wieder hinzufügt, bis das Gleichgewicht wiederhergestellt ist. Wir müssen uns darüber im klaren sein, daß diese Ausscheidungs- und

Reinigungsprozesse einen wesentlichen Bestandteil der Heilung darstellen und daß diese Symptome auf keinen Fall durch die Einnahme von Medikamenten, Mineralstoff- oder Vitaminpräparaten unterdrückt werden dürfen oder dadurch unterbunden, daß man den eingeschlagenen Weg wieder verläßt, in der irrigen Annahme, diese Ernährungsweise sei unwirksam, mangelhaft oder führe zu allergischen Reaktionen. Bei allen Fragen und Unsicherheiten, die während des Umstellungsprozesses auftreten, sollte man einen entsprechend qualifizierten makrobiotischen Praktiker, Arzt oder Heilpraktiker aufsuchen.

Während der Umstellungsperiode kann es vorkommen, daß wir zeitweise ein Verlangen nach dem Geschmack, der Beschaffenheit, dem Geruch und anderen Merkmalen von Speisen und Getränken, die wir früher gegessen haben, bekommen, besonders nach solchen, die wir in der Kindheit gegessen haben. Wenn wir dann diese Dinge essen, erleben wir oft Schuldgefühle dabei. Wir sollten versuchen, uns von diesen Gefühlen zu lösen und eine etwas entspanntere Haltung zu entwickeln. Anstatt uns so zu fühlen, als ob wir eine Sünde begangen hätten, sollten wir nachdenken und zu verstehen versuchen, warum ein solches Verlangen entstanden ist. Während der ersten Wochen oder Monate der Ernährungsumstellung sind Verlangen dieser Art ein Ausdruck eines natürlichen Ausscheidungsprozesses. Mit der fortschreitenden Besserung unseres Zustands werden Toxine, die sich im Blut und in den inneren Organen angesammelt haben, über den Darm, von den Nieren und über die Haut ausgeschieden. Wenn sie den Körper verlassen, prägen sie sich oft unserem Bewußtsein ein und äußern sich als Verlangen. Zu anderen Zeiten, nachdem sich unser Zustand stabilisiert hat, ist gelegentliches Verlangen ein Anzeichen dafür, daß unsere Ernährung zu stark Yin- oder Yangorientiert ist, und zwar in dem Sinne, daß zum Beispiel ein Verlangen nach Obstsäften oder Eis anzeigt, daß unsere Ernährung zu salzig, zu stark gekocht und im allgemeinen zu Yang ist. Wenn wir ein Verlangen nach Fisch, Eiern oder anderen tierischen Produkten haben, haben wir wahrscheinlich zu viele Süßigkeiten, Flüssigkeiten und andere stark Yin-orientierte Nahrungsmittel zu uns genommen. Auf diese Art und Weise macht uns der Körper auf Unausgewogenheiten in unserer Ernährung aufmerksam.

Anstatt diese natürlichen Regungen zu unterdrücken, sollte man auf sie achten und von Zeit zu Zeit eine kleine Menge von den Dingen, nach denen ein Verlangen besteht, zu sich nehmen, so lange, bis diese Regungen nachlassen und schließlich verschwinden, wie es gewiß der Fall sein wird. Während der Übergangsphase kann die folgende Tabelle als Anleitung dienen, die Speisen und Getränke, nach denen ein Verlangen besteht, durch höherwertigere Substanzen zu ersetzen (siehe Tabelle 27).

Die medizinische Anwendung gewöhnlicher Nahrungsmittel

Über die obengenannten Anpassungen hinaus können bisweilen einige traditionelle, natürliche Maßnahmen zur Förderung der Besserung angezeigt sein. Diese Methoden werden als Volksheilmittel bezeichnet und sind durch die Erfahrung vieler Jahrhunderte im Volk entstanden. Diese Verfahren sind so einfach und praktisch, daß sie unter den meisten Umständen von fast allen Menschen angewandt werden können. Sie sind ebenfalls so wirkungsvoll, daß sie ohne besondere Anleitung oder Aufsicht eines qualifizierten Behandlers durchgeführt werden können. Bei den benötigten Substanzen handelt es sich in den meisten Fällen um Lebensmittel oder Produkte, die jederzeit verfügbar sind. Alle traditionellen Kulturen und Zivilisationen haben sich auf Naturheilverfahren gestützt, wobei viele von diesen Methoden wirkungsvoller als die Schulmedizin und zudem völlig frei von Nebenwirkungen sind.

Tabelle 27: Der Übergang zur Makrobiotik

Verlangen	Ersatz	Ziel
Fleisch	Fisch, Meerestiere	Vollkorngetreide, Bohnen, Seitan, Tofu, Tempeh
Zucker, Melasse, Schokolade, Carob und andere raffinierte Süßmittel	Ahornsirup, Honig	Reis-Sirup, Gersten-Malz und schließlich natürliche Süßmittel aus Vollkorngetreide und Gemüsearten
Milchprodukte, Käse, Milch, Sahne, Butter	Milchprodukte von biologischen Betrieben, in kleinen Mengen; Nüsse und Nußmus; Soja-Milch	Miso, Natto, Tofu, Tempeh; Samen und Muse aus Samen, in kleinen Mengen
Tropische und subtropische Früchte; künstliche Säfte und Getränke	Obst und Obstsäfte aus naturgemäßem Anbau	Obst aus der gemäßigten Zone, aus naturgemäßem Anbau (frisch, getrocknet oder gekocht) und Apfelmost oder Obstsäfte, während der entsprechenden Jahreszeit und in kleinen Mengen
Kaffee, schwarzer Tee, Limonaden und Diätgetränke	Kräutertees, grüner Tee, Mineralwasser	Bancha-Zweig-Tee, Getreide-Kaffee und andere traditionelle, nichtanregende, nichtaromatische Getränke

Es folgen einige Beispiele für den medizinischen Gebrauch von gewöhnlichen Nahrungsmitteln, die seit Jahrhunderten in den Ländern des Fernen Ostens traditionell Verwendung finden:

Lotuswurzel-Tee: Lindert Husten und löst übermäßigen Schleim im Körper. Man nimmt eine halbe Tasse der frischen, geriebenen Lotuswurzel, preßt den Saft in einen Topf ab und fügt eine kleine Menge Wasser hinzu. Diese Flüssigkeit wird nun fünf bis acht Minuten gekocht und dann mit einer Messerspitze Salz oder einer kleinen Menge Tamari-Soja-Soße heiß getrunken.

Shiitake-Pilz-Tee: Wirkt lindernd bei Spannungszuständen und Streß und hilft überschüssige tierische Fette zu lösen. Ein schwarzer Shiitake-Pilz wird in vier Teile geschnitten und in etwas Wasser gelegt. Der aufgequollene Pilz wird in zwei Tassen Wasser zwanzig Minuten lang zusammen mit einer Messerspitze Salz oder einem Teelöffel Tamari-Soja-Soße gekocht. Davon trinkt man jeweils nur eine halbe Tasse auf einmal.

Tamari-Bancha-Tee: Neutralisiert übersäuertes Blut, fördert den Kreislauf und behebt die Müdigkeit. Man gießt eine Tasse heißen Bancha-Tee über 1 bis 2 Teelöffel Tamari-Soja-Soße, rührt diese Mischung um und trinkt sie heiß.

Ein umfassendes Kompendium über den medizinischen Gebrauch bestimmter Nahrungsmittel und Methoden der fernöstlichen Volksheilkunde, einschließlich der Anwendung der Ingwer-Kompresse und des Taro-Kartoffel-Pflasters, liegt in Michio Kushis Veröffentlichung *Die Makrobiotische Hausapotheke* (s. Anhang) vor.

In einigen Fällen sind Hilfsmethoden wie Akupunktur, Moxibustion und Shiatsu-Massage nützlich zur Lösung von Blockaden sowie zur Anregung oder zur Verteilung von Energie. Bei der Akupunktur wirken die Nadeln wie Antennen, die die Energie aus der Atmosphäre anziehen und verschiedene Körperregionen aufladen. Das gleiche geschieht ebenfalls bei der Moxibustion, wo das Feuer verwendet wird, um den Energiefluß in stagnierenden Körperteilen in Gang zu bringen.

Bei Menschen, die chirurgische Eingriffe, Chemotherapie oder Hormontherapie durchgemacht haben sowie bei Personen, die zuvor einer anders orientierten Ernährungsberatung gefolgt sind, kann es notwendig sein, die makrobiotischen Ernährungsrichtlinien noch weiter abzuändern, um sowohl die Auswirkungen früherer Behandlungen als auch diejenigen des zugrundeliegenden Zustands auszugleichen. Aus diesen Gründen sollte ein solcher Patient einen Arzt, Heilpraktiker oder Ernährungsberater zu Rate ziehen, um gemeinsam die Frage der Anpassung der makrobiotischen Ernährungsweise an die individuellen Gegebenheiten und Bedürfnisse zu klären. Zusammen mit der Überprüfung der richtigen Kochweise und der richtigen Zubereitung der Speisen kann es notwendig sein, daß der Betreffende sich in regelmäßigen Abständen ärztlich untersuchen läßt, um die Auswirkungen der Ernährungsumstellung auf seinen Gesundheitszustand zu überwachen. Durch die Umstellung kann es unter anderem zu einer Erhöhung der gesamten Nahrungszufuhr kommen sowie zu einem vermehrten Konsum von Eiweiß, komplexen Kohlenhydraten, Mineralstoffen, Vitaminen oder gesättigten pflanzlichen oder tierischen Fetten. In anderen Fällen kann regelmäßige ärztliche Behandlung erforderlich sein, besonders in Notfällen und lebensbedrohlichen Zuständen.

Die fünf Stufen der Wandlung

Die Gesetze von Yin und Yang sind unser grundlegender Kompaß zum Verständnis von Bewegungen und Beziehungen. Der Vorgang der Wandlung läßt sich jedoch noch verfeinerter darstellen als die fünf Wandlungszustände (siehe Abb. 48). Die elektromagnetische Energie oder die Schwingung, die zwischen den beiden Polen der sich nach außen und oben bewegenden Zentrifugal-(Yin-)Kraft und der sich nach innen und unten bewegenden Zentripetal-(Yang-)Kraft erzeugt wird, läßt sich in fünf Grundarten einteilen:

1. *Nach oben gerichtete Energie:* Es entsteht eine leichte, nach oben gerichtete Bewegung, die allmählich aktiv wird.

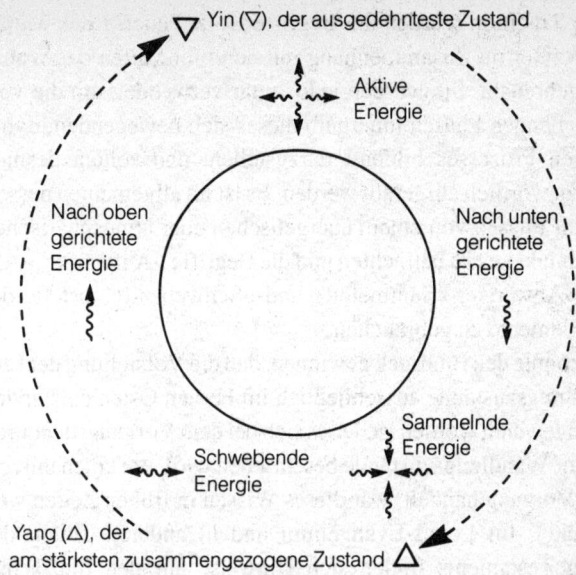

Abb. 48: Die fünf Stufen der Energieumwandlung

2. *Aktive Energie:* Die Ausdehnung erreicht einen Höhepunkt, es entsteht diffuse Aktivität nach allen Richtungen.
3. *Nach unten gerichtete Energie:* An dem äußersten Punkt wird Yin zu Yang, und die kontraktive Hälfte des Zyklus beginnt. Einsetzen der Verfestigungs- oder Kondensationsprozesse.
4. *Sammelnde Energie:* Die kontraktiven Prozesse erreichen ihren kompaktesten, kristallisiertesten Zustand. Dieser Prozeß kann als Prozeß des Sammelns bezeichnet werden.
5. *Schwebende Energie:* Auf dieser Stufe wird Yang wieder zu Yin. Die Verfestigung löst sich auf, und die Ausdehnungsprozesse setzen wieder ein.

In der Tradition wurden die Begriffe Holz, Feuer, Erde, Metall und Wasser im Zusammenhang mit den fünf Stufen der Wandlung gebraucht. Sie wurden jedoch nur verwendet, um die vorübergehenden Phasen innerhalb dieses sich bewegenden, dynamischen Prozesses bildhaft darzustellen, und sollten deshalb nicht zu wörtlich aufgefaßt werden. Es ist im allgemeinen besser, die fünf Phasen von einem energetischen oder atmosphärischen Standpunkt aus zu betrachten und die Begriffe »Aufwärts«, »Aktiv«, »Abwärts«, »Sammelnd« und »Schwebend« anstelle der fünf Elemente zu gebrauchen.

Man könnte den Eindruck gewinnen, daß die Vorstellung der fünf Wandlungszustände ausschließlich im Fernen Osten entstanden und angewandt worden ist. Da es sich bei dem Vorgang, der durch die fünf Wandlungszustände beschrieben wird, um einen universalen Vorgang handelt, war dieses Wissen in frühen Zeiten weit verbreitet. Im Lukas-Evangelium und in anderen Teilen des Neuen Testaments finden sich Hinweise auf den fünffachen Prozeß sowie auch im jüngst wiederentdeckten *Thomas-Evangelium*. Nach dem Bericht von Thomas spricht Jesus von diesen universalen Phasen als von den »fünf Bäumen im Paradies« und sagt, wer diese versteht, der weiß auch um das ewige Leben.

Das Verständnis dieses universalen Vorgangs liegt auch der Akupunktur und anderen Formen von traditioneller Medizin zugrunde, da man davon ausging, daß sowohl die Energie im menschlichen Körper als auch die Energie in der ganzen Natur im Einklang mit diesem Zyklus fließt. So können zum Beispiel die atmosphärischen Energieveränderungen im Tagesverlauf wie folgt eingeteilt werden:

– *Morgen:* Die Sonne geht auf, und die Aktivitäten des Tages beginnen; expansive, nach oben gerichtete Energie.
– *Mittag:* Die Sonne erreicht ihren höchsten Stand; diffuse, aktive Energie.

- *Nachmittag:* Die Sonne bewegt sich in umgekehrter Richtung; die Aktivität nimmt ab; die Atmosphäre wird schwerer; nach unten gerichtete Energie.
- *Abend:* Die Sonne sinkt und geht schließlich unter; kondensierte, sammelnde Energie.
- *Nacht:* Es herrscht Dunkelheit; man spürt eine schwebende Atmosphäre; schmelzende oder schwebende Energie.

Die Jahreszeiten lassen sich ebenfalls in fünf Phasen einteilen (s. Abb. 49).

- *Frühling:* aufsteigend, expansiv, nach oben gerichtete Energie,
- *Sommer:* sehr aktiv, nach außen gerichtete Energie,
- *Altweibersommer:* stabiler Zustand, fallende, nach unten gerichtete Energie,
- *Herbst:* verfestigte, sammelnde Energie,
- *Winter:* gefrorene, auflösende, schwebende Energie.

Wir können die typischen Geisteshaltungen oder Arten von Bewußtsein ebenfalls in fünf Kategorien einteilen:

- idealistisch, strebend, romantisch, hoffnungsvolle Haltung; nach oben gerichtete Energie,
- heller, ausgedehnter, strahlender Geist; aktive Energie,
- nachdenklich, rücksichtsvoller, ausgeglichener Geist; nach unten gerichtete Energie,
- nach innen gerichteter, selbstreflektierender, analytischer Geist, ordentliche Geisteshaltung; sammelnde Energie,
- flexibler, anpassungsfähiger, meditierender, beobachtender Geist; schwebende Energie.

Es gibt zahlreiche andere Zyklen innerhalb der Natur, die diese universale Ordnung widerspiegeln; hierzu gehören der Ursprung und die Entwicklung des Universums und des Sonnensystems,

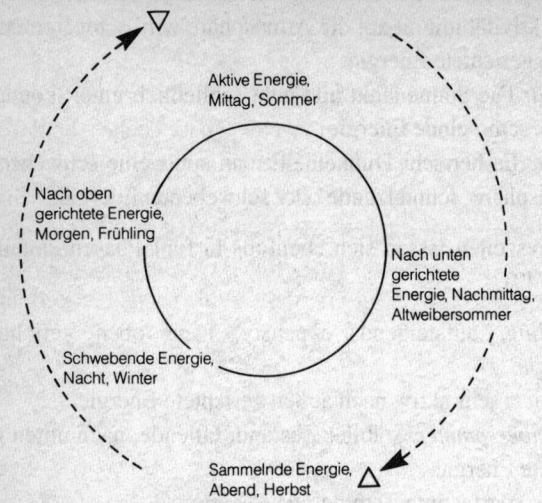

Aktive Energie,
Mittag, Sommer

Nach oben
gerichtete Energie,
Morgen, Frühling

Nach unten
gerichtete
Energie, Nachmittag,
Altweibersommer

Schwebende Energie,
Nacht, Winter

Sammelnde Energie,
Abend, Herbst

Abb. 49: Zyklen des Tages und der Jahreszeiten

das Erscheinen von subatomaren Partikeln und Elementen, die biologische Evolution von Pflanzen und Tieren, die Organe und Systeme des Körpers, die Geschmacksrichtungen und Eigenschaften von Nahrungsmitteln, sowie Charakter und Schicksal des Individuums und der Gesellschaft.

Der Zyklus des Energieflusses zwischen den fünf Stufen der Wandlung weist zwei Grundtendenzen auf. Die erste ist nährend oder anregend, und die zweite ist komplementär/antagonistisch oder in Konflikt stehend.

Die nährende Tendenz bewegt sich entlang der Spirale im Uhrzeigersinn. Daher regt die nach oben gerichtete Energie die aktive Energie an. Die aktive Energie nährt die nach unten gerichtete Energie. Die nach unten gerichtete Energie unterstützt die sammelnde Energie. Die sammelnde Energie fördert die schwebende Energie, und diese nährt wiederum die nach oben gerichtete Energie.

Die komplementäre/antagonistische Tendenz erzeugt Spannung oder Konflikte zwischen jeder zweiten Phase (siehe Abb. 50). So hemmt die nach oben gerichtete Energie die nach unten gerichtete Energie; die nach unten gerichtete Energie dominiert die schwebende Energie; die schwebende Energie kontrolliert die aktive Energie; die aktive Energie beschränkt die sammelnde Energie; und die sammelnde Energie beschränkt die nach oben gerichtete Energie.

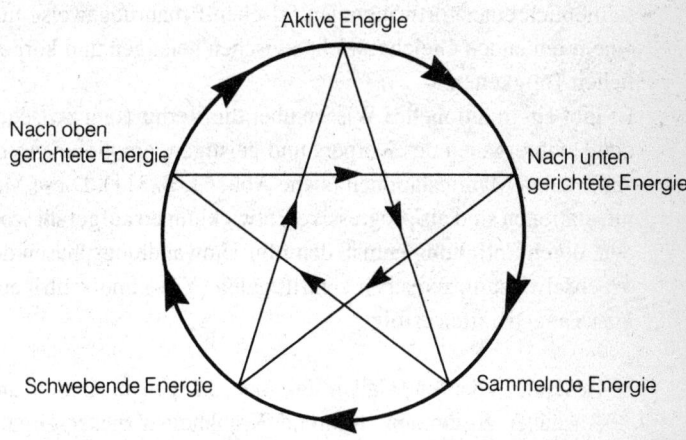

Uhrzeigersinn, außen = Nährender Kreislauf
Sternförmige Richtung, innen = Komplementärer/antagonistischer Zyklus

Abb. 50: Komplementäre und antagonistische Zyklen

Psychische Störungen: Ursachen und makrobiotischer Ansatz

Die Beziehung zwischen Psyche und Körper: In unserer Zeit werden psychische Probleme oft so betrachtet, als ob sie in keiner Beziehung zu körperlichen Leiden stünden. Wie uns die traditionelle Medizin jedoch lehrt, gibt es keine getrennte Betrachtung und Behandlung von psychischen und körperlichen Problemen. Körperliche Krankheiten sind unmittelbare Ursachen von psychischen Störungen, ebenso wie psychische Störungen den körperlichen Zustand sofort beeinflussen. Psychische und körperliche Störungen sind zwei verschiedene Manifestationen, die derselben Wurzel entspringen: einer ungeregelten Lebensweise, einschließlich einer fortwährenden falschen Ernährungsweise und einem fehlenden Gleichgewicht zwischen geistigen und körperlichen Tätigkeiten.

Es gibt ein traditionelles Wissen über die Verbindung zwischen den Hauptorganen des Körpers und geistigen, emotionalen und spirituellen Manifestationen (siehe Abb. 51, S. 311). Diese Manifestationen sind als progressive Entwicklungen aufgefaßt worden, deren Entfaltung gemäß den fünf Umwandlungsphasen der Wechselwirkung zwischen zentrifugalen (Yin-) und zentripetalen (Yang-)Kräften erfolgt:

– Gesunde Leber- und Gallenfunktionen hängen mit Geduld und Ausdauer zusammen, während Krankheiten dieser Organe Gereiztheit und Zorn erzeugen.

– Ein gesundes Herz und ein gesunder Dünndarm stehen in Verbindung mit Sanftheit, Ruhe, intuitivem Verständnis, spirituellem Einssein und einem fröhlichen, humorvollen Ausdruck, während Krankheiten dieser Organe mit der Empfindung des Getrenntseins sowie mit Aufgeregtheit und übermäßigem Lachen zu tun haben.

Im Krankheitsfall:

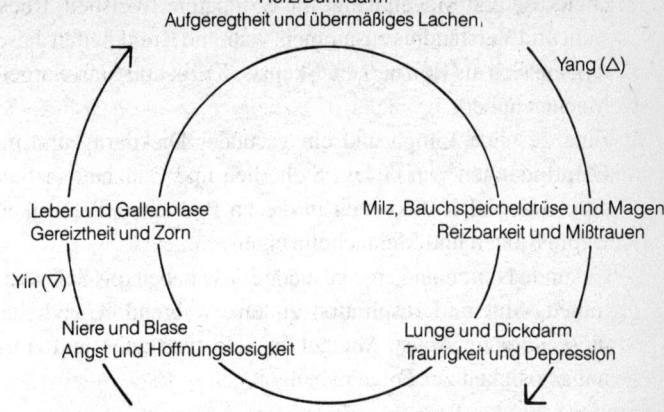

Herz/Dünndarm
Aufgeregtheit und übermäßiges Lachen.

Yang (△)

Leber und Gallenblase
Gereiztheit und Zorn

Milz, Bauchspeicheldrüse und Magen
Reizbarkeit und Mißtrauen

Yin (▽)

Niere und Blase
Angst und Hoffnungslosigkeit

Lunge und Dickdarm
Traurigkeit und Depression

Bei Gesundheit:

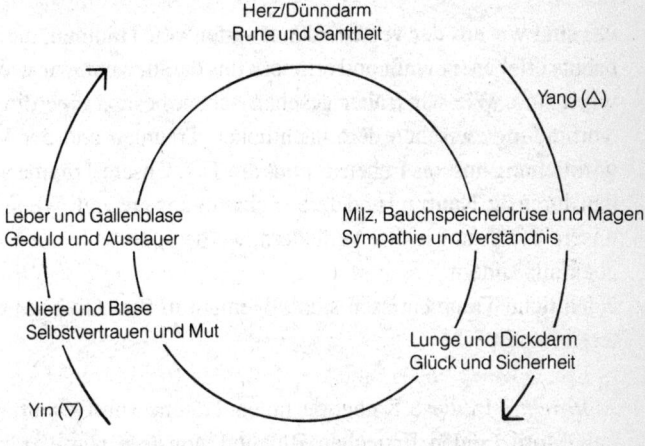

Herz/Dünndarm
Ruhe und Sanftheit

Yang (△)

Leber und Gallenblase
Geduld und Ausdauer

Milz, Bauchspeicheldrüse und Magen
Sympathie und Verständnis

Niere und Blase
Selbstvertrauen und Mut

Lunge und Dickdarm
Glück und Sicherheit

Yin (▽)

Abb. 51: Die fünf Stufen der körperlichen und psychischen Umwandlung

311

- Eine gute gesundheitliche Verfassung von Milz, Bauchspeicheldrüse und Magen hängt mit Sympathie, Weisheit, Rücksicht und Verständnis zusammen, während Krankheiten dieser Organe sich als Reizbarkeit, Skepsis, Kritik und Sich-Sorgen-Machen äußern.
- Eine gesunde Lunge und ein gesunder Dickdarm sind mit Empfindungen von Glück, Sicherheit und Ganzheit verbunden, während Krankheiten in diesen Bereichen Traurigkeit, Depressionen und Melancholie erzeugen.
- Gesunde Nieren und eine gesunde Blase haben mit Selbstvertrauen, Mut und Inspiration zu tun, während Krankheiten dieser Organe Angst, Mangel an Selbstvertrauen und Hoffnungslosigkeit zur Folge haben.

Zum Verständnis von Träumen

Oft sind wir uns der verschiedenen Arten von Träumen, die wir nachts erleben, bewußt und erinnern uns daran, wenn wir wieder wach sind. Wie wir früher gesehen haben, besteht eine direkte Verbindung zwischen dem nächtlichen Träumen und der Verwirklichung unseres Lebenstraums am Tag. Unsere Träume werden durch die Nahrung und deren Schwingung erzeugt. Wenn wir unsere Ernährungsweise verändern, werden unsere Träume sich ebenfalls ändern.

Nächtliche Träume lassen sich allgemein in fünf Gruppen einteilen:

Alpträume: In diese Kategorie fallen Träume von Gewalttätigkeit, Mord, Leiden, Erstechen, Blut und Monstern. Diese Träume sind das Ergebnis des Konsums von großen Mengen tierischer Nahrung, besonders Rindfleisch, Schweinefleisch und Fleisch anderer Warmblütler, aber auch des übermäßigen Konsums von

Fisch und Meerestieren, besonders von Fischen mit rotem Fleisch und anderen fettreichen Arten. Der übermäßige Konsum von tierischer Nahrung wirkt sich zu einem gewissen Grad auf Leber und Gallenblase, Herz und Dünndarm aus und führt zum Entstehen von Traumbildern dieser Art. Verfolgungsträume, Träume von Angegriffen- oder Getötetwerden sind ein Ausdruck von Störungen des Magens und der Niere und entstehen durch den Konsum von zu stark gesalzenen Speisen, Eiern und Käse, meist in Verbindung mit Zucker oder anderen starken Süßstoffen. Bei einer makrobiotischen Ernährungsweise verschwinden solche Schreckensbilder im allgemeinen innerhalb von zwei Wochen.

Träume von Ereignissen mit Menschen: Träume, die vom Zusammentreffen mit anderen Menschen handeln, von gesellschaftlichen Ereignissen, Festen und Zeremonien, Streitigkeiten und anderen menschlichen Angelegenheiten fallen in diese Kategorie. Diese Träume sind das Ergebnis des Konsums großer Mengen von Fetten und Ölen, entweder tierischen oder pflanzlichen Ursprungs. In diesem Fall sind Niere, Blase, Milz, Bauchspeicheldrüse und Magen stärker betroffen.

Träume von aufregenden Ereignissen und Vernichtung: Traumbilder von Feuer (von brennenden Häusern), Erdbeben und Krieg und vielen anderen Formen von Katastrophen, die durch Menschenhand oder durch die Natur entstehen, bilden eine dritte Kategorie. Diese Träume sind das Ergebnis des Konsums von großen Mengen von scharfen Gewürzen, aromatisch-anregenden Würzmitteln und Getränken, einschließlich Alkohol und Cola; sie entstehen ebenfalls durch den übermäßigen Verzehr von gebackener und gebrannter Nahrung. In diesen Fällen sind Leber, Gallenblase, Milz, Bauchspeicheldrüse und Magen mehr betroffen.

Nach dem übermäßigen Genuß von Baumfrüchten oder Säften,

welche Unregelmäßigkeiten des Pulses verursachen, folgen Träume vom Herunterfallen von hohen Plätzen. Träumen vom Ertrinken oder von Kämpfen geht meist zu starke Flüssigkeitszufuhr voran (besonders vor dem Schlafengehen) oder der Verzehr von salzigen Speisen, welche die Flüssigkeit zurückhalten; die Gehirnzellen werden wäßrig, und es entstehen Traumbilder dieser Art, besonders wenn zudem eine hohe Luftfeuchtigkeit gegeben ist. Flugträume folgen oft dem Genuß von Geflügel oder Wild, gerösteten Samen oder tierischer Nahrung in Verbindung mit Honig, Gewürzen, Zucker oder anderen starken Yin-Substanzen. Löwenzahn, manche Pilzarten und andere Pflanzen, die sich über Samen und Sporen vermehren, die vom Wind verbreitet werden, können ebenfalls solche Träume erzeugen. Träume von sexueller Betätigung werden im allgemeinen durch den Verzehr übermäßiger Mengen von Eiweiß und Fett erzeugt, sowie durch ölige und fettige Speisen aller Art.

Bruchstückhafte Träume: Schwebende, verschwommene, zusammenhanglose Träume, die leicht vergessen werden und beim Aufwachen ein Gefühl der Müdigkeit hinterlassen, gehören in diese Gruppe. Träume dieser Art sind die Folge von Überessen im allgemeinen oder vom Konsum übermäßiger Mengen von Zucker und anderen Süßigkeiten, Bier und anderen milderen alkoholischen Getränken, von übermäßigen Flüssigkeitsmengen, Obst, Obstsäften, und sind häufig auch die Folge von Drogen und Medikamenten. In diesen Fällen sind Lunge, Dickdarm, Niere und Blase mehr betroffen. Sich ständig wiederholende Träume sind die Folge einer gleichförmigen Ernährungsweise. Abhilfe bringt hier eine größere Vielfalt hinsichtlich der Nahrungsmittelauswahl und der Zubereitungsweise.

Träume von natürlichen Umgebungen: Träume von natürlichen Umgebungen, einschließlich Phänomenen wie Sonne, Mond und

Sterne, ferner Wind, Regen, Schnee, Berge, Flüsse und Meere bilden die letzte Kategorie von Träumen. Diese sind das Ergebnis von einem übermäßigen Verzehr von Bohnen und Gemüse, so daß das richtige Verhältnis zu den Hauptnahrungsmitteln, den Vollkorngetreidearten, nicht mehr gegeben ist. Ein übermäßiger Konsum von Salat, Obst und Flüssigkeiten kann ebenfalls dafür verantwortlich sein. In diesen Fällen sind Lunge, Dickdarm, Herz und Dünndarm mehr betroffen.

Wenn wir nachts träumen, geschehen die Wahrnehmung und die Interpretierung dessen, was wir sehen, mit Hilfe der gleichen zerebralen Tätigkeiten und Nervenfunktionen, die auch am Tage ablaufen. Wenn unsere Gehirn- und Nervenfunktionen gestört sind, werden wir Entsprechendes träumen. Um das Leben in einem Zustand der Klarheit zu erleben und unsere Umgebung richtig zu interpretieren, frei von subjektiven Verzerrungen oder Täuschungen, müssen wir lernen, eine natürlichere Lebensweise zu führen. Durch die richtige Ernährungsweise werden wir schließlich imstande sein, Wahrträume – jenseits von Zeit und Raum – zu träumen, sowohl im Schlafen als auch im Wachen.

Die progressive Entwicklung von psychischen Störungen

Wenn unsere Ernährungs- und allgemeine Lebensweise mit dem Wandel der natürlichen Bedingungen nicht im Einklang ist, entwickeln sich psychische Störungen, während unsere körperliche Orientierung in Unordnung gerät. Im allgemeinen versuchen Menschen mit einer übermäßig starken Yang-Orientierung andere Menschen zu dominieren, während Menschen mit einer übermäßig starken Yin-Orientierung dazu neigen, andere Personen abzulehnen. Mit dem Fortschreiten der chaotischen Lebensweise

315

entwickeln sich psychische Störungen allmählich, in sieben progressiven Stufen:

Yin-verursachte psychische Störungen: Der übermäßige Konsum von Zucker und anderen Süßmitteln, Obst, Obstsäften, synthetischen chemischen Substanzen, der meisten Arzneimittel, Drogen, Alkohol, scharfen Gewürzen, Eis, manchen Gemüsearten tropischen und subtropischen Ursprungs sowie von übermäßigen Flüssigkeitsmengen und anderen starken Yin-Substanzen verursachen die folgenden Symptome:

1. Allgemeine geistige Müdigkeit, die sich in Beschwerden und Klagen sowie im allmählichen Verlust des klaren Denkens und Verhaltens äußert.
2. Melancholische Stimmung, allmählicher Verlust von Ehrgeiz und Selbstvertrauen; einsetzende Vergeßlichkeit und verschwommenes Erinnerungsvermögen.
3. Emotionale Reizbarkeit und Angst, vorherrschende Depression; eine defensive Haltung.
4. Mißtrauen und Skepsis, Mißverständnisse und Fehlinterpretationen, allgemeine Haltung des Sich-vom-Leben-Zurückziehens.
5. Diskriminierung und Vorurteile, die auf einem Minderwertigkeitskomplex beruhen.
6. Verlust der Selbstdisziplin; chaotisches Denken und chaotische Haltungen; Symptome der Schizophrenie.
7. Yin-Arroganz, die durch die völlige Unfähigkeit zur Anpassung an die Umwelt und durch die Schaffung einer Welt der Phantasie und der Illusion gekennzeichnet ist.

Yang-verursachte psychische Störungen: Der übermäßige Konsum von Fleisch, Eiern, Geflügel, Käse und anderen Milchprodukten von fester Konsistenz sowie von anderen tierischen Nahrungsmitteln, von gebackenen und gebrannten Speisen und anderen extremen Yang-Substanzen, wie auch durch ungenügende Flüssigkeitszufuhr führen zu den folgenden Symptomen:

1. Allgemeine geistige Müdigkeit, welche sich als häufig wechselnde Ansichten und allmählich zunehmende psychische Labilität äußert.
2. Einsetzender Mangel an Flexibilität, allmähliche Entwicklung von Halsstarrigkeit und beharrliche Beschäftigung mit Nebensächlichkeiten.
3. Es kommt zu Erregbarkeit, Reizbarkeit, vorherrschender Unzufriedenheit und einer aggressiven Einstellung.
4. Schematisches Denken, welches zu doktrinären und irrigen Ansichten führt.
5. Diskriminierung und Vorurteile gegenüber anderen Menschen aufgrund eines Überlegenheitskomplexes.
6. Exklusive Indoktrinierung, egozentrisches Denken und egozentrische Haltung sowie paranoide Symptome.
7. Yang-Arroganz, gekennzeichnet durch die vollkommene Unfähigkeit, andere Menschen zu akzeptieren und selbstgerechte Versuche, andere zu beherrschen oder zu nötigen.

In den modernen Gesellschaften fallen die überwiegende Mehrheit der Menschen in eine oder mehrere der oben erwähnten Kategorien von Yin- oder Yang-verursachten psychischen Störungen. Ja, man kann die moderne Zivilisation selbst als eine Art riesige offene Anstalt für Hunderte von Millionen psychisch gestörter Menschen bezeichnen. Die politischen, rechtlichen und wirtschaftlichen Systeme sowie viele andere gesellschaftliche Systeme tragen zur fortlaufenden Verschlechterung der psychischen Verfassung der Bevölkerung bei, einerseits, indem sie illusorische Glaubenssysteme weiter am Leben erhalten, und andererseits durch die Art und Weise, in der psychisch labile und gestörte Menschen behandelt werden. Der Großteil der modernen Erziehung wirkt in beide genannten Richtungen, entfremdet uns von unserer natürlichen Umgebung, trennt uns von der Erinnerung an unsere gemeinsame Herkunft und unser gemeinsames Schicksal und schafft Trennungen zwischen den Menschen, die sie daran hindern, eine friedliche Welt aufzubauen.

Zur Heilung der physischen, geistigen und spirituellen Störungen, an denen die heutige Menschheit leidet, ist eine umfassende, ganzheitliche Sicht des Lebens erforderlich, zusammen mit einer Neuorientierung unserer Gesellschaft als Ganzes, einer Umstellung auf die richtige Ernährungsweise und der tiefen Einsicht des einzelnen in seine eigene Natur. Wenn diese Voraussetzungen nicht alle erfüllt werden, kann es zwar sein, daß einzelne Individuen ihre Gesundheit erlangen und aufrechterhalten, doch wird die Familie des Menschen als Ganzes weiterleiden und schließlich vor dem biologischen und gesellschaftlichen Aussterben stehen.

Zusammenfassend können wir sagen, daß der Vorgang der Heilung sich in vier Schritten vollzieht:

1. Allmählicher Übergang zur neuen Ernährungs- und Lebensweise innerhalb einer Zeitspanne von etwa zwei bis drei Monaten.

2. Anpassung an die makrobiotische Ernährung und Lebensweise oder Behebung einer bestimmten Störung im Falle einer Krankheit – diese Prozesse benötigen drei bis vier Monate, während die Qualität des Blutes sich verbessert, und dauern bis zu einem Jahr, je nach individuellem Fall und der jeweiligen Besserung des Verdauungs-, Kreislauf- und Nervensystems.

3. Mit der Wiederherstellung der allgemeinen Gesundheit kann die Ernährung erweitert werden; tägliche Fortführung der makrobiotischen Standardernährung und einer natürlicheren

Lebensweise zur Aufrechterhaltung und Sicherung eines glücklichen, gesunden und friedlichen Lebens; diese Phase erstreckt sich meist über einen Zeitraum von sieben Jahren, während die Beschaffenheit aller Zellen, Gewebe und Organe des Körpers sich verändert.

4. Evolution zu einer freien Ernährungs- und Lebensweise, welche an keine Gebote oder Verbote gebunden ist; diese stellt sich ganz natürlich und von selbst nach einer Zeitspanne von etwa sieben bis zehn Jahren ein.

7. Eine friedliche Welt

»Das Schicksal der Nationen hängt von ihrer Nahrung und wie sie diese essen ab.«

– Brillat-Savarin
The Physiology of Taste

Die biologische Revolution der Menschheit

Die moderne Menschheit sieht sich einer biologischen Krise gegenübergestellt. Das größte Problem, mit dem wir heute konfrontiert werden, ist weder politischer, wirtschaftlicher, religiöser noch ideologischer Natur, sondern schlicht und einfach die Frage, ob die menschliche Rasse auf diesem Planeten überleben und sich weiterentwickeln wird oder ob die Degenerationsprozesse weiter rasch fortschreiten und die Menschheit schließlich ausstirbt. Über alle modernen Gesellschaften ergießt sich eine wahre biologische Sintflut. Wo wir nur hinsehen, ob in Dörfern, Ortschaften, Städten, in den Ländern und Kontinenten dieser Erde, überall leiden die Menschen an einer wahren Epidemie von Herzkrankheiten, Krebs, Diabetes, Geisteskrankheiten, Unfruchtbarkeit, Aids, degenerativen Krankheiten und Schwächen des Immunsystems.

Es gibt keinen Menschen innerhalb der modernen Gesellschaft, der nicht von dieser weltweiten Welle der biologischen Degeneration erfaßt wird. Über alle Menschen, von Neugeborenen bis zu den alten Menschen, ob Hausfrauen, Geschäftsmänner, Arbeiter oder Führer der Nationen, Bettler oder Millionäre, ob schwarz oder weiß, im Osten oder Westen, Kapitalisten oder Kommunisten, reich oder arm, Mann oder Frau, wird heute Gericht gehalten. Regierungspolitik, religiöse Lehren, Bildungsprogramme und Gesellschaftssysteme erscheinen alle gleichermaßen unfähig, mit dieser universalen Krise fertigzuwerden. Die beste Lösung, die die moderne Gesellschaft anzubieten hat, ist die biotechnologische – Organtransplantationen, künstliche Organe und Körperteile und schließlich die Gentechnologie, die zu der Schaffung einer neuen künstlichen Rasse führt.

Wenn wir unsere wahre menschliche Beschaffenheit und unseren menschlichen Geist behalten und unsere Evolution hier auf Erden fortführen wollen, müssen wir mit ganzem Herzen danach streben, die Menschheit auf allen Ebenen wiederaufzubauen – auf individueller, familiärer, kommunaler, nationaler und internationaler Ebene. Wenn die Degeneration rückgängig gemacht werden kann, wird eine neue Welt entstehen, die auf einer gesunden biologischen Grundlage beruht und eine neue gesellschaftliche, ideologische und spirituelle Orientierung besitzt. Wenn dies nicht gelingt, wird es keinen Frieden in der Welt geben und keine Hoffnung für die Zukunft unserer Rasse.

Die Neuorientierung des Individuums

Um unsere physische, geistige und spirituelle Gesundheit wiederzuerlangen und weiterzuentwickeln, müssen wir unser Leben in der folgenden Weise neuorientieren:

- Wir sollten über unser tägliches Leben nachdenken, ob wir nur unsere Sinne zu befriedigen und unser emotionales Wohlergehen suchen – und dabei unser innewohnendes Potential für größeres Glück und höhere Freiheit vergessen.
- Wir sollten über unsere täglichen Speisen und Getränke reflektieren und überlegen, ob unsere Mahlzeiten wirklich ausgewogen sind, um die bestmögliche Beschaffenheit von Blut und

Zellen zu erzeugen und einen optimalen geistigen und spirituellen Zustand zu erlangen.

– Wir sollten über unsere Gedanken und unser Verhalten unseren Eltern, unserer Familie, Freunden und anderen Menschen gegenüber nachdenken und überlegen, ob unser Respekt und unsere Liebe wirklich vom Herzen kommen und ob unser Verhalten wirklich ihrem Glück und ihrer Gesundheit dient.

– Wir sollten über die Richtung reflektieren, die unsere Gesellschaft eingeschlagen hat und darüber nachdenken, ob die Kultur und Zivilisation, die wir aufbauen, mit der Ordnung der Natur harmoniert oder die natürliche Umwelt mißachtet. Schließlich sollten wir über unser Verständnis des Kosmos nachdenken: wissen wir wirklich, woher wir gekommen sind und wohin wir gehen in diesem unendlichen Universum?

Die Selbstheilung und Überwindung jedes persönlichen Unglücks, einschließlich der körperlichen und geistigen Störungen, beginnt mit unserem Verständnis der immerwährenden Ordnung von Yin und Yang, ihrem dialektischen und dynamischen Wandel, dem alle Phänomene unterstehen. Der Kompaß von Yin und Yang wird uns helfen, unser innewohnendes und intuitives Gedächtnis wiederzuerlangen sowie unser Verständnis der unendlichen Ordnung des Universums, deren Mechanismen des Wandels und ihrer Manifestation in unserem Leben und unseren täglichen Aktivitäten.

Um uns von allen physischen und geistigen Störungen zu befreien, unsere degenerativen Tendenzen in Gesundheit und Glück zu verwandeln, müssen wir zunächst unser Verständnis von Yin und Yang auf unsere tägliche Ernährung anwenden – auf die Auswahl, die Zubereitung und auf die Art, in der wir unsere Speisen und Getränke zu uns nehmen. Durch die richtige Ernährungsweise wird unser Blut und unser Körper gesund. Geistiges und spirituelles Wohlbefinden sind dann die natürliche Folge. Wir werden dann ohne irgendwelche anderen vorbeugenden Maßnahmen, von der Ernährungsweise abgesehen, in der Lage sein, unsere Gesundheit aufrechtzuerhalten und von schweren Krankheiten und Störungen verschont bleiben. Ohne irgendein besonderes geistiges oder psychologisches Training werden wir imstande sein, eine gute geistige Verfassung zu erlangen, frei von geistigen Störungen jeder Art. Ohne irgendwelche besonderen Anstrengungen zu machen, werden wir, allein mit Hilfe des Kompasses von Yin und Yang, in der Lage sein, jedes beliebige Gebiet, das wir uns aneignen wollen, zu verstehen. Ohne besondere Erziehung werden wir ganz natürlich einen Geist der Liebe für andere Menschen entwickeln und mit unserer Umwelt harmonieren. Ohne daß wir uns Zurückhaltung auferlegen, sind wir frei von zerstörerischen oder gewalttätigen Gedanken. Ohne besondere Erfahrung sind wir ganz natürlich mit dem Geist der Ausdauer und des endlosen Strebens erfüllt und vermögen alle Härten des Lebens mit Dankbarkeit zu ertragen. Ohne irgendwelches besonderes Training sind wir imstande, unser Einssein mit allen Wesen und allen uns umgebenden Phänomenen zu erfahren.

Durch die Nahrung werden wir ständig erschaffen. Wenn wir eine gute Nahrung erhalten, haben wir ganz selbstverständlich mehr körperliche Energie, fühlen uns emotional wohler und in spiritueller Hinsicht stärker bereichert als wenn unsere Ernährung unausgewogen und unordentlich ist. Wenn unsere tägliche Ernährung nicht in Ordnung ist, nimmt unsere Gesundheit ab, unser Gefühlsleben wird gestört und unser Geist wird chaotisch. Unsere persönlichen Gefühle, gesellschaftlichen Beziehungen und die Art und Weise, wie wir mit allen Problemen umgehen, werden durch das, was wir essen, beeinflußt. Wann immer wir Frustrationen und Störungen erfahren, auf Schwierigkeiten und Widerstände stoßen, sollte unsere erste Überlegung unserer Ernährung gelten. Unsere körperlichen und geistigen Gewohnheiten wie auch unsere Denkmuster und unser Bewußtseinsvermögen hängen allesamt von dem ab, was wir über einen langen Zeitraum – von der embryonischen Phase über unsere Kindheit bis zur Gegenwart – als Nahrung zu uns genommen haben. Durch die Veränderung unserer Nahrung verändern wir uns selbst. Durch die Nahrung gestalten wir, bewußt oder unbewußt, unser Schicksal. Es gibt drei Stufen der persönlichen Ernährung:

Die Ernährung zur Heilung von körperlichen und geistigen Störungen: Auf dieser Stufe sollte die Ernährungsweise – einschließlich der Auswahl, Zubereitung und der Art und Weise, in der die Speisen gegessen werden – streng nach den Anweisungen gestaltet werden, die dem Individuum und seinem Zustand angepaßt worden sind. Zusammen mit der Entwicklung eines Verständnisses von Yin und Yang und der Prinzipien des Gleichgewichts, sollte diese disziplinierte Ernährungsweise beibehalten werden, bis der Zustand sich stabilisiert hat und die Harmonie mit der Umwelt wiederhergestellt worden ist. Für viele Menschen in der modernen Gesellschaft stellt diese Stufe den Anfang einer Ernährung gemäß der natürlichen Ordnung dar. Wenn ein guter gesundheitlicher Allgemeinzustand erzielt worden ist, können wir ganz natürlich zur nächsten Ebene fortschreiten.

Die Ernährung zur Aufrechterhaltung der Gesundheit und eines aktiven Lebens: Auf dieser Stufe sollte unsere Ernährung vielfältiger sein hinsichtlich ihrer Zusammensetzung und Zubereitung. Sie kann, je nach den persönlichen Aktivitäten und gesellschaftlichen Anforderungen, innerhalb eines gewissen vernünftigen Umfangs schwanken. Die Hauptnahrungsmittel – Vollkorngetreide und ihre Produkte – sollten nach wie vor den Schwerpunkt der täglichen Mahlzeiten darstellen, wobei alle anderen Speisen nur als Beilagen dienen. Die Sensibilität für den Wechsel der Jahreszeiten, atmosphärische Bedingungen, tägliche Wetterlagen und andere Umweltfaktoren verfeinert sich, während unsere

Fähigkeit, uns der Umgebung anzupassen, wächst und sich weiterentwickelt.

Die Ernährung zur Entwicklung und Verwirklichung unseres Traums: Auf dieser Stufe, einer natürlichen Weiterentwicklung der zweiten, wird unsere Ernährungsweise mehr intuitiv. Je nach dem Traum, den wir im Leben verwirklichen wollen, gestalten wir die Art, die Mengen, die Zubereitung der Nahrung und die Essenszeiten. Jedes Nahrungsmittel und jede Zubereitungsweise hat bestimmte körperliche und geistige Wirkungen. Wenn wir diese Eigenschaften kennen, entscheiden wir frei über unsere tägliche Ernährung, um die höchsten Ebenen der Gesundheit und des Urteilsvermögens aufrechtzuerhalten, unsere Lebensbestimmung zu verstehen und unseren Traum zu verwirklichen. Bei dieser Ernährungsweise machen wir wahrhaft von unserer Freiheit Gebrauch – sie stellt die höchste Kunst dar, mit der wir uns in allen Bereichen des Lebens verwirklichen können. Als Beispiele seien genannt:

- Um ein religiöses und spirituelles Leben zu führen, sollte man pflanzliche Nahrung essen mit Vollkorngetreide, Bohnen, Gemüse und Früchten, mit dem geringstmöglichen Anteil an tierischer Nahrung.
- Um ein Leben in der Gesellschaft zu führen und als Geschäftsmann tätig zu sein, sollte man hauptsächlich pflanzliche Nahrungsmittel essen, einschließlich Getreide und Bohnen, die nach dem Standardverfahren, jedoch auch nach einer größeren Vielfalt von Methoden gekocht werden. Eine kleinere Menge tierische Nahrung kann hinzugefügt werden.
- Um schwere körperliche Arbeit verrichten zu können, sollte man ein größeres Nahrungsmittelvolumen zu sich nehmen. Die Ernährung setzt sich aus Vollkorngetreide, Bohnen, Gemüse und tierischer Nahrung zusammen, stark gekocht, wobei

man hier auch größere Flüssigkeitsmengen zu sich nehmen kann.

- Um sich intellektuell zu entwickeln, sollte man Vollkorngetreide, Bohnen und Gemüse essen mit einer gelegentlichen Beigabe einer kleinen Menge von tierischen Nahrungsmitteln und Obst.
- Um die Sensibilität und das ästhetische Empfinden zu steigern, sollte man hauptsächlich pflanzliche Nahrung einschließlich rohem Salat essen. Früchte können hinzugefügt werden sowie etwas mehr Flüssigkeit und eine kleine Menge tierischer Nahrung, wenn dies erwünscht sein sollte.
- Wer körperlich aktiv sein möchte, sollte regelmäßig essen. Wer geistig aktiv sein will, sollte seine Nahrungsmengen einschränken.
- Das Essen einer größeren Menge tierischer Nahrungsmittel und Zucker mit einer Vielfalt von Speisen, die in einer unordentlichen Art und Weise zubereitet werden, führt zu aggressivem und kriegerischem Verhalten.

Wenn wir körperlich oder psychisch krank sind, können wir unser Leben hier auf Erden nicht genießen. Wir alle haben es nötig, unsere Gesundheit so bald wie möglich wieder zu erlangen, um mit der Verwirklichung unseres gemeinsamen Traums beginnen zu können – der Schaffung einer friedlichen Welt – gemeinsam mit anderen gesunden Menschen. Das Leben ist nichts anderes als die endlose Verwirklichung unseres endlosen Traums. Wenn wir diesen Weg nicht eingeschlagen haben, sind wir ernsthaft krank und vom tiefsten Verlangen unseres Herzens abgetrennt.

Die Neuorientierung der Familie und der Gemeinschaft

Eine gesunde Familie ist der größte Segen, eine kranke Familie hingegen die größte Tragödie. Wenn ein Mensch krank wird, leidet die ganze Familie; und wenn eine Familie leidet, verliert die ganze Gemeinschaft an Stabilität. Eine Familie mit einem Kranken ist bereits seit einiger Zeit nicht mehr im Gleichgewicht gewesen. Eine Gemeinschaft mit vielen kranken Familien ist bereits seit geraumer Zeit in Unordnung gewesen.

Krankheiten – ob körperliche oder geistige – entstehen nie ohne Ursache, und die zugrundeliegende Ursache ist in allen Fällen unsere eigene unordentliche Lebensweise. Krankheiten sind eine Warnung unserer Intuition (oder mit anderen Worten, der Stimme Gottes), die uns kundtut, daß unsere Lebensweise disharmonisch gewesen ist. Ein kranker Mensch sollte in sich gehen, nachdenken, reflektieren und sich vor sich selbst, seiner Familie, Gemeinschaft und dem Universum entschuldigen. Eine gefühlsbetonte Zusprache von Trost zusammen mit Geschenken von Blumen, Obst, Süßigkeiten und dergleichen mehr ist völlig fehl am Platz. Kranke Menschen brauchen eine Anteilnahme und Pflege, die ihnen dazu verhilft, den Grund ihres Leidens zu verstehen. Sie brauchen Mitmenschen, die sie zu einer richtigen Ernährungsweise anregen und anleiten, einer Ernährungsweise, die ihr Leiden ohne Komplikationen beenden wird und eine Basis für eine Lebensweise darstellt, nach der sie in Zukunft gesünder leben können.

Vor allen anderen Dingen sollte die Orientierung der Gemeinschaft der Aufrechterhaltung des bestmöglichen Gesundheitszustands ihrer Mitglieder dienen. Zur Erhaltung der körperlichen, geistigen und spirituellen Gesundheit einer Familie ist es nicht notwendig, regelmäßig einen Arzt zu konsultieren oder sich irgendeiner besonderen Behandlung zu unterziehen. Die beste traditionelle Methode besteht darin, daß die Familie regelmäßig

Mahlzeiten einnimmt, die gemäß der natürlichen Ordnung und in einem Geist der Liebe zubereitet worden sind. Den Mittelpunkt des Haushalts bildet meist die Mutter, die am stärksten auf das alltägliche Wohlbefinden und die alltägliche Gesundheit der Familienmitglieder achtet, obwohl jeder körperlich und geistig gereifte Mensch die täglichen Mahlzeiten zubereiten kann. Durch ihre Liebe und ihr Können in der Küche wird der Familie ein unendlicher Segen zuteil.

Am Tisch kann der körperliche und geistige Zustand der einzelnen Familienmitglieder hin und wieder beobachtet und in einer lockeren, humorvollen Art und Weise besprochen werden, und die Mahlzeiten können nach den individuellen Bedürfnissen mit Würzmitteln, Garnierungen und Gewürzen ergänzt werden. Zuweilen wird man auch einzelnen Familienmitgliedern besondere Speisen reichen. Während der Mahlzeit tauschen die einzelnen Familienmitglieder die Gedanken und Erfahrungen vom Tage in einer harmonischen Art und Weise aus, wodurch ein Geist der Gemeinschaft und der gegenseitigen Achtung entsteht. Indem die Familie die gleiche Nahrung zu sich nimmt, entsteht natürlich eine ähnliche Blutbeschaffenheit und demzufolge auch eine ähnliche Denkweise. Mit der Zeit wächst die Familie zu einer Einheit zusammen, wobei alle Mitglieder den gleichen Traum und die gleiche Bestimmung im Leben teilen.

Ohne das gemeinsame Essen von ausgewogenen Mahlzeiten gibt es keine biologische, psychologische und gesellschaftliche Einheit, was das Wesen der Familie ausmacht. Ohne gemeinsames Essen wird das Heim zum unpersönlichen Wohnort. Wenn die einzelnen Mitglieder der Familie sich unterschiedlich ernähren und zu verschiedenen Zeiten essen, kommen Unzufriedenheit und ein Gefühl der Trennung auf. Die Persönlichkeiten und Meinungen klaffen allmählich auseinander, wodurch es schließlich zu einem Mangel an Verständnis und Mitgefühl kommt. Obwohl es andere Faktoren gibt, die hierzu beitragen, ist der

Verfall des gemeinsamen Familienessens der Hauptgrund für die zunehmenden Konflikte, Auseinandersetzungen, Trennungen und Scheidungen und den fortschreitenden Verfall der modernen Familie.

Ähnlich verhält es sich mit dem Leben der Gemeinschaft – wenn die Mehrheit der Menschen sich nicht ausgewogen ernährt, herrschen gesellschaftliche Spannungen vor. In einer solchen Gemeinschaft nimmt die Zahl der körperlich und geistig kranken Menschen zu. Zusammen mit dem Verfall des Familienlebens sind viele Menschen nicht mehr imstande, ihren Lebensunterhalt zu verdienen, was eine dauernde Ausweitung der Wohlfahrtssysteme zur Folge hat, z. B. Arbeitslosengeld, Sozialversicherung und andere Altersfürsorge- und Pensionsprogramme. Der medizinische Versorgungsapparat und die öffentlichen und privaten Versicherungssysteme müssen ständig erweitert werden. Psychische Leiden und Verhaltensstörungen sind im Zunehmen begriffen und benötigen noch größere Anstalten für Geisteskranke, Sondererziehungsprogramme, Gefängnisse und Erziehungsanstalten wie auch eine erweiterte Gesetzgebung und noch mehr Bürokratie, um alle diese Systeme zu verwalten.

Der Aufbau und das Funktionieren der modernen Gesellschaften fußt auf Furcht und Mißtrauen, Unsicherheit und Angst. Die Menschen leiden an Selbsttäuschungen, und das zwischenmenschliche Klima wird durch Mißtrauen vergiftet. Das Gemeinschaftsleben wird durch Gier und Selbstsucht bestimmt, während die einzelnen Mitglieder der Gesellschaft danach streben, ihre eigenen Interessen zu schützen. Um die Auswüchse dieser Lebensweise zu beherrschen, muß die Gemeinschaft politische, wirtschaftliche, religiöse und erzieherische Systeme hervorbringen, die das tägliche Leben lenken und einschränken mit Hilfe von Regeln und Ethik, Gesetzen und Steuern, Zwang und Bestrafung. Ausbildungen und Schulungen zielen auf Standardisierung: jedem Menschen werden die gleichen Inhalte vermittelt, damit den uniformen Anforderungen entsprochen wird. Bei einem solchen Vorgehen bleiben individuelle Freiheit und kreativer Selbstausdruck auf der Strecke. Die Ausweitung der Krankheit in der Gemeinschaft zieht nur ein größeres Ausmaß an gesellschaftlicher Organisation und Kontrolle über das Leben des einzelnen nach sich. Gleichzeitig bewirkt das Voranschreiten der körperlichen und psychischen Degeneration eine rasche Aushöhlung der Gesellschaft selbst. Angefüllt mit kranken Menschen, kranken Familien und kranken Gemeinschaften, wirtschaftlich marode und politisch unregierbar aufgrund von Führern, die entweder selber krank sind oder keine Weitsicht und kein Urteilsvermögen besitzen, bricht die Zivilisation schließlich zusammen.

Die biologische Revolution: Im zwanzigsten Jahrhundert schreitet der Verfall der modernen Gesellschaften aufgrund der genannten biologischen Ursachen rasch voran. Die modernen Schutz- und Vorbeugemaßnahmen nehmen ständig zu und haben sich dennoch als weitgehend unwirksam erwiesen. Der Einfluß religiöser Lehren ist im Schwinden; Ethik, Moralkodex und die jahrhundertealten Traditionen verlieren ihre Gültigkeit mit der Folge, daß es keine gemeinsamen Prinzipien, Philosophien oder Werte gibt, nach denen die Menschen ihr Leben gestalten können. Die moderne Erziehung hat den Geist der Achtung vor Lehrern und Lehren und die Liebe zu den Studenten verloren, so daß sie diesen ein Verständnis des Lebens nicht mehr vermitteln kann. Die Kosten der medizinischen Versorgung explodieren, während die Zahl der Patienten und der ungeeigneten und unwirksamen Behandlungsmethoden gleichermaßen steigt. Der Verfall der Familie geht unaufhaltsam weiter und die Verbrechensrate nimmt unaufhörlich zu.

Angesichts dieser modernen Krise kann man sagen, daß alle Wege zur Verbesserung der Gesellschaft, die im Verlauf der Geschichte hervorgebracht wurden, einschließlich der spirituellen und religiösen Lehren, der Gesellschafts- und Bildungsprogramme, der philosophischen und wissenschaftlichen Ansätze, der politischen und wirtschaftlichen Systeme letztendlich versagt haben. Die humanistischen Philosophien, die während der Renaissance hervorgebracht wurden, die Unabhängigkeitserklärungen und Freiheitsmanifeste, wie wir sie aus der amerikanischen Geschichte kennen, Revolutionen wie die Französische Revolution im 18. Jahrhundert, Reformationsbewegungen wie die des Protestantismus oder innerhalb des Buddhismus, Ideologien wie der Kommunismus oder technologischer Fortschritt wie die Raumfahrt und Computerisierung – alle waren sie nicht imstande, die moderne Menschheit vor dem raschen Verfall zu bewahren.

Während vergangener Krisen war die Menschheit imstande zu reflektieren und sich zu reinigen. Abraham vollzog die Reinigung mit Öl. Johannes taufte die Menschen mit dem Wasser des Jordans und von Jesus und den frühen Christen wurde für die Erlösung durch den Heiligen Geist gebetet. Nun ist die Zeit gekommen für die letzte und grundlegendste Reinigung der Menschheit und die Veränderung unseres Schicksals – der biologischen Erneuerung unseres Bluts und unserer Organe, unserer Gewebe und Gehirnzellen.

Die biologische Transformation ist eine vollkommen friedliche Revolution, die weder Gesetze noch Doktrinen, Gewalt oder Massenbewegungen benötigt. Sie ist auch die universalste Revolution, welche die ganze Welt zu durchdringen vermag und imstande ist, die Grenzen der Nationen, Rassen, Ideologien, Religionen und Kulturen zu überschreiten. Sie verbreitet sich von einem Menschen zum anderen, von Heim zu Heim, Gemeinschaft zu Gemeinschaft – sie beginnt in jeder Küche und endet in der Verwirklichung einer friedlichen Welt.

Auf der gesellschaftlichen Ebene zielt die Makrobiotik darauf ab, die biologische Degeneration der Menschheit rückgängig zu machen, den Weltfrieden herzustellen und die unendliche Entwicklung der Menschheit zu sichern. Der neue Weg wird sich ganz natürlich, in einer Reihe von Schriften, die in einer Wechselbeziehung zueinander stehen, vollziehen. Als erstes werden wir unser natürliches, gesundes Verständnis der Menschheit, unseres Ursprungs und unserer Zukunft wiedererlangen sowie ein Verständnis unseres Platzes, unserer Beziehung zur Ordnung des Universums und dessen praktische Anwendung im täglichen Leben. Zweitens wird eine gesunde Nahrungsmittelqualität wiederhergestellt werden durch eine Umstellung zu naturgemäßen Anbaumethoden und einer traditionellen Lebensmittelverarbeitung. Als Drittes wird die weltweite Verteilung dieser Nahrungsmittel und ihre Zubereitung nach makrobiotischen Prinzipien einsetzen. Viertens wird die Verbreitung gesunder Nahrungsmittel und Zubereitungsmethoden die Wiederherstellung der körperlichen und psychischen Gesundheit eines jeden Menschen, einer jeden Familie und Gemeinschaft rasch voranschreiten. Fünftens wird die Herstellung einer gesunden biologischen Grundlage zur Entwicklung einer neuen gesellschaftlichen Richtung führen und zu einer Neuorientierung in den Bereichen der Bildung, der Medizin, Wirtschaft, Politik und Spiritualität. Sechstens wird die Entwicklung einer Gesellschaft, die mit der natürlichen Umwelt harmoniert, durch eine allmähliche und natürliche Steigerung des Bewußtseins die Auflösung der unnötigen und zerstörerischen Verteidigungs- und Schutzmaßnahmen zur Folge haben. Siebtens wird eine weltweite Gesellschaft errichtet werden, in der alle Menschen sich eines gesunden, glücklichen und freien Lebens durch die allmähliche Aufhebung aller unnatürlichen und künstlichen Begrenzungen erfreuen.

Eine Welt-Bundesregierung

Ein geschichtlicher Überblick: Seit Beginn der Geschichtsschreibung hat die Menschheit stets nach der Errichtung einer friedlichen Gesellschaft gestrebt. Dieses Verlangen fand sich nicht nur bei friedliebenden Menschen, sondern auch bei Menschen, die in den Krieg gezogen sind, um Frieden herzustellen. Sogar Alexander der Große, Dschingis-Khan, Napoleon und andere Eroberer träumten von einem friedlichen Weltreich. Viele Beschreibungen von idealen, friedlichen Gesellschaften wurden im Verlauf der Geschichte vorgebracht: Platos *Republik* (370 v. Chr.), *Der Gottesstaat* von Augustinus (413 n. Chr.), Thomas Mores *Utopia* (1516), Campanellas *Der Sonnenstaat* (1623), Hobbes' *Leviathan* (1651) und Kants *Zum Ewigen Frieden* (1795) sind nur einige wenige Beispiele.

Nach dem Elend und Leiden des Ersten Weltkriegs (1914–1918) wurde der Völkerbund gegründet, um zukünftige kriegerische Auseinandersetzungen zu vermeiden. Nachdem der Völkerbund zusammengebrochen war und der Zweite Weltkrieg (1939–1945) der Welt noch größere Verwüstungen gebracht hatte, wurden die Vereinten Nationen gegründet, um internationalen Frieden und Sicherheit zu erhalten. Von diesen politischen Bemühungen abgesehen, hat es viele internationale Bestrebungen gegeben, den Frieden durch religiöse, humanitäre, wirtschaftliche und kulturelle Zusammenarbeit zu verwirklichen. Die Welt hat einen deutlichen Schritt in die Richtung einer global organisierten Gesellschaft getan. Eine Reihe von Hilfsorganisationen haben zur Vereinigung verschiedener Nationen und Rassen, Traditionen und Gebräuche, Kulturen und Ideologien beigetragen. Die internationale Zusammenarbeit umfaßt nun fast alle Bereiche wie Kommunikation, Transport, Raumfahrt, Energiegewinnung und -versorgung, Finanzwesen und wirtschaftliche Entwicklung sowie Gesundheit und Wohlfahrt.

Trotz einer gewissen Entwicklung zur Schaffung einer weltumspannenden Gesellschaft bleiben noch einige wichtige Probleme ungelöst, die der Verwirklichung einer friedlichen Welt entgegenstehen. Politische Konflikte zwischen liberalen und kommunistischen Ländern, wirtschaftliche Konflikte zwischen hoch entwickelten Nationen und den Entwicklungsländern, religiöse Konflikte zwischen Katholiken und Protestanten, Christen und Moslems, alten Doktrinen und neuen Glaubensformen, kulturelle Konflikte zwischen den theoretischen Wissenschaften und ästhetischen Belangen sowie viele andere Konflikte sorgen immer noch für Schwierigkeiten und Denkweisen, die immer neue Trennungen schaffen. Seit 1945 hat es ernsthafte Versuche gegeben, diese Trennungen, besonders solche, die auf nationalen Interessen beruhen, durch die Gründung einer Weltregierung zu überwinden. Zu den Menschen, die zu diesen Zielen wesentlich beigetragen haben, gehören Thomas Mann, Upton Sinclair, Norman Cousins, Albert Einstein, Robert Hutchins, Henry Osborne und Edgar Gavaert unter den westlichen Denkern sowie Mohandas Gandhi, Jawaharlal Nehru, Toyohiko Kagawa, George Ohsawa und andere unter den östlichen Denkern. Während der Nachkriegszeit wurden immer wieder Vorschläge zur Gründung einer Weltregierung in den Parlamenten und Kongressen vieler Länder vorgebracht. Viele Legislaturen und gesetzgebende Versammlungen haben auf die Verfolgung dieses Ziels als Bestandteil ihrer internationalen Politik gedrängt.

Zwischen 1945 und 1955 gab es zwei Hauptbewegungen zur Gründung einer Weltregierung: 1. die Bestrebungen, die Verfassung der Vereinten Nationen abzuändern mit dem Ziel, eine Weltregierung zu gründen und die Staatsgewalt der einzelnen Nationen einzuschränken; 2. die Bildung eines Weltkongresses mit Abgeordneten der einzelnen Mitgliedsstaaten. Während dieser Zeit gab es mehr als 50 Entwürfe einer Weltregierungsverfassung, die von Einzelpersonen, Organisationen, Forschungsgruppen und anderen Gesellschaften vorgeschlagen wurden. Eine Sonderkommission der University of Chicago veröffentlichte einen Entwurf einer Weltregierungsverfassung mit dem Titel »Preliminary Draft of a World Constitution« (vorläufiger Entwurf einer Weltverfassung). Die Weltregierung, die in den meisten dieser Entwürfe vorgeschlagen wird, hätte eine ähnliche Verfassung wie diejenige der Vereinigten Staaten. Demnach hätte der Weltkongreß zwei Häuser: in einem wären die Regierungen der Welt vertreten und im anderen säßen von der Bevölkerung gewählte Abgeordnete. So entfiele zum Beispiel auf eine oder fünf Millionen Menschen ein Abgeordneter.

Die Beschränkungen einer Weltregierung: Die Schaffung einer vereinigten Welt, ob in Form einer Weltgemeinschaft, einer Weltföderation oder Ähnlichem, ist ein langgehegter Traum der Menschheit. Auch wenn es gelänge, eine solche Weltregierung als eine politische und gesellschaftliche Struktur, welche die derzeitigen Länder und Blöcke vereinigt, zu bilden, wäre das letztendliche Glück der Menschheit nicht damit gesichert. Eine Weltgemeinschaft mit einer zentralen Regierung wäre imstande, die weltweiten kriegerischen Auseinandersetzungen zu beenden, besonders wenn die Zentralregierung genug Macht besäße, um Kontrolle über alle wichtigen zerstörerischen Kräfte, einschließlich der Atomkraft, auszuüben. Auch mit der Bildung einer Weltregierung blieben jedoch viele Probleme, die mit der Sicherheit und dem Wohlergehen der Menschen zu tun haben, ungelöst.

Auch wenn kriegerische Handlungen beendet werden könnten, wäre damit nicht deren Ursache beseitigt. Dies wäre eine nützliche symptomatische Behandlung zur Linderung der weltweiten Spannungen; wenn die zugrundeliegenden Ursachen jedoch nicht ausgeräumt werden, würden die Konflikte früher oder später mit noch größerer Heftigkeit hervorbrechen. Friede ist nicht einfach mit der Abwesenheit von Krieg gleichzusetzen, sondern ist der Zustand, in dem es keinen Grund für Krieg gibt. Ein solcher Zustand ist dann möglich, wenn alle Parteien und Interessengruppen sich als ergänzende Bestandteile einer größeren Ganzheit begreifen und niemand mehr an Gewalt als mögliches Mittel zur Lösung menschlicher Probleme denkt. Eine solche Geisteshaltung wird nicht durch die moderne Erziehung oder durch gesellschaftliche Programme erreicht, sondern durch die biologische und psychologische Verbesserung der Menschheit. Um es mit einfachen Worten zu sagen, wenn alle Menschen ihre körperliche und geistige Gesundheit erlangt haben, wird eine friedliche Gesellschaft die natürliche Folge davon sein. Alle Veränderungen von Gesellschaftsstrukturen, einschließlich der Schaffung einer Weltregierung, werden nicht zur Verwirklichung des wahren Friedens beitragen ohne gleichzeitige Bemühungen, den Zustand der Menschheit in biologischer und psychologischer Hinsicht zu verbessern.

Auch wenn eine Weltregierung gegeben wäre und die jetzigen politischen, wirtschaftlichen und gesellschaftlichen Systeme eine Einheit bildeten, blieben in Ermangelung einer gesunden biologischen Grundlage dennoch zahlreiche körperliche und geistige Störungen bestehen. Durch die Verbreitung von Herzkrankheiten, Krebs, Geisteskrankheiten, Verlust der Fortpflanzungsfähigkeit, Aids und anderer Krankheiten des Immunsystems und degenerativer Leiden würde der Verfall der Menschheit weiter voranschreiten, so daß die innere Struktur einer solchen Weltgemeinschaft schließlich durch die Schwächung der Gesundheit und des Bewußtseins zersetzt werden würde. Im Falle, daß die Weltregierung die gleiche kurzsichtige Politik der derzeitigen Regierungen verfolgen würde – eine Politik, die zur Umweltverschmutzung, der Belastung der Nahrungsmittel mit Schadstoffen, der Energiekrise wie auch zum Verfall der Familie und dem herrschenden Mißtrauen zwischen den Menschen geführt hat –, würde die Degeneration und das Unglück der Menschheit sich weltweit noch rascher entwickeln, als dies jetzt ohnehin der Fall ist.

Die Standardisierung und Uniformität der Gedanken, des Ausdrucks und Verhaltens sind weitere Nachteile, die bei der Schaffung einer Weltgemeinde entstehen könnten. Bei einer Weltregierung mit einem einheitlichen Erziehungssystem würden alle Kinder der Welt nach den gleichen genormten Vorstellungen erzogen werden, was einer Entfaltung der individuellen Erfindungsgabe und Kreativität sicher im Wege stünde. Die Etablierung uniformer Gesetzesstrukturen könnte dazu führen, daß die zwischenmenschlichen Beziehungen durch vorgefaßte Begriffe und Gesetze geregelt werden würden und nicht mehr durch Liebe, Sympathie und Verständnis. Das Vorschreiben von Ernährungsrichtlinien und uniforme Empfehlungen ohne Berücksichtigung der unterschiedlichen Klimazonen, Jahreszeiten und persönlichen Bedürfnisse könnte die Verbindungen zwischen der Menschheit und ihren überlieferten Traditionen und den Millionen von Jahren evolutionärer Entwicklung abreißen lassen. Die Natur bedarf der Vielfalt, um zu gedeihen. Wenn der wunderbare Reichtum unterschiedlicher menschlicher Eigenschaften und Werte nicht gewürdigt wird, wäre der neuen Weltordnung ein rascher Verfall beschieden. Hybridpflanzen bringen kurzfristig phänomenale Erträge, erweisen sich jedoch längerfristig als schwächer im Vergleich zu den widerstandsfähigen Arten, an deren Stelle sie gesetzt wurden. In der gleichen Weise wäre eine standardisierte menschliche Gesellschaft nicht imstande, sich den wechselnden Umweltbedingungen anzupassen und würde rasch verfallen.

Ohne ein Verständnis der Ordnung der Natur und der Gesetze des unendlichen Universums, einschließlich der richtigen Ernährungsweise und deren Anpassung an unterschiedliche Regionen und persönliche Bedürfnisse, könnte sich jede Art struktureller

Veränderungen der Gesellschaft und der Weltordnung schließlich als schädlich erweisen. Je stärker die internationalen Systeme, desto größer die Gefahr.

Der Traum einer friedlichen Welt oder einer Weltregierung ist unsterblich, wird jedoch nur durch die biologische, psychologische und spirituelle Entwicklung der Menschheit verwirklicht werden können. Zunächst müssen wir die Gesundheit eines jeden Individuums, einer jeden Familie wiederherstellen und dadurch die körperlichen und geistigen Störungen beseitigen, die die moderne Gesellschaft lähmen und die wahren Ursachen für Konflikte und Krieg darstellen. Zweitens müssen wir unser Bewußtsein durch eine natürlichere Lebensweise, einschließlich einer ausgewogeneren Ernährungsweise, von allen Alpträumen und Selbsttäuschungen befreien. Drittens muß sich eine universale Liebe und ein universales Verständnis unter allen Menschen entwickeln, welche alle Unterschiede hinsichtlich Nationalität und Rasse, Tradition und Kultur, Glaube und Ideologie transzendiert und alle Menschen als Brüder und Schwestern einer einzigen planetarischen Familie anerkennt. Durch diese drei Schritte wird eine vereinigte Welt, die auf einer festen biologischen, psychologischen und spirituellen Grundlage fußt, im Verlauf der natürlichen Entwicklung der Gesellschaft verwirklicht werden.

Jenseits nationaler Grenzen: Wenn wir über die Erde fliegen und hinabblicken, sehen wir Berge, Flüsse, Felder und Wälder, doch keine Ländergrenzen. Wenn wir über die Meere fahren, sehen wir den Himmel und die Wolken, das Wasser und die Wellen, jedoch ebenfalls keine Grenzen. Alle Tierarten breiten sich frei über die Erde und die Meere aus. Warum schaffen wir – die Menschheit und ganz besonders die moderne Menschheit – Trennlinien und leben innerhalb künstlicher Grenzen? Wenn wir diesen Planeten aus der Ferne sehen könnten, wie die Astronauten, die zum Mond geflogen sind, würden wir über unsere Torheit lachen, nationale Grenzen zu errichten und uns gegenseitige Zerstörung im Namen der nationalen Hoheitsansprüche anzudrohen.

Was ist eine Nation? Eine Nation ist nichts, was von der Erde oder Natur vorgegeben wird. Sie existiert nur in der Vorstellung des Menschen. Eine Nation ist ein Begriff, an den wir durch unsere moderne Erziehung glauben gelernt haben – und wir verhalten uns so, wie wir erzogen worden sind. Während andere Arten keine Papiere benötigen, um sich frei zu bewegen und zu reisen, braucht der Mensch einen Paß und eventuell ein Visum und andere Genehmigungen und Ausweispapiere. Unsere Bewegungsfreiheit, unsere freie Wahl des Wohnortes und unser Verhalten sind erheblich eingeschränkt. Vor unserer nationalen Identität sind wir jedoch vor allem der menschlichen Rasse zugehörig. Unser Land ist in erster Linie die Erde, das Sonnensystem und das Universum und nicht eine der Nationen auf der Landkarte. Die nationalen Grenzen, die im Verlauf der Geschichte aus politischen Gründen gezogen worden sind, sollten allmählich durch natürlichere Lösungen ersetzt werden, welche die unterschiedlichen klimatischen und geographischen Bedingungen widerspiegeln sowie die dort vorkommenden Nahrungspflanzen und Ernährungsgewohnheiten. Diese sind die Faktoren, aus denen die unterschiedlichen körperlichen und geistigen Eigenschaften und die vielen verschiedenen Arten des kulturellen und gesellschaftlichen Ausdrucks hervorgegangen sind. Auf der Grundlage dieser Unterschiede würden sich die territorialen Einteilungen von selbst ergeben. Die zukünftige Struktur einer Nation und ihr kulturelles, gesellschaftliches und spirituelles Erbe sollten ihrer jeweiligen biologischen Natur entspringen und nicht aus irgendwelchen anderen Gründen auferlegt sein. Echte Souveränität liegt nicht in den Händen irgendeiner politischen oder wirtschaftlichen Gewalt, welche nationale oder internationale Autonomie beansprucht, sondern in der körperlichen und geistigen Gesundheit einzelner Menschen und den Familien. Alle Menschen verspüren eine natürliche Liebe zum Land, in dem sie geboren sind, wo ihre Eltern und Vorfahren gelebt haben und gestorben sind und wo ihre tägliche Nahrung wächst. Unsere höchste Bindung sollte jedoch an die Souveränität der Natur und die Ordnung des Universums sein, welche unteilbar und unsterblich ist.

Die zukünftige Weltgemeinschaft

Die zukünftige Weltgemeinschaft wird das universale Verständnis, nach dem alle Menschen Brüder und Schwestern einer einzigen großen planetarischen Familie sind, widerspiegeln. Die moderne Orientierung der nationalen Regierungen ist eine politische. Eine Weltregierung sollte jedoch an der Bildung und dem Dienst am Menschen orientiert sein und nicht an der Ausübung von Staatsgewalt und -kontrolle. Während der Übergangsphase sollten alle nationalen Regierungen ihre Bildungs- und Dienstleistungen erhöhen und die Funktionen der Justiz, des politischen Apparats und des Militärs allmählich reduzieren.

Ein weltweites Bildungssystem: Internationale Organisationen sollten der Weltbevölkerung zu einem Verständnis der Gesetze der Natur und der Ordnung des Universums, ihrer Beziehung zur Gesellschaft und ihrer Entwicklung verhelfen. Alle Menschen sollten ihren natürlichen Ursprung und ihr Schicksal verstehen und ihr Leben an ihrem Traum und ihren Fähigkeiten orientieren. Auf der elementarsten Ebene sollten alle Menschen von früher Kindheit an lernen, ihre Gesundheit zu erhalten und erfahren, was sie im Fall einer Krankheit tun können. Sie sollten sich Kenntnisse über ihre tägliche Ernährung aneignen und um die Wirksamkeit verschiedener Ernährungsweisen auf ihre körperliche, geistige und spirituelle Entwicklung wissen. Sie sollten ebenfalls lernen, daß sie für ihre eigene Gesundheit und ihr Schicksal größtenteils selbst verantwortlich sind.

Auf einer sekundären Ebene sollten Kinder bestimmte Grundlagen des täglichen Lebens lernen wie Kochen, Nähen, Haushaltsführung, Gärtnern sowie einfache handwerkliche Fertigkeiten erwerben. Auf dieser Ebene sollten sie auch lernen, für kranke Menschen zu sorgen und den Geist der Nächstenliebe zu begreifen.

In dieser Phase sollten auch die grundlegenden Formen der Kommunikation, das gesprochene und geschriebene Wort, die Grundlagen der Mathematik sowie andere Ausdrucksformen unserer intellektuellen und ästhetischen Natur erlernt werden. Die Schüler sollten alle Themenbereiche umfassend durchnehmen und darüber lesen und die verschiedenen Stilformen von Erzählungen und Gedichten kennenlernen. Handwerkliche und künstlerische Tätigkeiten, Gärtnern und Haushaltstätigkeiten sollten in Theorie und Praxis erfahren werden.

Auf der dritten Ebene sollten die Kinder den Geist der Achtung vor den älteren Menschen, den Eltern und ihrer Vorfahren lernen. Mit der Unterweisung in die Geschichte der Menschheit sollte ebenfalls begonnen werden, wobei hierzu auch die Geschichte der jeweiligen Familie und Gemeinde gehört. Die Gesundheit aller sollte durch tägliche aktive Bewegung erhalten werden, welche in den Alltag integriert werden sollte. Grundlegende Kenntnisse des Ackerbaus, der Anbau der wichtigsten Nahrungsmittel sowie alles lebenswichtige Grundwissen sollten vermittelt werden.

Während dieser Zeit sollte die Beobachtung und Erfahrung verschiedener natürlicher Phänomene gefördert werden, um ihren Wandel nach den Gesetzen des Gleichgewichts und der Harmonie verstehen zu lernen. Die antagonistische und komplementäre Beschaffenheit des unendlichen Universums sollte in einfacher und praktischer Weise aufgezeigt werden. Der Geist des Staunens vor der Natur und dem Kosmos sollte ebenfalls gefördert werden. Das Wissen sollte nicht einfach weitergegeben, sondern eine Anleitung zum Entdecken dieses Wissens geboten werden. Yin und Yang ist der universale Kompaß, um die verschiedenen Fragen und Rätsel des Lebens, die uns alle einmal beschäftigt haben, zu lösen und zu verstehen. Warum ist der Himmel blau? Warum ist das Gras grün? Warum haben wir zwei Augen und einen Mund? Warum sind Schneeflocken sechseckig? Der künstlerische Ausdruck sollte unter Berücksichtigung der individuellen Originalität und des Könnens des einzelnen gefördert werden.

Während einer weiteren Phase, dem Pubertätsalter, sollte den gemeinsamen Interessen von Jungen und Mädchen Rechnung getragen, doch ebenfalls getrennte Klassen für ihre voneinander abweichenden Interessen eingerichtet werden. Jungen erhalten mehr körperliche Ertüchtigung und Unterrichtung in gesellschaftlichen Belangen mit einer Betonung auf der Entwicklung von Mut und Ehrgeiz, während die Entwicklung von Sensibilität und Verständnis bei den Mädchen stärker gefördert wird. Unter entsprechender Anleitung werden die Beziehungen zwischen den Geschlechtern erörtert. Mädchen und Jungen werden natürlich immer weiter ermutigt, menschliche und gesellschaftliche Belange und Ereignisse, die Phänomene der Natur, die Bereiche der Biologie, der Psychologie und des Spirituellen zusammen mit einem Verständnis der Erde, des Sonnensystems und der himmlischen Ordnung zu erforschen und zu ergründen.

Zu den Bestandteilen einer ausgewogenen Bildung und Erziehung gehören außer intellektuellen und ästhetischen Studien auch aktive, lebensnahe Erfahrungen. Das Erlernen von technischen Fertigkeiten gehört ebenso dazu wie die Teilnahme am gesellschaftlichen Leben und die Fähigkeit zu menschlichen Beziehungen. Ein gesunder Menschenverstand auf der Basis eins universalen Bewußtseins der Familie der Menschheit sollte ebenfalls auf dieser Ebene entwickelt werden.

Die fünfte Ebene – während des späteren Teils der Pubertät – sollte jedem die Möglichkeit geben, den eigenen Hauptweg des Lernens in Übereinstimmung mit den eigenen Interessen zu finden. Von hier ab wird ein Teil der Schüler einen mehr akademischen Weg einschlagen, andere eine mehr technische Ausbildung verfolgen und wiederum andere sich mehr nach einem bestimmten Beruf orientieren. Alle sollten jedoch stets ermutigt werden, ihre eigene Erfindungsgabe und Kreativität zu entwickeln und die Antworten auf ihre Fragen zu finden. Auf dieser Ebene sollten alle Lernenden zu der tiefgreifenden Erkenntnis gelangen, daß die gleiche Ordnung, die in ihrem Geist und Körper ist, in den menschlichen Beziehungen und der Gesellschaft wirkt, und daß alle Phänomene im Universum jener Ordnung unterstehen. Auf dieser Ebene sollte sich allmählich auch die Achtung vor der Universalität der menschlichen Kultur und Zivilisation sowie eine tiefe Dankbarkeit für alle vergangenen Generationen und ein Verantwortungsgefühl für alle kommenden Generationen einstellen.

Auf der nächsten, sich daran anschließenden Ebene sollten alle frei sein, ihre eigenen Interessen zu verfolgen, ungeachtet des Themas oder ob dies auf theoretischem Weg, durch intellektuelle Studien oder auf praktischem Weg, durch die Erfahrung geschieht. In dieser Zeit sollten die Lernenden dazu angeleitet werden, für sich selbst zu reflektieren, zu urteilen und zu entdecken, wer sie sind, welchen Traum sie verfolgen sollen und wie sie im Verlauf ihres Lebens spielen sollen. Nicht nur die physische, materielle Welt, sondern auch die spirituelle und unsichtbare Welt sollte durch eigenes Studium und Erfahrung verstanden werden.

Auf der siebten Ebene sollten alle ihre eigenen Entdeckungen, Erfindungen und Meinungen öffentlich mitteilen, entweder mündlich oder schriftlich, und die Erfahrungen, die sie gemacht haben ebenfalls öffentlich, in jeder gewünschten Form, mitteilen. Von der Nachahmung, dem Kopieren bereits existierender Ideen und Gedanken sollte den Lernenden abgeraten werden. Die Ausbildung kann dann als abgeschlossen betrachtet werden, wenn Eigenschöpferisches, ganz gleich in welcher Art dies zum Ausdruck gelangt, hervorgebracht wird. Von einer bestimmten festgelegten Zeit des Abschlusses sollte abgesehen werden, und die Beteiligung am Unterricht sollte ab der vierten Stufe auf freiwilliger Basis stattfinden.

Zusammenfassend sind die umfassenden Prinzipien des weltweiten Bildungssystems folgende: 1. Jeder Mensch ist frei, sein Leben nach seinem eigenen Traum zu orientieren. 2. Bei der Suche nach Gesundheit, Glück, Wahrheit und Freiheit sollte jeder Mensch seine Kreativität und Erfindungsgabe entfalten. 3. Jeder sollte verstehen, daß alle Menschen wie die Mitglieder einer Familie, die den gleichen Planeten teilen, miteinander verwandt sind und daß alle Phänomene im Universum eine Manifestation der einen Unendlichkeit sind. 4. Ein Geist der Harmonie, der Achtung und der Liebe ist die Essenz der individuellen Gesundheit, der Einheit der Familie und der Entwicklung der Menschheit.

Weltweite öffentliche Dienste

Eine andere Funktion einer Weltregierung oder -organisation – von einem weltumfassenden Bildungssystem abgesehen – wären die weltweiten öffentlichen Dienste: 1. Welt-Versorgungsbetriebe, 2. Weltgesundheitsdienst und 3. natürliche Landwirtschaft.

Welt-Versorgungsbetriebe: Die Welt-Versorgungsbetriebe wären verantwortlich für alle grundlegenden Dienstleistungen in der Gesellschaft, die für eine gesunde, natürliche Lebensweise erforderlich sind; dazu gehören auch die Kommunikationssysteme, der Gütertransport, der Ausbau von weltweiten Versorgungssystemen und die Verteilung natürlicher Ressourcen und anderer notwendiger Materialien und Stoffe. Die Welt-Versorgungsbetriebe wären eingeteilt in kontinentale, regionale und möglicherweise bioregionale Abteilungen, die die Hauptverantwortung für die Dienstleistungen und Funktionen in den einzelnen Gebieten hätten. Die weltweiten Dienste stünden jedoch allen Menschen gleichermaßen zur Verfügung.

Weltgesundheitsdienst: Ein Weltgesundheitsdienst wäre nicht nur für die Aufrechterhaltung und den Schutz der öffentlichen körperlichen und geistigen Gesundheit zuständig, sondern auch für Betreuung von Häftlingen, die durch eine entsprechende Anleitung zu einer besseren Ernährungs- und einer natürlicheren Lebensweise zu einem Leben der Verantwortung und zur Integration in die Gesellschaft zurückgeführt werden sollen. Alle Verbrechen sind eine Manifestation von körperlichen und geistigen Krankheiten. Die vorherrschenden Systeme des Rechts und Justizvollzugs, die lediglich auf Freiheitsentzug und Bestrafung basieren, tragen nichts zur Lösung der zugrundeliegenden Ursachen von Gewalt und zerstörerischem Verhalten bei, und man ist einhellig der Meinung, daß die Rehabilitationsrate von Gesetzesbrechern heute äußerst gering ist. In der Zukunft werden die biologischen und psychologischen Ursachen von Verbrechen und anderem asozialen Verhalten besser bekannt sein. Der Gesundheitsdienst der Zukunft würde die heutigen Methoden des Freiheitsentzugs durch Ernährungsbetreuung und die Unterrichtung der Lebensweise im Einklang mit der Ordnung des Universums ersetzen.

In dem Maße, in dem die Bevölkerung ihre Gesundheit und Urteilsfähigkeit wiedererlangt, wird der Bedarf für eine medizinische Versorgung ganz natürlich abnehmen. Im ganzen gesehen, wird die Medizin sich mehr in Richtung der Prophylaxe entwickeln. Bei Unfällen oder Notfällen stünde jedoch selbstverständlich eine ausreichende medizinische Versorgung mit entsprechender technischer Ausstattung zur Verfügung. Gleichzeitig würde die Befolgung von richtigen Ernährungsrichtlinien auf breiter Basis zu einer Abnahme von psychologischen Störungen führen, was eine wesentliche Verringerung von Gewalttätigkeit, Haß, Vorurteilen und Gier innerhalb der Gesellschaft zur Folge hätte. Eine friedlichere Gesellschaft, die mit vermehrter Energie an der Verfolgung konstruktiver Projekte arbeiten würde, wäre die automatische Folge. Der Wert der pharmazeutischen Versorgung und des Versicherungswesens würde sich natürlich erheblich verringern. Zusammen mit dem Weltbildungssystem wäre der Weltgesundheitsdienst die wichtigste Kraft bei der Aufrechterhaltung einer friedlichen Welt.

Die natürliche Landwirtschaft

Die physische, geistige und spirituelle Gesundheit der Weltbevölkerung hängt hauptsächlich von ihrer täglichen Ernährung im Einklang mit der natürlichen Ordnung ab. Die Rückkehr zu natürlicheren Anbaumethoden ist eine wesentliche Voraussetzung für die Verwirklichung einer gesunden, friedlichen Welt.
In Zukunft – mit der Verbreitung von makrobiotischen Prinzipien und ihrem tieferen Verständnis – wird die Landwirtschaft weniger international und national und mehr regional und lokal. Im Fall von Kontinenten wie Nordamerika, die eine relativ geringe geographische und klimatische Vielfalt aufweisen, sollte die Nahrung im Idealfall aus einem Umkreis von ungefähr 800 Kilometern herstammen. Bei Kontinenten mit einer größeren geographischen und klimatischen Vielfalt wie Europa oder Indien sollte dieser Radius auf etwa 320 Kilometer oder dem Ausmaß der Vielfalt entsprechend verringert werden. Im Falle von Inseln, z. B. im Fernen Osten oder im Norden Europas, sollte dieser

Radius aufgrund der Vielfalt der geographischen und klimatischen Bedingungen noch weiter, möglichst auf 160 Kilometer verringert werden.

Die Landwirtschaft sollte nach den Prinzipien des naturgemäßen, biologischen Anbaus arbeiten und keinen Kunstdünger, keine Pestizide oder Insektizide verwenden. Während Millionen Jahren menschlicher Evolution gab es keine Verwendung von Kunstdünger und chemischen Schädlingsbekämpfungsmitteln in der Landwirtschaft – erst seit relativ kurzer Zeit, seit dem Anfang des 20. Jahrhunderts, sind solche Mittel eingesetzt worden. Durch die Anwendung von Tausenden Arten von chemischen Verbindungen, die meist von einer stark expansiven (Yin-)Beschaffenheit sind, haben die landwirtschaftlichen Erzeugnisse an Größe erheblich zugenommen. Sie haben jedoch ihre Kraft, Vitalität und ihren Geschmacksreichtum eingebüßt sowie ihre kompakte organische Struktur – alles Yang-Eigenschaften. Durch den Verzehr dieser Produkte ist die moderne Bevölkerung rasch degeneriert und hat dabei extreme Yin-Eigenschaften entwickelt. Die modernen Menschen sind höher gewachsen, schwächer, haben ein kürzeres Gedächtnis und größere Mund-, Nasen-, und andere Gesichtspartien als ihre Eltern, Großeltern und ihre Vorfahren. Der ausgiebige Gebrauch von Kunstdünger beraubt uns einer unserer wichtigsten natürlichen Bodenschätze – der Elemente im Boden – und hat einen negativen Einfluß auf die Kleinstlebewesen im Boden, die das gesunde Pflanzenwachstum fördern.

Wir sollten sobald wie möglich zu den natürlichen, biologischen Anbaumethoden übergehen, die auf der ganzen Welt viele Jahrhunderte hindurch angewandt wurden. Um nicht nur unsere Gesundheit zu schützen und aufrechtzuerhalten, sondern uns auch als starke menschliche Rasse zu entwickeln, sollte unsere Landwirtschaft von einer naturgemäßen Anbauweise zu einer noch natürlicheren Landwirtschaft weiterentwickelt werden. Ziel dieser natürlicheren Landwirtschaft ist es, die jetzigen gezüchteten Getreide-, Bohnen- und Gemüsesorten zu ihrem ursprünglichen wilden Zustand zurückzuführen.

Diese natürliche Landwirtschaft basiert auf dem Verständnis, daß die Menschheit in ihrer Evolution durch natürliche Prozesse aus der sie umgebenden Umwelt und dem Pflanzenreich hervorgegangen ist. Wir sind eine Manifestation unserer Umwelt, und es kann nicht unser Auftrag sein, diese nach unserem Gutdünken umzubilden. Wenn wir daran zu denken beginnen, unsere Nahrung durch die Veränderung der Qualität der Pflanzen zu regulieren, schafft diese egozentrische Sicht der Dinge eine unnatürliche Trennung zwischen uns und der natürlichen Welt. Wenn die Nahrungspflanzen von ihrer jetzigen kultivierten Form zu ihrem natürlichen und wilden Zustand zurückkehren würden, könnten wir dadurch unsere wahre Menschlichkeit wiederherstellen. Unsere eigene Gesundheit und unser Bewußtsein würde neue Höhen erreichen, und unsere Fähigkeit der Anpassung an die Umwelt würde sich ebenfalls erheblich verbessern.

Die natürliche Landwirtschaft beinhaltet die allmähliche Verringerung der menschlichen Eingriffe in den Anbauprozeß, wobei wir schließlich einen Zustand erreichen, in dem die Erzeugnisse um so besser ausfallen, je weniger wir eingreifen. Zur natürlichen Landwirtschaft gehören die folgenden praktischen Prinzipien:

Verzicht auf Jäten: Unkraut und Gemüse kommen von Natur aus zusammen vor. Das Jäten vermindert den natürlichen Vorgang der Bodenbearbeitung, der von den Unkrautwurzeln besorgt wird, und vermindert zugleich den Anteil an Kleinstlebewesen, die normalerweise in jenen Wurzeln leben. Ein gesunder Wuchs von Unkraut fördert das Gedeihen verschiedener Ernten. Beim Ackerbau und Gärtnern sind kleinere, kürzere und weichere »Unkräuter« wie Klee erwünschter und können in vielen Fällen die größeren, höheren und härteren Sorten ersetzen.

Verzicht auf die Bodenbearbeitung: Wenn das Unkraut entfernt wird, entfällt der natürliche Vorgang der Bodenbearbeitung und man benötigt menschliche Arbeitskraft hierfür. Wenn das erwünschte Unkraut auf dem Acker verbleibt, wird der Boden auf natürliche Weise bearbeitet; diese Pflanzen halten das Regenwasser und damit den Boden entsprechend feucht. Ackerboden, der auf konventionelle Art und Weise bearbeitet worden ist, vermag die Feuchtigkeit nur kurze Zeit zu halten und benötigt meist künstliche Bewässerung in irgendeiner Form.

Verzicht auf Düngung: Durch das Jäten und Düngen bringt der Boden nur jene Pflanzen hervor, die gesät oder gesetzt worden sind, wobei große Zwischenräume zwischen den einzelnen Pflanzen verbleiben. Um die Nährstoffe in der Ackerkrume zu erhalten, muß Dünger von anderswoher beschafft und ausgebracht werden. Wenn das Unkraut natürlich wachsen darf, bereichern diese Pflanzen den Boden, wenn sie sterben, was eine üppige Humusbildung und gute Bodenbedingungen für das kommende Jahr schafft. Wenn wir dann noch die nicht benützten Pflanzenteile der geernteten Pflanzen in Form von Kompost dem Boden zurückgeben, wird dieser weiter angereichert und für das nächste Jahr vorbereitet.

Verzicht auf Spritzmittel: Monokulturen sind anfällig für Schädlinge aller Art. Wenn wir das Land jedoch mit Unkraut bedeckt halten oder verschiedene Arten von Pflanzen zusammen anbauen – Wurzel- und Blattgemüse zusammen, zum Beispiel –, wird der Schädlingsbefall dadurch auf ein Minimum reduziert. In der Natur gibt es keinen Ort, an dem nur eine einzige Pflanzenart wächst; stets kommen verschiedene Arten zusammen vor. Der Übergang von der Monokultur zur Polykultur ist eine unerläßliche Voraussetzung für die natürliche Landwirtschaft.

Verzicht auf Säen: Zur Erntezeit sollten wir 10 bis 20 Prozent der Pflanzen stehenlassen. Diese verbleibenden Pflanzen werden sich aussamen und für neue Pflanzen sorgen. Wenn wir dies einige Jahre praktizieren, wird die Aussaat durch den Menschen überflüssig. Im Fall von Getreide ist diese Methode möglicherweise nicht anwendbar, besonders bei kleineren Feldern; andere Pflanzen jedoch, z. B. die meisten Gemüsearten, können ihren natürlichen Wachstumszyklen überlassen werden.

Verzicht auf den Pflegeschnitt: Um die natürliche Entwicklung und das Wachstum einer jeden Pflanze, besonders von Bäumen, welche blühen und Früchte tragen, zu gewährleisten, sollten wir auf das Beschneiden verzichten. Die Äste und Blätter aller Pflanzen wachsen nach den Spiralen-Gesetzen der Natur. Wenn wir durch das Beschneiden eingreifen, können die Pflanzen ihre natürliche Qualität nicht mehr aufrechterhalten. Eine unnatürliche Qualität von Blüten und Früchten ist die Folge. Das menschliche Auge empfindet die beschnittenen Bäume oft schöner oder symmetrischer, doch sind sie in den Augen der Natur verformt und aus dem Gleichgewicht geraten. Eine natürliche Pflanzenqualität bringt eine natürliche, starke Menschheit hervor, während eine unnatürliche Pflanzenqualität das Gegenteil bewirkt.

Allgemein gesprochen ist eine natürliche Landwirtschaft eine höchst wirksame Methode, um die moderne Fehlentwicklung in Richtung biologischer Evolution umzukehren. Wenn unsere tägliche Nahrung von Natur aus vital ist, wird sich unsere körperliche Gesundheit, unser psychologisches Wohlbefinden und unsere spirituelle Entwicklung grenzenlos weiterentwickeln. Wenn die Qualität unserer Ernährung sich verbessert, beginnt sich auch unser Bewußtsein weiterzuentwickeln und die Einsicht, Voraussicht und Phantasiebegabung werden gesteigert wie auch sogenannte außersinnliche Wahrnehmungen wie Telepathie und andere. Während wir unsere Kochmethoden verbessern und entdecken, wie wenig Nahrung wir tatsächlich brauchen, wird unser Bewußtsein ebenfalls gesteigert. Mit der Wiederherstellung des Gleichgewichts beginnen wir, den natürlichen Geschmack und den Reichtum von vollwertigen, naturbelassenen Nahrungsmitteln erst richtig zu würdigen; die Verwendung künstlicher Geschmacksstoffe wird überflüssig und wir benötigen nur eine kleine Menge von natürlichem Meersalz und Pflanzenöl beim Kochen. Die natürliche Landwirtschaft ist das Tor zum Garten Eden, den wir lange vor Beginn der Geschichtsschreibung verloren haben.

Prinzipien der natürlichen Wirtschaft

Wenn wir alle anderen Arten von Lebewesen betrachten, sehen wir, daß sie spielerisch leben – sie laufen auf den Feldern, fliegen am Himmel oder schwimmen in den Gewässern. Sie arbeiten nicht. Wenn wir darüber nachdenken, wie die menschliche Rasse vor einigen Millionen Jahren auf dieser Erde ihren Anfang nahm, stellen wir uns die Frage, ob es für unsere evolutionäre Entwicklung wirklich notwendig ist, in einer solchen künstlich geregelten Art und Weise weiterzuarbeiten? Warum ist Arbeit für die moderne Menschheit notwendig und für keine andere Art? Wenn wir nun in Wirklichkeit nicht arbeiten müssen und unsere Freiheit genießen können, was ist dann nicht in Ordnung mit der Orientierung der modernen Gesellschaft?

Haben wir als Kinder schon erwartet, den Großteil des Erwachsenenlebens für unseren Lebensunterhalt arbeiten zu müssen und nicht das tun zu können, was wir wirklich wollen? Sind wir vom unendlichen Universum auf diese Erde gekommen und haben uns als Menschen manifestiert, um arbeiten zu lernen, jeden Tag zwischen 9 und 17 Uhr einer geregelten Tätigkeit nachzugehen, und schließlich mit sechzig oder fünfundsechzig Jahren in Rente zu gehen und bald darauf zu sterben? Wie viele Menschen sind es, die in der modernen Gesellschaft das tun, was sie wirklich tun wollen, und ihr Leben genießen? Wurden wir zur Arbeit geboren oder zum Spielen? Was ist der Sinn unseres Lebens? Wenn wir uns nicht von morgens bis abends am Spielen erfreuen können, lohnt es sich da weiterzuleben, auch nur einige Jahre? Eines der Grundprobleme unserer Zeit ist die Frage, ob wir jeden Tag das tun, was wir wirklich tun wollen.

Die Prinzipien der natürlichen Wirtschaft gehen aus dem Verständnis dessen, was der Mensch und was das Universum ist, hervor, und lassen sich auf alle Menschen anwenden. Hierzu gehören:

Ein Korn, zehntausend Körner: Wie die moderne Astronomie gezeigt hat, dehnt sich das Universum ständig aus. Die unendliche Ausdehnung ist die grundlegende Natur des Universums selbst. Innerhalb des Kosmos neigt daher jedes Phänomen zur Ausdehnung, Differenzierung und endlosen Fortpflanzung. Das Gesetz der natürlichen Produktion ist anhaltende Schöpfung. Wenn ein Korn auf den richtigen Boden fällt, entstehen Hunderte von Körnern. Diese wiederum bringen Hunderttausende neuer Körner hervor und jene weitere Hunderte von Millionen Körner. Unser täglicher Haushalt und unsere Wirtschaft sollte dieses Prinzip der endlosen Produktion und der endlosen Verteilung reflektieren. In der Verwaltung und der Führung eines Unternehmens sollten wir soviel natürliche Methoden wie möglich verwenden und künstliche nach Möglichkeit vermeiden. Wenn wir unsere Technologie zur Beschleunigung und Steigerung natürlicher Kräfte einsetzen, stören wir die natürlichen Zyklen des Gleichgewichts und der Harmonie. Dies führt zu einer Zerstörung unserer Gesundheit und kann, zum Äußersten getrieben, die Vernichtung des Menschen oder gar der Erde selbst zur Folge haben.

Gesundheit – die Quelle unserer Arbeitskraft und unseres Kapitals: Die letztendliche Grundlage unserer Wirtschaft ist weder die Finanzkraft (das Kapital), der materielle Reichtum (Land, Bodenschätze, Naturreichtümer) noch die Produktivität von Maschinen und technischen Anlagen (einschließlich menschlicher Arbeitskraft). Diese sind alle sekundäre Faktoren – Mittel zur Produktion und Verteilung. Die wahre Quelle unseres Kapitals und unserer Arbeitskraft ist: 1. die körperliche, geistige und spirituelle Gesundheit der Weltbevölkerung und 2. die Kräfte der Natur und der Umweltbedingungen, einschließlich der Kräfte der Erde, des Sonnensystems und des Universums. Die heutigen Wirtschaftssysteme sind in Wirklichkeit zutiefst unwirtschaftlich. Sie arbeiten gegen die Prinzipien der natürlichen Wirtschaft, indem sie zum Verfall der Gesundheit beitragen und die natürliche Umwelt und damit unsere Lebensgrundlagen zerstören.

Vor allen anderen Dingen braucht die Menschheit eine gute gesundheitliche Verfassung und ein gutes Urteilsvermögen, und um dies zu verwirklichen, sollten die makrobiotischen Prinzipien und die richtige Ernährungsweise weltweit angewandt werden. Die Wiederherstellung der individuellen Gesundheit und der Gesundheit der Gesellschaft wird das Grundkapital und die Arbeitskraft sichern, die wir für wirtschaftliche Unternehmen aller Art benötigen. Gleichzeitig sollten wir unsere Energie nicht ausschließlich auf die Erschließung von Bodenschätzen und die in der Erde liegenden, begrenzten Energiequellen richten, sondern statt dessen versuchen, die Kräfte, welche die Erde geschaffen haben und sie erhalten, nutzbar zu machen. Hierzu gehören Sonnenenergie, die elektromagnetische Kraft des Sonnensystems und verschiedene kosmische Schwingungen, Wellen und Strahlen, die unaufhörlich auf die Erde einwirken.

Prinzipien der Betriebsführung: Die Führung eines jeden wirtschaftlichen Unternehmens – von einem Haushalt bis zum Großunternehmen – sollte bewußt gestaltet werden nach einem Verständnis von Yin und Yang, den Gesetzen des Gleichgewichts und der Harmonie. Gleichgewicht und Harmonie sollten zwischen den folgenden Bereichen aufrechterhalten werden: zwischen dem Universum und der Erde, dem biologischen Leben und der Umwelt, dem pflanzlichen und tierischem Leben und dem Menschen sowie auch zwischen der Weltproduktion des Menschen und dem räumlichen Bedarf und schließlich zwischen materiellem Reichtum und dem Wohlergehen des Individuums. Diese fünf Hauptbereiche, in denen Gleichgewicht und Harmonie herrschen sollten, sind beim Entwurf und dem Betrieb aller wirtschaftlichen Unternehmen zu berücksichtigen. Im Augenblick ist das Streben nach materiellem Reichtum, Annehmlichkeiten und Komfort die Triebfeder der modernen Wirtschaft. Diese begrenzte Orientierung ist der Grund, warum das Wohlergehen des Menschen, seine körperliche und geistige Gesundheit trotz wirtschaftlicher Blüte gefährdet sind. Der Zustand der Umwelt, das Überleben aller anderen Arten und das Schicksal der Erde treten nun in eine außerordentlich kritische Phase.

Die Versorgung mit Lebensmitteln und den zum Leben notwendigen Gütern sollte innerhalb jedes Gebiets oder jeder natürlichen Region nach den Prinzipien der Selbsthilfe, der Selbstversorgung und einer harmonischen Anpassung an die natürliche Umgebung gestaltet werden. Alle anderen Stoffe und Dienstleistungen können weltweit frei ausgetauscht werden mit dem Ziel, intellektuelles Verständnis, ästhetische Erfahrung und die Vorteile der Weltzivilisation allen Menschen zugänglich zu machen.

Die wirtschaftlichen Grundsätze, die die Welt in der Vergangenheit geleitet haben, werden nun einer kritischen Betrachtung unterworfen. Die Ideen von Adam Smith, Thomas Malthus, Karl Marx, Friedrich Engels und John Maynard Keynes wie auch viele andere Theorien, wie diejenigen des Kapitalismus, Sozialismus und Kommunismus beruhen alle auf einem sehr fragmentarischen Verständnis der Prinzipien des Universums und der notwendigen Voraussetzungen für die Gesundheit und das Wohlergehen des Individuums. Wirtschaftliche Systeme und Strukturen sollten sich mehr natürlich entwickeln können und weniger nach vorgefaßten Begriffen. Mit der Verbesserung unserer Gesundheit und der Entwicklung unseres Bewußtseins werden die wirtschaftlichen Systeme sich allmählich in die Richtung von Familiensystemen neuorientieren, ob auf weltweiter oder regionaler Ebene oder in den einzelnen Haushalten selbst. Die natürliche Wirtschaft beruht auf Liebe und Respekt für alle Menschen und alle Wesen, wie auch gegenüber der Natur, der Erde und dem Universum als Ganzem.

Wenn wir die biologische, psychologische und spirituelle Revolution nicht vorantreiben, wird die moderne Welt ein chaotisches Ende nehmen. Mit der Verbreitung der makrobiotischen Prinzipien und einer ausgewogenen Ernährungs- und Denkweise wird die Weltgemeinschaft sich friedlich entwickeln und gedeihen. Jeder Mensch wird imstande sein, sich einer guten Gesundheit zu erfreuen und die Welt wird durch ein Verständnis der Ordnung des Universums regiert werden. Supermärkte, Apotheken, Krankenhäuser, Versicherungsgesellschaften, Wohlfahrtssysteme, Banken, Fabriken, Gerichte, Polizeiapparat, Gefängnisse und Militär werden überflüssig werden. Diese und andere Institutionen des modernen Lebens, für die wir dauernd arbeiten und Steuern bezahlen müssen, werden ganz natürlich verschwinden in dem Maße, in dem Gleichgewicht und Harmonie wiederhergestellt werden. Wir werden frei sein, von morgens bis abends miteinander zu spielen, als Brüder und Schwestern, die diesen schönen Planeten bewohnen, den wir Erde nennen. Es liegt an uns – an diesem Wendepunkt in der Geschichte – eine friedliche Welt zu schaffen und den natürlichen Geist der Menschheit zu bewahren, damit dieser immerfort über endlose Generationen weitergegeben werden kann.

8. Die Verwirklichung unseres endlosen Traumes

> »Wenn das Fleisch aufgrund des Geistes in Erscheinung getreten
> ist, ist dies ein Wunder, ist aber der Geist aufgrund des Körpers
> erschienen, ist es ein Wunder unter Wundern.«
>
> – Jesus
> im *Thomas-Evangelium*

Die Welt der Schwingung

Wir sind von der Unendlichkeit gekommen und haben uns durch
sieben Stufen der Körperwerdung und der Materialisation manifestiert. Am Endpunkt dieser kontraktiven, zentripetalen Ver-
laufsrichtung sind wir durch die Geschlechtszellen unserer Eltern
gezeugt worden: durch die Ei- (Yang) und die Samenzelle (Yin).
Dies ist der Beginn unserer Rückkehr zum Ursprung: dem unendlichen Universum. Bei dieser Reise zum Ursprung nehmen wir
nun die ausdehnende, zentrifugale Richtung, während unsere
Entwicklung auf die Vergeistigung und die Auflösung des Körpers ausgerichtet ist (siehe Abb. 52).

Während der Vereinigung zwischen unseren Eltern zieht das
Hara der Mutter die starke, hereinfließende Energie an, so daß es
zur Fusion kommt. Aufgrund der rhythmischen Bewegung wird
Hitze erzeugt, und auf dem Höhepunkt gibt es eine starke Ener-
gieentladung, ähnlich der elektrischen Entladung bei Donner und
Blitz.

Wenn die Eizelle der Frau und der Samen des Mannes zum
richtigen Zeitpunkt genügend geladen sind, kommt es zur Befruchtung. In diesem hochenergetisierten Zustand bildet sich eine

kleine Entität, und die Zellteilung setzt ein. Etwa sieben Tage später findet die Einnistung statt. Von diesem Zeitpunkt an wird der Embryo durch das Blut der Mutter ernährt, dessen Qualität unmittelbar von ihrer Ernährung abhängt.

Alles in allem setzt sich das Bewußtsein des Menschen aus fünf geistigen Bestandteilen zusammen:

1. Zur Zeit der Zeugung verbinden sich der Geist der Mutter mit dem Geist des Vaters. Der Geist, der hierbei entsteht, wird im Fernen Osten traditionellerweise als *Sei-shi* oder Wille bezeichnet.

2. Bei der Einnistung beginnt der Geist der Nahrung den neuen Organismus zu beeinflussen und zu gestalten, formt die Plazenta und die sich bildenden Organe. Dies wird als *Kon* oder Seele bezeichnet.

3. Nach drei Monaten, während die verschiedenen embryonischen Organe sich bilden, wird der Fetus von einer bestimmten Aufladung durchströmt, welche das Herz zum Schlagen bringt und die Energiezentren oder Chakras auflädt. Dies wird als *Shin* oder göttlicher Geist bezeichnet. Dieser kommt vom Himmel und seine hohe Energie aktiviert bestimmte Gehirnrhythmen einschließlich des Gedächtniszentrums.

4. Dann tritt der Geist, der die Energien der Umwelt trägt – Energien, die mit dem Klima, der Sonne und anderen atmosphärischen Zyklen zusammenhängen – in den Fetus ein. Dieser wird als *Chi* bezeichnet, oder auch Geist des Verlangens und Verstehens – hierzu gehört auch der Geist der Schwangerschaft, die Gedanken der Mutter und der Geist des Geburtsorts, d. h. die einmaligen Bedingungen des Orts, an dem das Kind zur Welt kommt.

5. Zum Zeitpunkt der Geburt setzt die Atmung ein, und der Geist der Luft oder *Haku* tritt in den Körper ein.

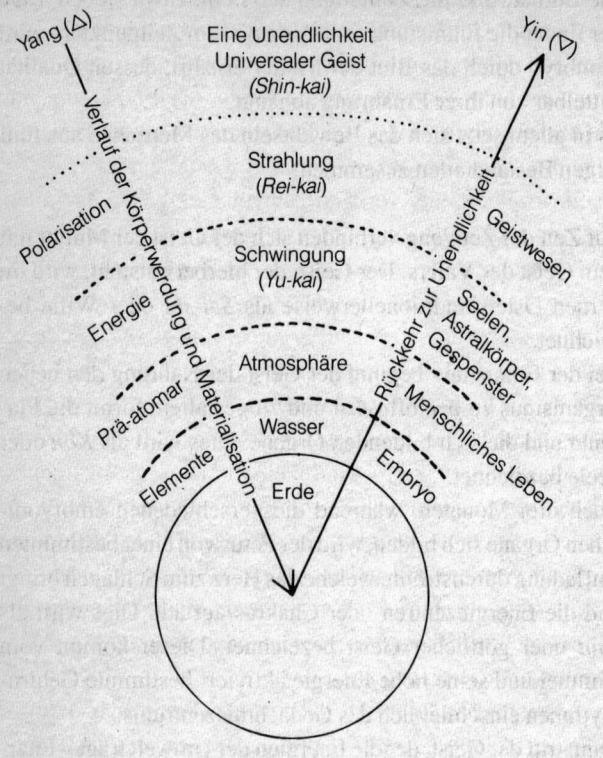

Abb. 52: Die spirituelle Entwicklung

Aus diesen fünf geistigen Bestandteilen oder Energien setzt sich der Mensch zusammen. Wenn wir geboren werden, treten sie eines nach dem anderen in den Körper ein und laden diesen auf, und wenn wir sterben, verlassen sie den Körper eines nach dem anderen und kehren wieder zu ihren ursprünglichen Bereichen zurück.

Wir verbrachten unser embryonisches Leben in einer Welt des Wassers in der Gebärmutter, einer kleinen, dunklen Welt. Hier schufen wir unseren protoplasmischen Körper, den aus Zellen zusammengesetzten Körper, um uns für das nächste, kommende Leben vorzubereiten. Wir haben die Gebärmutter verlassen, Plazenta und Nabelschnur, die uns ernährt haben, zurückgelassen, und sind in eine neue, von Luft umgebene Welt eingetreten. Dieser weit größere Raum, in dem wir unsere Kindheit und das spätere Erwachsenenleben verbringen, umfaßt die gesamte Erdoberfläche. In dieser Welt herrscht der stetige Wechsel zwischen hell und dunkel, Tag und Nacht, Sommer und Winter. In dieser Welt setzen wir die Entwicklung unseres protoplasmischen Körpers für die nächsten zwanzig Jahre fort.

Obwohl unsere körperliche Entwicklung meist zu diesem Zeitpunkt aufhört, fahren wir fort, unser emotionales, intellektuelles, gesellschaftliches, ideologisches und universales Bewußtsein unaufhörlich weiterzuentwickeln, zusammen mit der dauernden Verfeinerung unserer körperlichen Eigenschaften. Wir entwickeln den energetischen Körper – unsere elektromagnetische Konstitution, die mit den verschiedenen Schwingungen und Bewußtseinswellen umgehen kann.

Die Nahrung und die Energien, die wir aufnehmen, nähren unser Bewußtsein und unseren Geist. Wie das Eigelb, das das Küken ernährt, dient der Körper als Plazenta für den Baum des Lebens, der in uns heranwächst. Als Menschen haben wir unsere Wurzeln im Himmel, und die *Ki*-Energie, die uns belebt, kommt hauptsächlich von oben durch die Chakras, ehe sie sich in die Meridiane und die Milliarden von Zellen verzweigt. Jede Zelle ist vom Geist erfüllt und wird dauernd durch die Energie und Schwingung des Himmels und der Erde genährt. Sind alle diese Zellen aktiviert, sind auch wir vollkommen spiritualisiert. Wenn wir reden, handeln, denken, jemanden oder etwas berühren, strahlt spirituelle Energie von uns ab. Deswegen ist es wichtig, jederzeit die richtige Art von Schwingungs- und spiritueller Energie auszuwählen. Neben der richtigen Ernährung, sollten wir stets die beste Umgebung, Landschaft, Kultur und Gesellschaft von anderen Menschen suchen.

Wenn unser energetischer Körper gereift ist, vollzieht unser Leben den Übergang von der Welt der Luft zur Welt der Schwingung und läßt beim Tod den protoplasmischen Körper zurück, in der gleichen Weise wie wir früher den Übergang von der Welt des Wassers zur Welt der Luft vollzogen hatten. Die Welt der Schwingung, in die wir eintreten, ist räumlich wesentlich größer und auch erheblich heller als die Welt der Luft. Die räumliche Dimension der Schwingungswelt umfaßt das ganze Sonnensystem und wird als eine Einheit erfahren. Es gibt dort keine Dunkelheit. Das Bewußtsein setzt sich in dieser neuen Welt fort, welche meist als die spirituelle Welt bezeichnet wird. Die Kommunikation setzt sich nicht nur in der spirituellen Welt fort, sondern besteht auch weiter zwischen der Schwingungswelt und der Welt der Menschen.

Wenn es uns gelingt, uns in der Welt der Luft richtig zu ernähren und unsere körperliche, geistige und spirituelle Schwingung soweit zur Reife zu bringen, daß wir in die nächste Welt, die Welt der Schwingung hineingeboren werden können, wird unser Tod ein natürlicher und spiritueller Tod sein. Wenn wir durch einen spirituellen Tod in die nächste Welt hineingeboren werden, erfreuen wir uns eines freien Bewußtseins und spirituellen Glücks. Wenn unsere Spiritualität in der nächsten Schwingungsebene reift, werden wir zu einer höheren und mehr universalen Ebene weiterschreiten und den Schwingungskörper in Wellen und Strahlen auflösen. Diese Welt ist weit größer als die Schwingungswelt und umfaßt die gesamte Galaxie. Von dieser Stufe aus entwickelt sich unser Leben weiter, bis wir uns schließlich mit unendlicher Geschwindigkeit verwandeln und mit dem universalen Bewußtsein Gottes oder der Unendlichkeit eins werden.

Die Spiralen der Schwingungs- oder spirituellen Welt verlaufen entgegengesetzt denjenigen in unserer Welt und dehnen sich aus, anstatt sich zusammenzuziehen. Während unseres Aufenthalts auf der Erde können wir diese Dimension nicht wahrnehmen, da wir durch unsere fünf Sinne eingeschränkt sind. Alles, was wir erleben, bewegt sich in eine Yang-Richtung, und wir verfügen über keine Instrumente, um die andere Richtung wahrzunehmen. Obwohl der größere Yin-Bereich unsere Welt umgibt und daran angrenzt, können wir ihn nicht wahrnehmen. In jener Welt ist das, was vor uns liegt, noch weiter weg und bewegt sich schneller und schneller. Aufgrund seiner logarithmisch zunehmenden Geschwindigkeit können wir diesen Bereich sehr schwer entdecken. Außer Begegnungen mit Gespenstern, Geistwesen, Wahrträumen und anderen sogenannten außersinnlichen Wahrnehmungen können wir diese Bereiche weder sehen noch fühlen.

Die Welt der Schwingung ist milliardenfach größer als unsere Welt und umfaßt das gesamte Sonnensystem und die Galaxie. Hier auf Erden ist unsere Grundbewegung horizontal, während sie in jener Welt vertikal ist. In der spirituellen Welt ist alles hell, verglichen mit der halbhellen, halbdunklen Welt, in der wir hier leben. In dieser Welt brauchen Dinge Zeit, um körperliche Gestalt anzunehmen, während sie sich in der anderen Welt sofort manifestieren. Dort wird das, was wir denken, Realität. Wenn wir uns etwas bildhaft vorstellen, erscheint dessen Bild sogleich. Unsere Welt hier ist tatsächlich ein Teil der größeren Schwingungswelt, da die Luft auch Schwingung ist. In dieser Welt sind Gedanken auch ganz reale Kräfte, doch da wir meist keine greifbaren Resultate sehen, glauben wir nicht an ihre Kraft.

Das Leben in der spirituellen Welt

Nach dem Tod schreitet unser Bewußtsein zur nächsten Welt, zur spirituellen Welt fort. Unser physischer Körper, welcher Yang ist, ist eine allgemeine Manifestation der Kraft des Himmels, obwohl er sowohl die Kraft des Himmels als auch die Kraft der Erde empfängt. Er hat vorwiegend mit der materiellen Yang-Welt zu tun. Das Schicksal dieses Körpers ist es, zur Erde zurückzukehren.

Auf der anderen Seite untersteht das Bewußtsein im allgemeinen der zentrifugalen oder sich ausdehnenden Kraft der Erde. Sein Schicksal ist es, zum Himmel aufzusteigen. Alles biologische Leben zerfällt beim Tod in zwei Teile; ein Teil, der physische Körper, zersetzt sich und wird zu Erde, während der mehr spirituelle Energiekörper nach oben steigt. Der Teil, welcher weiterlebt, unser Bewußtsein, kann man auch als Seele oder Schwingungskörper bezeichnen. Diese elektromagnetische Masse ist es, die das Bewußtsein trägt.

Nachdem die körperliche Reife hier auf Erden erreicht ist, setzt unsere wahre spirituelle Entwicklung ein. Dieses Wachstum setzt sich fort bis zum Tod, welcher nichts anderes ist, als die Geburt unseres Schwingungskörpers in die nächste Welt. Nach einer Zeit des Wachstums in jener Welt kehren wir durch den Vorgang der Reinkarnation wieder zum Leben auf dieser Erde zurück. Zu dieser Zeit verbinden wir wieder die körperlichen, materiellen Eigenschaften der Erde mit unserem Schwingungskörper und setzen die Entwicklung unserer spirituellen Beschaffenheit fort. Dieser Wechsel zwischen den beiden Welten setzt sich so lange fort, bis unser Bewußtsein verfeinert genug ist, um auf der nächsten Ebene des Lebens existieren zu können. Unser Ziel hier auf Erden ist es, so weit zu reifen, bis wir die Erlebnisse in der materiellen Welt nicht mehr zu unserer Entwicklung benötigen. Im Fernen Osten ist *Yu-Kai* der traditionelle Name für die nächste

Welt. *Yu* bedeutet astral, Gespenst oder Seele, und *Kai* bedeutet Sphäre oder Welt. Die physische Welt wird *Gen-Kai* genannt. *Gen* bedeutet gegenwärtig, sichtbar, sensorisch oder wahrnehmbar und hat mit den fünf Sinnen zu tun, während *Yu-Kai* aus Schwingungen besteht, die wir nicht mit unseren physischen Sinnen wahrnehmen können. Unser spiritueller oder Schwingungskörper in der nächsten Welt wird im Fernen Osten als *Yu-Tai* bezeichnet.

Die physische Welt setzt sich aus sehr verdichteten Schwingungen zusammen und ist eine grobstoffliche Form des Geistes. In der nächsten Welt, wo die Energie mehr Yin ist, währt unsere Lebensspanne wesentlich länger als auf der Erde. Dieses Leben dauert etwa siebzig bis achtzig Jahre. In der nächstem Welt, dem *Yu-Kai*, leben wir viel länger, im Durchschnitt zwischen sechshundert bis tausend Jahre. Das allgemeine Verhältnis ist ein Erdenjahr auf sieben Jahre in der spirituellen Welt.

Während unseres Aufenthalts auf der Erde mögen wir uns der spirituellen Welt zwar bewußt sein, jedoch meist nur sehr vage. In der spirituellen Welt nehmen wir das physische Dasein wahr, jedoch auch nur in einer sehr allgemeinen Art und Weise. Obwohl die Bedingungen in der nächsten Welt erheblich anders sind, leben wir immer noch und genießen unser Leben. Dort gibt es Berge und Flüsse und Gemeinschaften. Die Beziehung zwischen der physischen und der spirituellen Welt ist wie vorne und hinten, antagonistisch und komplementär. Im *Yu-Kai* treffen wir die Menschen, die wir in diesem Leben gekannt haben. Dort erscheinen unsere Eltern, unsere Vorfahren und Freunde in ihrer Schwingungsform. Natürlich sind die Beziehungen dort sehr anders als hier, da wir keinen physischen Körper mehr haben. Liebe wird nicht als sexuelle Anziehung ausgedrückt, sondern als Sympathie, Güte und Teilen.

In diesem Leben hat jeder einen Körper, der durch die Kraft des Himmels manifestiert wird, und alle Menschen leben in physischer Hinsicht auf der gleichen Ebene. Das nächste Leben ist anders, denn von diesem schweren physischen Körper befreit, kann unser Bewußtsein zu unserer jeweiligen Entwicklungsebene emporsteigen, je nach der Beschaffenheit unserer Schwingungen, im Gegensatz zum Leben auf Erden gibt es in der spirituellen Welt ein breites Spektrum des individuellen Daseins.

Gleichheit ist ein Ideal auf der Erde, da sich alle Menschen auf der gleichen allgemeinen körperlichen Ebene befinden. Die nächste Welt ist mehr vertikal strukturiert, obwohl es auch eine horizontale Differenzierung gibt. In der spirituellen Welt gibt es niedrige; mittlere und höhere Ebenen mit vielen dazwischenliegenden Abstufungen. Die Qualität unseres *Yu-Tai* und die Ebene auf der wir im *Yu-Kai* existieren werden, hängen zu 90 Prozent von der Entwicklung ab, die wir in diesem Leben machen, je nach Faktoren wie unserer Ernährungsweise, unseren Gedanken und der allgemeinen Qualität unseres Lebens. Das physische Leben widerspiegelt größtenteils die Qualität unserer Entwicklung im Mutterleib. Unser Zustand in der Gebärmutter wurde nach der Geburt zu unserer Konstitution. In der gleichen Weise entscheidet die Qualität des in diesem Leben entwickelten Bewußtseins über die Ebene, auf der wir in der Welt der Schwingung existieren werden. Wir können sagen, daß die physische Existenz die embryonische Stufe für das Leben in der nächsten Welt ist, und daß unser Zustand in diesem Leben unsere Konstitution im nächsten darstellt.

Wie wir alle wissen, können sich Fehl- und Frühgeburten oder Behinderungen verschiedener Art einstellen, wenn das embryonische Leben im Mutterleib nicht richtig ernährt wurde – durch die Nahrung, die Umwelt und nicht zuletzt durch Liebe. In ähnlicher Weise, wenn unsere Ernährungsweise in der Welt der Luft nicht in Ordnung ist, werden wir zu Lebzeiten an körperlichen, geistigen oder spirituellen Fehlentwicklungen und Störungen leiden und aufgrund einer Krankheit, eines Unfalls oder anderer unerwünschter Ursachen eines unnatürlichen Todes sterben. Dies hat eine unerwartete, vorzeitige Geburt in der nächsten, der spirituellen Welt zur Folge. Eine solche vorzeitige Geburt in jener Welt kann uns einen Zustand des Leidens in der Dunkelheit bereiten, obwohl die Welt der Schwingung voller Licht ist. In solchen Fällen bewirken Trugbilder des Bewußtseins und die Haftung an diese Welt, daß die Seelen der Verstorbenen unter den Menschen umherschweifen und sich häufig als Gespenster manifestieren.

Unsere spirituelle Reise

Wenn wir geboren werden, durchlaufen wir einen Prozeß der Körperwerdung. Wir werden mehr Yang, mehr verdichtet. Wenn unsere Reise der Spiritualisation, unsere Rückkehr zur Unendlichkeit einsetzt, beginnen wir uns auszudehnen, diffuser, leichter und verfeinerter zu werden. Unser Zustand wandelt sich um, von längeren zu kürzeren Wellen, bis wir schließlich unsere Differenzierung verlieren und mit Gott oder dem Ewigen verschmelzen. Diese Reise dauert Millionen von Jahren, wobei wir auf jeder Stufe oder Ebene des Lebens reifen müssen, bis wir zur nächsten weiterschreiten können. Dazu müssen wir immer wieder zur vorherigen Stufe zurückkehren, so lange, bis unsere Entwicklung auf dieser bestimmten Ebene abgeschlossen ist.

Der Schwingungsbereich der Erde reicht nur teilweise in die spirituelle Welt hinein. Im nächsten Leben umfaßt der Schwingungsbereich das gesamte Sonnensystem, in dem wir zu Hause sind. Hierzu gehören die Sonne und die Planeten (von denen möglicherweise einige noch nicht entdeckt worden sind). Der Bereich von *Yu-Kai* reicht noch weiter in das Kometenfeld hinein, welches einige tausendmal größer ist als das Planetenfeld und eine gigantische spiralenförmige Bewegung vollführt. Die Zusammensetzung der Gesamtdimensionen und Schwingungen des Sonnensystems nehmen eine kugelförmige Gestalt an. Der sichtbare, physische Teil stellt den Kern dar und wird umgeben von dem unsichtbaren Schwingungsfeld oder der Aura des Sonnensystems. Zusammen bilden sie eine komplementäre, antagonistische Einheit.

Alpha Centauri, das nächste Sonnensystem, stellt eine andere Einheit von physischer Energie und Schwingungsenergie dar. Diese Einheit ist der *Yu-Kai* jenes Sonnensystems. Wenn unser Körper zum Zeitpunkt des Todes verfeinert ist, können wir ungehindert und ganz natürlich in die nächste Welt eingehen. Die gesamte Einheit des Sonnensystems kann nun unser Zuhause sein. Später materialisieren wir uns durch den Vorgang der Reinkarnation auf der Erde oder auf einem anderen Planeten. Wenn unsere Beschaffenheit noch wenig verfeinert ist, können wir nicht den Ort der nächsten Inkarnation wählen, da wir noch an das Schwingungsfeld der Erde gebunden sind. Wir müssen so lange zur Erde wiederkehren, bis wir unser Verhaftetsein an sie verlieren, bis wir die Beschaffenheit unseres Bewußtseins verfeinert haben.

Im Mutterleib, in der Gebärmutter, lebten wir in Dunkelheit. Auf der Erde leben wir in einer Welt zwischen Licht und Dunkelheit. *Yu-Kai* ist eine Welt der Helligkeit. Ein Elektron ist ein Elementarteilchen. Schwingungen sind noch kleiner und bestehen aus einem Teilchen und einer Welle. Wir könnten sie als Universone, Kosmone oder als kosmische Bausteine bezeichnen. Aus diesen elementaren Einheiten setzt sich die Schwingungswelt zusammen. Sie funkeln und sind mit einem herrlichen Licht geladen. Wenn wir uns jedoch noch nicht verfeinert haben, werden wir nach dem Tod diese Schönheit nicht sehen können, da unsere Wahrnehmung durch Verhaftung und Widerstände getrübt ist. In solchen Fällen ist der Schwingungskörper noch nicht voll entwickelt, und genau wie ein vorzeitig geborenes Kind meist Schwierigkeiten beim Überleben in der physischen Welt hat, so werden wir ebenfalls Schwierigkeiten erfahren und wahrscheinlich zur Erde zurückkehren müssen, um unsere Entwicklung fortzusetzen.

In den traditionellen Gesellschaften kamen die Kinder mit dem Kopf nach unten zur Welt, wobei die Mutter eine hockende Stellung einnahm. In umgekehrter Weise vollzogen die Menschen am Ende des Lebens den Übergang in die andere Welt in aufrecht sitzender Haltung, wobei das Bewußtsein ganz natürlich durch den Scheitelpunkt des Kopfes aus dem Körper entwich. Bei der Geburt ist der erste Atemzug eine Ausatmung, während beim Tod der letzte Atemzug eine Einatmung ist. Die »Ah-ah-ah«-Laute, die zum Zeitpunkt des Todes zu hören sind, richten sich auf die Energie am Scheitel und nicht auf die Lungen. Die Seele kommt allmählich aus dem Kopf, ähnlich der Wehentätigkeit bei der Geburt, während die Feuer in den unteren Chakren eines nach dem anderen erlöschen.

Mit dem Herannahen des Todes wird die Atmung schneller. Wir »yinnisieren« uns mit Sauerstoff und beschleunigen so die Loslösung des Geistes vom Körper. Zum Zeitpunkt des Todes schwebt das Bewußtsein über den Körper und schaut auf diesen hinunter. Unser Bewußtsein oder Schwingungskörper ist mit unserem physischen Körper durch ein Schwingungsband verbunden. Dieses Band kann sich sogar über Tausende von Meilen ausdehnen. So, wie die Nabelschnur bei der Geburt durchtrennt wird, so wird auch dieses energetische Band beim Tod durchtrennt. Unser physischer Körper ist die Plazenta für unseren Schwingungskörper, und das Band, welches beide miteinander verbindet, existiert in unserem physischen Körper in Form der Meridiane, die von *Ki*- oder elektromagnetischer Energie durchflossen werden. Wenn die Schwingung des Individuums schwer ist, kann der Geist noch längere Zeit mit der Welt der Luft verbunden bleiben, ist sie hingegen leicht, schwebt der Geist nach oben. Dann erscheinen Führer der geistigen Welt und geleiten die

Seele in die nächste Welt. Manchmal begreift die Seele nicht, was vor sich geht, in welchem Zustand sie sich befindet, und weiß nicht, ob sie noch lebt oder gestorben ist und ob sie noch zum Menschen gehört oder nicht. Nur allmählich erkennt sie die neue Situation und daß sie keine Luft zum Atmen braucht, sondern nur Schwingungen benötigt. Nach irdischer Zeitrechnung sind sieben bis neunundvierzig Tage für den Eintritt und die vollständige Anpassung an die nächste Welt erforderlich. Damit dies gelingt, muß die Seele oder der Geist gut vorbereitet sein.

Unglücklicherweise sterben heute viele Menschen vorzeitig durch Krankheiten, Unfälle oder Kriege. In solchen Fällen ist das Bewußtsein meist nicht genügend weit entwickelt, um in der spirituellen Welt zu leben. Diese Menschen haben selten alles im Leben gemacht, was sie tun wollten, und sie kennen die Bedeutung des Lebens noch nicht. Sie wissen nichts vom Sinn und Zweck des Lebens und haben Angst vor dem Tod. Dies spiegelt sich in dem heutigen Ausmaß an degenerativen Krankheiten wider, welche nichts anderes sind, als ein Symptom unserer Unwissenheit vom Leben. Wenn ein Mensch auf dieser Stufe stirbt, ist die Geburt in die nächste Welt oft voller Kampf und Widerstände, da er noch immer sehr stark an das relative Leben auf der Erde gebunden ist. In solchen Fällen ist der Schwingungskörper noch nicht sehr verfeinert, sondern schwer und chaotisch, und die unmittelbaren Erlebnisse in der nächsten Welt sind von Dunkelheit und Widerständen geprägt, während die Seele gegen ihre selbstgeschaffenen Begrenzungen zu kämpfen hat. Solche Menschen sind nicht imstande, im Meer der Schwingungen ruhig zu schwimmen.

Wenn unser Leben hier auf Erden sich harmonisch entfaltet – wenn unsere Mutter sich während der Schwangerschaft gut ernährt hat, ein Leben der fleißigen Arbeit und des Demuts führt; wenn wir eine glatte, natürliche Geburt hatten; wenn wir gestillt wurden und als Kinder vielfältige Erlebnisse hatten, einschließlich bestimmten Härten, durch die wir erstarken konnten –, dann werden wir uns körperlich, geistig und spirituell entfalten können. Wenn wir uns gut ernähren und aktiv bleiben, werden wir uns eines langen Lebens erfreuen und eines natürlichen Todes sterben. Unser Übergang in die nächste Welt wird sich friedlich und ohne Widerstände vollziehen. Wir werden den Zeitpunkt unseres Todes im voraus wissen und uns in Ruhe darauf vorbereiten können. Auch wenn wir in früheren Lebensabschnitten viele Fehler gemacht haben, können wir unser Leben durch eine makrobiotische Lebensweise korrigieren und in der letzten Phase unseres Lebens allmählich einen Zustand erreichen, der demjenigen eines Weisen oder Heiligen gleicht.

Solche Menschen gelangen ganz natürlich zu höheren Ebenen in der nächsten Welt und bewegen sich über die Schwingungssphäre der Erde hinaus in die solare Sphäre. Nach einem Leben in jener Welt schreiten sie zum nächsten Leben fort, sterben, lassen ihren Schwingungskörper zurück und gehen in einen wellenartigen Zustand über; sie werden in eine Welt der Wellen und Strahlen hineingeboren. Im Fernen Osten wird diese Ebene des Lebens als *Rei-Kai* bezeichnet, was soviel bedeutet wie spirituelle Sphäre. Unser Körper auf dieser Ebene wird *Rei-Tai* genannt oder spiritueller Körper, obwohl dieser eher einer Erscheinung gleicht als einem Körper in unserem vertrauten Sinne. Physisch gesehen handelt es sich um ein Bündel von Wellen oder Strahlen.

Tabelle 28: Die spirituelle Welt

Welt	Nahrung	Identität	Bereich
Wasser	Plazenta	Körper	Gebärmutter
Luft	Nahrung	Bewußtsein	Erde
Schwingungswelt	Bewußtsein	Schwingungs-körper	Sonnensystem
Spirituelle Welt	Seele	Spirituelle Welle	Galaxie
Göttliche Welt	Geist	Göttliche Welle	Gesamtes Universum
Nichtmanifeste Welt			Unendlichkeit

Der untere Bereich von *Rei-Kai* ist der solare spirituelle Bereich. Dieser ist von einer Welt von Wellen und Strahlen umgeben. Im Osten ist viel vom Geistigen, Spirituellen die Rede, welches *Rei* genannt wird, während man sich im Westen mehr mit der physischen Welt auseinandersetzt. Beide sind jedoch ein und dasselbe. Das eine bezieht sich mehr auf den physischen Bereich, das andere auf den spirituellen; beide sind verschiedene Aspekte der gleichen Realität.

Auf der nächsten Ebene des Lebens umfaßt *Rei-Kai* die gesamte Galaxie der Milchstraße, einschließlich dessen unsichtbarer Schwingungswelt, welche wesentlich größer ist als die drei Dimensionen, die wir normalerweise wahrnehmen.

Wenn unser Schwingungskörper sich auflöst und wir in die galaktische Welt eingehen, verwandeln wir uns in Strahlen und Wellen. Unser Bewußtsein existiert nunmehr in Form einer Vorstellung, eines Bildes oder eines Gedankens, während wir uns mit ungeheurer Geschwindigkeit durch unermeßliche Dimensionen bewegen. Wenn wir uns für ein Leben in dieser Welt noch nicht genügend entwickelt haben, werden wir in der solaren Schwingungswelt wiedergeboren und gelangen von dort aus durch das Sonnensystem hinunter auf diese oder andere planetarische Welten. Durch den Prozeß der Reinkarnation bewegen wir uns so lange hin und her, von einer Welt zur anderen, bis unser Schwingungskörper soweit entwickelt ist, um in der nächsten Welt leben zu können.

Wenn wir uns jedoch soweit entwickelt haben, führen wir ein natürliches Leben im *Re-Kai* und gelangen durch die Transformationsprozesse dort zur nächsten Ebene, *Shin-Kai*, die auch die göttliche Sphäre genannt wird. Wenn wir in der galaktischen spirituellen Welt leben, können wir uns in jedes beliebige System innerhalb des galaktischen Feldes materialisieren. Es gibt ungefähr 100 Millionen Sonnensysteme in der Galaxie der Milchstraße, und jedes System hat wenigstens eine kleine Anzahl von

Planeten. Es gibt Millionen von Planeten, wobei 2 bis 3 Prozent die notwendigen Voraussetzungen für biologisches Leben aufweisen. Zu Beginn manifestieren wir uns in Schwingungsform in einem bestimmten System oder im Bereich eines bestimmten Planeten und materialisieren uns dann in das biologische Leben hinein und werden als Menschen geboren.

In der galaktischen Welt werden unsere Gedanken ohne weiteres Wirklichkeit. Wenn wir in einem bestimmten Sonnensystem oder auf einem bestimmten Planeten als Mensch geboren werden wollen, dann geschieht dies in dem Moment, indem wir die Vorstellung davon haben. Aus der Sicht dieser Welt benötigt dieser Prozeß Milliarden von Jahren zu seiner Entfaltung, aufgrund unserer völlig anders beschaffenen Wahrnehmung der Zeit.

In der galaktischen Welt bewegt sich das Leben mit einer ungeheuren Geschwindigkeit, so daß sich die Dinge beinahe sofort ereignen. Ein Gedanke jener Welt wurde bereits vor Tausenden von Jahren gefaßt, ehe wir ihn auf diesen Planeten erfahren können. Unsere Erscheinung als Schwingung in jener Welt ging unserer Geburt in dieser um Tausende von Jahren voraus. Ein Gedanke, eine Vorstellung oder Welle entsteht in jener Welt. Wir entscheiden uns für ein Leben auf dieser Erde, und manifestieren uns in der Schwingungssphäre dieses Sonnensystems in der *Yu-Tai*-Form. Von dort gelangen wir zum *Yu-Kai* der Schwingungssphäre der Erde und materialisieren uns von dort aus als Menschen auf der Erde.

Es gibt auch die immaterielle Manifestation in Form einer Welle oder eines Gedankens. Wenn wir es wollen, können wir unsere Gedanken auf viele Planeten verteilen. Deren Bewohner, die heutigen Manifestationen des biologischen Lebens, empfangen diesen Impuls über ihre Gehirne und beginnen ähnliche Gedanken von Liebe und Frieden zu denken. Dies kann auf einem Planeten oder auf vielen geschehen und die Bewohner werden unser Bild in der gleichen Weise erhalten wie eine Antenne, die

Radiowellen aufnimmt. Natürlich werden Menschen mit einem minderwertigen Empfänger diese Wellen nicht aufnehmen können. Oft sind es nur sehr wenige Menschen, die empfindsam genug sind, diese Wellen aufzunehmen und zu interpretieren. Diese Menschen beginnen zu lehren und als »Boten Gottes« zu wirken. Viele der Propheten und Gründer der Weltreligionen waren solche Menschen.

Wenn wir die galaktische Sphäre verlassen, dehnen wir uns weiter aus in den Raum, zum unendlichen Universum hin. Nun verändert sich unser Körper wieder; aus einem Strahl oder einer Welle, von einem Gedanken oder einer Vorstellung wird er zu unendlicher Bewegung mit unendlicher Geschwindigkeit. Unser Bewußtsein dehnt sich durch das gesamte Universum aus, und wir verschmelzen mit oder werden zu Gott oder der Unendlichkeit selbst. Zeit und Raum existieren nicht mehr. Wir sind nun nicht mehr differenziert. Wir haben unser wahres Selbst verwirklicht, unseren Ursprung erreicht und unser Schicksal erfüllt.

Von dieser Ebene aus hatten wir einst den Prozeß der Körperwerdung begonnen. Wenn unsere Entwicklung ungehindert verläuft, werden wir vom Mutterleib aus in die Welt der Luft geboren, dann in die Schwingungswelt mit ihren verschiedenen Ebenen, danach in die spirituelle Welt des Sonnensystems und gelangen schließlich in die galaktische, göttliche Welt und werden zu Gott oder die Unendlichkeit.

Doch verläuft dieser Prozeß nicht so ungehindert, da wir unsere ursprüngliche Beschaffenheit zerstören, so daß wir immer wieder zu bestimmten Ebenen zurückkehren müssen. Entweder ist unser physischer Zustand nicht weit genug entwickelt oder wir haben noch Bindungen, Täuschungen und Trugbilder zum Zeitpunkt des Todes. Unsere Schwingungsqualität ist noch chaotisch und schwer. Im Durchschnitt kehren wir ungefähr dreihundertmal zum menschlichen Leben wieder, bis wir uns so weit entwickelt haben, daß wir zur nächsten Welt fortschreiten können.

Wir selbst haben die Entscheidung getroffen, zur Welt der Luft wiederzukehren, um unser Verständnis der Gesetze des Wandels und der Harmonie zu vertiefen, um Liebe und Mitgefühl zu entwickeln und um anderen zu helfen. Im *Yu-Kai* haben wir die richtigen Eltern gewählt, im Idealfall solche, die sich einer guten Gesundheit erfreuen, um das Geheimnis der Nahrung wissen und ein warmes Herz haben. Ein Kind, das in eine solche Familie hineingeboren wird, ist spirituell orientiert und mag im späteren Leben vielen Menschen helfen und ihnen als Lehrer dienen.

Der Tod ist ein Teil des natürlichen Evolutionsprozesses auf dem Weg der Rückkehr zu unserem ewigen Ursprung. Bei der Geburt verhält es sich wie beim Tod – wir gelangen von einer Dimension in die nächste. Es ist ein wunderbarer Vorgang der Erleuchtung. Unglücklicherweise kennen viele moderne Menschen den Baum des Lebens nicht und halten nur materielle Dinge wie Wohlstand und Reichtum für wichtig. Eine Ernährung mit Käse, Rindfleisch, Zucker, weißem Mehl, Dosenkost und anderen minderwertigen Dingen führt zum Chaos im täglichen Leben und zur physischen, geistigen und spirituellen Stagnation. Das Dasein wird zum Kampf um Geld und Eigentum, Status und Erfolg, Genuß und Schönheit. Um dieser vergänglichen Dingen willen, werden unzählige Leben verschwendet, Familien zerstört und Kriege gekämpft.

Aufgrund der Unachtsamkeit gegenüber der Ernährung oder ihrer Umwelt müssen Millionen von Menschen unnötig an Herzkrankheiten, Krebs, Geisteskrankheiten und anderen degenerativen Krankheiten leiden und ihre Körper vorzeitig dem Verfall überlassen. Ihre letzten Jahre oder Tage sind ein einziger Kampf, mit intensiver Pflege, künstlicher Sauerstoffzufuhr, intravenöser Ernährung und Medikamentation, wobei die oft eingesetzte Lebenserhaltungsapparatur für ein schleichendes Siechtum und astronomische medizinische Kosten sorgt, welche sowohl die Familie als auch die Allgemeinheit schwer belasten. Es ist ein einziges

Trauerspiel. Für so viele Menschen ist das Leben heute von Anfang an ein einziger Kampf bis zum bitteren Ende des Todes, anstatt das Abenteuer und die freudige Erfahrung zu sein, als welches es gedacht war.

Viele Menschen sterben heute, ohne einen Zustand der Reife erreicht zu haben, und sind noch nicht bereit für das Leben in der nächsten Welt. Da sie ihre spirituelle Seite nicht entwickelt haben und nicht bereit sind, die Erde zu verlassen, entsteht eine starke Bindung und Verhaftung sowie ein sehr grobstoffliches Schwingungsbewußtsein. In dieser Form bleiben viele solcher Seelen als Gespenster auf der Erde oder verweilen in einem verworrenen Zustand zwischen den beiden Welten, wo sie Bilder schaffen von Habsucht, Verwünschungen und Kampf. Dieser Bereich ist es, den wir als Hölle bezeichnen.

In der Welt der Schwingung gibt es weder Hölle noch Bestrafung. Jene Welt ist vollkommen hell. Genauso, wie viele Menschen auf Erden in einer Welt voller Trugbilder leben, welche bevölkert ist von gefährlichen Krankheitserregern, Zellmutationen, schädlichen Unkräutern und Insekten, Feinden und Widersachern der verschiedenen Religionen, Rassen und politischen Ansichten, so gibt es an der Peripherie des *Yu-Kai* Seelen, die noch immer mit eigenen dunklen Gebilden kämpfen und nicht imstande sind, das Licht, das sie umgibt, zu sehen. Während ein natürlicher Tod ein friedlicher und strahlender Vorgang ist, geht eine unnatürliche Geburt in die nächste Welt mit Leiden und der Unfähigkeit, das Licht zu erblicken, einher. Ein ruhiger Übergang ist von allergrößter Bedeutung, und eine makrobiotische Ernährungsweise drei Tage vor dem Sterben macht sogar einen großen Unterschied aus.

374

Meditation und Gebet

Im Leben sind wir mit vielen Schwierigkeiten, Herausforderungen und Enttäuschungen konfrontiert. In solchen Zeiten kann uns die Meditation helfen, unserem Leben wieder Richtung und Harmonie zu verleihen (siehe Abb. 53). Es gibt zwei Grundarten der Meditation: 1. die Yang-Meditation, welche *Hara* aktiviert und Geist und Körper zum Erdzentrum hin stabilisiert, und 2. die Yin-Meditation, welche auf das Mittelhirn gerichtet ist und uns an die Schwingungs- und spirituellen Welten heranführt.

Die erste Art der Meditation erfüllt uns mit Energie, so daß wir unerschütterlich werden wie ein Berg oder ein Fels. Unser Selbstvertrauen wächst und unser Geist wird unbesiegbar. Bei der Yang-Meditation atmen wir hinunter bis in den Bereich des *Hara,* halten den Atem dort eine Weile an, und atmen dann aus. Wenn wir so eine Zeitlang meditieren und die lange Ausatmung betonen, nimmt die Körperwärme zu. Diese Meditation ist sehr gut geeignet, um Traurigkeit, Depression und Furcht zu überwinden und den Willen und die Entschlossenheit zu entwickeln.

Die zweite Art der Meditation öffnet Körper und Geist für die Welt des Bewußtseins und für das nächste Leben. Bei der Yin-Meditation konzentriert man sich auf das Energiezentrum zwischen den Augenbrauen, hält die Hände geöffnet neben dem Körper und betont die Einatmung. Durch die stärkere Einatmung erhebt sich der Körper zum Himmel. Die Körpertemperatur sinkt, die Hände werden trockener und der Stoffwechsel wird immer langsamer. Bei Personen, die in dieser Art von Meditation erfahren sind, stellt sich schließlich ein Zustand der Bewußtlosigkeit ein, das Bewußtsein löst sich vom Körper und erscheint an fernen Orten.

Neben diesen beiden Formen gibt es viele andere Formen der Meditation, der Innenschau und des Gebets. Das Bewußtsein kann auf die Selbstentwicklung, auf die Heilung anderer Menschen, auf die Hilfe Verstorbener sowie auf die Befriedigung der Welt als Ganzes gerichtet werden (eine ausführliche Beschreibung verschiedener Übungen finden Sie in Michio Kushis *Do-In-Buch*).

So können wir zum Beispiel durch Gebete den umherirrenden Geistern helfen, ins *Yu-Kai* zu gelangen. Unreife Geister oder Gespenster haften sich an die unmittelbare Familie oder die nächsten Freunde an aufgrund der ähnlichen Ernährungs- und Denkweise. Indem wir uns besser ernähren und höhere Gedanken pflegen, können wir ihnen helfen, sich loszulösen. Wir können dies durch die Anhebung unserer eigenen Schwingungsebene erreichen und auch, indem wir jeden Tag einige Minuten für sie beten und ihnen erklären, daß sie nicht mehr in dieser Welt leben und ihre Bindung an die Erde aufgeben können.

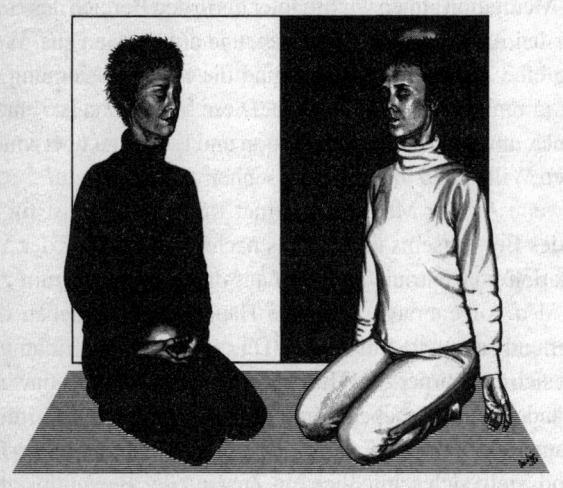

Yang-Meditation　　　**Yin-Meditation**
(*Hara*)　　　　　　　　(*Mittelhirn*)

Abb. 53: Die Grundformen der Meditation
Die Yang-Meditation konzentriert die Energie auf das Energiezentrum im Unterbauch, während bei der Yin-Meditation die Konzentration auf das Mittelhirn gerichtet wird.

376

Indem wir Bilder von Licht und Harmonie projizieren, können wir ihnen helfen, die nächste Welt besser wahrzunehmen. Wir können ihnen Mut zusprechen, sich dorthin weiterzubewegen und sich dort zu entwickeln, und wir können ihnen dabei erklären, daß wir sie dort eines Tages treffen werden. Wenn wir uns auf diese Art und Weise ganz normal mit jenen Geistern unterhalten oder auch nur ruhig an sie denken, wird viel Gutes bewirkt. Gelingt es uns, die Geister um uns herum loszulösen, fühlen wir uns glücklich und befreit.

Durch die Meditation, die Selbstreflektion und durch das Gebet sind wir imstande, uns auf die Welt um uns herum zu transformieren. Wenn wir unsere Geisteshaltung ändern, verändert sich unser Körper, ebenso wie eine positive Veränderung unseres körperlichen Zustands zur Verbesserung unseres geistigen Zustands beiträgt. Durch die Meditation und einfache geistige und spirituelle Übungen können wir zum unendlichen Ursprung zurückkehren, unseren Geist von Sorgen befreien und voller Frische und Inspiration für einen neuen Anfang in die Alltagswelt zurückkehren.

Geist und Schicksal

Unser Körper nährt den Geist, welcher später in die nächste Welt übergeht. Die moderne Wissenschaft sieht die Nahrung nur unter dem Aspekt ihrer einzelnen Bestandteile, wie Eiweiß, Fett, Kohlehydrate und die verschiedenen Vitamine und Mineralstoffe. Es gibt kein energetisches Verständnis, da *Ki* oder die natürliche elektromagnetische Energie weder mit Hilfe der Sinne noch durch Apparaturen gemessen werden kann. Heute lautet die entscheidende Frage: Kann die moderne Zivilisation ein System der Landwirtschaft und der Nahrungsmittelverarbeitung entwickeln, welche imstande ist, höhere Schwingungen und ein höheres Bewußtsein zu nähren, damit die Menschheit die degenerativen Krankheiten und die drohende Kriegsgefahr überwinden und ihre biologische und spirituelle Evolution fortsetzen kann?

Das Getreide wächst in aufrechter Haltung nach oben und hängt nicht mit den oberen Pflanzenabschnitten nach unten wie die Obstsorten, von denen sich die verschiedenen Affenarten, die Vorfahren der Menschen, ernährt haben. Das menschliche Bewußtsein hat sich durch die Ernährung mit Getreide entwickelt und entwickelt sich immer weiter, den höheren geistigen Bereichen entgegen. Eine betont pflanzliche Ernährungsweise hat eine erhebende Wirkung auf den Geist. Tierische Nahrungsmittel hingegen haben eine zusammenziehende, einengende Wirkung auf Bewußtsein, Intellekt und Verständnis und binden uns an die Erde. Wenn wir ständig Fleisch, Eier, Geflügel und Milchprodukte essen, wird es uns schwer fallen, die hellen Schwingungen der spirituellen Welt erleben zu können. Daher ist unsere tägliche Ernährung von größter Bedeutung für unsere spirituelle Entwicklung.

Unser Leben ist unser Traum, und die Erde ist unser Trainings- und Spielplatz. Wir sind frei, das Leben, das wir leben wollen, zu wählen, zu formulieren und zu schaffen. Es liegt vollkommen in unserer Hand. Das ganze Universum steht hinter uns. Wir haben heute Millionen von Freunden, die die gleiche Ernährungsweise und die gleiche Beschaffenheit des Blutes teilen. Mit ihnen zusammen können wir handeln und spielen, um den gemeinsamen Traum der Menschheit, die Errichtung der Einen Friedlichen Welt, zu verwirklichen und zusammen mit ihnen unsere endlose Reise durch den Kosmos fortzusetzen.

Die Gesetze von Yin und Yang sind unsichtbar, doch gibt es nichts, das sich nicht nach diesen Prinzipien bewegt. Die spirituelle Welt unterliegt den Gesetzen von Wandel und Harmonie ebenso, wie unsere vertraute Welt hier. Das Spirituelle, der

Körper, der Geist, die Gesellschaft, die Natur, die Planeten und Galaxien bewegen sich alle nach den gleichen Spiralengesetzen. Das Himmelreich umfaßt das Dasein als Ganzes, und dieses Leben wie auch das nächste Leben verändern sich unablässig. Etwas tritt in Erscheinung, und zugleich manifestiert sich sein Gegenteil. Dies ist das universale Gesetz des Gleichgewichts.

Unser Leben ist ewig, obwohl das menschliche Leben vergänglich ist. Unser Traum ist endlos, obwohl unser menschliches Streben und Verlangen endlich ist. Der Sinn des Lebens – die Entdeckung, das Verständnis und die Einswerdung mit der unendlichen Ordnung des Universums – ist unsterblich, obwohl unser menschliches Werk vergänglich ist. Wir spielen in diesem Universum, leben unser ewiges Leben, wandeln uns ständig um und manifestieren uns in verschiedenen Formen. Wir genießen die Freiheit, uns zu verändern, um uns an die Veränderungen unserer Umwelt anzupassen, so, wie wir auch die Freiheit genießen, uns endlos zu entwickeln. Glück ist die endlose Verwirklichung unseres unendlichen Traums.

Anhang 1
Biologische und gesellschaftliche Verfallserscheinungen

Die folgenden Zahlen geben einen statistischen Querschnitt der gegenwärtigen biologischen und gesellschaftlichen Verfallserscheinungen in der modernen Gesellschaft, wie sie sich in den USA und in den globalen Umweltbedingungen darstellen. Die Zahlen basieren auf jüngsten Berichten der amerikanischen Vereinigung gegen Herzleiden, der amerikanischen Krebsgesellschaft und anderen medizinischen und öffentlichen Gesundheitsorganisationen der Vereinigten Staaten sowie auf Berichten, die von den Vereinten Nationen, dem Worldwatch Institute, SIPRI (dem Stockholmer Institut für Internationale Friedensforschung) und anderen internationalen Quellen erarbeitet wurden. Die Bevölkerung der USA beträgt etwa 250 Millionen Menschen. Soweit es möglich war, wurden auch die deutschen Zahlen angegeben. Die Bevölkerung der Bundesrepublik Deutschland beträgt ca. 80,5 Millionen Bürger.

Gesundheitlicher Verfall des Individuums

Aids: Akute Symptome des Immunschwäche-Syndroms (Aids) wurden zwischen 1979 und 1986 bei etwa 19.000 Personen registriert. Schätzungsweise 500.000 Nordamerikaner sind nunmehr infiziert (Stand 1995). 20 % oder mehr dieser Personen werden Aids entwickeln. Die Krankheitsfälle verdoppeln sich jedes Jahr. (Am stärksten ist Afrika betroffen, wo in der ersten Hälfte der neunziger Jahre rund 7,5 Millionen Menschen infiziert waren.)

Ursprünglich waren in erster Linie männliche Homosexuelle, Drogenabhängige, die intravenös spritzten, Bluter und Personen bestimmter tropischer Klimate betroffen. Die Krankheit wird nun jedoch auch bei Frauen, heterosexuellen Männern und anderen gesellschaftlichen Gruppen festgestellt, und sie hat sich nun in Afrika, Europa, der Sowjetunion, dem Mittleren Osten, in Asien und Lateinamerika auszubreiten begonnen. Gegenwärtig gibt es keine erfolgreiche medizinische Behandlung.

In der Bundesrepublik infizierten sich seit 1981 rund 6000 Menschen pro Jahr mit dem Aids-Virus, von denen viele bereits gestorben sind. An Aids erkrankt sind zur Zeit etwa 9000 Menschen.

(Anm. d. Red.: Im Gegensatz zu Kushis Aussage gibt es biologische Therapien bei Aids, das wichtigste Mittel ist TPF, welches das Immunsystem wiederherstellt. Siehe dazu: Zeitschrift Hologramm Nr. 50, Mai 1987, Verlag Bruno Martin.)

Alzheimer-Krankheit: Diese degenerative Krankheit der Gehirnzellen betrifft schätzungsweise eine Million Menschen, meist im Alter von 40 bis 70 Jahren. Gegenwärtig gibt es keine erfolgreiche medizinische Behandlung.

Arthritis: 50 Millionen Nordamerikaner (etwa jeder vierte) sind von Arthritis befallen. Diese Zahl umfaßt 7,3 Millionen schwerer Fälle mit Verkrüppelungserscheinungen, meist rheumatoider Arthritis. Osteoarthritis, oder die degenerative Gelenkerkrankung, befällt 97 % aller Personen über 60. Etwa 250.000 Kinder leiden ebenfalls an einigen Erscheinungsbildern dieser Krankheit. BRD: Gut 20 % aller aus medizinischen Gründen notwendigen vorzeitigen Pensionierungen gehen auf das Konto schwerer rheumatischer Erkrankungen. Fast 2 Millionen Menschen leiden an Krankheiten des Skeletts, der Muskeln und des Bindegewebes.

Chirurgie: 1981 sind 28,6 Millionen chirurgischer Eingriffe vorgenommen worden, ein Zuwachs von 62 % gegenüber dem vorangegangenen Jahrzehnt.

Diabetes: 11 Millionen Nordamerikaner haben gegenwärtig Diabetes, etwa einer von 20. Die Mitglieder einiger Indianerstämme ziehen sich diese Krankheit 7- bis 10mal häufiger zu als Menschen anderer Bevölkerungsgruppen. BRD: 3 Millionen Menschen mit Diabetes.

Drüsenkrankheiten: Etwa 850.000 Menschen leiden in der BRD daran.

Ernährungskrankheiten: In der BRD leiden ca. 850.000 Menschen an Ernährungs- und Stoffwechselkrankheiten.

Epilepsie: 2,1 Millionen Nordamerikaner haben Epilepsie, einer von 100.

Geburtsfehler: 12,7 Millionen Nordamerikaner weisen Geburtsfehler auf. In den vergangenen 25 Jahren hat sich die Zahl der Kinder, bei denen körperliche Mißbildungen, Verzögerungen der geistigen Entwicklung oder Lernbehinderungen festgestellt wurden, verdoppelt. Sie stieg von 70.000 in den späten fünfziger Jahren auf 140.000 im Jahr 1983. Die Zahl umfaßt etwa 25.000 Säuglinge, die jedes Jahr mit ererbten Herzfehlern geboren werden. So stieg die Zahl der Säuglinge, die mit Geburtsfehlern zur Welt kamen, von 2 auf 4 %.

Geisteskrankheiten: Zu jedem Zeitpunkt leiden etwa 29 Millionen US-Bürger – etwa jeder fünfte Erwachsene – an psychischen Störungen, die sich von unbedeutenden Angstzuständen bis zur schweren Schizophrenie erstrecken. Etwa 5 Millionen Menschen dieser Bevölkerungsgruppe suchen im Abstand von 6 Monaten medizinische Betreuung auf. BRD: An psychischen Störungen leiden 5 bis 10 Millionen Menschen.

Hautkrankheiten: In der BRD leiden 120.000 Menschen an Hautkrankheiten aller Art.

Herz-Kreislauferkrankungen: Herzinfarkte, Schlaganfälle und andere Kreislauferkrankungen stehen an erster Stelle der Todesursachen in der modernen Gesellschaft und fordern jedes zweite Menschenleben. Seit 1920, als nur jeder 9. Todesfall auf diese Leiden zurückzuführen war, ist ein starker Anstieg der Herzkreislauferkrankungen zu verzeichnen. Heute weisen 58 Millionen Menschen in den USA hohen Blutdruck auf, der einen bedeutenden Risikofaktor darstellt (BRD: Etwa 12 Millionen Personen haben überhöhten Blutdruck). Jedes Jahr erleiden etwa 1,5 Millionen Nordamerikaner einen Herzinfarkt, 550.000 Personen sterben daran. Eine weitere halbe Million Menschen erleidet einen Schlaganfall, der bei einem Drittel zum Tode führt. 1,6 Millionen Eingriffe in das Herzkreislaufsystem werden jährlich in den USA durchgeführt. Sie umfassen 159.000 Bypass-Operationen, das Einsetzen eines Herzschrittmachers (177.000) oder Herzkatheters (414.000). BRD: 2 Millionen Menschen leiden an Krankheiten des Kreislaufsystems.

Verlust der Hörfähigkeit: Etwa eine halbe Million Nordamerikaner ist vollkommen taub. Schwere Gehörschädigungen bei Kindern scheinen in den frühen achtziger Jahren dramatisch zugenommen zu haben. Die Zahl der Fälle von Gehörschäden bei Kleinkindern unter 18 Monaten ist im Zeitraum von 1982 bis 1983 fast um das Fünffache gestiegen. BRD: Man schätzt, daß 10 Millionen Menschen hörgeschädigt oder schwerhörig sind.

Krebs: Als zweite Haupttodesursache in der modernen Gesellschaft fordert der Krebs jedes Jahr das Leben von 440.000 Nordamerikanern. Zusätzlich werden sich 850.000 neue Erkrankungsfälle ergeben, zusammen mit weiteren 400.000 Fällen von gewöhnlich nicht letalem Hautkrebs. Um die Jahrhundertwende lag die Krebsrate bei 1 zu 25 Personen. 1950 stieg sie auf 1 zu 8, und zum heutigen Zeitpunkt wird einer von drei gegenwärtig lebenden Nordamerikanern an Krebs erkranken. Die Zahl der Fälle von Lungenkrebs steigt am stärksten an, während eine von 11 Frauen Brustkrebs entwickeln wird. Etwa 1,5 Millionen Biopsien werden jährlich durchgeführt. BRD: 1986 starben 163.000 Menschen an Krebs, 1970 waren es 142.000. Jährlich diagnostizieren die Ärzte bei rund 200.000 Menschen einen Tumor.

Multiple Sklerose: Etwa eine halbe Million Amerikaner leidet an diesem schweren Gebrechen, einer von 450.

Natürlicher Tod: Mehr als 70 % der Bevölkerung sterben in modernen Krankenhäusern. Um die Jahrhundertwende starben die meisten Menschen zu Hause.

Nervenkrankheiten: In der Bundesrepublik leiden 500.000 Menschen an Nervenkrankheiten.

Nierendialyse: Zwischen 1972 und 1982 hat sich die Zahl der Dialysepatienten von 10.300 auf 82.000 erhöht.

Nierensteine: 320.000 westdeutsche Personen leiden unter Nierensteinen.

Osteoporose: Etwa 25 % aller Frauen über 60 erleiden einen Knochenbruch, bewirkt durch das frühzeitige degenerative Dünnerwerden der Knochen, was sie für Frakturen anfälliger macht (BRD: siehe Arthritis).

Parkinsonsche Krankheit: Etwa 1,5 Millionen Nordamerikaner leiden an dieser Krankheit, einer von 150.

Rheuma: 10 Millionen Menschen in der BRD leiden daran (siehe auch Arthritis).

Spinale Kinderlähmung: Obgleich die spinale Kinderlähmung durch Impfstoffe in den späten fünfziger Jahren ausgemerzt schien, tauchte eine Generation später das Post-Polio-Syndrom auf. 75.000 an spinaler Kinderlähmung erkrankte Personen, die etwa 25 % jenes Patientenkreises entsprechen, die sich drei Jahrzehnte zuvor von dieser Krankheit erholten, beklagen nun den Verlust der Kraft in Armen und Beinen, leiden an Schmerzen, Erschöpfungszuständen und mußten in vielen Fällen wieder an Beatmungsgeräte angeschlossen werden.

Durch Sexualkontakte übertragene Krankheiten: Schätzungsweise 30 Millionen Nordamerikaner leiden an Herpes oder anderen neuartigen, durch Sexualkontakte übertragenen Krankheiten. Ihre Zahl wird ständig zunehmen, da bis zum gegenwärtigen Zeitpunkt keine wirksame medizinische Hilfe oder Vorsorge in Aussicht gestellt werden konnte. An Syphilis, Gonorrhö und anderen älteren Geschlechtskrankheiten leiden etwas über eine Million Menschen. BRD: 300.000 Menschen leiden an Krankheiten der Harn- und Geschlechtsorgane.

Schmerzleiden: 73 % der nordamerikanischen Bevölkerung leiden an gelegentlichen Kopfschmerzen, 50 % an Rückenschmerzen, Schmerzen in Muskeln und Gelenken, und 27 % leiden an Zahnschmerzen.

Transplantationen: Jedes Jahr werden etwa 6.000 Nierentransplantationen, 200 Pankreastransplantationen, 175 Herzverpflanzungen und 165 Lebertransplantationen vorgenommen.

Zerebrale Lähmung: Schätzungsweise 750.000 Nordamerikaner leiden an dieser Störung, einer von 300.

Fazit: »Hätten nicht viele Betroffene mehrere Krankheiten auf einmal, es gäbe in ganz Westdeutschland kaum einen Gesunden mehr ...« (Quelle: Die Welt, 3. Juni 1986)

Verfall der Familie

Abtreibungen: Zwischen 1974 und 1984 hat sich die Zahl der legalen Abtreibungen verdoppelt. Gegenwärtig werden 1,5 Millionen Abtreibungen jährlich vorgenommen. Auf drei Geburten kommt eine Abtreibung. BRD: jährlich 250.000 Abtreibungen.

Alkoholmißbrauch: Die Zahl der alkoholkranken Personen in Nordamerika wird auf 14 Millionen geschätzt. Einer von 10 Erwachsenen ist abhängig. Alkoholmißbrauch stellt ein wachsendes Problem unter jungen Menschen dar. Er ist auch ein Hauptgrund für familiäre Schwierigkeiten, Gewalt und generelle Verfallserscheinungen. BRD: Etwa 1,5 Millionen alkoholkranke Menschen.

Altenheime: Die Zahl der Personen, die in Pflege- oder Altenheimen leben, verdreifachte sich von 470.000 im Jahr 1960 auf über 1.400.000 im Jahr 1980.

Drogenmißbrauch: Von 1970 bis 1980 betrug die Zunahme illegalen Drogenkonsums schätzungsweise 50 %, die Zunahme des Gebrauchs rezeptpflichtiger Drogen wie Tranquilizer, Beruhigungs- und Aufputschmittel lag bei 25 %. 40 % der Männer und 60 % der Frauen sagen, daß sie alle 48 Stunden eine oder mehrere Medikamente einnehmen. 20 Millionen Menschen benützen täglich Marihuana. 1981 hatte einer von 6 High-School-Seniors Erfahrungen mit Kokain gemacht. BRD: 50.000 Drogenabhängige. Von Medikamenten sind in der Bundesrepublik 300.000 bis 500.000 Menschen abhängig.

Degeneration bei Haustieren: Schätzungsweise 30 % aller Hunde, darunter bis zu 75 % der älteren Hunde, leiden an Herzkrankheiten. Krebs bei Haustieren hat ebenfalls epidemische Ausmaße angenommen.

Fast Food: Etwa 40 % des Budgets für Nahrung werden für Mahlzeiten ausgegeben, die außerhalb der Wohnstätte eingenommen werden. Die Verkaufszahlen für Fast Food stiegen von 1972 bis 1984 um 86 %.

Gewalt in der Familie: Schätzungsweise 6 Millionen Frauen werden von ihren Ehemännern oder Lebenspartnern jedes Jahr mißhandelt, zwischen 2000 und 4000 Frauen sterben infolge der erlittenen Verletzungen. Die Polizei in den Vereinigten Staaten verbringt ein Drittel ihrer Dienstzeit damit, auf Notrufe aus dem häuslichen Bereich zu antworten. Die Hauptursache für Verletzungen bei Frauen liegt im tätlichen Angriff eines Freundes oder Partners. Schätzungsweise 280.000 Männer werden von ihren Frauen oder Partnerinnen jedes Jahr tätlich mißhandelt. Mißhandlungen von Kindern nehmen ebenfalls zu. Die registrierten Fälle verdoppelten sich zwischen 1976 und 1981 auf 851.000 und stiegen um weitere 12 % im Verlauf des Jahres 1982. Die Dunkelziffer bei Kindesmißhandlungen oder grober Vernachlässigung liegt bei weiteren schätzungsweise 5 Millionen Fällen.

Mangelndes sexuelles Verlangen: Psychologen berichten, daß mangelndes sexuelles Verlangen sowohl bei Frauen als auch bei Männern rapide zunimmt und den Hintergrund für 50 % aller Aufenthalte in Sexualkliniken bildet.

Scheidung: Zur Jahrhundertwende endete eine von 12 Ehen mit der Scheidung. 1940 stieg die Rate auf das Verhältnis 1 zu 6, 1970 lag sie bei 1 zu 3 und in den frühen achtziger Jahren bei 1 zu 2.

Single-Haushalte: In den fünfziger Jahren umfaßte die Zahl der alleinlebenden Personen weniger als 10 % aller Haushalte. 1984 bestanden 25 % aller Haushalte aus alleinlebenden Personen.

Sterilisation: 18 % aller Paare im zeugungsfähigen Alter umgehen eine Schwangerschaft durch freiwillige Sterilisation des einen oder anderen Partners, womit sich die Sterilisation zur gängigsten Form der Geburtenregelung entwickelt hat. Zwischen 1965 und 1982 stieg die Zahl der Sterilisationen bei Frauen von 7 auf 26 %, bei Männern von 5 auf 15 %.

Störungen der Zeugungsfähigkeit: Eines von 5 nordamerikanischen Ehepaaren ist unfruchtbar. Zählungen der Spermien ergaben seit 1920 einen Rückgang von 30 bis 35 %. Schätzungsweise mehr als 20 % der sexuell aktiven männlichen Bevölkerung ist steril. 40 % aller Frauen leiden am Prämenstrualen Syndrom (PMS). Diese Zahl umfaßt 3 % schwerer Fälle. Bei 40 % aller Frauen finden sich fibroide Tumoren. Fünf der 10 häufigsten operativen Eingriffe werden nunmehr an den Geschlechtsorganen der Frau vorgenommen. Diese 4,2 Millionen Operationen umfassen nahezu 700.000 Hysterektomien und 500.000 Eingriffe zur Entfernung der Ovarien, so daß im Alter von 60 Jahren über die Hälfte aller nordamerikanischen Frauen Eingriffe am Uterus oder den Ovarien aufzuweisen hat. Kaiserschnitte verdoppelten sich in den siebziger Jahren auf eine von fünf Geburten. Die Zahl der mißglückten Schwangerschaften stieg bei Frauen, die an Bildschirmgeräten arbeiten, in den frühen achtziger Jahren um 50 % an.

Zerbrochene Familien: Mehr als die Hälfte aller Kinder unter 18 Jahren lebt heute in einem Haushalt, wo ein Elternteil oder beide Eltern fehlen.

Verfall der Gemeinschaft

Abhängigkeit vom sozialen Netz: 65 Millionen Amerikaner erhalten irgendeine Form von Regierungsunterstützung. Die Zahl umfaßt 32 Millionen Personen, die von der Sozialhilfe und 27 Millionen Menschen, die von »Medicare« abhängig sind.

Gewalt in den Medien: Im Alter von 16 Jahren hat ein Durchschnittsamerikaner im Fernsehen 18.000 Morde gesehen, einschließlich jener etwa 5 bis 6 Gewaltakte pro Stunde, die zur besten Sendezeit gezeigt werden. Etwa 50 % der Musikvideos enthalten gewalttätige Szenen oder deuten Gewalt an.

Gewalt in der Schule: Während eines Durchschnittsmonats werden 282.000 schulpflichtige Kinder und Jugendliche angegriffen, 112.000 beraubt, und 2,5 Millionen Schüler melden der Schule Diebstähle. Im gleichen Zeitraum werden 125.000 Lehrer durch Tätlichkeiten oder Gewaltanwendung bedroht, wobei 1000 Lehrer aufgrund dieser Gewalt in der Schule medizinische Versorgung in Anspruch nehmen müssen.

Invalidität: 5 Millionen US-Bürger leiden an schweren körperlichen Gebrechen und benötigen die Hilfe der Familie oder eines

Gemeindemitglieds, um so alltägliche Verrichtungen wie Gehen, das Verlassen des Hauses, Waschen, Anziehen, Ausziehen, das Aufsuchen der Toilette, das morgendliche Aufstehen, das abendliche Zubettgehen und die Nahrungsaufnahme ausführen zu können.

Industrieroboter: 1985 betrug die Gesamtzahl der Industrieroboter in den Vereinigten Staaten 16.000 Stück. In den frühen neunziger Jahren werden schätzungsweise pro Jahr 50.000 neue Roboter hergestellt werden und dürften die industrielle Arbeiterschaft wie Schweißer, Maler, Werkzeugmacher, Monteure, Bedienungspersonal und Vorarbeiter ablösen. In einer japanischen Fabrik sind Roboter bereits in der Lage, Roboter zu produzieren.

Kriminalität: 23 Millionen Haushalte kommen jährlich mit dem Verbrechen in Berührung. Das sind 27 % aller nordamerikanischen Haushalte. Etwa ein Drittel dieser Haushalte wird mit erschreckenden und gewalttätigen Verbrechen wie Vergewaltigung, schwerem Raub, Einbruch oder Körperverletzung konfrontiert. Von den 20.000 Fällen von Totschlag wird ein Drittel in den Familien begangen, ein Drittel im Kreis von Freunden und Bekannten, ein weiteres Drittel geschieht unter fremden Personen.

Medizinische Kosten: Nach dem gegenwärtigen Dollarkurs stiegen die Kosten für Gesundheit und medizinische Betreuung zwischen 1930 und 1970 um das Zehnfache, und man erwartet, daß sie sich bis zum Jahr 2000 um 1000 % erhöhen werden. Für 1986 wurden allein die Ausgaben für Herzerkrankungen, die unmittelbaren medizinischen Kosten, die Kosten für häusliche Nachbetreuung und der Ausfall der Arbeitsleistung durch Invalidität auf 78,6 Milliarden Dollar geschätzt. Die indirekten

Kosten durch verringerte Produktivität, erhöhte Versicherungs-beiträge und die Belastung der betroffenen Familien können nur geschätzt werden. Die medizinischen Ausgaben sind eine Haupt-ursache der Inflation. Sie erhöhen sich mit einer Geschwindig-keit, die um das Zweifache größer ist als das Wachstum der übrigen Wirtschaft. BRD: Arzneimittelkosten 24,5 Milliarden, Krankheitskosten ins-gesamt 200 Milliarden.

Strafgefangene: 1985 wuchs die Zahl der Strafgefangenen in den USA auf 490.000 Personen an. Dies zeigt einen Anstieg von 5 bis 6 % im Vergleich zum Vorjahr an.

Unfälle: Etwa 90.000 Menschen sterben jährlich durch Unfälle, und 8,8 Millionen ziehen sich Verletzungen zu, die zur Invalidität führen. Bei schätzungsweise 84 % dieser Unfälle ist mensch-liches Versagen mitverantwortlich. BRD: Bei Autounfällen gibt es im Jahr ca. 1,4 Millionen Verletzte und 8000 Tote.

Werbung: Der durchschnittliche Nordamerikaner ist am Tag 1.600 Werbenachrichten ausgesetzt. Dazu gehören Zeitungs-, Rundfunk-, Fernsehwerbung, Plakate und Reklameflächen, kom-merzielle Postwurfsendungen und Telefonanrufe. Im Alter von 16 Jahren hat ein Durchschnittsamerikaner etwa 80.000 Fernseh-Werbespots für industriell hergestellte und verfeinerte Nahrung gesehen.

Verfall der Umwelt

Ausbreitung der Wüsten: 28 % aller Landflächen der Erde ver-zeichnen Dürreperioden, und in der Mitte des 21. Jahrhunderts wird womöglich ein Drittel des verbliebenen Nutzlandes durch die künstliche Ausweitung der Wüsten verlorengehen. In Afrika haben Monokulturen, Überweidung, Entwaldung und mangelnde Bewässerung zu chronischer Dürre und Hungersnöten geführt.

Bodenerosion: In den USA hat ein Drittel des landwirtschaftlich nutzbaren Bodens durch Erosion an Produktivität eingebüßt. Eine Handvoll bester Ackererde braucht 100 bis 2500 Jahre, um sich auf natürliche Art und Weise zu entwickeln. Mit modernen landwirtschaftlichen Methoden kann sie innerhalb eines Jahrzehnts zerstört werden.

Entwaldung: 1950 waren 30 % der globalen Landflächen bewaldet. Im Jahr 1975 sank der Anteil tropischer Regenwälder und anderer Baumbestände auf 12 %, und im Jahr 2000 wird der Anteil auf 7 % geschrumpft sein. Holzgewinnung, Bergbau und Viehzucht gehören zu den Hauptursachen der Entwaldung. 70 % jener 2 Milliarden Menschen, die Holz als Hauptbrennstoff benutzen, leiden unter mangelnder Versorgung. BRD: 53 % des Waldes sind durch Luftverschmutzung geschädigt.

Erschöpfung der Energievorräte: Erdöl stellt 45 % der weltweit verbrauchten Energie. Die bekannten Erdölvorräte werden im frühen 21. Jahrhundert erschöpft sein. Die USA, die 6,5 % der Weltbevölkerung stellen, verbrauchen etwa 30 % der gegenwärtig verfügbaren Energie.

Erschöpfung der Wasservorräte: 70 % des weltweiten Wasserverbrauchs werden zur Erzeugung von »Superernten« benutzt, die mit chemischem Dünger und künstlicher Berieselung hochgezogen werden. Der Grundwasserspiegel ist in weiten Teilen der USA bedenklich niedrig. Als Hauptursache hierfür darf die künstliche Bewässerung angeführt werden: Um z. B. 500 g

Fleisch zu erzeugen, werden über 25.000 Liter Wasser, um 500 g Reis zu erzeugen, 1000 Liter Wasser, um 500 g Weizen zu gewinnen, 250 Liter Wasser benötigt.

Giftige Abfälle: 4,5 Millionen toxischer Chemikalien sind gegenwärtig bekannt. Jährlich werden 375.000 neuartige chemische Stoffe produziert. Die Chemieproduktion der Vereinigten Staaten stieg in den Jahren 1967–1977 um 67 %. Die meisten dieser Produkte wurden niemals auf Sicherheit oder Umweltverträglichkeit getestet. Pestizide, PCB, Schwermetalle und andere Rückstände sammeln sich im tierischen Fettgewebe an, während sie die Nahrungskette emporklettern. Zu dem Zeitpunkt, an dem sie die menschliche Nahrung erreichen, kann sich die Konzentration der Schadstoffe millionenfach gesteigert haben. Pro Kopf der Bevölkerung werden in den USA jedes Jahr eine Tonne chemischen Abfalls erzeugt, der meist bedenkenlos in die Umwelt eingeleitet oder illegal beseitigt wird.

Luftverschmutzung: Die Industrialisierung hat in der Atmosphäre zu einem starken Anstieg von Kohlenmonoxyd, Blei, Schwefeldioxyd und anderen Chemikalien geführt, die eine weitverbreitete Luftverschmutzung, Smog und sauren Regen auslösten. Jene Substanzen sind möglicherweise in der Lage, einen Treibhauseffekt zu erzeugen, so daß die Durchschnittstemperaturen weltweit ansteigen, massive Klimaveränderungen bewirkt und die Küstenstreifen der Meere überschwemmt werden. Landwirtschaft, Lebensmittelherstellung und Nahrungsmitteltransport tragen direkt oder indirekt zu diesem Problem bei. So rühren, um ein Beispiel zu nennen, 65 % der durch Autos verursachen Luftverschmutzung von der Fahrt zum Supermarkt her.

Wasserverschmutzung: Die Ozeane, Seen und Wasserwege der Erde werden zunehmend durch Ölrückstände, chemische Einleitungen, Pestizide, PCB, Industrieabfälle, Schwermetalle und Kanalisationen verseucht. 90 % der toxischen Stoffe verbleiben in den Küstengewässern, obgleich Meeresströmungen die chemischen Rückstände weitertragen, so daß z.B. hohe Anteile von DDT im Fett antarktischer Pinguine gefunden wurden.

Verlust an Ackerland: Zwischen 1945 und 1975 gingen in Nordamerika 30 Millionen Hektar Land durch Beton und Asphalt verloren. Die Hälfte des dadurch vernichteten Bodens war landwirtschaftlich nutzbar.

Verlust an Saatgut: Im Jahr 2000 werden vermutlich zwei Drittel allen Saatguts von gleichartiger, hybrider Art sein. Der Verlust an genetischer Vielfalt und die Monokulturen der Landwirtschaft werden die Pflanzen noch anfälliger für Schädlinge, Pilzbefall oder andere Bedrohungen machen, die schon heute für die Vernichtung eines Drittels der Welternte verantwortlich sind.

Verlust der Flora und Fauna: Derzeit verschwindet täglich eine Pflanzenart durch die Ausbreitung der modernen Zivilisation. 20 bis 40 Tierarten hängen von jeder einzelnen Pflanze ab. Wenn die gegenwärtige Vernichtungsrate weiterhin anhält, werden am Ende des Jahrhunderts pro Tag 130 Tierarten aussterben, und bis zur Mitte des 21. Jahrhunderts wird ein Viertel der augenblicklich noch existierenden Fauna verschwinden.

Weltweiter Verfall

Atomwaffen: Gemeinsam besaßen die USA und die ehemalige UdSSR in den achziger Jahren schätzungsweise 40.000 bis 50.000 Atomwaffen mit einer Vernichtungskapazität von 15.000 Megatonnen. Die Hiroshimabombe hatte eine Stärke von

0,03 Megatonnen. 15.000 dieser Sprengköpfe standen abschußbereit auf land- oder seegestützten Abschußbasen. Die modernen nuklearen U-Boote trugen jeweils achtmal die gesamte Feuerkraft des Zweiten Weltkriegs. Des weiteren gibt es einzelne Geschosse mit zehn Sprengköpfen, wobei jeder einzelne Sprengkopf auf eine andere Stadt gelenkt werden und diese auslöschen kann. Nach einem Bericht der UNO würde eine gewöhnliche Bombe von 1 Megatonne, die über einer Stadt mit 1 Million Einwohnern zur Explosion gebracht wird, zu 270.000 Toten durch Druck und Feuer, 90.000 Toten durch radioaktiven Fallout und zu 90.000 Verletzten führen. Zwei Drittel aller Gebäude würden zerstört oder schwer beschädigt werden, Straßen wären unpassierbar, Wasser und Energieversorgung unterbrochen, und der Großteil der übriggebliebenen Stadt würde in glühendem Gesteinsschutt untergehen.

Armut: Etwa 1 Milliarde Menschen lebt in unwürdiger materieller Armut. Schätzungsweise 50 % davon sind Kleinbauern und 20 bis 25 % landlose Gelegenheitsarbeiter, die von modernen landwirtschaftlichen Umwälzungen, Dürre und Hunger betroffen sind.

Chemische und biologische Waffen: Die USA und die ehemalige UdSSR bewahren jeweils schätzungsweise einige hundert Tonnen tödliches Giftgas, einschließlich Nervengas, zu militärischen Zwecken in ihren Lagern auf. Frankreich besitzt einen kleinen Vorrat an Nervengas.

Falscher Nuklearalarm: Innerhalb von 18 Monaten meldete die nordamerikanische Verteidigungszentrale 151 Computerfehler, die irrtümlich einen sowjetischen Angriff ankündigten. Die Frist, die bis zur Zündung der Raketen bleibt, die den Gegenschlag bringen, beträgt 6 bis 10 Minuten.

Hunger: Etwa 40 Millionen Menschen sterben jährlich an Hunger oder durch Ernährungsmängel bewirkten Krankheiten, die Hälfte davon sind Kinder. Die Todesrate entspricht etwa dem Absturz von 300 Großraumflugzeugen täglich. Dennoch gibt es mehr als genug Nahrung für jedermann. Das Kernproblem liegt in der Verwendung des weltweit erzeugten Getreides (einschließlich 90 % des amerikanischen Getreides) zur Viehzucht, um Fleisch, Geflügel, Molkereiprodukte oder andere landwirtschaftliche Erzeugnisse zu gewinnen, die in den modernen Gesellschaften konsumiert werden. Auch ein Drittel des weltweit gefangenen Fisches wird zur Verbesserung und Aufwertung der Tierfütterung benützt.

Krieg: Seit dem Zweiten Weltkrieg gab es 160 bewaffnete Konflikte zwischen den Staaten, die 16 Millionen Menschen das Leben kosteten, die Mehrzahl davon Zivilisten. Die Zahl neuer kriegerischer Konflikte pro Jahr wuchs von durchschnittlich 9 in den fünfziger Jahren auf 14 in den achtziger Jahren.

Rüstungsaufwand: Die Länder der Erde geben schätzungsweise 800 Milliarden Dollar jährlich für Verteidigung oder Krieg aus. Im Vergleich hierzu wenden die großen Dienststellen der Vereinten Nationen jährlich gerade den Gegenwert von eineinhalb Tagen des Rüstungswettlaufs auf. 50 % aller Ingenieure und Physiker der Erde beschäftigten sich direkt mit der Waffenentwicklung.

Streitkräfte: Die USA und die ehemalige UdSSR haben Truppen in der Stärke von 750.000 Mann außerhalb der eigenen Landesgrenzen stationiert. Andere Länder in Europa, Afrika und dem Mittleren Osten haben weitere Truppen in Höhe von 500.000 Soldaten auf fremdem Boden stationiert. Zwischen 1958 und 1981 wurden nahezu 2000 Satelliten zum Zwecke militärischer Nachrichtenvermittlung, Aufklärung, Frühwarnung und Datensammlung in den erdnahen Raum geschossen.

Verbreitung der Nukleartechnologie: Zwischen 1945 und 1981 entwickelten 6 Länder atomare Waffen und führten unterirdisch oder in der Atmosphäre 1.321 Atomtests durch. In den frühen achtziger Jahren besaßen 48 Länder Atomreaktoren oder atomare Forschungsreaktoren, die das in der Waffentechnologie benötigte spaltbare Material herstellen konnten. Gegenwärtig gibt es keine sichere Lagerung für nuklearen Abfall. Plutonium-239 hat eine Halbwertszeit von 240.000 Jahren und Uran-238 eine Halbwertszeit von 4,5 Millionen Jahren, was eine tödliche Gefahr für viele kommende Generationen darstellt.

Anhang 2
Ernährungsrichtlinien und Empfehlungen

Ernährungsrichtlinien für die Vereinigten Staaten

1977 gab die Senatskommission der USA für menschliche Ernährungsfragen die *Ernährungsrichtlinien für die Vereinigten Staaten* heraus, einen Bericht über Ernährungsgewohnheiten, Gesundheitsproblematik und mit Empfehlungen für die Zukunft, der zum Meilenstein wurde. Die Untersuchung der Senatskommission, nach ihrem Vorsitzenden George McGovern auch als McGovern-Bericht bekannt, kommt zu dem Schluß:

»Während unseres Jahrhunderts hat sich die Zusammensetzung der Alltagsnahrung grundlegend geändert. Komplexe Kohlenhydrate – Obst, Gemüse und Getreideprodukte – die früher den Hauptbestandteil der Nahrung bildeten, spielen nun eine untergeordnete Rolle. Gleichzeitig nahm der Verzehr von Fett und Zucker in einem Ausmaß zu, daß diese beiden Ernährungselemente nunmehr schon 60 % der gesamten Kalorienzufuhr bilden und somit ihren Anteil seit der Jahrhundertwende um 50 % steigerten.

Nach Ansicht der Ärzte und Ernährungswissenschaftler, die von der Senatskommission befragt wurden, führen diese und andere Veränderungen in der Ernährungsweise zu einem gewaltigen Anstieg der Fälle von Fehlernährung – durch geringen oder überhöhten Verzehr von Nährstoffen –, die für den Gesundheitszustand der US-Bürger vielleicht dieselben weitreichenden Folgen haben wird wie die verbreiteten Ansteckungskrankheiten in den frühen Jahren dieses Jahrhunderts. Der extrem hohe Verzehr von Fett im allgemeinen und gesättigtem Fett im besonderen, aber auch von Cholesterin, Zucker, Salz und Alkohol wird mit den sechs Haupttodesursachen in Verbindung gebracht: Herzleiden, Krebs, Erkrankungen der Blutgefäße im Gehirn, Diabetes, Arteriosklerose und Leberzirrhose.«

Ernährungsrichtlinien für die USA

1. Den Verzehr von Kohlenhydraten auf einen Anteil von 55 bis 66 % anzuheben.
2. Den Gesamtfettverzehr von annähernd 40 auf 30 % der Kalorienzufuhr zu reduzieren.
3. Den Verzehr gesättigter Fette auf 10 % der Gesamtkalorienzufuhr zu reduzieren, um sie mit mehrfach oder einfach ungesättigten Fetten auszugleichen, die jeweils etwa 10 % der Kalorienzufuhr ausmachen sollten.
4. Den Cholesterinverzehr auf 300 mg pro Tag zu reduzieren.

Die Richtlinien stellen sich graphisch wie folgt dar:

Gegenwärtige Nahrung	Ernährungsrichtlinien
16 % gesättigt	10 % gesättigt
42 % Fett	30 % Fett
(26 % mehrfach und einfach ungesättigte Fette)	(20 % mehrfach und einfach ungesättigte Fette)
12 % Eiweiß	12 % Eiweiß
46 % Kohlenhydrate	58 % Kohlenhydrate
(22 % komplexe Kohlenhydrate)	(40–50 % komplexe Kohlenhydrate)
24 % Zucker	15 % Zucker

Quellen zur gegenwärtigen Nahrung: *Changes in Nutrients in the U.S. Diet Caused by Alterations in Food Intake Patterns*, B. Friend. Landwirtschaftlicher Forschungsdienst. US-Landwirtschaftsministerium, 1974. Angaben zum Verhältnis von gesättigten und ungesättigten Fetten basieren auf unveröffentlichten Daten des landwirtschaftlichen Forschungsdienstes.

5. Den Verzehr von Zucker um nahezu 40 % auf etwa 15 % der Gesamtkalorienzufuhr zu reduzieren.
6. Den Verzehr von Salz um etwa 50 bis 85 % auf annähernd 3 Gramm pro Tag zu reduzieren.

Die Richtlinien schlagen folgende Änderungen in der Auswahl und Zubereitung der Nahrung vor:

1. Den Verzehr von Obst, Gemüse und Vollkorn zu erhöhen.
2. Den Verzehr von Fleisch zu senken und den Verzehr von Geflügel und Fisch zu erhöhen.
3. Den Verzehr von Nahrungsmitteln mit hohen Fettanteilen zu senken und gesättigtes Fett teilweise durch mehrfach ungesättigtes Fett zu ersetzen.
4. Vollmilch durch Magermilch zu ersetzen.
5. Den Verzehr von Butterfett, Eiern und anderen hohen Cholesterinträgern zu senken.
6. Den Verzehr von Zucker und Nahrungsmitteln mit hohem Zuckergehalt zu senken.
7. Den Verzehr von Salz und anderen Nahrungsmitteln mit hohem Salzgehalt zu senken.

Quelle: Dietary Goals for the United States. *Ernährungsrichtlinien für die Vereinigten Staaten, US-Senatskommission für menschliche Ernährungsfragen. (Washington, D. C.: Government Printing Office, 1977.)*

Der Bericht der Chirurgenvereinigung

1979 veröffentlichte die Chirurgenvereinigung der USA *Healthy People* einen Bericht zur gesundheitlichen Verfassung der US-Bürger, der zu dem Schluß kam, daß degenerative Erkrankungen durch eine veränderte Ernährungsweise gelindert und verhindert werden könnten. Der Bericht befürwortet eine Erhöhung des Verzehrs von Vollkornprodukten, Gemüse sowie Frischobst und setzt sich dafür ein, den Konsum von Fleisch, Eiern, Molkereiprodukten und anderen verarbeiteten Lebensmitteln zu senken. Der Bericht führt im einzelnen aus:

»Es besteht kaum ein Zweifel, daß eine hohe Zufuhr von Cholesterin und gesättigten Fettanteilen im Blut zu hohen Cholesterinwerten führt, die mit Arteriosklerose und Herzkreislauferkrankungen in Verbindung stehen. Tierversuche haben gezeigt, daß ein verringerter Cholesterinspiegel den arteriosklerotischen Krankheitsverlauf verlangsamen oder gar umkehren kann.

Durch Untersuchungen bei Menschen wissen wir, daß Personen in Ländern, deren Nahrung gewöhnlich wenig gesättigte Fette oder Cholesterin enthält, einen niedrigeren Cholesterinspiegel und weniger Herzinfarkte aufweisen. Nordamerikaner, die im allgemeinen wenig fettreiche Nahrung zu sich nehmen (Vegetarier, Sieben-Tage-Adventisten), beklagen eine geringere Zahl an Herzerkrankungen als die übrigen Bewohner der USA. Andere Beobachtungen beim Menschen zeigen die Möglichkeit einer Umkehr des Krankheitsverlaufs bei gewissen Formen der Arteriosklerose durch Nahrung auf, die den Cholesterinspiegel senkt.«

Gesunde Ernährung: »Die individuell verschiedenen Ernährungsbedürfnisse machen es unmöglich, exakte Richtlinien im Umgang mit Lebensmitteln zu geben. Jeder Mensch kennt zu unterschiedlichen Zeiten variierende Bedürfnisse – während der Schwangerschaft, bei fortschreitendem Alter, während akuter oder chronischer Krankheit, bei unterschiedlicher körperlicher Belastung.

Aber bei Berücksichtigung unserer Erkenntnisse über das Verhältnis von Nahrung und Krankheit darf doch behauptet werden,

daß die Amerikaner gesünder wären, wenn sie ihre Ernährungsgewohnheiten wie folgt umstellen würden:

- Kalorienzufuhr den körperlichen Bedürfnissen anpassen und
  das Idealgewicht beibehalten (weniger Kalorien bei Übergewicht);
- den Verzehr von gesättigten Fetten herabsetzen und den Cholesterinspiegel senken;
- weniger Salz verzehren;
- weniger Zucker verzehren;
- den Anteil komplexer Kohlenhydrate wie Vollkorn, Getreideprodukte, Obst und Gemüse im Vergleich dazu steigern und
- den Anteil von Fisch, Geflügel, Hülsenfrüchten (z. B. Bohnen,
  Erbsen, Erdnüssen) anheben und den Verzehr von Rind- oder
  Schweinefleisch senken.
- Die Verarbeitung unserer Nahrung spielt ebenfalls eine ge-
  wichtige Rolle. Die Lebensmittelversorgung in den USA hat
  sich dahingehend verändert, daß unser Essen nunmehr zur
  Hälfte aus industriell verarbeiteter Nahrung besteht und nicht
  mehr aus frischen Agrarprodukten. Der Qualität und den
  Eigenschaften der verarbeiteten Nahrung muß daher erhöhte
  Aufmerksamkeit geschenkt werden.«

Quelle: *Healthy People. Bericht der amerikanischen Chirurgenvereinigung
zur Förderung der Gesundheit und Krankheitsprophylaxe* (Washington,
D. C.: Government Printing Office, 1979).

Ernährungsrichtlinien der Amerikanischen
Vereinigung gegen Herzerkrankungen

Seit den sechziger Jahren hat die Amerikanische Vereinigung
gegen Herzerkrankungen falsche Ernährung als eine der Hauptursachen für Herz-Kreislauf-Erkrankungen gebrandmarkt. Die
revidierten und verbesserten Ernährungsempfehlungen der Ver-

einigung gegen Herzerkrankungen sind auf eine ganzheitliche, nichtverarbeitete Nahrung ausgerichtet. 1980 bemerkt eine Veröffentlichung hierzu:

»Die übliche Unmäßigkeit in den Eßgewohnheiten – insbesondere bei der Verwendung von Fett, Zucker und Salz – steht auf der Liste der kontrollierbaren Faktoren, die mit Herz-Kreislauf-Störungen in Zusammenhang gebracht werden, an oberster Stelle … Der Anteil von Fett sollte im Vergleich zur übrigen Nahrung bei 30 bis 35 % liegen, Pflanzenfette (mehrfach ungesättigt) sollten an die Stelle der Fette aus tierischen Quellen treten. Dies wäre ein wichtiger Schritt, das Risiko von Arteriosklerose und Koronarerkrankungen zu senken … Die meisten Menschen in den USA verbrauchen mehr Eiweiß, als sie benötigen. Um das Risiko der Herz-Kreislauf-Erkrankungen zu senken, wäre es angebracht, das Verhältnis zugunsten komplexerer Kohlenhydrate zu verschieben, wie sie in Frischobst und Gemüse zu finden sind. Andererseits ist es ratsam, auf übermäßigen Genuß chemisch einfacher Zucker, wie sie in Desserts, Limonadengetränken und Konditoreiwaren enthalten sind, zu verzichten.«

1985 konstatierte die Vereinigung gegen Herzleiden, daß der Verzehr von Fett noch unter 30 % gesenkt werden sollte. Die Auflistung der empfohlenen Alltagsnahrung umfaßt eine Vielzahl von Obst- und Gemüsesorten wie Brokkoli, Kohl, Senfblätter, Braunkohl, Grünkohl, Möhren, die verschiedenen Kürbissorten; aber auch Brot, Getreideprodukte, Nudelwaren, stärkehaltige Pflanzennahrung wie Vollkornbrot und braunen Reis; Geflügel und Fleisch mit geringem Fettanteil, Fisch und Meeresfrüchte, Nüsse, getrocknete Sojabohnen, Erbsen und andere fleischlose Nahrungsmittel wie Tofu, hochwertige Pflanzenfette und Öle. Die Liste der Nahrungsmittel, die gemieden werden sollten, enthält: Vollmilch, die meisten Käsesorten, Speiseeis und andere Molkereiprodukte mit hohem Fettanteil; Eier (Maximum: zwei pro Woche) und mit Eiern zubereitete Speisen, rotes Fleisch (mit Ausnahme der extrem mageren Teile), geräuchertes oder gepökeltes Fleisch, Innereien; Butter und andere hochwertige tierische Fette, gehärtete Fette und Öle, mit Zucker zubereitete Desserts, Konditoreiwaren und Zutaten, industriell hergestellte Imbißgerichte.

Quelle: *Das Herzbuch der amerikanischen Vereinigung gegen Herzkrankheiten* (New York: Dutton, 1980), Seite 65-66 und »Ernährungsrichtlinien der amerikanischen Vereinigung gegen Herzkrankheiten« (Dallas: Amerikanische Vereinigung gegen Herzkrankheiten, 1985).

Der Bericht der Amerikanischen Akademie der Wissenschaften über den Zusammenhang von Krebs und Ernährung

1982 gab die Akademie der Wissenschaften der USA *Diet, Nutrition and Cancer* heraus, einen 472 Seiten umfassenden Bericht, der dem Institut für Krebserkrankungen vorgelegt wurde. Diese Studie bringt die modernen Eßgewohnheiten mit einer Vielzahl häufiger Krebsarten in Verbindung, insbesondere mit den bösartigen Geschwulsten in Magen, Dickdarm, der Brust, der Gebärmutterschleimhaut und der Lunge. Die Untersuchung berücksichtigte Hunderte der neuesten medizinischen Studien, erstellte Verhaltensmuster der Eßgewohnheiten und kam zu dem Schluß, daß die falsche Ernährung bei Männern für schätzungsweise 30 bis 40 %, bei Frauen für 60 % der Krebsfälle verantwortlich ist.

Vorläufige Ernährungsrichtlinien: »Es ist gegenwärtig unmöglich, und es wird vielleicht niemals im Bereich des Möglichen liegen, eine Ernährungsweise auszuarbeiten, die jedermann gegen die diversen Erscheinungsformen des Krebses schützt. Dennoch glaubt die Untersuchungskommission, daß auf der Grundlage des zur Zeit vorliegenden wissenschaftlichen Materials vorläufige Ernährungsrichtlinien formuliert werden können, die sowohl mit vernünftigen Ernährungspraktiken im Einklang stehen als auch das Krebsrisiko senken werden. Die Richtlinien sollen in ihrer Gesamtheit zur Anwendung gebracht werden, um optimalen Nutzen bewirken zu können.

1. Es gibt ausreichende Belege, daß hoher Fettkonsum mit einem häufigeren Vorkommen bestimmter Krebsarten (vor allem Brust- und Dickdarmkrebs) in Verbindung steht und daß geringer Fettverzehr das Risiko senkt, an den erwähnten Krebsarten zu erkranken. Die Kommission empfiehlt, den Verzehr sowohl gesättigter als auch ungesättigter Fette in der täglichen Nahrung der Nordamerikaner zu reduzieren. Ein angemessenes und erreichbares Ziel bestünde darin, den Konsum von Fett von der gegenwärtigen Höhe (etwa 40 %) auf 30 % der gesamten mit der Nahrung aufgenommenen Kalorienmenge zu reduzieren. Die wissenschaftlichen Daten liefern freilich keine feste Grundlage, den Fettverzehr bei exakt 30 % der Kalorienmenge festzulegen. Die Daten lassen vielmehr auch eine Auslegung zu, die eine weitere Reduzierung rechtfertigt. Nach dem Urteil der Kommission aber ist der Vorschlag der Reduzierung (d. h. auf ein Viertel des Fettverzehrs) ein vernünftiges und erreichbares Ziel, das von positiven Auswirkungen begleitet sein wird.

2. Die Kommission betont die Wichtigkeit, Obst, Gemüse und vollwertige Getreideprodukte in die Alltagsnahrung einzubeziehen. In epidemologischen Studien wurde der Nachweis erbracht, daß der regelmäßige Verzehr von Nahrungsmitteln dieser Art in umgekehrtem Verhältnis zur Häufigkeit bestimmter Krebsarten steht. Ergebnisse von Laboruntersuchungen haben diese Resultate durch Tests der individuellen nährstoffreichen oder nährstoffarmen Bestandteile von Obst (besonders Zitrusfrüchten) und

Gemüse (besonders Gemüse, das reich an Karotin ist, und Pflanzen aus der Familie der Kreuzblütler) untermauert.

Die vorliegenden Empfehlungen gelten nur für Lebensmittel als Nährstofflieferanten, nicht jedoch für die einzelnen Stoffe, wenn sie in Form von Zusätzen zugeführt werden. Die umfangreiche Literatur, die für den Bericht durchgesehen wurde, wendet das Augenmerk auf die Beziehung von Nahrungsmittelverzehr und dem Vorkommen von Krebs in der Bevölkerung. Im Gegensatz hierzu gibt es nur wenig Information über die Auswirkungen des unterschiedlichen Häufigkeitsniveaus der einzelnen Nährstoffe auf das Krebsrisiko beim Menschen. Daher ist die Kommission nicht in der Lage, das Gesundheitsrisiko hoher oder womöglich toxischer Dosen individueller Nährstoffe vorherzusagen, die in Form von Nahrungszusatz konsumiert werden.

3. In einigen Teilen der Erde, besonders in China, Japan und Island, weist die Bevölkerung, die regelmäßig geräucherte oder gepökelte Nahrung zu sich nimmt, an bestimmten geographischen Punkten ein erhöhtes Krebsvorkommen auf. Dabei handelt es sich um Magen- und Speiseröhrenkarzinome. Einige Methoden des Räucherns und Pökelns bewirken anscheinend einen größeren Anteil polyzyklischer Kohlenwasserstoffe und Nitratverbindungen. Diese Verbindungen und Aromazusätze bewirken Mutationen bei Bakterien, Krebs bei Tieren und stehen im Verdacht, auch beim Menschen Karzinome zu erzeugen. Deshalb rät die Kommission, den Verzehr von Nahrung, die durch Salzbehandlung (oder Pökeln) und Räuchern konserviert wurde, auf ein Minimum zu beschränken.

4. Bestimmte nährstoffarme Bestandteile der Nahrung, ob sie nun auf natürliche Art oder unbeabsichtigt (als Schadstoffe) während der Produktion, der Verarbeitung und Lagerung in die Nahrung kommen, bilden ebenfalls ein potentielles Risiko für die Ent-

stehung von Krebs beim Menschen. Die Kommission rät zu verstärkten Bemühungen, um die Verunreinigung der Nahrung mit karzinogenen Substanzen, aus welchen Quellen sie auch immer herrühren mögen, möglichst gering zu halten. Wo das Ausschalten von Schadstoffen nicht bewerkstelligt werden kann, sollten durch die Überwachung der Lebensmittelversorgung weiterhin Obergrenzen festgelegt werden, um ein Überschreiten der Schadstofflimitierung auszuschließen. Außerdem sollten Zusätze (direkter oder indirekter Art) auf karzinogene Wirkungen hin untersucht werden, bevor sie für den Gebrauch in Lebensmitteln freigegeben werden.

5. Die Kommission drängt zu verstärkten Anregungen, um Mutagene in der Nahrung auszumachen, sowie zu beschleunigten Testverfahren, um deren karzinogene Wirkungen zu erkennen. Wo es ratsam und machbar ist, sollten Mutagene beseitigt oder in ihrer Konzentration verringert werden, ohne damit den Nährwert der Lebensmittel zu gefährden oder andere bedenkliche Substanzen in die Nahrung aufzunehmen.

6. Übermäßiger Konsum von Alkohol stellt in Verbindung mit Zigarettenrauchen ein bedeutendes Risiko dar, im oberen Magen-Darm-Trakt oder den Atmungsorganen an Krebs zu erkranken. Die Kommission empfiehlt aus diesen Gründen, bei regelmäßigem Konsum alkoholischer Getränke Maß zu halten.«

Weitere Auszüge aus dem Bericht: »So wie es der Forschung in früheren Jahren Schwierigkeiten bereitete, die Ursache eines Symptomkomplexes im Mangel eines Nährstoffes zu erkennen, so war es bis vor kurzem für die Wissenschaft mit Hindernissen verbunden, bestimmte pathologische Erscheinungen von einem übermäßigen Konsum von Lebensmitteln oder scheinbar normaler Nahrung abzuleiten ...

Technologischer Fortschritt führte in den vergangenen Jahren zu Veränderungen in der Lebensmittelherstellung, zu einem breitgefächerten Angebot an Produkten und, daraus resultierend, zu einem gewandelten Verbraucherverhalten in der US-Bevölkerung. Die Wirkungen dieser Veränderungen auf die menschliche Gesundheit, die potentiell negativen Folgen von Zusätzen und Schadstoffen in der Nahrung, erregten in den Medien und in der Öffentlichkeit beträchtliches Aufsehen. Technologischer Fortschritt brachte einen massiven Gebrauch industrieller Chemieprodukte mit sich, die nunmehr zu einer unerschöpflichen Quelle für die chemische Verunreinigung des Trinkwassers und der Nahrungsmittelversorgung werden. Der Verzehr von bearbeiteter Nahrung und, infolgedessen, von chemischen Zusätzen nahm in den vergangenen vier Jahrzehnten beträchtlich zu. Mehr als 55 % der in den USA konsumierten Lebensmittel werden auf die eine oder andere Weise verarbeitet, bevor sie den Endverbraucher erreichen …

Die veränderten Ernährungsgewohnheiten, die sich nun Bahn brechen, werden unsere Abhängigkeit von Nahrung aus tierischen Quellen verringern. Wahrscheinlich wird der fortgesetzte Rückgang des Konsums von Fett anhalten und somit eine Hinwendung zu Gemüsen und anderen pflanzlichen Produkten als Eiweißersatz stattfinden. So wird die Nahrung in erhöhtem Maße Agrarprodukte beinhalten, von denen vielleicht einige gegen Krebs Schutz gewähren können …«

Quelle: *Diet, Nutrition and Cancer* (Washington, D. C.: Akademie der Wissenschaften, 1982).

Ernährungsrichtlinien der Amerikanischen Krebsgesellschaft

1984 veröffentlichte die Amerikanische Krebsgesellschaft im Hinblick auf karzinogene Ursachen und die Vorbeugung gegen Krebs zum erstenmal Ernährungsrichtlinien:

»Wir haben nun guten Grund zu der Annahme, daß Ernährungsgewohnheiten beim Menschen zur Karzinogenese beitragen. Man muß jedoch erkennen, daß die Auswertung sowohl der epidemiologischen (aus der Bevölkerung gewonnenen Daten) als auch der experimentellen Daten äußerst komplex ist und beim derzeitigen Stand noch keine klaren Schlüsse zuläßt … Nahrungsmittel können Bestandteile enthalten, die einerseits Krebs verursachen oder fördern, andererseits aber auch davor schützen. Konkrete Ratschläge zur Ernährung, die einen garantierten Schutz gegen die beim Menschen beobachteten Krebsformen bilden, können nicht gegeben werden. Die amerikanische Krebsgesellschaft glaubt nichtsdestoweniger, daß ausreichende Informationen vorliegen, aus denen sich eine Reihe von vorläufigen Empfehlungen ableiten lassen, die nach dem Urteil der Fachleute doch einige Maßnahmen darstellen, das Krebsrisiko zu senken.«

Empfehlungen:

1. Übergewicht vermeiden.
2. Den Fettverzehr verringern.
3. Dem Verzehr von ballaststoffreicher Nahrung wie Vollkornprodukten, Obst und Gemüse den Vorzug geben.
4. Nahrungsmittel, die reich an Vitamin A und C sind, in die tägliche Nahrung einbeziehen.

410

5. Die Gemüsearten der Kreuzblütlerfamilie – Kohl, Rosenkohl, Brokkoli, Kohlrabi, Blumenkohl – in die täglichen Mahlzeiten aufnehmen.
6. Beim Genuß von Alkohol maßhalten.
7. Vorsicht beim Verzehr von gepökeltem, geräuchertem oder nitrathaltigem Fleisch.

Quelle: *Ernährung und Krebs: Ursache und Verhütung* (New York: Amerikanische Krebsgesellschaft, 1984).

Richtlinien der Amerikanischen Gesellschaft für Diabeteskranke

1979 revidierte die Amerikanische Gesellschaft für Diabeteskranke ihre Richtlinien und stellte fest, daß die »Aufnahme von Kohlenhydraten 50 bis 60 % der gesamten Kalorienzufuhr betragen sollte«, wobei »Glukose und glukosehaltiges Disaccharid (Saccharose, Laktose) nur in beschränktem Umfang genossen werden sollten.« Zusätzlich empfahlen die Richtlinien, daß »natürliche Nahrung, die unverarbeitete Kohlenhydrate mit Ballaststoffen enthält, die verfeinerten Kohlenhydrate mit geringem Ballaststoffgehalt ersetzen sollte, wann immer diese von Patienten akzeptiert und vertragen werden«. Und: »Nahrungsquellen, die hohe Fettanteile oder hohe Anteile an gesättigten Fettsäuren haben, sowie Nahrung, die Cholesterin enthält, sollten nur in beschränktem Umfang verzehrt werden.«

Quelle: »Ernährungsgrundlagen und Empfehlungen für Patienten mit Diabetes mellitus.« 1979, »*Journal of the American Dietetic Association* 75: 527–30.

Die kanadischen Richtlinien für Ernährung

1977 gab das kanadische Gesundheitsministerium folgende Ratschläge zur Ernährung heraus:

– Den Verzehr von Lebensmitteln auf eine angemessene und
  sinnvolle Ernährung abstellen, wie sie im Kanadischen Ernäh-
  rungsleitfaden umrissen wurde.
– Reduzierung der Fettanteile auf 35 % der gesamten Kalorienzufuhr. Eine Quelle mehrfach ungesättigter Fettsäuren (Linol-
  säure) sollte in die Nahrung einbezogen werden.
– Bei der Ernährung sollte das Schwergewicht auf Vollkornprodukte, Obst und Gemüse gelegt werden. Der Genuß von Alkohol, Salz und raffiniertem Zucker ist auf ein Minimum zu
  beschränken.
– Zur Verhinderung und Kontrolle des Übergewichts ist eine
  Abkehr von übermäßigem Essen, verbunden mit mehr körperlicher Bewegung angezeigt. Vorsicht ist geboten, damit kein
  Mineral- oder Vitaminmangel entsteht, wenn die Gesamtkalorienzufuhr gesenkt wird.

Quelle: »Empfehlungen zur Ernährung für die Bevölkerung Kanadas«,
Canadian Medical Association Journal 120 (10): 1241-42 (19. Mai 1979).

Ernährungsrichtlinien für Großbritannien

1983 legte die Beratungskommission für ernährungswissenschaftliche Bildung (N.A.C.N.E.) für das Vereinigte Königreich
Ziele zur sinnvollen Ernährung vor. *The Lancet*, die bedeutendste
medizinische Fachzeitschrift Großbritanniens, faßte diese Ziele
wie folgt zusammen:

»Die langfristigen Ziele einer sinnvollen Ernährung, wie sie
im Bericht des N.A.C.N.E.-Arbeitskreises umrissen werden,

beinhalten eine wesentliche Reduzierung des Fettkonsums in unserem Land (25 % des Gesamtfettverbrauchs und 40 % für gesättigte Fette), eine Verminderung des Zucker- und des Salzkonsums (25 %) und befürworten gleichzeitig ein Anheben des Verzehrs von ballaststoffreicher Nahrung (50 %). Eine Reduzierung des Alkoholkonsums wird ebenfalls empfohlen …

Die Nahrung in Großbritannien, wie jene fast aller anderen Länder auch, unterliegt ständigem Wandel. Bis vor etwa 200 Jahren wurde Saccharose nur in sehr geringen Mengen von der wohlhabenden Bevölkerung konsumiert. Die vom N.A.C.N.E.-Arbeitskreis vorgeschlagene Obergrenze entspricht dem Verzehr der Jahre 1870–1874. Für die Masse unserer Bevölkerung lag der Gesamtfettverzehr bis weit in unser Jahrhundert hinein bei unter 30 % der Kalorienzufuhr. Jene, die an der Machbarkeit einer Veränderung zweifeln, übersehen vielleicht den grundlegenden Wandel, den die britischen Ernährungsgewohnheiten seit 1945 oder auch in den vergangenen 10 bis 15 Jahren erfuhren und der zu einem höheren Verarbeitungsniveau der Nahrung und zu der Aufnahme einer Vielzahl neuartiger Lebensmittel führte, von denen viele nicht britischen Ursprungs sind (z. B. Hamburger, Joghurt, Pasta).«

Quelle: »Die Verwirklichung des N.A.C.N.E.-Berichts«, *The Lancet* 2: 1151-56 (Dezember 1983).

Das Symposium der Amerikanischen Vereinigung zur Förderung der Wissenschaften über die Auswirkungen der *Ernährungsrichtlinien*

1981 traf sich ein Gremium der Amerikanischen Vereinigung zur Förderung der Wissenschaften, um die möglichen Wirkungen der in die Tat umgesetzten *Ernährungsrichtlinien für die Vereinigten Staaten* zu bewerten. Über eine Verbesserung der öffentlichen Gesundheit hinaus – erkannte das Symposium – würde die veränderte Ernährungsweise auch zu weitreichenden sozialen und wirtschaftlichen Vorteilen führen. Die Wissenschaftler kamen zu dem Schluß, daß eine in die Tat umgesetzte Anwendung jener Ernährungsweise, die auf Vollkorndiät anstelle von Fleisch, Geflügel und anderen tierischen Produkten beruht, signifikant positive Umwälzungen zeitigen würde, die den Boden, das Wasser, die Energieversorgung, den Rohstoffverbrauch, aber auch die Lebenshaltungskosten, die Beschäftigungszahlen und die internationale Handelsbilanz beträfen. Mit Hilfe von Zahlen, die aus Regierungsquellen und der Industrie kommen, faßte das Gremium seinen Befund wie folgt zusammen:

Boden: Die Produktion von Nahrung aus tierischer Quelle benötigt 85 % (340 bis 400 Millionen Morgen) allen Ackerlandes. 95 % (1230 bis 1300 Millionen Morgen) allen landwirtschaftlich nutzbaren Bodens in den USA sind weitgehend für den extensiven Mißbrauch von Weideland und Forsten verantwortlich und tragen die Hauptschuld am Verlust von Bodenproduktivität durch Erosion und Überbeanspruchung.

Wasser: Die Gewinnung von Fleisch benötigt nahezu 80 % allen in den USA geförderten Grundwassers, ist somit in hohem Maße verantwortlich für die Verunreinigung von zwei Dritteln aller Reservoirs in den Vereinigten Staaten und erzeugt über die

Hälfte der Schmutzfracht, die in Seen und Bäche geleitet wird.

Fauna: Die Herstellung von Nahrung aus tierischer Quelle trägt die Schuld an der extensiven Vernichtung der Fauna durch Flurbereinigung und Inbesitznahme von ökologisch bedeutsamem Weideland und Forsten und durch den Gifteinsatz und das Fallenstellen gegen »Raubtiere und Schädlinge«.

Energie: Die Herstellung, Verarbeitung und Zubereitung von Fleisch verbraucht nahezu 14 % des Energieaufkommens in den Vereinigten Staaten. Dies entspricht dem Energieverbrauch aller Kraftfahrzeuge in den USA oder nahezu der Höhe unserer gesamten Ölimporte und übertrifft den Energieausstoß unserer gesamten Atomreaktoren um das Doppelte.

Rohstoffe: Zur Verarbeitung und Verpackung von Fleisch werden große Mengen an wirtschaftlich bedeutsamen und äußerst knappen Rohstoffen benötigt wie Aluminium, Kupfer, Eisen und Stahl, Zinn, Zink, Kalium, Gummi, Holz und Produkte auf Erdölbasis.

Nahrungsreserven: 90 % unseres Getreides und unserer Hülsenfrüchte sowie die Hälfte unseres Fischfangs werden zur Viehfütterung verwendet, während auf der Erde 800 Millionen Menschen hungern.

Lebenshaltungskosten: Fleisch ist um das Fünf- bis Sechsfache teurer als Nahrungsmittel, welche die entsprechende Menge an pflanzlichem Eiweiß enthalten. Der Verzehr von Fleisch belastet das Budget eines durchschnittlichen Haushalts mit zusätzlich 4000 Dollar im Jahr, einschließlich der Kosten gestiegener ärztlicher Betreuung.

Arbeitsmarkt: Die Herstellung und Verarbeitung von Fleisch führte zur Zentralisierung und Automation dieses Industriezweiges und entließ Tausende von Farm- und Industriearbeitern sowie kleiner Farmer in die Beschäftigungslosigkeit.

Quelle: Alex Hershaft, Ph. D.: »Einleitende Aussagen«. Ein Symposium über die Folgen einer Umsetzung der Ernährungsrichtlinien in die Praxis (Toronto: American Association for the Advancement of Science, 4. Januar 1981).

Anhang 3
Medizinische und wissenschaftliche Studien

>»Wenn du sehr viel aus einer Flasche mit der Aufschrift ›Gift‹ trinkst, wird es dir früher oder später nicht bekommen.«
> – Lewis Carroll
> *Alice im Wunderland*

>»Der Arzt der Zukunft wird keine Arzneimittel verordnen, sondern seine Patienten für die Pflege des Körpers, für Ernährungsweisen und für die Ursachen und Vorbeugung von Krankheiten interessieren.«
> – Thomas Edison

Dieses Kapitel faßt einige der wichtigsten Studien der Vergangenheit und der Gegenwart auf den Gebieten der Medizin, der Ernährungswissenschaft, der Anthropologie, der Landwirtschaft und der Soziologie zusammen, welche für die Makrobiotik und die Entwicklung einer gesünderen, glücklicheren und friedlicheren Lebensweise von Bedeutung sind. Am Ende jedes Eintrags sind die Quellen angegeben, und zur schnelleren Bezugnahme wurden die jeweils besprochenen Nahrungsmittel oder andere relevante Faktoren in die danach folgende Klammer gesetzt.

Traditionelle Quellen von Ernährungsrichtlinien

Die innere Heilkunde des Gelben Kaisers, dessen Niederschrift auf das dritte Jahrhundert vor Christus zurückgeht, bespricht die Anwendung von Yin und Yang bei der Behandlung von Krankheiten und empfiehlt eine ausgewogene Ernährungsweise zur

Vorbeugung und Behandlung von schweren Erkrankungen. Im Text heißt es unter anderem, daß die Menschen in früheren Zeiten Krankheiten durch »eine zehntägige Ernährung mit Getreidesuppen« behandelt haben, doch nun sei die Medizin degeneriert und die Krankheiten würden mit Heilpflanzen, Akupunktur und Moxibustion behandelt.

Quelle: *A Complete Translation of Nei Ching and Nan Ching*, übersetzt von Dr. Henry C. Lu (Vancouver: The Academy of Oriental Heritage, 1978.) (Brauner Reis, Hirse, Yin und Yang.)

Im fünften Jahrhundert vor Christus lehrte Hippokrates, der Vater der westlichen Medizin, natürliche Heilverfahren, die die Bedeutung von Ernährungs- und Umweltfaktoren betonten. Gerste und Weizen wurden von ihm besonders empfohlen, und die Anpassungen der Ernährung wurden ergänzt durch die Anwendung von einfachen, unschädlichen Umschlägen mit pflanzlichen Stoffen – Getreide-, Gemüse- und Heilpflanzen – die von den Patienten zu Hause hergestellt werden konnten. »Ich weiß auch, daß der Körper durch das Brot in unterschiedlicher Weise beeinflußt wird, je nach der Art und Weise, in der es hergestellt worden ist. Es ist ein Unterschied, ob das Brot aus reinem Mehl oder aus Mehl mit Kleie hergestellt wird, ob vom Weizen, aus dem das Brot hergestellt worden ist, die Spreu getrennt worden ist oder nicht, des weiteren ob das Mehl mit viel oder wenig Wasser vermischt worden ist, ob gut oder schlecht vermischt, ob zu stark oder zu schwach gebacken und viele andere Faktoren mehr. Das gleiche trifft auch für die Herstellung von Gerstenmehl zu. Jeder Vorgang hat einen erheblichen Einfluß und eine völlig unterschiedliche Wirkung. Wie kann jemand, der diese Dinge nicht erwogen und verstanden hat, etwas über die Krankheiten wissen, von denen die Menschheit heimgesucht wird? Jede Substanz in der Ernährung eines Menschen wirkt auf seinen Körper und bewirkt eine Veränderung und von diesen Veränderungen hängt sein Leben ab ...«

Quelle: Hippokrates, »Tradition in Medicine«, *Hippocratic Writings,* herausgegeben von G. E. Lloyd in der Übersetzung von J. Chadwick und W. N. Mann (New York: Penguin Books, 1978). (Weizen, Gerste.)

Während der babylonischen Gefangenschaft befahl König Nebukadnezar die Aufnahme einiger der begabtesten jungen Männer Israels in seine königlichen Dienste. Der König gab Aschpenas, dem Oberkämmerer, die Anweisung, Daniel und seine drei Begleiter mit dem besten Fleisch und dem besten Wein vom königlichen Tisch zu versorgen. Die Israeliten verweigerten die üppigen Speisen und verlangten nach der einfachen Nahrung, die sie gewohnt waren. Der Oberkämmerer erwiderte, er würde seinen Kopf verwirken, wenn der König fände, daß Daniel und seine Begleiter schlechter aussähen als die anderen jungen Babylonier, die in den Dienst des Königs eingetreten waren. Daniel sprach: »Versuch es doch einmal zehn Tage lang mit deinen Knechten! Laß uns nur pflanzliche Nahrung zu essen und Wasser zu trinken geben! Dann vergleiche unser Aussehen mit dem der jungen Leute, die von den Speisen des Königs essen. Je nachdem, was Du dann siehst, verfahr weiter mit deinen Knechten!« Der Aufseher nahm ihren Vorschlag an und machte mit ihnen eine zehntägige Probe. Am Ende der zehn Tage sahen sie besser und wohlgenährter aus als all die jungen Leute, die von den Speisen des Königs aßen. Da ließ der Aufseher ihre Speisen und auch den Wein, den sie trinken sollten, beiseite und gab ihnen Pflanzenkost (richtiger: Hülsenfrüchte; Anm. d. Übers.). Und Gott verlieh diesen vier Leuten Wissen und Verständnis in jeder Art Schrifttum und Weisheit; Daniel verstand sich auch auf Visionen und Träume aller Art.«
Quelle: *Das Buch Daniel (Altes Testament) 1:12–17.* (Hülsenfrüchte, Getreide, Gemüse.)

Im Jahr 1558 schrieb der Venezianer Louis Cornara, Architekt und Ratsmitglied, einen Aufsatz über Gesundheit und Ernährung und schilderte, wie er im mittleren Lebensalter an einem unheilbaren Magenleiden litt und sich selber heilte durch eine auf Getreide beruhende Ernährung und durch Vermeidung bestimmter Arten von tierischen Nahrungsmitteln, rohen Salaten, Obst, Süßgebäck und Süßspeisen. Nach Cornaro gibt es »kein natürlicheres Nahrungsmittel« als einfaches, schwarzes Brot. Er erreichte ein Alter von 102 Jahren, und sein Buch wurde zu einer der einflußreichsten Veröffentlichungen über Gesundheit und Ernährung während der Renaissance.
Quelle: Louis Cornaro, *The Art of Living Long* (Milwaukee: William F. Butler, 1935). (Vollkornbrot, tierische Nahrungsmittel, Süßspeisen.)

Im Jahr 1713 empfahl der japanische Arzt Ekiken Kaibara eine ausgewogene Ernährung als Schutz gegen chronische Krankheiten. »Man sollte leichte, einfache Mahlzeiten bevorzugen. Große Mengen von schweren, fetten Speisen sind zu vermeiden. Man sollte ebenfalls ungekochte, gekühlte oder harte Nahrung vermeiden … über alles andere, was man ißt und trinkt hinaus, ist Reis das Wichtigste und muß in genügenden Mengen gegessen werden, um eine ausreichende Versorgung mit Nährstoffen zu gewährleisten … Bohnenpaste ist von weicher Beschaffenheit und ist gut für den Magen und den Darm«.
Quelle: Ekiken Kaibara, *Yojokun: Japanese Secret of Good Health* (Tokyo: Tokuma Shoten, 1974). (Brauner Reis, Miso.)

Dr. Christoph W. Hufeland, ein deutscher makrobiotischer Philosoph, Professor der Medizin und der Leibarzt Goethes, empfahl eine einfache Ernährung mit Getreide und Gemüse, warnte vor den gesundheitlichen Risiken von Fleisch und Zucker und sprach sich für das Stillen der Säuglinge, ausreichende Bewegung und für die Selbstheilung aus. »Je mehr der Mensch der Natur folgt und ihre Gesetze befolgt, desto länger wird er leben; je weiter er sich von diesen entfernt, desto kürzer wird sein Leben sein ... Die Heilkraft der Natur muß, vor allen Dingen, von Anfang an unterstützt werden, denn sie ist das Hauptmittel, das in uns liegt, um die Ursachen der Krankheit zu überwinden. Dies kann hauptsächlich dadurch erreicht werden, daß man den Körper von vornherein nicht an zuviel künstliche Hilfe gewöhnt; sonst gewöhnt sich die Natur so an fremde Hilfe, daß sie letztendlich ihre Fähigkeit zur Selbsthilfe verliert.«

Quelle: Dr. Christoph Hufeland, *Makrobiotik oder die Kunst der Lebensverlängerung* (München: Matthes & Seitz) (Vollkorngetreide und Gemüse, Stillen).

Am Ende des 19. Jahrhunderts veröffentlichte der japanische Arzt und makrobiotische Philosoph Dr. Sagen Ishizuka die Ergebnisse seiner langjährigen Forschungen und Studien, in denen er eine breit angelegte Theorie der menschlichen Physiologie, Ernährung, Gesundheit, Krankheit und Medizin vorlegte, die auf dem dynamischen Gleichgewicht zwischen Natrium und Kalium in der Umwelt und der Ernährung beruht. Auf der Grundlage seiner eigenen Arbeit als Militärarzt in China und als Allgemeinarzt in Japan und auch aufgrund seiner anthropologischen Studien gelangte er zu dem Schluß, daß das Vollkorngetreide eine ideale Ausgewogenheit von Nährstoffen enthält und die Grundlage der Ernährung darstellen sollte, ergänzt durch Bohnen, Gemüse, Samen und Nüsse und einer kleinen Menge Fisch oder Wild je nach Klima, Region und Jahreszeit.

Quellen: Sagen Ishizuka, *Kagakuteki Shoku-Yo* (»A Chemical Nutritional Theory of Long Life«), 1897 (Tokio: Nippon C.I., 1975), und *Shokumotsu Yojoho: Ichimei Kagakuteki Shoku-Yo Tai Shin Ron* (»A Method for Nourishing Life Through Food: A Unique Chemical Food-Nourishment Theory of Body and

Mind«), 1898 (Tokio: Nippon C. I., 1974). (Vollkorngetreide, Natrium und Kalium.)

Moderne ernährungswissenschaftliche Studien

Zwischen 1904 und 1911 bereiste der englische Chirurg Robert McCarrison das entlegene Königreich der Hunza im damaligen Northwest Territory von Indien. Zu seinem Erstaunen entdeckte er eine vollkommen gesunde Kultur, in der die ansteckenden und degenerativen Krankheiten der modernen Zivilisation, einschließlich des kolonisierten Indiens, unbekannt waren. »Ich habe keinen einzigen Fall von asthenischer Dyspepsie, von Magen- oder Zwölffingerdarmgeschwüren, Blinddarmentzündung, Colitis mucosa oder Krebs gesehen«, lautete sein Bericht an seine Berufskollegen. McCarrisons Theorie zufolge war die ungewöhnliche Gesundheit und Langlebigkeit der Hunza-Bevölkerung hauptsächlich auf ihre tägliche Ernährungsweise zurückzuführen, mit Chapatis aus Vollkornweizenmehl, Gerste und Mais, ergänzt durch Blattgemüse, Bohnen und Hülsenfrüchte, Aprikosen und eine kleine Menge tierischer Nahrung. Die Hunzas kannten keinen weißen Reis, Zucker, schwarzen Tee oder Gewürze wie der Großteil der indischen Bevölkerung. Als Direktor der Nutritional Research in Indien, machte Dr. McCarrison 1927 die Entdeckung, daß es bei Ratten, die mit den modernen verfeinerten Nahrungsmitteln aus Bengalen und Madras ernährt wurden, zum Auftreten von Zysten, Abszessen, Herzkrankheiten und Magenkrebs kam, während die Tiere, die mit der Hunza-Nahrung versorgt wurden, gesund und frei von Krankheiten blieben.

Quellen: Dr. med. Robert McCarrison, »Faulty Food in Relation to Gastro-Intestinal Disorder«, *Journal of the American Medical Association* 78: 1-8, 1922 und Dr. med. G. T. Wrench, *The Wheel of Health* (London: O. W. Daniel, 1939). (Vollkorngetreide und Gemüse, weißer Reis, verfeinerte Nahrungsmittel.)

Während des Ersten Weltkriegs hat Dr. med. Mikkel Hindhede, Leiter des staatlichen Instituts für Ernährungsforschung, die dänische Regierung überredet, auf den Anbau von Getreide zur Fleischmast zugunsten eines Getreideanbaus für den unmittelbaren menschlichen Verzehr zu verzichten. Angesichts einer verhängten Blockade bestand die Ernährung der dänischen Bevölkerung hauptsächlich aus Gerste, Roggen-Vollkornbrot, Gemüse, Kartoffeln, Milch und Butter in beschränktem Umfang. Während der Jahre 1917 und 1918 sank die Sterblichkeitsrate in der dänischen Hauptstadt um 34 %. »Es handelt sich um ein großangelegtes Experiment mit einer eiweißarmen Ernährung, an der etwa 3 Millionen Personen teilgenommen haben«, berichtete Hindhede seinen Berufskollegen. »…Es gab keinerlei Klagen von seiten der Bevölkerung; es wurden keine Verdauungsbeschwerden gemeldet, doch sind wir gewohnt, Vollkornbrot zu essen, und verstehen es auch, qualitativ hochwertiges Vollkornbrot herzustellen.«
Quelle: M. Hindhede, »The Effects of Food Restriction During War on Mortality in Copenhagen«, *Journal of the American Medical Association* 74: 381-82, 1920. (Vollkorngetreide und Gemüse, tierische Nahrung, Eiweiß.)

Im Jahr 1913 heilte sich Yukikazu Sakurazawa, der an Tuberkulose im Endstadium litt und später unter dem Namen George Ohsawa bekannt wurde, nachdem er ein Buch über Gesundheit und Ernährung von Sagen Ishizuka, dem Begründer der Makrobiotik in Japan, gelesen hatte. Während der nächsten fünfzig Jahre widmete Ohsawa sein Leben der Verbreitung der Makrobiotik und wies Tausenden von Menschen den Weg zu Gesundheit und Glück. Von den vielen medizinischen und wissenschaftlichen Experimenten, die er durchgeführt hat, gehört die Behandlung von 23 kranken und verwundeten Soldaten im Jahr 1941 in einem militärischen Pflegezentrum in Tokio. Dabei wurden alle Medikamente abgesetzt und die Patienten mit braunem Reis und Gemüse ernährt. Wunden und Infektionen wurden ausschließlich mit Salzwasser behandelt. Nach einem Monat war bei allen Männern eine Besserung des körperlichen Zustands festzustellen und ihre Moral war besser geworden.

Quelle: Yukikazu Sakurazawa, *Hitotsu no Hokoku: Aru Byoin ni okeru Jikken no Hokoku* (»A Report of a Hospital Experiment«) 1941 (Tokio: Nippon C. I., 1976). Brauner Reis, Gemüse, Salz.)

Während des Zweiten Weltkriegs nahm die Häufigkeit von Krebs, Herzkrankheiten und anderen degenerativen Erkrankungen ab aufgrund der kriegsbedingten Einschränkungen der modernen Ernährungsweise. In England und Wales nahm die Brustkrebssterblichkeit deutlich ab zusammen mit dem geringeren Konsum von Zucker, Fleisch und Fett und dem vermehrten Verzehr von Getreide und Gemüse. Im Jahr 1954 hatte der Verbrauch der erstgenannten Nahrungsmittel ihren Vorkriegsstand erreicht und die Brustkrebssterblichkeit erreichte allmählich ebenfalls ihren früheren Stand.

Quelle: D.M. Ingram, »Trends in Diet and Breast Cancer Mortality in England and Wales, 1928–1977«, *Nutrition and Cancer* 3 (2): 75-80, 1982. (Getreide und Gemüse, tierische Nahrungsmittel.)

Der Kieferchirurg Weston Price war viele Jahre lang unter den Indianern in Nordamerika, den Eskimos, Polynesiern und der Urbevölkerung Australiens tätig und berichtete, daß in den Kulturkreisen und Gemeinden, in denen die traditionelle Ernährungsweise befolgt wurde, keine Fälle von Krebs, Herzerkrankungen und anderen degenerativen Erkrankungen auszumachen waren.

Er stellte fest, daß die Krankheiten der modernen Zivilisation erst nach der Einführung von weißem Mehl, weißem Zucker, Konservennahrung und ähnlichem zu verzeichnen waren.

Quelle: Weston Price, D. D. S., *Nutrition and Physical Degeneration* (Santa Monica: Price-Pottenger Nutritional Foundation, 1945). (Vollwertige Nahrungsmittel, verfeinerte Nahrungsmittel.)

Im Jahr 1965 stellten Forscher an der John Hopkins School of Medicine bei 15 % aller untersuchten Weißen und bei 70 % aller Schwarzen fest, daß diese nicht imstande waren, die Laktose, den Milchzucker, zu verdauen. Seitdem hat sich erwiesen, daß der Großteil der Weltbevölkerung eine sogenannte Laktose-Intoleranz oder eine Allergie auf Milchprodukte, Muttermilch ausgenommen, aufweist. Ein Arzt faßte das wachsende Beweismaterial folgendermaßen zusammen: »Der Konsum von Kuhmilch ist mit Eisen-Mangel-Anämie bei Kleinkindern und Kindern in Verbindung gebracht worden und ist ebenso als Ursache für Krämpfe und Durchfall bei einem großen Teil der Weltbevölkerung bezeichnet worden, sowie als Ursache für viele Formen von Allergien; die Möglichkeit, daß der Konsum von Kuhmilch bei der Entstehung von Arteriosklerose und Herzinfarkten eine zentrale Rolle spielt, wird ernsthaft erwogen.«

Quelle: Dr. med. Frank A. Oski und John D. Bell, *Don't Drink Your Milk* (Wyden Books, 1977). (Milch, Milchprodukte.)

Im Jahr 1975 haben Ernährungswissenschaftler an der University of Rhode Island fünfzig junge Erwachsene in der Gegend von Boston untersucht, die sich makrobiotisch ernährten. Dabei stellten sie normale Verhältnisse fest hinsichtlich Körpergewicht, Hautstärke und anderen anthropometrischen Werten. Die Grundnahrungsmittel ihrer Ernährung entsprachen allen gängigen Anforderungen, obwohl die Nährstoffaufnahme in manchen Fällen unter der Norm lag. Den Untersuchungen zufolge lag die Kalzium- und die Energiezufuhr bei den zehn makrobiotischen Kindern, die untersucht wurden, unter der Norm; spätere medizinische Untersuchungen haben jedoch gezeigt, daß tierisches Eiweiß die Kalziumaufnahme hemmt und daß der Kalziumbedarf in den modernen Gesellschaften wahrscheinlich zu hoch angesetzt wird.

Quelle: P. T. Brown und Apotheker J. G. Bergan, »The Dietary Status of ›New‹ Vegetarians«, *Journal of the American Dietary Association* 67: 455-59. (Kalzium, Eiweiß.)

Im Jahr 1977 ergab eine Studie mit achtundsiebzig ehemaligen Piloten der U. S. Navy, die in nordvietnamesische Kriegsgefangenschaft geraten waren, ein geringeres Auftreten von endokrinen, ernährungsbedingten und Stoffwechselkrankheiten gegenüber anderen Navy-Piloten, sowie weniger Erkrankungen des Kreislauf- und Nervensystems und weniger Krankheiten des Urogenitaltrakts und des Bewegungsapparats. Als wesentlichen Faktor für ihren besseren gesundheitlichen Zustand nannten die Wissenschaftler die vietnamesische Ernährungsweise, mit ihrem hohen Anteil an Reis und Gemüse und ihrem geringen Cholesterin- und Fettgehalt. »Im Gegensatz zu den Kriegsgefangenen haben die Mitglieder der Kontrollgruppe meist Zugang zu einer üppigen Kost mit einem hohen Anteil an tierischem Fett, sowie zu Tabak und Alkohol; des weiteren waren sie dem Streß am Arbeitsplatz ausgesetzt, wo nur hervorragende Leistungen durch Beförderung belohnt wurden.«

Quelle: John A. Plag, »American POWS from Vietnam: Follow-Up Studies of the Subsequent Health and the Adjustment of the Men and their Families« (San Diego: Naval Health Research Center, 1977). (Reis, tierische Nahrungsmittel.)

Im Jahr 1980 untersuchten Forscher an der University of Rhode Island sechsundsiebzig Personen, die sich makrobiotisch ernähren, und kamen zu dem Ergebnis, daß ihr Allgemeinzustand den derzeitigen medizinischen und ernährungswissenschaftlichen Richtwerten weitgehend entspricht; hierzu gehören die durchschnittlichen Werte für Hämoglobin, Hämatokrit, Serum-Eisen und Transferrin-Sättigung, Serum-Ascorbinsäure, Vitamin A, Beta-Karotin, Riboflavin, Vitamin B_{12} und Folsäure.

Quelle: J. G. Bergan und P. T. Brown, »Nutritional Status of ›New‹ Vegetarians«, *Journal of The American Dietetic Association* 76: 151-55. (Qualität des Blutes, Vitamin B_{12}).

Ein Untersuchungsausschuß des Kongresses unter der Leitung des Kongreßabgeordneten Claude Pepper befaßte sich 1984 mit ganzheitlichen Methoden zur Erhaltung und Förderung der Gesundheit und gelangte zu dem Schluß, daß »die makrobiotische Ernährungsweise eine ausreichende Versorgung mit Nährstoffen gewährleistet … Diese Ernährungsweise stimmt mit den jüngst veröffentlichten Ernährungsrichtlinien der National Academy of Sciences und der American Cancer Society zur Reduzierung des Krebsrisikos überein.«

Quelle: *A Report by the Chairman of the Subcommittee on Health and Long-Term Care of the Select Committee on Aging,* Repräsentantenhaus, 31. Mai, 1984, S. 67. (Krebs.)

Im Jahr 1985 sprach sich Muriel R. Gillick, Ärztin am Mass. General Hospital in Boston, für eine verstärkte Auseinandersetzung mit praktischen Methoden und Vorstellungen der Volksheilkunde aus, einschließlich der Makrobiotik. »Die makrobiotische Literatur … enthält klar formulierte Prinzipien zur Biologie der Krankheit. Die traditionelle chinesische Medizin betrachtet Gesundheit als das Resultat eines dynamischen Gleichgewichts zwischen Yin und Yang im täglichen Leben.«

Quelle: Dr. med. Muriel R. Gillick, »Common-Sense Models of Health and Disease«, *New England Journal of Medicine*, 313: 700-3. (Yin und Yang.)

Die Säuglings- und Kinderernährung

Eine im Jahr 1968 durchgeführte Studie ergab, daß lediglich 11 % aller amerikanischen Mütter versucht hatten, ihre Kinder zu stillen, und daß mehr als zwei Drittel der Stillenden innerhalb von 30 bis 40 Tagen damit aufhörten. Die Muttermilch enthält viele Antikörper, die die Vermehrung von Bakterien und Viren hemmen, und sie gewährt einen Schutz gegen eine Vielzahl von Kinderkrankheiten einschließlich Kinderlähmung, Virusgrippe und Darminfektionen, sowie gegen Erreger wie Rickettsien (dem Erreger des Rocky-Mountain-Fiebers und des Typhus), Streptokokken, Staphylokokken, Salmonellen und andere.
Quelle: D.B. und E.F.P. Jeliffe, Herausgeber, »The Uniqueness of Human Milk«, *American Journal of Clinical Nutrition* (August 1971). (Stillen, Milch.)

Bei einer 1977 durchgeführten Untersuchung über vegetarisch ernährte Vorschulkinder stellten Forscher am New England Medical Center Hospital in Boston fest, daß das Wachstum von makrobiotisch ernährten Kindern keine signifikanten Abweichungen gegenüber nichtmakrobiotisch ernährten Kindern in der Altersgruppe unter zwei Jahren aufwies. Nach dem zweiten Lebensjahr setzten die makrobiotisch ernährten Kinder schneller Gewicht zu als die übrigen, nach verschiedenen vegetarischen Richtlinien ernährten Kinder. Fast alle Kinder waren gestillt worden, und die Kalorienversorgung der makrobiotischen Kinder, die gestillt worden waren, entsprach derjenigen der übrigen untersuchten Kinder.

Quelle: M. W. Shull, M. Ed. et al., »Velocities of Growth in Vegetarian Preschool Children«, *Pediatrics* 60: 410-7. (Wachstum und Entwicklung, Stillen.)

Eine Studie aus dem Jahr 1978 mit 119 vegetarisch und makrobiotisch ernährten Kindern mit einem durchschnittlichen Alter von zwei Jahren, die von Bostoner Ernährungswissenschaftlern durchgeführt wurde, hat ergeben, daß diese Kinder im allgemeinen kleiner, schlanker und leichter waren als nichtvegetarisch ernährte Kinder. Trotz der bestehenden Unterschiede hinsichtlich der Auslassung von Fleisch und tierischen Nahrungsmitteln bei der vegetarischen Gruppe war die Versorgung mit Eiweiß, Kohlenhydraten und Fett bei den vegetarisch ernährten Kindern über einem Jahr, die nicht mehr gestillt wurden, im Rahmen der normalen Werte.
Quelle: J. T. Dwyer et al., »Preschoolers on Alternate Life-Style Diets«, *Journal of The American Dietetic Association* 72: 264-70. (Wachstum und Entwicklung, Stillen.)

Bei einer Studie über geistige Entwicklung und IQ, die im Jahr 1980 durchgeführt wurde, stellte sich heraus, daß die makrobiotisch und vegetarisch ernährten Kinder wesentlich aufmerksamer und intelligenter waren als vergleichbare Kinder ihres Alters. Die Testgruppe bestand aus 28 Kindern aus der Gegend von Boston im Alter zwischen zwei und acht Jahren, wobei das Durchschnittsalter der Gruppe vier Jahre betrug. Der durchschnittliche IQ für die Gruppe als Ganzes betrug 116, oder 16 % über dem Durchschnitt. Hinsichtlich der geistigen Entwicklung waren die Kinder ihren anders ernährten Altersgenossen durchschnittlich um ein Jahr voraus. IQ und Stand der geistigen Entwicklung lagen bei den makrobiotisch ernährten Kindern höher als bei den vegetarisch ernährten Kindern, jedoch statistisch nicht signifikant. »Nach Meinung des Kinderarztes wie auch des Psychologen handelte es sich um eine Gruppe von aufmerksamen, intelligenten Kindern«, gaben die Forscher an. »Erstaunlich war jedoch die Tatsache, daß die Ergebnisse hinsichtlich der geistigen Entwicklung die zu erwartenden Ergebnisse einer wahllos gebildeten Gruppe von Kindern weit übertrafen.«

Quelle: T. Dwyer et al., »Mental Age and I. Q. of Predominantly Vegetarian Children«, *Journal of The American Dietetic Association* 76: 142-7 (IQ, geistige Entwicklung.)

Ein englischer Ernährungswissenschaftler fand heraus, daß eine makrobiotisch geleitete Kinder-Tagesstätte nicht nur »das normale Wachstum« der Kinder im Kindergarten und Schulalter fördert, sondern auch als Modell zur Einführung der staatlich geforderten Ernährungsrichtlinien dienen könnte. Es wurden die makrobiotischen Mahlzeiten der Community Health Foundation mit denjenigen einer anderen Kinder-Tagesstätte in Notting Hill hinsichtlich der Versorgung mit Nährstoffen verglichen. Dabei wurde festgestellt, daß die makrobiotische Ernährung mit braunem Reis und anderen Arten von Vollkorngetreide, mit Miso-Suppe, Gemüse, Meeresgemüse und anderen Ergänzungsnahrungsmitteln den staatlichen englischen Richtwerten voll entsprachen und daß alle anthropometrischen Werte ebenfalls der Norm entsprachen. Im Gegensatz dazu enthielt die normale Kindergarten-Ernährung einen hohen Anteil an Milchprodukten, Schweinefett und anderen gesättigten Fetten, die mit einer Entwicklung von Arteriosklerose, die bereits im Kindesalter einsetzt, in Verbindung gebracht worden sind. »Die Zusammensetzung der Ernährung der Kinder in der Gruppe I (Standard-Kindergartenernährung) könnte durch die Reduzierung der Vollfettmilch und des Fleischanteils und einen höheren Anteil an Vollkornprodukten verbessert werden …«, lautete der Befund des Ernährungswissenschaftlers. »Die Gesamternährung der Gruppe II (makrobiotische Tagesstätte) entsprach den U.S.-Ernährungs-

richtlinien hinsichtlich Fett-, Zucker- und Kohlenhydratverzehr, obwohl die Ernährung der Kinder zu Hause den allgemeinen Ernährungsgewohnheiten der Durchschnittsbevölkerung entsprach. Daraus wird ersichtlich, daß die in den Tagesstätten verabreichten Mahlzeiten einen wirkungsvollen Beitrag zu einer gesünderen Ernährung der Bevölkerung darstellen.«
Quelle: Valerie Ventura, »A Comparative Study of the Meals Provided for Pre-School Children by Two Day Nurseries« (London: Department of Nutrition, Queen Elizabeth College, 1980). (Vollkorngetreide und Gemüse, Milch, Fett.)

Herzkrankheiten

Im Jahr 1972 haben japanische Forscher berichtet, daß Wakame, eine Speisealge, die in Asien häufig gegessen wird, in Laborversuchen die Rückresorption von Cholesterin in der Leber und im Darm unterdrückt. Andere Studien haben gezeigt, daß der Verzehr von Hijiki, einer anderen Speisealge, und Shiitake-Pilzen ebenfalls zu einer Reduzierung des Serum-Cholesterins und zu einer Verbesserung des Fettstoffwechsels beitragen.
Quelle: N. Iritani und S. Nogi, »Effects of Spinach and Wakame on Cholesterol Turnover in the Rat«, *Atherosclerosis* 15: 87-92. (Meeresgemüse, Shiitake-Pilze.)

Forscher der Harvard Medical School haben im Jahr 1974 von einer direkten Beziehung zwischen Blutdruckwerten und bestimmten Bestandteilen der Nahrung, besonders tierischen Nahrungsmitteln, berichtet. Zwischen November 1972 und Februar 1973 wurden 210 Personen unterschiedlichster Herkunft, die sich in Bostoner Studentenheimen makrobiotisch ernährten, einer breiten Palette von medizinischen Untersuchungen unterzogen. Bei den männlichen Studienteilnehmern fanden die Forscher durchweg einen durchschnittlichen systolischen Blutdruck von 109,7 mm Hg und einen diastolischen Wert von 60,9. Bei den Frauen lagen die durchschnittlichen Werte etwas niedriger, mit 100,9 und 58,2. Beide Meßgruppen lagen im Bereich normaler Blutdruckwerte und näherten sich dem systolischen Wert von 100 an, bei dem, nach den Theorien der Forscher der Framingham Heart Study, das Auftreten von Herzkranzgefäßleiden nahezu ausgeschlossen sei. Diejenigen Mitglieder der Studiengruppe, die regelmäßig Fisch oder Meerestiere als Ergänzung zum Getreide und Gemüse gegessen hatten, wiesen einen signifikant höheren Blutdruck auf als diejenigen, die keine tierische Nahrung gegessen hatten. Das Hinzufügen von Meersalz am Tisch brachte keine Veränderungen des Blutdrucks, und Personen, die auf Kaffee und Zigarettenrauchen verzichteten, hatten niedrigere systolische, nicht jedoch niedrigere diastolische Werte. Verheiratete und meditierende Teilnehmer hatten ebenfalls niedrigere systolische Werte. Diese unerwarteten Blutdruckwerte bei der makrobiotischen Gruppe waren um so erstaunlicher, da sich die Teilnehmer dieser Gruppe erst seit relativ kurzer Zeit entsprechend ernährten. »Die Tatsache, daß die Hälfte der Teilnehmer sich erst kurze Zeit (weniger als zwei Jahre) makrobiotisch ernährt hatte, legt die Vermutung nahe, daß die Wirkung der Ernährung auf den Blutdruck bereits relativ früh einsetzt. Von noch größerem Interesse ist die Tatsache, daß ein deutlicher Zusammenhang zwischen dem Verzehr von tierischen Nahrungsmitteln und höheren Blutdruckwerten besteht und daß viele Mitglieder von Gemeinschaftshaushalten ähnliche systolische Blutdruckwerte aufweisen, ein Phänomen, das bislang nur bei Verwandten ersten Grades und im unterschiedlichen Ausmaß bei Ehepartnern beobachtet worden war.« Die Folgerungen dieser Befunde für eine pluralistische Gesellschaft, die sich aus Menschen von unterschiedlichster rassischer und ethnischer Herkunft zusammensetzt, sind weitreichend.

Quelle: F. M. Sacks, Bernard Rosner und Edward H. Kass, »Blood Pressure in Vegetarians«, *American Journal of Epidemiology* 100: 390-8. (Vollkorngetreide, Fisch, Salz, Meditation.)

Forscher der Harvard Medical School berichteten im Jahr 1975 über Personen in der Gegend von Boston, die sich makrobiotisch ernährten. Gegenüber einer Kontrollgruppe in der Framingham Heart Study, die sich nach der durchschnittlichen nordamerikanischen Ernährungsweise mit Fleisch, Zucker, Milchprodukten, Tomaten und Kartoffeln, denaturierten, künstlichen Nahrungsmitteln ernährten, wies die makrobiotische Gruppe, deren Ernährung sich aus Vollkorn, Bohnen, frischem Gemüse, Meeresgemüse und vergorenen Soja-Produkten zusammensetzte, wesentlich niedrigere Cholesterin- und Triglyzeridwerte sowie niedrigere Blutdruckwerte auf. Der durchschnittliche Serum-Cholesterinwert betrug 126 Milligramm pro Deziliter bei der makrobiotischen Gruppe gegenüber 186 bei der Kontrollgruppe. Weitere Untersuchungen zeigten, daß der Konsum von Milchprodukten und Eiern bei Personen der makrobiotischen Gruppe zu signifikanten Erhöhungen der Cholesterin- und Fettwerte führte, obwohl diese Gruppe dieselbe Menge an Fisch verzehrte wie Milchprodukte und Eier zusammengenommen. Die Forscher kamen zu dem Schluß, daß »die niedrigen Blutfettwerte bei den Vegetariern den Werten in den Bevölkerungen der nicht-industrialisierten Länder ähneln«, wo Herzkrankheiten, Krebs und andere degenerative Erkrankungen eine Seltenheit sind.

Quelle: F. M. Sacks et al., »Plasma Lipids and Lipoproteins in Vegetarians and Controls«, *New England Journal of Medicine* 292: 1148-51. (Vollkorngetreide, Milchprodukte, Eier.)

1978 kam ein international anerkannter Wissenschaftler, der auf dem Gebiet der Herzkrankheiten und des Krebsgeschehens als Forscher tätig ist, zu dem Schluß, daß tierisches Eiweiß einen

Hauptfaktor bei der Entstehung von Herzkrankheiten darstellt. »Epidemiologische Daten zeigen einen Zusammenhang zwischen tierischem Eiweiß in der Ernährung und der Sterblichkeitsrate bei Herzkranzgefäßleiden, der genauso ausgeprägt ist wie jener zwischen dem Fettgehalt der Ernährung und dem Auftreten von Herzkrankheiten …« Die zunehmende Sterblichkeitsrate bei Herzkranzgefäßleiden in den Vereinigten Staaten in diesem Jahrhundert fällt mit der Verdopplung des Anteils von tierischem Eiweiß gegenüber pflanzlichem Eiweiß in der Ernährung der Bevölkerung zusammen …«

Quelle: K. K. Carroll, »Dietary Protein in Relation to Plasma Cholesterol Levels and Atherosclerosis«, *Nutrition Reviews* 36: 1-5. (Eiweiß.)

Bei einer Studie im Jahr 1981 mit einundzwanzig makrobiotisch ernährten Personen berichteten Forscher der Harvard Medical School, daß die tägliche Hinzufügung von 250 g Rindfleisch zur normalen Ernährung mit Vollkorngetreide und Gemüse über einen Zeitraum von vier Wochen die Serum-Cholesterinwerte um 19 Prozent erhöhte und ebenfalls zu einem signifikanten Anstieg des systolischen Blutdrucks führte. Nach der Rückkehr zur fettarmen Ernährung pendelten sich die Cholesterin- und Blutdruckwerte auf ihrer ursprünglichen Ebene ein.

Quelle: F. M. Sacks et al., »Effects of Ingestion of Meat on Plasma Cholesterol of Vegetarians«, *Journal of the American Medical Association* 246: 640-44. (Vollkorngetreide und Gemüse, Rindfleisch.)

Dr. William Castelli, Direktor der Framingham Heart Study, des ältesten Forschungsprojekts über Herzkreislauferkrankungen in den Vereinigten Staaten und Teilnehmer an Forschungsarbeiten an der Harvard Medical School über Personen, die sich makrobiotisch ernähren, hat festgestellt, daß makrobiotisch ernährte

Menschen ein gesünderes Herz-Kreislauf-System haben als trainierte Athleten. »Die von uns untersuchten makrobiotischen Vegetarier hatten ein Verhältnis von Gesamt-Cholesterin zu HDL-Cholesterin von 2,5. Bostoner Marathon-Läufer hingegen wiesen ein Verhältnis von 3,4 auf. Bei solchen Werten sind Herzkranzgefäßleiden äußerst selten.« Dr. Castelli stellte auch den gesundheitlichen Wert des makrobiotischen Ernährungsprogramms am Shattuck Hospital in Boston der normalen Krankenhauskost gegenüber. »Dr. Robert Wissler, Professor und Leiter der Abteilung für Pathologie an der University of Chicago hat die normale Hauskost des Billings Hospital (Hauptuniversitätskrankenhaus der University of Chicago Medical School) seinen Pavianen verabreicht – sämtlichen Tieren mußten später ihre unteren Gliedmaßen amputiert werden, aufgrund der arteriosklerotischen Veränderungen, die sich eingestellt hatten. Wie unsere Patienten bei dieser Kost ihre Gesundheit wiedererlangen sollen, übersteigt meine Vorstellungskraft.«

Quellen: Dr. med. William P. Castelli, »Lessons from the Framingham Heart Study«, zitiert in *Cancer and Heart Disease* von Michio Kushi (Tokio – New York: Japan Publications, 1982), S. 101-5, und *Crime and Diet* von Michio Kushi zusammen mit Ed Esko, Tom Igelhart und Eric Zutrau (Tokio – New York: Japan Publications, 1987). (Vollkorngetreide und Gemüse, Ernährung und Bewegung.)

Im Jahr 1982 haben Wissenschaftler an der University of Western Ontario berichtet, daß das Hinzufügen von Soja-Eiweiß bei der Ernährung einzelner Menschen ungeachtet anderer diätetischer Faktoren zu einer Senkung der Serum-Cholesterinwerte führte. Über ihre Tierstudien hinaus haben die Forscher bei freiwilligen Teilnehmern zwischen solchen, die Kuhmilch trinken, und anderen Personen, die Sojamilch trinken, verglichen und dabei festgestellt, daß »sowohl die Cholesterin- als auch die Triglyzeridwerte während der Zeit, in der Soja-Produkte verzehrt wurden, sich in signifikanter Weise senken ließen.«

Quelle: *Journal of the American Medical Association* 247: 3045-46. (Soja-Produkte.)

Holländische Herzforscher untersuchten Männer im Alter von dreißig bis neununddreißig Jahren und Knaben zwischen sechs und elf Jahren. Es wurden Gruppen gebildet, je nach den unterschiedlichen Ernährungsweisen, nichtvegetarisch, semilaktovegetarisch, laktovegetarisch und makrobiotisch. 1983 berichteten sie, daß die makrobiotisch ernährte Gruppe die besten Blutwerte einschließlich der Cholesterinwerte aufwies. Die Forschungsarbeiten wurden von der holländischen Heart Foundation finanziert.

Quelle: J. T. Knuiman und C. E. West, »The Concentration of Cholesterol in Serum and in Various Serum Lipoproteins in Macrobiotic Vegetarian, and Non-vegetarian Men and Boys«, *Atherosclerosis* 43: 71-82. (Blutbeschaffenheit.)

Im Jahr 1983 haben Forscher am Academic Hospital der Universität von Gent die Blutwerte von zwanzig Männern mit einem durchschnittlichen Alter von sechsunddreißig Jahren untersucht. Es handelt sich um Angestellte der Naturkostfirma Lima, die sich seit etwa acht Jahren makrobiotisch ernährten. Die Testergebnisse bescheinigten den Männern einen sehr guten gesundheitlichen Allgemeinzustand. Blutdruck und Körpergewicht waren niedrig, die Hormonwerte waren günstig und die Werte hinsichtlich Eiweiß, Mineralstoffen und Vitaminen lagen ebenfalls günstig. Bei allen untersuchten Personen waren die Cholesterinwerte optimal. Dr. med. J. P. Deslypere, einer der Forscher, faßte wie folgt zusammen: »Im Bereich der Risikofaktoren der Herz-Gefäßleiden und der Krebserkrankungen sind Blutwerte dieser Art außerordentlich günstig. Sie könnten nicht besser sein. Sie sind ideal –

das, was wir uns eigentlich erträumen. Es ist phantastisch, wir haben es mit einer Gefäßsituation wie bei Kindern zu tun, wo noch keine pathologischen Gefäßveränderungen vorliegen. Die Befunde sind außerordentlich wichtig und verdienen unsere größte Beachtung.«

Quelle: Rik Vermuyten, *MacroMuse* (Fall/Metal 1984), S. 39. (Blutbeschaffenheit.)

1984 berichteten Ärzte am Columbia Presbyterian Hospital in New York City von ihren Angina-pectoris-Patienten, deren Blutdruckwerte und andere Risikofaktoren nach zehnwöchiger makrobiotischer Ernährung und Behandlung mit Biofeedback sich wesentlich bessern ließen. Leiter der Forschungsarbeiten, Dr. Kenneth Greenspan, tätig im Krankenhauslabor und in der Abteilung für streßverursachte Leiden, konnte von einem Rückgang der Cholesterinwerte von einem Durchschnitt von 300 auf 220 berichten, sowie von niedrigeren Blutdruckwerten und 20 Prozent größerer Leistungsfähigkeit bei Belastungstests, wobei drei Patienten mit schwerer Angina pectoris am Ende der Studie beschwerdefrei waren. Die Teilnehmer, meist Geschäftsleute, erlernten zusammen mit ihren Frauen die neue Kochweise und nahmen ihre Mahlzeiten gemeinsam in der Natural Gourmet Cookery School ein, unter der Leitung der langjährigen Naturkost-Köchin Annemarie Colbin. Dr. Greenspans Berichten zufolge wurde die neue Ernährungsweise »mit großer Begeisterung aufgenommen und befolgt«. Die Studie wurde vom New York Cardiac Center finanziert und überwacht.

Quelle: Michio Kushi und Alex Jack, *Diet for a Strong Heart* (New York: St. Martin's Press, 1985), S. 131. (Vollkorngetreide und Gemüse, Bewegung, Streß.)

Im Jahr 1984 berichteten Harvard-Forscher, daß die Menge pflanzlichen Eiweißes in der Ernährung keinen nennenswerten

Einfluß auf die Blutdruckwerte ausübt. Während einer sechswöchigen Untersuchung wurden achtzehn Studenten der Makrobiotik und Mitarbeiter des Kushi-Instituts in zwei Gruppen eingeteilt, wobei jeder Gruppe im Wechsel sechs Wochen lang ein eiweißreicher und ein eiweißarmer Zusatz verabreicht wurde. Der eiweißreiche Zusatz bestand aus 58 g einer 60:40-Mischung von Soja- und Weizeneiweiß, während der eiweißarme Zusatz aus braunem Reis bestand. Während keiner Zeit wurden Unterschiede hinsichtlich des Blutdrucks gemessen.

Quelles: Dr. med. F. M. Sacks, Dr. med. P. G. Wood, und Dr. med. E. H. Kass, »Stability of Blood Pressure in Vegetarians Receiving Dietary Protein Supplements«, *Hypertension* 6 (2): 199-201. (Eiweiß, brauner Reis.)

1985 legten Harvard-Forscher die Ergebnisse einer epidemiologischen Untersuchung vor, in der die Ernährungsweise und die Sterblichkeitsrate von Herzkranzgefäßleiden bei Männern verglichen wurden, die in Irland geboren waren und dort lebten, bei solchen, die in Irland geboren und nach Boston ausgewandert waren, sowie bei Männern, die in der Gegend von Boston als Nachkommen irischer Einwanderer geboren waren. Was den Blutdruck anbelangt, kamen die Forscher zu dem Schluß, daß pflanzliche Nahrungsmittel wahrscheinlich teilweise dahingehend wirken, daß der Blutdruck und andere Faktoren reduziert werden und das Risiko von Herzkranzgefäßleiden gesenkt wird. Obwohl die Studienergebnisse letztendlich nur in diese Richtung weisen, so stimmen sie dennoch mit den gesicherten Befunden von anderen, in ihrer Aussage eindeutigeren Studien überein, die gezeigt haben, daß eine ballaststoffreiche Ernährungsweise, besonders eine solche, die einen hohen Anteil an Vollkornballaststoffen enthält, sowohl den systolischen als auch den diastolischen Blutdruck senkt. »Während das Risiko von Herzkranzgefäßleiden immer wieder mit dem Fettkonsum in Verbindung gebracht wird, ist die Beziehung zwischen dem Verzehr von Stärke und einem erhöhten Auftreten von Herzkranzgefäßleiden einerseits und dem erhöhten Verzehr von komplexen Kohlenhydraten und einem geringeren Auftreten von Herzkranzgefäßleiden andererseits stets festzustellen gewesen.«

Quelle: Lawrence Kushi et al., »Diet and 20-Year Mortality from Coronary Heart Disease: The Ireland-Boston Diet Heart Study«, *New England Journal of Medicine* 312: 811-18. (Pflanzenfasern, Ballaststoffe, Getreide.)

Krebs

Im Rückblick über vier Jahrzehnte ärztlicher Tätigkeit in Afrika berichtete Dr. Albert Schweitzer, daß er in seinem Krankenhaus keine Krebsfälle gesehen habe und daß diese Krankheit unter der afrikanischen Bevölkerung äußerst selten sei. Die Zunahme an degenerativen Krankheiten dort führte er auf die Einfuhr von europäischen Nahrungsmitteln zurück, auf Lebensmittel wie Kondensmilch, Dosenbutter, Fleisch- und Fischkonserven, weißes Brot und besonders auf den Gebrauch von raffiniertem Salz. »Es ist offensichtlich, daß die Zunahme an Krebserkrankungen mit dem steigenden Konsum von Salz bei den Eingeborenen zusammenhängt. In früheren Zeiten standen ihnen nur kleine Mengen Meersalz zur Verfügung.«

Quelle: Dr. med. Albert Schweitzer, *Briefe aus dem Lambarenespital*, 1954. (Tierische Nahrungsmittel, raffinierte Nahrungsmittel, Salz.)

Eine große epidemiologische Studie aus dem Jahr 1968 wies darauf hin, daß Ernährungsgewohnheiten und Umwelteinflüsse die Hauptfaktoren bei den weltweit unterschiedlichen Krebsraten darstellen und nicht die genetischen Faktoren. Die erhobenen

Daten haben gezeigt, daß japanische Einwanderer im Verlauf von drei Generationen mit der gleichen Häufigkeit an Darmkrebs erkranken wie die übrige amerikanische Bevölkerung. Im Gegensatz dazu betrug die durchschnittliche Darmkrebsrate in Japan ein Viertel der amerikanischen.

Quelle: W. Haensel und M. Kurihara, »Studies of Japanese Migrants«, *Journal of the National Cancer Institute* 40: 43-68. (Ernährungs- und genetische Faktoren).

Japanische Wissenschaftler des National Cancer Center Research Institute berichteten im Jahr 1970 von der starken antikanzerogenen Wirkung des Shiitake-Pilzes. Bei Experimenten mit Mäusen zeigten verschiedene natürliche Polysaccharidpräparate, einschließlich solcher aus den an den Märkten Tokios allgemein erhältlichen Shiitake-Pilzen, eine starke tumorhemmende Wirkung bei induzierten Sarkomen, »eine fast vollständige Rückbildung der Geschwülste … ohne irgendwelche Anzeichen von toxischen Wirkungen«.

Quelle: G. Chihara et al., »Fractionation and Purification of the Polysaccharids with Marked Antitumor Activity, Especially Lentinan, from *Lentinus edodes* (Berk.) Sing. (An Edible Mushroom)«, *Cancer Research* 30: 2776-81. (Shiitake-Pilz.)

1971 berichtete ein japanischer Krebsforscher, daß Menschen, die regelmäßig Tofu essen, seltener an Magenkrebs erkranken als Personen, die keinen Tofu aßen.

Quelle: T. Hirayama, »Epidemiology of Stomach Cancer«, enthalten in *Early Gastric Cancer. Gann Monograph on Cancer Research, 11,* herausgegeben von T. Murakami (Tokyo: University of Tokyo Press, S. 3-19). (Tofu.)

Im Jahr 1972 berichtete ein japanischer Wissenschaftler über die Rückbildung von Leukämie bei Hühnern durch eine Futtermischung, die aus Vollkorngetreide und Meersalz bestand. Der Versuch wurde von Dr. med. Keiichi Morishita, technischer Leiter des Tokyo Red Cross Blood Center und Vizepräsident des New Blood Association, durchgeführt.

Quelle: Dr. med. K. Morishita, *The Hidden Truth of Cancer* (San Francisco: George Ohsawa Macrobiotic Foundation, 1972). (Vollkorngetreide, Salz.)

Japanische Forscher berichteten im Jahr 1974 über die Wirksamkeit von mehreren Arten von Kombu und Mojaban – zwei gewöhnlichen Arten von Speisealgen, die in Asien häufig gegessen werden und in der chinesischen Pflanzenheilkunde traditionell als Dekokt (Absud) bei Krebs dienen – bei der Behandlung von Tumoren in Laborexperimenten. Bei drei von vier Versuchsgruppen konnte die tumorhemmende Wirkung bei Mäusen mit implantierten Sarkomen mit 89 bis 95 Prozent beziffert werden. Den Forschern zufolge »gab es eine vollständige Rückbildung des Tumors bei mehr als der Hälfte aller Mäuse in jeder behandelten Gruppe«. Ähnliche Experimente mit Mäusen mit Leukämie ergaben ebenfalls vielversprechende Resultate.

Quelle: I. Yamamoto et al., »Antitumor Effect of Seaweeds«, *Japanese Journal of Experimental Medicine* 44: 543-46. (Meeresgemüse.)

Eine Studie, die im Jahr 1975 im kaspischen Küstenbereich des Iran, einer Gegend mit einem erhöhten Auftreten von Speiseröhrenkrebs, durchgeführt wurde, brachte dies mit dem geringeren Verzehr von Linsen und anderen Hülsenfrüchten in Verbindung, sowie mit einem niedrigen Verbrauch von gekochten grünen Gemüsearten und anderen vollwertigen Nahrungsmitteln.

Quelle: H. Hormonzdiari et al., »Dietary Factors and Esophageal Cancer in the Caspian Littoral of Iran«, *Cancer Research* 35: 3493-98. (Linsen, Gemüsearten.)

Einer auf den WHO-Daten aus sechzehn Ländern beruhenden epidemiologischen Studie aus dem Jahr 1976 zufolge ist die Wahrscheinlichkeit, an Lymphoma oder Hodgkin-Krankheit zu erkranken, wesentlich geringer bei Menschen, die regelmäßig Vollkorngetreide, Hülsenfrüchte, Gemüse, Samen und Nüsse essen, als bei Menschen, die diese Nahrungsmittel in der Regel nicht essen.

Quelle: A. S. Cunningham, »Lymphomas and Animal-Protein Consumption«, *The Lancet* 2: 1184-86. (Vollkorngetreide, Hülsenfrüchte, Gemüse, Samen und Nüsse.)

Im Jahr 1977 kam ein indischer Krebsforscher zu dem Schluß, daß gründliches Kauen das Krebsrisiko vermindert. »Das richtige Kauen der Mahlzeiten, bei der die Speisen gründlich durchspeichelt werden, scheint einen Schutzfaktor darzustellen.« Die Krebshäufigkeit war auch größer in Südindien, wo weißer Reis und wesentlich mehr Fett, Öl und Gewürze in der Ernährung verwendet werden als im Norden des Landes, wo Vollkorn-Chapatis und Dal, aus Linsen hergestellt, die Grundnahrung darstellen.

Quelle: S. L. Malhotra, »Dietary Factors in a Study of Cancer Colon from Cancer Registry, with Special Reference to the Role of Saliva, Milk and Fermented Milk Products, and Vegetable Fibre«, *Medical Hypotheses* 3:122-26. (Kauen, Vollkorngetreide, Linsen.)

Eine zwei- bis dreifache Zunahme von Lungen-, Brust- und Darmkrebs bei japanischen Frauen im Zeitraum zwischen 1950 und 1975 wurde im Jahr 1978 von Epidemiologen berichtet. Während jenes Zeitraums nahm der Milchverbrauch um das Fünfzehnfache zu; der Fleisch-, Eier- und Geflügelkonsum nahm um das Siebeneinhalbfache zu, während der Verzehr von Reis um siebzig Prozent zurückging. In Okinawa, mit dem höchsten

Anteil an Hundertjährigen, wurde die Langlebigkeit der Bevölkerung mit dem niedrigeren Zucker- und Salzverbrauch und dem erhöhten Verzehr von Eiweiß und grünen und gelben Gemüsearten in Zusammenhang gebracht.

Quelle: Y. Kagawa, »Impact of Westernization on the Nutrition of Japan«, *Preventive Medicine* 7: 205-17. (Tierische Nahrungsmittel, Reis, Zucker, Salz.)

Im Jahr 1980 berichteten Wissenschaftler, daß eine sojabohnenreiche Ernährung bei Laborversuchen das Auftreten von Brustkrebs vermindert habe. Als verantwortlichen Wirkstoff in den Sojabohnen wurden Protease-Inhibitoren identifiziert, die ebenfalls in anderen Bohnen und Samen vorkommen.

Quelle: W. Troll, »Blocking of Tumor Promotion by Protease Inhibitors«, bei J. H. Burchenal und H. F. Oettgen (Herausgeber), *Cancer: Achievements, Challenges, and Prospects for the 1980s, Vol. 1,* (New York: Grune and Stratton, S. 549-55). (Sojaprodukte, Samen.)

Einem Bericht des japanischen National Cancer Center aus dem Jahr 1981 zufolge ist die Wahrscheinlichkeit, an Magenkrebs zu erkranken, bei Menschen, die täglich Miso-Suppe essen, um 33 Prozent geringer als bei Personen, die keine Miso-Suppe essen, und die Wahrscheinlichkeit einer Krebserkrankung anderer Körperregionen bei den täglichen Miso-Essern um 19 Prozent geringer. Die dreizehnjährige Studie, die 265.000 Männer und Frauen über vierzig Jahren erfaßte, hat ebenfalls eine um 43 Prozent höhere Sterblichkeitsrate von Herzkranzgefäßleiden bei den Personen, die kein Miso essen, gegenüber den täglichen Miso-Konsumenten ergeben. Bei den Personen der ersten Gruppe fanden sich ebenfalls 29 Prozent mehr tödliche Schlaganfälle, 3,5mal mehr Todesfälle aufgrund erhöhten Blutdrucks, und eine höhere Sterblichkeitsrate bei allen anderen Krankheiten.

Quelle: T. Hirayama, »Relationship of Soybean Paste Soup Intake to Gastric Cancer Risk«, *Nutrition and Cancer* 3: 223-33. (Miso-Suppe.)

Eine 1981 in Chicago durchgeführte Studie hat gezeigt, daß der regelmäßige Verzehr von karotinhaltigen Nahrungsmitteln (Karotin ist eine Vorstufe von Vitamin A) einen Schutz gegen Lungenkrebs darstellt. Über einen Zeitraum von neunzehn Jahren wurde eine Gruppe von 1.954 Männern bei einem Western Electric-Werk beobachtet, wobei die Häufigkeit von Lungenkrebs bei Männern, die regelmäßig Karotten, dunkelgrünen Salat, Spinat, Brokkoli, Grünkohl, Chinakohl, Pfirsiche, Aprikosen und andere karotinreiche Nahrungsmittel aßen, wesentlich niedriger lag als bei der Kontrollgruppe.

Quelle: R. B. Shekelle et al., »Dietary Vitamin A and Risk of Cancer in the Western Electric Study«, *The Lancet* 2: 1185-90. (Karotin, gelbe und dunkelgrüne Gemüsesorten.)

Forscher vom New England Medical Center in Boston haben 1981 berichtet, daß Vegetarierinnen seltener an Brustkrebs erkranken als anders ernährte Frauen. Die Wissenschaftler stellten fest, daß die Vegetarierinnen das Östrogen anders verarbeiten und schneller aus dem Körper ausscheiden. Die Studie umfaßte fünfundvierzig Frauen in den Altersgruppen sowohl vor als auch nach dem Klimakterium, von denen etwa die Hälfte sich vegetarisch und die andere Hälfte sich nichtvegetarisch ernährte. Die Gesamtkalorienzufuhr war bei allen Teilnehmerinnen in etwa gleich. Obwohl die vegetarisch ernährten Frauen nur ein Drittel soviel tierisches Eiweiß und tierisches Fett konsumierten, war ihre Östrogenausscheidung zwei- bis dreimal so hoch. Hohe Östrogenwerte im Körper sind mit der Entstehung von Brustkrebs in Verbindung gebracht worden. »Der unterschiedliche Östrogenstoffwechsel ist möglicherweise die Erklärung für das ge-

ringere Vorkommen von Brustkrebs bei vegetarisch ernährten Frauen«, lautete die Schlußfolgerung der Studie.
Quelle: B. R. Goldin et al., »Effect of Diet on Excretion of Estrogens in Pre- and Postmenopausal Incidence of Breast Cancer in Vegetarian Women«, *Cancer Research* 41: 3771-73. (Ernährung und Östrogen.)

Bei einer epidemiologischen Studie aus dem Jahr 1981 wurde festgestell, daß in Afrika Bevölkerungen mit geringem Vorkommen von Speiseröhrenkrebs mehr Hirse, Cassava, Yamswurzeln, Erdnüsse und andere faser- oder stärkereiche Nahrungsmittel verzehren als Bevölkerungsgruppen mit einer erhöhten Krebsrate.
Quelle: S. J. van Rensburg, »Epidemiologic and Dietary Evidence for a Specific Nutritional Predisposition to Esophageal Cancer«, *Journal of the National Cancer Institute* 67: 243-51. (Hirse, Faserstoffe.)

Forscher an der Tulane School of Public Health haben 1983 begonnen, eine Studie über die Wirksamkeit der makrobiotischen Ernährung bei Krebspatienten in der Region New Orleans zu planen.
Quelle: Michio Kushi und Alex Jack, *The Cancer-Prevention Diet* (New York: St. Martin's Press, 1983) S. 121; dt.: *Die Kushi-Diät* (München: Droemer Knaur, 1984).

Im Jahr 1984 gab ein Team von Wissenschaftlern an Medizinschulen und Krankenhäusern unter der Leitung von Dr. Robert Lerman, Direktor der Abteilung für klinische Ernährung an einem Universitätskrankenhaus, seine Absicht bekannt, ungefähr 700 Fälle von Krebskranken auszuwerten, die von Michio Kushi in ihrer Ernährungs- und Lebensweise beraten wurden. Diese Personengruppe soll dann mit einer Kontrollgruppe, die dem

Register der Eastern Cooperative Oncology Group entnommen ist, am Dana-Farber Cancer Institut in Boston verglichen werden. Quelle: Michio Kushi und Alex Jack, *The Cancer-Prevention Diet* (New York: St. Martin's Press, überarbeitete Neuauflage, 1985), S. 7; dt.: Die Kushi-Diät, a. a. O.

Bei einem Versuch an der Harvard School of Public Health im Jahr 1984 sind Labortiere, die mit einer Versuchsdiät mit einem fünfprozentigen Anteil an Kombu, einer braunen Speisealge, gefüttert wurden, wesentlich später an induziertem Brustkrebs erkrankt als Tiere, die keinen Kombu erhielten. »Bei einer Anzahl von *In-vivo*-Tierversuchen haben Algen stets eine tumorhemmende Wirkung gezeigt«, lautete die Schlußfolgerung eines der Wissenschaftler. »Wenn wir diese Ergebnisse auf die japanische Bevölkerung übertragen, könnte sich der Verzehr von Speisealgen als ein wichtiger Faktor erweisen zur Erklärung der niedrigen Raten bestimmter Krebsformen in Japan. Japanische Frauen in den Altersgruppen vor den Wechseljahren zeigen ein dreimal geringeres Vorkommen von Brustkrebs und Frauen nach den Wechseljahren ein neunmal geringeres Auftreten von Brustkrebs als Frauen in den Vereinigten Staaten. Da die stetige Aufnahme kleiner Mengen von bestimmten toxischen Stoffen sich als kanzerogen erwiesen hat, ist es möglich, daß der tägliche Verzehr von Nahrungsmitteln mit tumorhemmenden Eigenschaften das Auftreten von Krebs reduzieren kann.«
Quelle: J. Teas, M. L. Harbison, und R. S. Gelman. »Dietary Seaweed (Laminaria) and Mammary Carcinogenesis in Rats«, *Cancer Research* 44: 2758-61. (Meeresgemüse.)

Im Jahr 1985 berichtete das National Cancer Institute über die Unwirksamkeit der Bestrahlungs- und der Chemotherapie und über die toxischen Nebenwirkungen, die in manchen Fällen bei der postoperativen Krebsbehandlung aufgetreten waren. »Außer

einer möglichen Wirkung bei ausgewählten Patienten mit Magenkrebs gibt es keinen Beweis für verbesserte Überlebenschancen bei den zehn häufigsten Krebsformen durch postoperative Bestrahlungs-, Chemotherapie oder beides.« Zu den zehn häufigsten Krebsformen gehören Lungenkrebs, Krebs des Darms und des Mastdarms, Brustkrebs, Prostatakrebs, Krebs der Gebärmutter, Blase, Bauchspeicheldrüse, des Magens, der Haut und der Nieren. Kurz nach Veröffentlichung dieses Berichts hat der Autor, Dr. Steven A. Rosenberg, Chefchirurg des National Cancer Institute, den Darmkrebs des Präsidenten Ronald Reagan operiert und statt einer postoperativen Bestrahlungs- oder Chemotherapie seinen Patienten auf eine abgeänderte Vollkorndiät gesetzt.
Quelle: Dr. med. Dr. phil. Steven A. Rosenberg, »Combined-Modality Therapy of Cancer«, *New England Journal of Medicine* 312: 1512-14. (Bestrahlungstherapie, Chemotherapie.)

Im Jahr 1986 berichteten medizinische Forscher, daß der Kampf gegen den Krebs verloren werden würde und daß trotz der Fortschritte in der Diagnose und der Therapie die Krebsrate und die Krebssterblichkeit im Zeitraum zwischen 1950 und 1982 stetig angestiegen sind. Insgesamt ist die den Altersgruppen angepaßte Sterblichkeitsrate im Zeitraum zwischen 1960 und 1982 um 8,7 Prozent gestiegen (die Zunahme der nicht angepaßten Sterblichkeitsrate betrug 56 Prozent), während das Auftreten von Krebserkrankungen insgesamt um 8,5 angestiegen ist. »Es erscheint als Notwendigkeit, den Schwerpunkt der Forschungsarbeit von der Erforschung therapeutischer Möglichkeiten auf die Erforschung der Prophylaxe zu verlagern, wenn wir künftig wesentliche Fortschritte im Kampf gegen den Krebs erzielen wollen«, lautete die Schlußfolgerung der Wissenschaftler.
Quelle: John C. Bailar III und Elaine M. Smith, »Progress Against Cancer«, *New England Journal of Medicine* 314: 1226-32.

Radioaktive Strahlung und Niederschlag

Zur Zeit der Atombombenabwürfe über Japan war Dr. med. Tatsuichiro Akizuki Direktor der Abteilung für Innere Medizin am St. Francis Hospital in Nagasaki. Die meisten Patienten im Krankenhaus, das anderthalb Kilometer vom Zentrum der Explosion entfernt lag, haben die Erstwirkungen überlebt, zeigten aber bald Symptome der Strahlenkrankheit. Dr. Akizuki setzte sein Personal und seine Patienten auf eine strenge makrobiotische Diät mit braunem Reis, Suppe aus Miso und Tamari (eine Soja-Soße), Wakame und anderem Meeresgemüse, Hokkaido-Kürbis und Meersalz, und verbot den Verzehr von Zucker und Süßigkeiten. Als Folge davon konnte er alle Patienten durchbringen, während viele andere Überlebende an den Folgen der radioaktiven Strahlung starben.

Quelle: Dr. med. Tatsuichiro Akizuki, *Nagasaki 1945*, London: Quartet Books, 1981. (Brauner Reis, Miso, Meeresgemüse, Salz.)

Wissenschaftler der Gastro-Intestinal Research Laboratory an der McGill University in Montreal, Kanada, berichteten im Jahr 1964 über eine aus dem Riementang (Kelp) gewonnene Substanz, die die Menge des über dem Darm aufgenommenen Strontiums um 50 bis 80 Prozent zu reduzieren vermag. Dr. Stanley Skoryna berichtete, daß das aus braunen Algen gewonnene Sodium-Alginat in Tierversuchen die normale Kalziumaufnahme über die Darmwand ermöglichte, wobei ein großer Teil des Strontiums gebunden wurde. Sowohl das Sodium-Alginat als auch das Strontium wurden später ausgeschieden. Die Experimente wurden durchgeführt zur Auffindung von Verfahren, um den Folgen der radioaktiven Strahlung und des radioaktiven Niederschlags entgegenzuwirken.

Quelle: S. C. Skoryna et al., »Studies on Inhibition of Intestinal

Absorption of Radioactive Strontium«, *Canadian Medical Association Journal* 91: 169-75. (Meeresgemüse.)

Im Jahr 1968 berichteten kanadische Wissenschaftler, daß Meeresgemüsearten eine Polysaccharid-Substanz enthalten, welche radioaktives Strontium selektiv bindet und dessen Ausscheidung aus dem Körper fördert. In Laborversuchen wurde Sodium-Alginat, welches aus Riementang (Kelp), Kombu und anderen braunen Meeresalgen der Atlantik- und Pazifikküsten gewonnen wurde, zusammen mit Strontium und Kalzium den Versuchsratten verabreicht. Die Verminderung der Strontiumeinlagerung in den Knochen, gemessen an der Femur (Oberschenkelknochen), betrug bis zu 80 Prozent, wobei die Kalziumaufnahme kaum gestört wurde. »Die Auswertung der biologischen Aktivität verschiedener Meeresalgen ist wichtig aufgrund ihrer praktischen Bedeutung bei der Aufnahmehemmung von verschiedenen radioaktiven Kernspaltungsprodukten, und auch aufgrund ihrer möglichen Verwendung als natürliche Entgiftungsmittel.«
Quelle: Y. Tanaka et al., »Studies on Inhibition of Intestinal Absorption of Radioactive Strontium«, *Canadian Medical Association Journal* 99: 169-75. (Meeresgemüse.)

Arthritis

Der regelmäßige Verzehr von Tomaten, Kartoffeln, Auberginen und anderen in Südamerika heimischen Nachtschattengewächsen wird als Mitursache angesehen für den Verlust der natürlichen Immunität in der gemäßigten Klimazone und führt möglicherweise zu einer Reihe von Krankheiten wie Erkältungen und Grippe, Hautausschlägen und Juckreiz, Verlust der sexuellen Vitalität, Kinderlähmung und anderen. Dr. Norman Childers, Professor für Gartenbau am Cook College in New Jersey, der sein

ganzes Leben mit Nachtschattengewächsen gearbeitet hat, berichtet, daß der regelmäßige Konsum von Tomaten, Kartoffeln und Auberginen eine der Hauptursachen von Arthritis ist. Er hat beobachtet, daß die Symptome dieser Krankheit, die zu einer Verkrüppelung des Betroffenen führen kann, innerhalb eines Zeitraums von mehreren Wochen bis mehreren Monaten nach vollständigem Verzicht auf diese Nahrungsmittel verschwinden.
Quelle: Norman Childers, *The Nightshades and Health,* Somerville, N. J.: Horticulture Publications, 1977.

Diabetes

Bei einer in Oregon durchgeführten Studie wurden sechs Grenzfälle von Diabetes für die Dauer von dreißig Tagen auf eine makrobiotische Diät gesetzt. Mit der Ausnahme von einem übergewichtigen Teilnehmer konnten die Forscher einen signifikanten Rückgang des Cholesterinspiegels von einem durchschnittlichen Wert von 140 auf 110 vermelden. Bei den Teilnehmern handelte es sich vorwiegend um Lakto-Ovo-Vegetarier, was für die niedrigen Cholesterin-Ausgangswerte verantwortlich war. Eine Kontrollgruppe von zehn makrobiotisch ernährten Personen zeigte durchschnittliche Cholesterinwerte, die mit den Untersuchungsergebnissen der Harvard Medical School aus der Mitte der siebziger Jahre übereinstimmten.
Quelle: Mark Mead, »In Search of the Sweet Life: A Dietary Approach to Diabetes Mellitus«, Reed College Doktorarbeit in Biologie, in Zusammenarbeit mit der Oregon Health Sciences University, 1984. (Blutbeschaffenheit.)

Aids

In New York begann eine Gruppe von Männern mit Aids im Jahr 1983 sich makrobiotisch zu ernähren. Sie hofften, dadurch die Beschaffenheit ihres Blutes zu ändern, ihre natürlichen Abwehrfunktionen wiederherzustellen, und diese normalerweise stets tödlich verlaufende Krankheit zu überleben. 1984 begannen Immunologen aus New York und Boston Blutproben und die Funktionen des Immunsystems bei zehn Männern mit Kaposi-Sarkom zu überwachen. Die ersten Ergebnisse deuten darauf hin, daß der Zustand der meisten Männer sich unter dem Einfluß der Ernährung stabilisiert. »Der Allgemeinzustand dieser Männer, die wenig oder keine medizinische Behandlung erhalten haben, erscheint sehr günstig im Vergleich zu den anderen Personen mit Kaposi-Sarkom. Nach unserer Ansicht können Ärzte und Wissenschaftler ihren Patienten, besonders solchen mit wenigen Symptomen, mit gutem Gewissen gestatten, auf Medikamente zu verzichten, entweder im Rahmen einer umfangreicheren (Ernährungs-)Studie oder auch in solchen Fällen, in denen der Patient die medikamentöse Therapie ablehnt.«

Quelle: »Patients with Kaposi Sarcoma Who Opt for No Treatment« (Brief), *The Lancet*, 2: 223, Juli 27, 1985. (Blutbeschaffenheit, Funktionen des Immunsystems.)

1986 berichteten Aids-Forscher, daß Patienten mit einigermaßen intaktem Immunsystem anscheinend auf die Makrobiotik ansprechen und daß ihr Zustand sich durch den Einfluß der Ernährung stabilisiert. Forscher der Boston University Medical School stellten bei makrobiotisch ernährten Aids-Patienten fest, daß die Mehrzahl der Männer mit Kaposi-Sarkom in den ersten beiden Jahren nach der Diagnosestellung eine Zunahme der T-Lymphozyten und der Gesamtlymphozytenzahl aufwiesen und daß die durchschnittliche Überlebenszeit – 31 Monate – bereits die-

jenige aller anderen vorherigen unter Beobachtung stehenden Aids-Gruppen übertraf.
Quelle: Dr. phil. John Beldeka und Dr. phil. Elinor Levy, International AIDS Conference, Paris, Frankreich, Juni, 1986.

Geisteskrankheiten und psychische Störungen, asoziales Verhalten

Im Jahr 1979 beschloß Frank Kern, zweiter Direktor am Tidewater Detention Center in Chesapeake, Virginia, einer bundesstaatlichen Anstalt für jugendliche Kriminelle, makrobiotisch orientierte Ernährungsreformen durchzuführen. Bei dem Experiment wurde der Zucker aus der Ernährung und den Zwischenmahlzeiten von vierundzwanzig Insassen weggelassen. Die Jugendlichen im Alter zwischen zwölf und achtzehn waren wegen Delikten wie Rowdytum, Brandstiftung, Einbruch und Alkohol- und Drogenvergehen in die Anstalt eingewiesen worden. Die Cola-Automaten wurden aus der Anstalt entfernt und Obstsäfte in den anderen Limonade-Automaten eingesetzt; raffinierter weißer Zucker wurde durch Honig und andere milde, natürliche Süßmittel ersetzt. Die dreimonatige Probezeit wurde als Doppelblindversuch angelegt, so daß weder das Anstaltspersonal noch die Insassen etwas vom Experiment wußten. Am Ende der Probezeit wurden die vom Personal regelmäßig geführten Unterlagen über das Benehmen der Insassen eingesehen und mit dem einer Kontrollgruppe von 34 Jugendlichen verglichen. Die Wissenschaftler stellten fest, daß ein um 45 Prozent geringeres Auftreten von asozialem Verhalten und Handlungen, die disziplinarische Maßnahmen nach sich zogen, in der Gruppe mit der veränderten Ernährungsweise aufgetreten waren gegenüber der Kontrollgruppe.
Folgeuntersuchungen im nächsten Jahr haben ergeben, daß eine

Einschränkung des Zuckerkonsums »zu einer 82prozentigen Reduzierung von Tätlichkeiten, einer 77prozentigen Abnahme von Diebstählen, einer 65prozentigen Reduzierung von grobem Unfug und einem um 55 Prozent geringeren Auftreten von Ungehorsam und Verweigerung, Anweisungen zu befolgen, führten«. Die Wissenschaftler fanden ebenfalls heraus, daß die Gruppe, die am ehesten Besserungen des Verhaltens zeigte, Personen waren, die direkte, offene Gewalthandlungen begangen hatten.

Quelle: Dr. phil. Stephen S. Schoenthaler, »The Effect of Sugar on the Treatment and Control of Antisocial Behavior«, *International Journal of Biosocial Research« 3, no. 1 (1982): S. 1-9.* (Zucker, Limonaden, Ernährung und Verbrechen.)

Im Jahr 1979 begannen einige Insassen des Linho-Gefängnisses in Lissabon, Portugal, sich makrobiotisch zu ernähren und an Vorlesungen über orientalische Philosophie und Medizin, Shiatsu-Massage und Antlitz-Diagnose teilzunehmen, die von Chico Varatojo, einem Absolventen des Kushi-Instituts und Lehrer aus Lissabon gehalten wurden. Bald darauf stellten sich dreißig Häftlinge auf die makrobiotische Ernährungsweise um, und die Gefängnisleitung gestattete ihnen die Benützung einer großen Küche, wo sie mehrere Male in der Woche gemeinsam kochten und aßen. In Linho, einem Hochsicherheitsgefängnis, befanden sich die gefährlichsten Verbrecher Portugals, unter anderem ein gewisser Antonio (To Zé) José Aréal, Chef einer Bande von bewaffneten Räubern und Entführern, die im ganzen Land gejagt und verfolgt worden waren. Aufgrund der veränderten Haltung und des verbesserten Benehmens, die sich im Verlauf der makrobiotischen Ernährung eingestellt hatten, erhielten To Zé und die Mehrzahl der Personen, die an den Vorlesungen teilgenommen hatten, eine Strafmilderung, so daß sie vorzeitig aus der Haft entlassen werden konnten. »Die Ernährungsweise kann den Menschen verändern«, sagte Senhor Alfonso, Verwaltungsbeamter des Gefängnisses. To Zé studierte später am Kushi-Institut in Boston und lehrte die Makrobiotik in New Bedford, Massachusetts, wo es einen großen Anteil von portugiesisch sprechenden Menschen gibt, ehe er dann nach Portugal zurückkehrte, um andere Häftlinge zu unterrichten und ihnen zu helfen.

Quelle: Meg Seaker, *»Fighting Crime with Diet: Report from a Portuguese Prison«,* East West Journal, Juli, 1982, S. 26-34. (Ernährung und Verbrechen.)

Am Lemuel Shattuck Hospital in Boston wurde im Jahr 1980 mit einem makrobiotischen Mittagessen-Programm für Ärzte, Schwestern und Krankenhauspersonal begonnen. Die Gesamtresonanz war günstig und verbesserte sich, nachdem die Palette der makrobiotischen Speisen und Getränke auch in das Angebot des normalen Selbstbedienungsbetriebs aufgenommen wurde. Im zweiten Jahr war die Hälfte der im Selbstbedienungsangebot verkauften Speisen makrobiotisch hergestellt. Die Zahl der regelmäßigen Besucher stieg von 60 auf 120 bis 200 Personen täglich. Bei den Mittagessen enthielten 70 bis 90 Prozent aller Mahlzeiten wenigstens einen Artikel aus dem makrobiotischen Menü.

Quelle: Michio Kushi zusammen mit Edward Esko, Tom Igelhart und Erich Zutrau, *Crime and Diet Psychology* (Tokio – New York: Japan Publications, 1987).

Im Jahr 1982 hat Dr. Jonathan Lieff, Leiter der Abteilungen für Psychiatrie und Geriatrie am Lemuel-Shattuck-Krankenhaus in Boston zusammen mit den Ärzten von Tuffs University School of Nutrition ein Experiment entworfen, um die Wirkung makrobiotischer Nahrung im Vergleich zur normalen Krankenhauskost bei Langzeitpatienten der Psychiatrie und der Geriatrie zu überprüfen. Bei den Patienten handelte es sich um Fälle von Psychose, Demenz, bipolaren Störungen und Depressionen, wobei einige dieser Patienten ihr ganzes Leben im Shattuck Hospital verbracht hatten. Bei diesem Doppelblindversuch, bei dem weder das Krankenhauspersonal noch die Patienten darüber unterrichtet wurden, hat man die makrobiotischen Speisen so zubereitet, daß sie wie normale aussahen und schmeckten, und sie über einen Zeitraum von acht Wochen in zwei Abteilungen des Krankenhauses verabreicht. Das makrobiotische Menü enthielt 187 Artikel, sowie Hühnerfleisch, Kaffee und Butter, die sich nicht ohne weiteres simulieren ließen. »In der makrobiotischen Versuchsgruppe gab es eine signifikante Reduzierung von manifest psychotischen Symptomen und weniger Reizbarkeit«, lautete das Resümee der Forscher. »Diese Pilot-Untersuchung berechtigt zu der Annahme, daß die Ernährung einen deutlichen Einfluß auf Geisteskrankheiten ausübt, doch können wir aufgrund der zahlreichen Variablen nicht sagen, welche von ausschlaggebender Bedeutung sind.« Die Streichung des Zuckers, der Konservierungsmittel, Milchprodukte und verfeinerten Lebensmittel wurden als mögliche Faktoren erwähnt, sowie auch die Einführung von Vollkorngetreide und Gemüse.

Quelle: Dr. med. Jonathan D. Lieff et al., »A Double Blind Study of the Effect of Diet on Behavior in a Geriatric Psychiatric Ward« (Boston: Lemuel Shattuck Hospital, 1984). (Psychiatrische und geriatrische Patienten.)

Ursprung und Entwicklung der Menschheit

Entgegen früherer Annahmen bestand die traditionelle Ernährung der Menschheit aus Vollkorngetreide und anderen Nahrungsmitteln vorwiegend pflanzlicher Art, und nicht aus Fleisch und tierischen Nahrungsmitteln, wie man bislang gerne angenommen hat. »Neuere Untersuchungen über die Ernährungsgewohnheiten prähistorischer Menschen und ihrer Vorfahren, der Primaten, legen den Schluß nahe, daß die stark fleischhaltige

Ernährung moderner Wohlstandsgesellschaften die biologischen Fähigkeiten, mit denen der menschliche Körper aufgrund seiner Evolution ausgestattet ist, überfordert. Die mögliche Folge davon sind eine Reihe ernährungsbedingter Störungen wie Diabetes, Fettleibigkeit, hoher Blutdruck, Herzkranzgefäßleiden und einige Formen von Krebs. Die Studien stellen die Ansicht, der Mensch habe sich als aggressiver, stark vom Fleisch abhängiger Jäger entwickelt, in Frage. Die neue Sichtweise, gestützt auf Forschungsergebnisse in der Archäologie, der Anthropologie, Primatologie und der vergleichenden Anatomie, beschreibt den frühen Menschen und seine Vorfahren eher als Pflanzenesser statt als Fleischverzehrer. Diesen Studien zufolge war der Tisch in der vorgeschichtlichen Zeit während der letzten anderthalb Millionen Jahre mit dreimal mehr pflanzlicher als tierischer Nahrung gedeckt, ein genau umgekehrtes Verhältnis gegenüber der heutigen Ernährung des durchschnittlichen Amerikaners.«

Quelle: Jane E. Brody, »Research Yields Surprises About Early Human Diets«, *New York Times*, Wissenschaftsteil, 15. Mai, 1979. (Pflanzliche gegen tierische Nahrungsmittel.)

Die wenigen heute noch existierenden Steinzeit-Kulturen ernähren sich hauptsächlich von pflanzlicher Nahrung. Wissenschaftler, die achtundfünfzig Jäger-Sammler-Gesellschaften untersucht haben, stellten fest, daß ihre Nahrung zu 50 bis 70 Prozent aus komplexen Kohlehydraten pflanzlichen Ursprungs besteht. Tierische Nahrungsmittel machen etwa 25 bis 30 Prozent des Gesamtnahrungsvolumens aus, wobei keiner der Stämme Milch, Zucker oder Alkohol konsumieren oder dem Essen Salz hinzufügen.

Quelle: H. C. Trowell und D. P. Burkitt, *Western Diseases: Their Emergence and Prevention* (Cambridge, Mass.: Harvard University Press, 1981), S. 15. (Pflanzliche gegen tierische Nahrungsmittel.)

Im Jahr 1985 berichteten Anthropologen, daß die traditionelle Ernährung der Altsteinzeit, die aus wilden Getreidearten, Wurzeln, Bohnen, Nüssen, Knollen und Früchten sowie aus Wild bestand, anscheinend vor Krebs, Herzkrankheiten und anderen degenerativen Krankheiten schützt. »Die Unterschiede zwischen den Ernährungsgewohnheiten unserer fernen Vorfahren und der jetzigen Ernährungsweise, die in den industrialisierten Ländern vorherrscht, sind wohl von großer Bedeutung für unsere Gesundheit, wobei wir das spezifische Muster der ernährungsbedingten Krankheit als eine Funktion der heutigen Zivilisationsstufe ansehen können.« Obwohl einige der Ur-Gesellschaften mehr tierische Nahrung verzehrt haben als dies heute der Fall ist, bestand ein großer Unterschied hinsichtlich der Menge und der Art des Fettes, das gegessen wurde. Die modernen Haustiere enthalten ungefähr acht- bis zehnmal mehr Fett als ihre in freier Wildbahn lebenden Verwandten. Zudem enthält Wild über fünfmal mehr mehrfachungesättigtes Fett pro Gramm als die heutigen Haustiere, die sehr viel hochgesättigte Fette liefern. »Die Ernährung unserer fernen Vorfahren wäre möglicherweise als Bezugsmaßstab für eine moderne Ernährung anzusehen und als ein Modell für eine Ernährungsweise, die gegen bestimmte ›Zivilisationskrankheiten‹ schützt«, resümierten die Wissenschaftler.

Quelle: Dr. med. S. B. Eaton, Dr. phil. M. Konner, »Paleolithic Nutrition«, *New England Journal of Medicine* 313: 283-89. (Tierische Nahrungsmittel, Fett.)

Landwirtschaft und Energie

Im Jahr 1971 belegte Frances Moore Lappé mit dem von ihr zusammengetragenen Material, daß weltweit genügend Nahrungsmittel vorhanden wären, um den Hunger zu beenden, wenn nicht 50 bis 90 Prozent des Getreides zur Fleischmast verwendet werden würden. Zur Erzeugung von einem Pfund Rindfleisch werden 18 Pfund Getreide und Sojabohnen benötigt; beim Schweinefleisch sind es 6 Pfund; Truthahn benötigt 4 Pfund; Eier 3 Pfund; und schließlich benötigt die Erzeugung von einem Pfund Hühnerfleisch 3 Pfund Getreide und Sojabohnen. Die Erzeugung von verwertbarem Eiweiß auf je 4000 m^2 wurden wie folgt in Pfunden abgegeben: 356 Pfund bei Sojabohnen; 260 Pfund bei Reis; 211 Pfund bei Mais; 192 Pfund bei anderen Hülsenfrüchten; 82 Pfund bei Milch; 75 Pfund bei Eiern; 45 Pfund bei Fleisch diverser Fleischarten und schließlich 20 Pfund bei Rindfleisch.

Quelle: Frances Moore Lappé, *Diet for a Small Planet* (New York: Ballantine, 1971); (dt.: Frankfurt, Fischer Taschenbuchverlag) (Reis, pflanzliche gegen tierische Nahrung).

Eine Studie aus dem Jahr 1974 kam zu dem Ergebnis, daß Hausfrauen heute mehr Zeit für den Einkauf und die Zubereitung der Speisen benötigen als ihre Mütter und Großmütter, trotz der verbesserten Transportmöglichkeiten, der modernen Supermärkte und spezieller Lebensmittel, die sich schnell zubereiten lassen. Im Jahr 1968 verbrachte die durchschnittliche, nicht berufstätige amerikanische Hausfrau 23 Stunden in der Woche mit der Zubereitung der Nahrung gegenüber 18 Stunden im Jahr 1926, während die Einkaufszeit im gleichen Zeitraum von 4 Stunden pro Woche auf 8 Stunden angestiegen ist.

Quelle: J. Vanek, »Time Spent in Housework«, *Scientific-American* 231: 116-20, 1974.

Im Jahr 1978 erschien ein Bericht eines Forschers über die gewaltigen Mengen Erdöl und anderer fossiler Brennstoffe, die in der modernen Landwirtschaft und der Lebensmittelindustrie verbraucht werden. Dazu gehört die Energie, die bei der Fertigung der schweren landwirtschaftlichen Maschinen erforderlich ist, des Kunstdüngers und der chemischen Herbizide und Pestizide, sowie die Energie, die bei der Lebensmittelverarbeitung benötigt wird. Insgesamt entspricht der Pro-Kopf-Verbrauch der modernen Nahrungsmittelproduktion und Verarbeitung umgerechnet 1653,6 Liter Erdöl jährlich, was wiederum einen Pro-Kopf-Verbrauch von 4,4 Liter Benzin täglich entspricht.

Quelle: Maurice Green, *Eating Oil: Energy Use in Food Production* (Boulder, Co.: Westview Press, 1978). (Kunstdünger, Herbizide, Pestizide, Fleisch und Zucker.)

In einem Bericht des amerikanischen Landwirtschaftsministeriums waren ihre Wissenschaftler »beeindruckt von der Fähigkeit der biologischen Landwirte, die Ackerunkräuter beim Anbau von Mais, Sojabohnen und Getreidesorten mit einem Minimum oder gar ohne den Gebrauch von Herbiziden in den Griff zu bekommen. Ihr Erfolg hierbei wird auf die Ackerbestellung und Kultivierung zum richtigen Zeitpunkt, verzögertem Auspflanzen und auf den Fruchtwechsel zurückgeführt. Bei der Insektenbekämpfung sind sie ebenfalls relativ erfolgreich gewesen.«

Die Forscher stellten ebenfalls fest, daß die biologischen Methoden des Anbaus und der Bodenpflege einem Verlust der Ackerkrume entgegenwirken, das Grundwasser minimal belasten und zum Energiesparen beitragen; des weiteren konnten die naturgemäßen Methoden eine erhebliche Energieeinsparung gegenüber den konventionellen Methoden erzielen und waren auch imstande, mit diesen im Wettbewerb zu bestehen. Der Bericht schloß mit der Bemerkung: »Wir können sicher von einer ganzheitlichen Erforschung des naturgemäßen Anbaus, der Mechanismen, Wechselwirkungen, Prinzipien und Vorteile für die Landwirtschaft im In- und Ausland viel lernen.

Quelle: Report and Recommendations on Organic Farming (Washington, D. C.: US Department of Agriculture, Government Printing Office, 1980). (Biologischer Anbau.)

Im Jahr 1982 haben Ärzte der Abteilung Familien- und vorbeugende Medizin an der University of Southern California School of Medicine ihre Kollegen davor gewarnt, daß bei Personen, die in ihrem Beruf elektrischen und magnetischen Feldern ausgesetzt sind, ein erhöhtes Leukämierisiko besteht. Bei den Berufen handelte es sich um Elektrotechniker, Elektriker, Störungssucher an elektrischen Leitungen, Schweißer und Brennschneider sowie Elektroingenieure. »Obwohl uns keine tumorinduzierende Wirkung bei Tieren, die diesem Spektrum von nichtionisierender Energie ausgesetzt wurden, bekannt ist, hat die Einwirkung von Radiowellen und Mikrowellen bei Tieren zu einer Veränderung der Anzahl und Art der weißen Blutkörperchen im peripheren Blutstrom sowie zu einer Veränderung der Immunglobulin- und Endokrinfunktionen geführt.«

Quelle: W. E. Wright, J. M. Peters und T. M. Mack, »Leukemia in Workers Exposed to Electrical and Magnetic Fields« (Brief), *The Lancet* 2:1160.

Im Jahr 1984 berichteten Forscher der Rutgers University, daß Produkte aus konventionellem Anbau bis zu 25 Prozent weniger Mineralstoffe enthielten als solche aus naturgemäßem Anbau. Die Wissenschaftler verglichen Bohnen, Kohl, Salat, Tomaten und Spinat, die jeweils in einem Supermarkt und in einem Naturkostladen eingekauft wurden, und stellten bei den aus naturgemäßem Anbau stammenden Produkten einen wesentlich höheren Gehalt an Phosphor, Kalzium, Magnesium, Kalium, Natrium, Bor, Mangan, Eisen, Kupfer und Kobalt fest, sowie von anderen Mineralstoffen und Spurenelementen.

Quelle: Firman E. Baer, Variations in Mineral Content in Vegetables« (New Brunswick, N. J.: Rutgers University), 1984. (Naturgemäßer und konventioneller Anbau.)

Biologische Transmutation

Im Jahr 1959 begann der französische Wissenschaftler Louis Kervran seine Entdeckungen auf dem Gebiet der biologischen Transmutation zu veröffentlichen – über die Synthese der notwendigen, jedoch nicht verfügbaren chemischen Elemente aus einfacheren, verfügbaren Bestandteilen. Auf die Theorien von George Ohsawa gestützt, denen zufolge Elemente auf friedliche Art und Weise ineinander umgewandelt werden können, ohne Zertrümmerung des Atoms, zeigte Kervran, daß in lebenden Systemen sich Natrium zu Kalium verwandeln kann, Mangan aus Eisen, Kieselsäure aus Kalzium und Phosphor aus Sulfur hervorgehen kann.

Den Anfang nahm Kervrans Arbeit in Algerien, wo er zu Rate gezogen wurde, um eine Erklärung dafür zu finden, warum die Bohrturmarbeiter imstande waren, den ganzen Tag in der heißen Sonne zu arbeiten. Nach den gängigen wissenschaftlichen Vorstellungen hätten die Männer an Hyperthermie sterben müssen. Sechs Monate lang wurde alles, was die Männer zu sich nahmen, sowie ihre Ausscheidungen genau untersucht. Man fand heraus, daß die Männer große Mengen Salz zu sich nahmen, die nicht ausgeschieden wurden, und daß sie wesentlich größere Mengen Kalium ausschieden, als sie aufgenommen hatten.

»Ich kam zu dem Schluß, daß das Natrium zu Kalium wurde und dabei eine endotherme Reaktion erzeugte, wodurch Hitze absorbiert wurde. Deswegen nimmt man in einem trockenen, heißen Land instinktiv mehr Salz zu sich. Daher ist das Salz in Afrika und im Nahen Osten so wichtig, wo die Karawanen bis zu 1000 Kilometer zurücklegen, um Salz zu holen.«

Die makrobiotische Theorie der biologischen Transmutation hat ein großes Spektrum von industriellen, wissenschaftlichen und gesellschaftlichen Anwendungen. Kervran schlug zum Beispiel vor, daß biologische Transmutationen zur Beseitigung von nuklearen Abfallstoffen, bei Unfällen mit Umweltgiften und zur Unschädlichmachung anderer Langzeit-Umweltbelastungen verwendet werden könnten.

Quelle: Louis C. Kervran, *Biological Transmutations* (Brooklyn: Swan House, 1972), S. 27-29. (Energie.)

Die Theorie der biologischen Transmutation wurde im Jahr 1978 von Wissenschaftlern des U.S. Militärs geprüft, wobei die Transmutation der Materie von Zelle zu Zelle und Atom zu Atom bestätigt wurde. »Die Arbeiten von Kervran, Komaki und anderen wurden überprüft; man kam zu dem Schluß, daß, wenn solche Transmutationen (Natrium zu Magnesium, Kalium zu Kalzium und Mangan zu Eisen) gegeben waren, dabei ebenfalls ein Überschuß an Energie erzeugt wird. Ein Wirkungsmechanismus wurde vorgeschlagen, nach dem Mg-Adenosintriphosphat, welches im Mitochondrium der Zelle angesiedelt ist, eine doppelte Rolle als Energielieferant spielt. Über die allgemein akzeptierte biochemische Rolle des Mg-Adenotriphosphats hinaus, bei der es bei seiner schrittweisen Zersetzung Energie liefert, kann Mg-Adenotriphosphat auch als Zyklotron auf einer molekularen Ebene angesehen werden. Wird Mg-Adenotriphosphat in Lagen aufeinandergelegt, verfügt es über alle Eigenschaften eines Zyklotrons in Übereinstimmung mit den Voraussetzungen, die E. O. Lawrence, der Erfinder des Zyklotrons, angegeben hat. Man kam zu dem Schluß, daß Transmutationen der Elemente in lebendigen Organismen sich in der Tat ereignen und wahrscheinlich mit einer Gesamtenergiezunahme einhergehen ... Die relativ verfügbaren, sehr großen Vorräte von Elementen, die sich Berichten zufolge transmutieren lassen, und der wahrscheinlich große Energieüberschuß, der damit einhergeht, weisen darauf hin, daß wir vor einer neuen Energiequelle stehen – deren Vorräte unerschöpflich sind.

Quelle: Salomon Goldfein, »Energy Development from Elemental Transmutations in Biological Systems«, Bericht 2247, Ft.

Belvoir, Va.: U.S. Army Mobility Equipment Research and Development Command, 1978. (Energie.)

Bewegung und Sport

Die Tarahumara-Indianer sind die gesündeste Gemeinschaft von Eingeborenen in Nordamerika. Sie leben im Sierra-Madre-Gebirge im nördlichen Zentralmexiko; ihre traditionelle Ernährung besteht aus Mais, Bohnen und Kürbissen, Fleisch wird selten und Eier werden nur gelegentlich verwendet. Die 50.000 Tarahumaras verwenden keine mechanische Energie in ihrer Landwirtschaft, sie bewegen sich ausschließlich zu Fuß fort, und sind bekannt für die marathonartigen Ballspiele, die sie veranstalten. Mitglieder dieses Volksstammes haben Mexiko auch schon als Marathonläufer bei den Olympischen Spielen vertreten. Forscher, die ihre Kultur untersucht haben, berichten von einem vollständigen Fehlen von hohem Blutdruck und Übergewicht und anderen degenerativen Krankheiten, wobei Herz-Kreislauf-Krankheiten als Todesursachen ebenfalls unbekannt sind.
Quelle: William E. Connor et al., »The Plasma Lipids, Lipoproteins, and Diet of the Tarahumara Indians of Mexico«, *American Journal of Clinical Nutrition* 31 (1978): 1131-42. (Ballspiele, Mais.)

Im Jahr 1983 gelang einer professionellen Baseball-Mannschaft der Aufstieg vom letzten zum ersten Platz nach einer Umstellung auf die makrobiotische Ernährungsweise. Manager Tatsuro Hirooka übernahm die Seibu Lions, die am Tabellenende standen, im Oktober 1981 und führte daraufhin ein Ernährungsexperiment durch. Der Verzehr von Fleisch, Zucker und weißem Reis wurde eingeschränkt und eine Ernährung mit braunem Reis, Tofu, Gemüse und Soja-Produkten eingeführt. Die Spieler erfuhren von ihm, daß tierische Nahrungsmittel die Empfänglichkeit für Verletzungen erhöhen und daß eine natürliche Ernährungsweise den Körper vor Zerrungen und Überdehnungen schützt und zu einer klaren und konzentrierten Geisteshaltung beiträgt. Während der Spielsaison 1982 wurden die Lions von ihren Erzrivalen, den Nippon Ham-Fighters, einer Mannschaft, die von einer großen Fleischfirma gesponsort wird, verhöhnt. Die Lions besiegten jedoch die Ham-Fighters im Kampf um die Meisterschaft der Pacific League und spielten weiter in den Japan World Series, wo sie die Chunichi Dragons schlugen. Im darauffolgenden Jahr gewannen die Lions die Meisterschaft zum zweiten Mal.

Quelle: »The Veggie Baseball Team«, *Parade Magazine,* April 15, 1984. (Baseball, brauner Reis, Tofu.)

Anhang 4
Eine west-östliche Bücherliste

Es gibt zahlreiche Werke – ob aus dem Osten oder dem Westen, ob Dichtung oder Prosa, ob alt oder neu – die auf den Weg zu Gesundheit, Glück und Frieden hinweisen. Jene, die hier aufgeführt sind, stellen nur einen Bruchteil der vielen Bücher dar, die den Geist des Abenteuers und der Selbstfindung vermitteln. Wir empfehlen sie zum vertieften Studium und als Lesevergnügen.

Bücher

Aihara, Herman: *Learning from the Salmon and Other Essays* (Oroville, Calif.: George Ohsawa Macrobiotic Foundation, 1980). Betrachtung der natürlichen Ordnung von einem verständnisvollen und weisen Lehrer des Lebens.

Akizuki, Tatsuichiro, M. D.: *Nagasaki 1945* (London und New York: Quartet Books, 1981.) Eine bewegende Schilderung von Überlebenden des Atombombenabwurfs über Nagasaki, und wie ein japanischer Arzt seine Patienten mit einer strengen Diät von braunem Reis, Misosuppe und Meeresgemüse von der Strahlenkrankheit heilte.

Assisi, Franz von: *Die Blümlein des heiligen Franz von Assisi* (Insel TB 71). Traditionelle Biographie über den Heiligen aus Assisi, der im 12. Jahrhundert lebte und mit den Tieren sprach. Übersetzt von Raphael Brown (Doubleday, 1958).

Basho Matsuo, The Narrow Road to the Deep North. Ein Haiku-Meister reist durch das Japan des 17. Jahrhunderts. Zu den sorgfältigen Übersetzungen zählen jene von Nobuyuki Yusa (Penguin 1966) und von Cid Corman und Kamaike Susumu (*Back Roads to Far Towns,* Grossmann, 1968).

Bhagavad-Gita. Das »Himmlische Lied«, das Krishna für den Prinzen Arjuna singt. Es spricht vom Wesen der höchsten Wirklichkeit und der äußersten Wichtigkeit richtiger Ernährung. Es existiert keine herausragende englische Übersetzung, aber diejenigen von Franklin Edgerton (Harvard University Press, 1944), Swami Prabhavananda und Christopher Isherwood (Vedanta Press, 1944), Juan Mascaro (Viking, 1962) und P. Lal (Writers' Workshop, 1965) sind bewundernswert. Deutsche Ausgaben: Egbert Richter-Ushanas (Bremen: Verlag Egbert Richter, 1983); Leopold v. Schroeder u. Heinrich Zimmer (Köln: Eugen Diederichs Verlag).

Die Gita ist ein Teil der *Mahabharata,* des großen Sanskritepos über das alte Indien. J. A. B. Van Buitenans Übersetzung (University of Chicago Press, 3 Bände, 1973-78) vermittelt den Schwung des Originals. Deutsche Nacherzählung des *Mahabharata:* Biren Roy (Eugen Diederichs Verlag).

Die Bibel. Das höchste Urteilsvermögen steht hinter der Bibel, von der Genesis bis zum Buch Daniel, von den Evangelien bis zur Offenbarung, obgleich dies aufgrund von Übertragungsfehlern, Interpolationen und mangelnder Sorgfalt beim Umgang mit den Texten nicht immer leicht zu erkennen ist. Keine englische Übersetzung gibt den Geist des hebräischen und griechischen Originals wieder. Die King-James-Version hat den höchsten poetischen Gehalt. Luthers deutsche Übertragung ist beeindruckend.

Black Elk, *Black Elk speaks.* Kraftvolle Geschichte von dem heiligen Mann der Oglala-Sioux, der als Knabe in einer Vision die Zerstörung der indianischen Lebensweise in Amerika vorhersah. Herausgegeben von John Neihardt 1932 (University of Nebraska Press, 1979); dt.: Schwarzer Hirsch, *Ich rufe mein*

Volk (Bornheim: Lamuv, 1982). *The Sacred Pipe,* die Fortsetzung von *Black Elk,* herausgegeben von Joseph Epes Brown (Viking, 1953), beschäftigt sich eingehend mit der spirituellen Praxis der amerikanischen Ureinwohner; dt.: Schwarzer Hirsch, *Die heilige Pfeife* (Bornheim: Lamuv, 1982).

The Book of Songs. Eine chinesische Anthologie von Gedichten über Liebeswerben, Ehe, Krieg, Landbau, Herrscherhäuser und Freundschaft. Die Sammlung reicht bis ins 6. Jahrhundert vor Chr. oder noch früher zurück. Das Werk ist einer der fünf konfuzianischen Klassiker. Arthur Waleys Übersetzung (Grove Press, 1960) bewahrt den Geist des Wundervollen und die Unmittelbarkeit des Originals.

Buddha, Sakyamuni, *Hrdaya Sutra.* Der einfachste und klarste Ausdruck der Lehren Buddhas. Das Werk wird oft als das *Herz-Sutra* bezeichnet, obgleich es keine angemessene Übersetzung aus dem Sanskrit ins Englische gibt. In Michio Kushis Seminaren zum sprirituellen Training findet man eine auf den japanischen Text *Hannya Shin Gyo* sich stützende Übersetzung des wesentlichen Kerns dieses Sutra. Die in Japan und China wohl am meisten gelesene buddhistische Schrift ist das *Lotos-Sutra. Sutra von der Lotosblume des Wunderbaren Gesetzes* (Heidelberg: Lambert Schneider, 1985). Es beschreibt das tiefste Wesen der Wirklichkeit und wie die Lehren im unendlichen Universum verwirklicht und verbreitet werden sollen. Nikkyo Niwanos *Buddhismus für heute. Eine moderne Darstellung des Dreifachen Lotus-Sutra* (Wien: Octopus, 1985), stellt einen erkenntnisreichen Kommentar und eine gute Einführung in den Buddhismus dar. Weitere wesentliche buddhistische Schriften sind *Dhammapada,* ein Text, der sich mit Ethik beschäftigt, und die *Jataka Tales,* Geschichten über die früheren Inkarnationen Buddhas.

Butler, Samuel, *Erewhon* (Frankfurt: Eichborn, 1981). Eine utopische Erzählung eines englischen Autors des 19. Jahrhunderts über ein Land, wo die Kranken eingesperrt werden, die Verbrecher ins Krankenhaus und die Maschinen ins Museum kommen. Das Buch stand Pate für die Erewhon Trading Company.

Bunyan, John, *Pilgerreise zur seligen Ewigkeit* (Düsseldorf: Telos). Allegorische Reise aus der Welt der Verzweiflung in die zukünftige Welt des Heils, vom Dualismus zur Einheit. Gemeinsam mit der Bibel das wichtigste Buch, um den puritanischen Geist zu verstehen, aus dem Amerika erwuchs.

Carpenter, Edward, *Civilization: Its Cause and Cure*. Gesundheit und Krankheit als die Wurzel der Kultur und der damit zusammenhängenden Unzufriedenheit, geschrieben von einem englischen Handwerker des 19. Jahrhunderts (erhältlich bei Greenleaf Books, San Diego, 1971.)

Carrel, Alexis, *Man the Unknown*. Betrachtungen zur Lage des Menschen von einem französischen Wissenschaftler des frühen 20. Jahrhunderts. Englische Übersetzung veröffentlicht bei Harper and Brothers, New York und London 1935. 1937 übersetzte George Ohsawa das Buch ins Japanische.

Carroll, Lewis, *Alice im Wunderland* und *Alice hinter den Spiegeln* (beide Suhrkamp). Beliebte Kinderbuchklassiker, und ein satirisches Porträt vom Weißen Kaninchen, von Mad Hatter, Tweedle Dee und Tweedle Dum, Jabberwock, Bandersnatch, der Roten Königin und vieler anderer aus der modernen Gesellschaft.

Cervantes, Miguel, *Don Quichote* (Goldmann TB). Die Suche des Träumers aus La Mancha. Samuel Putnams Version bewahrt die umgangssprachliche Bodenständigkeit des spanischen Originals. (Viking, 1957).

Konfuzius, *Ausgewählte Schriften*. Betrachtungen über das Leben und die Ordnung des Universums von einem rechtschaffenen Mann. Achtbare Übersetzungen von Arthur Waley (Random House 1966) und Ezra Pound (New Directions,

1969). Deutsche Übersetzung von Konfuzius: Kungfutse, - *Gespräche (Lun Yü)* (Köln: Eugen Diederichs).

Dante Alighieri, *Die Göttliche Komödie*. Reise des Florentiner Dichters des 13. Jahrhunderts durch das Inferno, das Fegefeuer und das Paradies. Die Beschreibung der Qualen in den äußeren Regionen des *Yu-Kai* im ersten Band lassen viele Leser aufgeben, obwohl die im zweiten und dritten Band folgende Reise der Seele durch das *Rei-Kai* und das *Shin-Kai,* wo Beatrice, Dantes Gefährtin, das spiralförmige Wesen der Wirklichkeit erklärt und von der »Liebe« spricht, »welche die Gestirne bewegt«, von erhabener Schönheit ist. Für Leser, die das Italienische nicht beherrschen, vermitteln deutsche Übersetzungen einen Eindruck von der Macht und Größe des Originals. Dantes schmerzliche Kindheit und die Begegnung mit Beatrice, die sich in seiner Jugend zutrug, werden in *La Vita Nuova* (Das Neue Leben) erzählt, ein Werk, das ebenfalls in mehreren Übersetzungen erhältlich ist.

Davis, Garry, *My Country is the World* (Sorrento, Maine: Juniper Ledge Publishing Co., neueste Auflage 1985). Die faszinierende Geschichte eines amerikanischen Bomberpiloten, der nach dem Zweiten Weltkrieg seine Nationalität aufgab, um Weltbürger zu werden. Davis' Abenteuer erschienen in Ohsawas Zeitung »Weltregierung« in Tokio und inspirierten die Kushis. Davis' neuere Schriften wurden für *World Government – Ready or Not* (Juniper Ledge, 1985) zusammengestellt.

De Santillana, Giorgio, und Herta von Dechend, *Hamlet's Mill* (Boston: David R. Godine, 1977). Umfangreiche Studie über die frühen Mythen der Weltkulturen, die einen Eindruck von den komplexen astronomischen Gesetzmäßigkeiten vermittelt, die ihnen zugrundeliegen, z. B. der Präzession der Äquinoktien und des Vegazyklus.

Dufty, William, *Sugar Blues* (New York: Warner Books, 1975). Ein Bericht über den Zucker und seine Wirkungen auf

Körper und Geist, geschrieben von einem erfahrenen Journalisten, Verfasser von Drehbüchern und Autor makrobiotischer Literatur.

Meister Eckhart, *Predigten und Traktate* (Hrsg. Quint), (München: Hanser, 1984). Ein deutscher Mystiker des 14. Jahrhunderts betrachtet das Leben aus der Sicht der Unendlichkeit.

Eliot, George, *The Mill on the Floss.* Mary Ann Evans Romane (unter ihrem Pseudonym veröffentlicht) porträtieren die traditionelle europäische Gesellschaft am Vorabend der industriellen Revolution und enthüllen ein tiefes Verständnis für die natürliche Ordnung der Dinge und die Regungen des menschlichen Herzens. *The Mill on the Floss* handelt von einer Familie, die eine Kornmühle besitzt, und von einem Bach, der die Familienmitglieder trennt und wieder vereint. *Romola, Middlemarch* und *Daniel Deronda* sind ebenfalls hervorragende Werke.

Emerson, Ralph Waldo, *Essays.* Die beste Darstellung des einenden Prinzips von einem amerikanischen Autoren. Auf *The American Scholar, Man the Reformer, History* und *Nature* sei besonders hingewiesen.

Epiktet, *The Golden Sayings.* Kompromißloser Mut und ein vollkommener Sinn für Gerechtigkeit zeichnen den griechischen Philosophen des 1. Jahrhunderts nach Christus aus. (Loeb Classical Library, 1965).

Eschenbach, Wolfram von, *Parzival* (Göppingen: Kümmerle, 1977, oder München: Langen-Müller, 1980). Der Dichter des 13. Jahrhunderts erzählt vom Hof des Königs Artus und von der Suche nach dem Heiligen Gral. Der Versroman ist bemerkenswert wegen seines Eintretens für Frieden und Harmonie zwischen Christen, Juden und Moslems während des Höhepunkts der Kreuzzüge.

Esko, Wendy, *Introducing Macrobiotic Cooking* (Tokio und New York: Japan Publications, 1978). Ein Kochbuch für Anfänger, das sich an jedermann wendet. Das Begleitbuch *Macrobiotic Cooking for Everyone* (Tokio und New York: Japan Publications, 1980) bringt eine größere Vielfalt an Rezepten sowie eine Einführung in die Anwendung der Makrobiotik im Alltagsleben von Edward Esko.

Franklin, Benjamin, *Autobiographie*. Erinnerungen des Autors an seine frühen Jahre, u.a. sein Entschluß, auf Fleisch zu verzichten, um vorrangig von Getreideprodukten und Gemüse zu leben. In vielen Editionen erhältlich. Ohsawa veröffentlichte 1952 eine Franklin-Biographie für japanische Schulkinder, die sich auf Material aus diesem Buch stützt.

Fukuoka, Masanobu, *The One-Straw-Revolution,* dt.: *Der größte Weg hat kein Tor* (Schaafheim: Pala, 1984). Ein japanischer Landwirt führt in die Theorie der naturnahen Landwirtschaft ein. *The Natural Way of Farming,* die Fortsetzung, bietet Gärtnern und Bauern den praktischen Rat, wie sie die Theorie in die Tat umsetzen können.

Gandhi, Mohandas, *Eine Autobiographie* (Gladenbach: Hinder + Deelmann). Wahrhaftigkeit und Furchtlosigkeit zeichnen die Jugend des Mannes aus, der zum Vater des modernen indischen Staates wurde. *Sarvodaya (Wohlfahrt für alle)* (Gladenbach: Hinder + Deelmann) vermittelt uns den Zugang zu Gandhis Gesellschaftsphilosophie, seinen sozialpolitischen Empfehlungen und Maßnahmen.

Goethe, Johann Wolfgang von, *Faust II*. Ein deutscher Klassiker von hohem Rang. Die *Farbenlehre* und Goethes botanische Schriften, auch der *West-Östliche Diwan* sind Werke, die den wissenschaftlichen Geist des Westens mit der ganzheitlichen Philosophie des Ostens verbinden.

Harding, Vincent, *There is a River* (New York: Harcourt Brace Jovanovich, 1981). Kraftvolle und bewegende Erzählung über farbige Amerikaner, die am Traum von der Freiheit festhalten. Der Autor ist der frühere Leiter des Martin Luther King Jr.

Memorial Center und Mitglied des Kushi Foundation Advisory Board.

Hearn, Lafcadio, *The Romance of the Milky Way and Other Studies and Stories*. Prägnante Essays, Erzählungen und Gespenstergeschichten aus der überlieferten japanischen Kultur, geschrieben von einem Autor aus dem Westen, der sich im späten 19. Jahrhundert in Japan niederließ. Das Buch ist charakteristisch für die Werke Hearns, die von Tuttle Books (Rutland, Vt.) veröffentlicht wurden, darunter *Glimpses of Unfamiliar Japan, Kwaidan: Stories and Studies of Strange Things,* und *Gleanings in Buddha-Fields*.

Hippokrates, *Hippokratische Schriften*. Ausgewählte Schriften des Vaters der westlichen Medizin.

Homer, *Ilias* und *Odyssee*. Die unsterblichen griechischen Epen handeln von Krieg und Frieden, der langen Trennung von Familienmitgliedern und deren immerwährender Liebe. Die Irrfahrt des Odysseus beginnt und endet in einem Kornfeld. Das Verständnis für die Bedeutung körperlicher und geistiger Nahrung bildet in beiden Epen einen zentralen Punkt. Michio Kushis und Aelx Jacks *One Peaceful World* (St. Martin's, 1987) versucht eine kurze Interpretation der Werke Homers aus makrobiotischer Sicht.

Hufeland, Christoph W., *Makrobiotik oder die Kunst, das menschliche Leben zu verlängern,* Jena 1796. Ein Klassiker über Ernährung und Gesundheit, der heute noch so anregend wirkt wie vor 200 Jahren, als das Buch geschrieben wurde. Erhältlich in der deutschen Originalausgabe beim Matthes und Seitz Verlag, München 1978. Englische Übersetzungen aus dem 19. Jahrhundert finden sich in Bibliotheken.

I Ging – Das Buch der Wandlungen. Das grundlegende Buch aus dem Fernen Osten über die Philosophie von Yin und Yang; eine unerschöpfliche Quelle der Einsicht und der Weisheit. Richard Wilhelms deutsche Übersetzung ist vorzüglich (Köln:

Eugen Diederichs, 1922; viele weitere Auflagen). Sie enthält den überlieferten Kommentar des Konfuzius und ein Vorwort von C. G. Jung. Zu Studienzwecken empfiehlt sich jedoch das Heranziehen von weiteren Fassungen.

Ineson, Rev. John, *The Way of Life: Macrobiotics and the Spirit of Christianity* (Tokio und New York: Japan Publications, 1986). Betrachtungen des Episkopalistenpriesters, Liedermachers und Direktors des Way of Life Center in Waldoboro, Maine. Ein Buch über Makrobiotik und den Geist des Judentums von Sherman Goldman, Lehrer für Makrobiotik in Israel, ist 1987 erschienen. Arbeiten über den Bezug der Makrobiotik zu anderen Weltreligionen werden folgen.

Kabir, *Gedichte*. Eindringliche Gedichte, die ein Weber aus Benares im 15. Jahrhundert schrieb, der von Hindus und Sufis gleichermaßen bewundert wird. *The Kabir Book,* übersetzt von Robert Bly (Boston: Beacon Press, 1977).

Kervran, Louis, *Biological Transmutations,* Brooklyn: Swan House, 1972. Die makrobiotische Antwort auf die Energiekrise. Das Buch stellt die faszinierenden Theorien und Experimente des französischen Wissenschaftlers vor.

Kohler, Jean, und Mary Alice Kohler, *Healing Miracles from Macrobiotics* (West Nyack, N.Y.: Parker, 1979). Der einfühlsame Bericht über einen Musikprofessor, der sich, unterstützt von der Liebe und Opferbereitschaft seiner Frau, mit Hilfe der Makrobiotik von einem Pankreaskarzinom im Endstadium heilte. Weitere Bücher über Krebs aus makrobiotischer Sicht sind: Virginia Brown und Susan Stayman, *Macrobiotic Miracle: How a Vermont Family Overcame Cancer* (Tokio und New York: Japan Publications, 1984). Die bewegende Geschichte einer Krankenschwester, die sich mit Hilfe ihrer Familie von einem bösartigen Melanom im vierten Stadium heilte. Elaine Nussbaum, *Recovery: From Cancer to Health through Macrobiotics* (Tokio und New York: Japan Publica-

473

tions, 1986). Die eindringliche Geschichte der Heilung einer jungen Frau, die an inoperablem Uteruskrebs litt. Neil Scott und Jean Farmer, *Eating with Angels* (Tokio und New York: Japan Publications, 1986). Ein zu einer lebenslangen Freiheitsstrafe verurteilter Bankräuber aus Texas, der an einem inoperablen Dickdarmgeschwür leidet, erlangt seine Gesundheit und Freiheit wieder.

Kotzsch, Ronald E., Ph. D., *Macrobiotics: Yesterday and Today* (Tokio und New York: Japan Publications, 1985). Eine engagiert und spritzig geschriebene Geschichte der Makrobiotik, die vor allem in das Leben und Gedankengut von George Ohsawa einführt. (»The World Journey of the Penniless Samurai«.)

Kojiki »Records of Ancient Matters«. Das Werk wurde dem japanischen Kaiser schon im Jahr 712 nach Chr. vorgelegt, seine Beschreibung des Schöpfungsakts ist zeitlos. Obwohl der Leser den Erzählungen über die Shinto-Gottheiten auch im Original nur schwer folgen kann, stellen die Übersetzungen von Donald L. Philippi (Tokyo University Press, 1968) und Basil Hall Chamberlain (Rutland, Vt.: Tuttle, 1981) doch lobenswerte Versuche einer Übertragung dar.

Kushi, Aveline, *Lessons of Day and Night* (Wayne, N. J.: Avery Publishing Group, 1985). Eine Versammlung für Kinder, die mit Yin und Yang vertraut macht und von der Autorin selbst farbig illustriert wurde.

Kushi, Aveline, *Mit Miso kochen* (Schaafheim: Pala, 1986). Ein Buch mit Hintergrundinformationen zu Miso, mit Rezepten, Ernährungsvorschlägen und wie man Miso zu Hause herstellt.

Kushi, Aveline, und Wendy Esko, *The Changing Seasons Macrobiotic Cookbook* (Wayne, N. J.: Avery Publishing Group, 1984). Großformatiges Kochbuch mit köstlichen und verlockenden Rezepten und Menüs für alle Jahreszeiten.

Kushi, Aveline, und Alex Jack, *Aveline Kushis großes Buch der makrobiotischen Küche* (Völklingen: Ost-West-Bund, 1987). Avelines grundlegendes Kochbuch, das lebenslange Erfahrung, umfassende Lehrtätigkeit und unermüdliches, weltweites Sammeln makrobiotischer Rezepte auswertet. Es enthält amüsante Geschichten über eine Jugend in Japan, die Ankunft in Amerika, die Reisen mit Michio, aber auch Haiku-Gedichte und Illustrationen der Autorin.

Kushi, Michio, *Michio Kushi's Do-In-Buch* (Frankfurt und Südergellersen: Verlag Bruno Martin, 1980; 5. Auflage 1987). Einführung in die Kunst der Selbstmassage, einschließlich Atemtechnik, Meridiane und Akupressurpunkte. Das Buch enthält ferner Übungen zur körperlichen und spirituellen Entfaltung.

Kushi, Michio, *Orientalische Diagnose* (Schaafheim: Pala, 1986). Einführung in die Diagnose des Gesichtsausdrucks, der Linien in Gesicht und Händen, der Körperhaltung und Bewegung. *Oriental Diagnosis* (London: Red Moon, 1976) und *Dein Gesicht lügt nie* (Laer: Mahajiva, 1986) beschäftigen sich mit demselben Thema, die Ausführungen sind jedoch allgemeiner gehalten.

Kushi, Michio, *Die makrobiotische Hausapotheke,* herausgegeben von Marc Van Cauwenberghe, M.D. (Rehlingen: Ost-West-Bund, 1986). Ein maßgebender Führer zur Herstellung von Ingwerkompressen und anderen Hausmitteln, der auch Hinweise zum arzneilichen Gebrauch von Nahrungsmitteln gibt. Das Buch enthält eine umfassende Abhandlung über *Ki*.

Kushi, Michio, *Natürliche Heilung mit Makrobiotik* (Südergellersen: Bruno Martin, und Rehlingen: Ost-West-Bund, 1981; jetzt nur noch: Völklingen, Ost-West-Bund). Das Buch bietet einen allgemeinen Einblick in die makrobiotische Sicht von Störungen des Verdauungssystems, des Herz-Kreislauf- und des Nervensystems, der endokrinen Sekretion und der Geschlechtsorgane. 1985 begannen die Kushis mit der Herausgabe einer Serie zur Gesundheitserziehung, die sich in kleinen Büchlein mit speziellen Krankheiten befaßt. Den Anfang machten die Büchlein *Diabetes and Hypoglycemia* und *Allergies,* denen jedes Jahr zwei weitere Arbeiten folgten. Begleithefte in der Reihe Ernährung und Kochen beinhalten Rezepte und Menüs für die jeweils besprochenen Gesundheitsprobleme. Diese Broschüren sind veröffentlicht bei Japan Publications.

Kushi, Michio, *On the Greater View,* herausgegeben von Sherman Goldman (Wayne, N.J.: Avery Publishing Group, 1985; Neudruck der *Visions of a New Era*). Aufsätze über Ufos, die Welt der Antike und soziale Themen, die in den siebziger Jahren im *East West Journal* erschienen. *Der makrobiotische Weg* (Freiburg: H. Bauer, 1986) gewährt eine knappe Einführung in die Theorie und Praxis der Makrobiotik.

Kushi, Michio, und Alex Jack, *The Cancer-Prevention Diet* (New York: St. Martin's Press, 1983); dt. *Die Kushi-Diät* (München: Droemer Knaur, 1984). Der makrobiotische Ansatz zur Verhütung und Linderung von Krebserkrankungen. Das Buch enthält eine Theorie zur Karzinogenese und zum Krebswachstum, einen Leitfaden zu 20 verschiedenen Formen von Krebs, den Stand der gegenwärtigen Ernährungsforschung sowie die Krankengeschichten Dutzender von Menschen, die mit Erfolg eine makrobiotische Therapie durchführten, und 100 Rezepte und Menüs, um mit der Makrobiotik vertraut zu werden.

Kushi, Michio, und Alex Jack, *Diet for a Strong Heart* (New York: St. Martin's Press, 1985). Der makrobiotische Ansatz zur Verhütung und Linderung von Herz- und Schlaganfällen, Bluthochdruck, angeborenen Herzfehlern und anderen Herzkreislaufbeschwerden. Die Schrift enthält das Vorwort eines Kardiologen, die Beschreibung von makrobiotischen Experimenten an der Harvard Medical School, Krankengeschichten, Rezepte und Menüs.

Kushi, Michio, und Alex Jack, *One Peaceful World* (New York: St. Martin's Press, 1987). Der makrobiotische Ansatz zur Schaffung des inneren und äußeren Friedens. Das Buch enthält eine biographische Skizze von Michios Jugend in Japan, seine Erlebnisse während des Zweiten Weltkriegs und seine Ankunft in Amerika. Es bietet ferner eine umfassende Beschreibung der spiralförmigen historischen Entwicklung, Beispiele makrobiotischer Projekte in Lateinamerika, im Mittleren Osten, bei den Vereinten Nationen und anderswo. Lieder über Frieden und Harmonie runden das Buch ab.

Kushi, Michio, und Aveline Kushi, *Macrobiotic Pregnancy and Care of the Newborn,* herausgegeben von Edward und Wendy Esko (Tokio und New York: Japan Publications, 1984); dt.: *Natürliche Schwangerschaft und Säuglingspflege mit Makrobiotik* (Völklingen: Ost-West-Bund, 1988). Ein Buch zur Geburtshilfe und Säuglingspflege. *Macrobiotic Child Care and Family Health,* die Fortsetzung, gibt Ratschläge für die Jahre der Kindheit (1986); dt.: *Kinder- und Familiengesundheit durch Makrobiotik* (Völklingen: Ost-West-Bund, 1988).

Kushi, Michio, und Aveline Kushi, *Das große Buch der makrobiotischen Ernährung und Lebensweise* (Völklingen: Ost-West-Bund, 1987), herausgegeben von Alex Jack. Ein Überblick über die wesentlichen Prinzipien der makrobiotischen Ernährungsweise und ihr Verhältnis zu persönlichem Wohlbefinden und sozialem Wohlergehen, Weltfrieden und spiritueller Entwicklung. Das Buch vermittelt weiterhin die Kenntnis der Lebensmittel, die in der *makrobiotischen Standard-Diät* aufgeführt sind, und bespricht ihre Geschichte, den Anbau und die Ernte, die Verarbeitung, den Gebrauch und den Nährwert.

Laotse, *Tao te King,* übers. v. Richard Wilhelm (Eugen Diederichs). Das Wesen des Himmels und der Erde faßte Lao Tse in 81 transparante Verse. Die beste Übertragung in eine westliche Sprache leistete Richard Wilhelm, der auch das I Ging übersetzte. Seine deutsche Originalübertragung und sein Kommentar wurden 1910 veröffentlicht. Bei eingehender Beschäftigung mit dem Werk empfiehlt es sich, zwei oder drei Fassungen heranzuziehen, z. B. D. T. Suzukis und Paul Carus' *The Canon of Reason and Virtue* (Open Court, 1913), Witter Bynner's *The Way of Life According to Lao Tzu* (Putnam, 1944; Perigree, 1980) oder R. B. Blakneys *Way of Life – Tao Te Ching* (New American Library, 1955).

Mann, Thomas, *Joseph und seine Brüder*. Eine moderne Nacherzählung der biblischen Episode (Fischer Verlag).

Mao Tse-Tung, *On Practice* und *On Contradiction*. Zwei philosophische Essays des Führers der kommunistischen Revolution in China, die den universalen Prozeß der Wandlung beschreiben, der sich auf ein Verständnis der komplementären Natur der Gegensätze und ihre Umwandlung ineinander stützt. Maos kühne Auffassung von Yin und Yang erstreckte sich nicht auf den biologischen Bereich. Im Lauf der Jahre schwanden seine eigene Gesundheit und Urteilskraft, die Volksrepublik China schlug den Weg einer ruinösen Politik ein, die zur Verwendung von Kunstdüngern, Pestiziden, der Mißachtung der Menschenrechte, zur Besetzung Tibets und der Kulturrevolution führte. Übersetzungen dieser frühen Essays finden sich in den *Selected Works, Volume 1* (Peking 1965), und in vielen Anthologien.

Mencius, *Mencius*. Das Buch ist eine der Säulen der fernöstlichen Philosophie und wurde von einem friedliebenden Mann geschrieben, der im 4. Jahrhundert vor Christus lebte (Übersetzt von D. C. Lau, New York: Penguin Books, 1970).

Mendelsohn, Robert S., M. D., *Confessions of a Medical Heretic* (Chicago: Contemporary Books, 1979). Leidenschaftliche Kritik der modernen Schulmedizin.

Milarepa, *The One Hundred Thousand Songs of Milarepa*. Gedichte und Erzählungen eines Dichters und Heiligen des

11. Jahrhunderts, dessen Schriften einen Kanon des tibetischen Buddhismus bilden. Übersetzt in 2 Bänden von Garma C. Chang (Boulder: Shambhala, 1977); dt.: 5 ausgewählte Gesänge sind enthalten in: Milarepa, *Von der Verwirklichung*, aus dem Tibetischen übers. v. Gerd Göllner (Südergellersen: Bruno Martin, 1985). Edwin Bernbaums *Der Weg nach Shambala* (Hamburg: Papyrus, 1982) bietet eine wunderbare Einführung in die Weisheit Tibets und Nepals und in das mystische Königreich, das in den schneegekrönten Bergen des Himalaja verborgen sein soll. John Avedons *In Exile from the Land of Snows* (Vintage, 1986) ist ein bewegender Bericht über Tibet nach der chinesischen Invasion. Die Autobiographie des Dalai Lama, *My Land and My People* (New York: Potola, 1977), ist so anregend wie seine Essays und Gespräche.

Mohammed, *Koran*. Der Koran ist die heilige Schrift des Islam. Das Wort bedeutete »Gottesergebung« oder die Einordnung in die Gesetze des Universums (Anm. d. Red.: Es liegen mehrere deutsche Übersetzungen vor, doch empfiehlt es sich, Arabisch zu lernen, um den Klang und die tiefere Bedeutung verstehen zu können. Wörtliches Verstehen vermittelt nicht den Sinn.) Mohammeds Rolle als Friedensstifter und die islamische Sicht eines Universalstaates sind Gegenstand von Afzal Iqbals lehrreichem Essay *The Prophet's Diplomacy* (Cape Cod, Mass.: Claude Stark, 1975).

Murasaki, Lady, *The Tale of Genji*. Ein Roman über den Prinzen Genji und den japanischen Hof des 10. Jahrhunderts. Übersetzt von Edward Seidensticker, New York, 1976 (Random House).

Musashi, Miyamoto, *Das Buch der fünf Ringe* (Düsseldorf: Econ, 1985). Ein Samurai des 16. Jahrhunderts beschreibt den Weg des Schwertes.

Needham, Joseph, *Science and Civilization in China*, 5 Bände (Cambridge: Cambridge University Press, 1959). Monumentale Studie des fernöstlichen Denkens, der Philosophie und der Medizin und dessen Verbreitung im Westen.

Northrup, F. S. C., *The Meeting of East and West* (New York, Collier, 1966). Eine Synthese des östlichen und westlichen Denkens, die in den vierziger Jahren von einem Erzieher in Yale verfaßt wurde. Von George Ohsawa ins Japanische übersetzt.

Nostradamus, Michel de, *Prophetische Weltgeschichte*. Prophezeiungen, die der französische Arzt, Astrologe und tiefreligiöse Denker jüdisch-katholischen Erbes in der Mitte des 16. Jahrhunderts niederschrieb. Die gereimten Verse, die voller Rätsel sind, haben sich als erstaunlich genau erwiesen und verblüfften jede Generation. Viele Vorhersagen scheinen sich auf das Ende des 20. Jahrhunderts zu beziehen. Dem Leser sei geraten, sich nicht allein auf eine Übersetzung oder einen Kommentar zu stützen, sondern mindestens drei verschiedene Versionen heranzuziehen, um die Bandbreite der Interpretationsmöglichkeiten zu erkennen und um sich anschließend auf die eigene Intuition verlassen zu können.

Nguyen Du, *Kim van Kieu*. Das vietnamesische Nationalepos gibt die Sorgen und Beschwernisse einer getrennten Familie wieder. Das Herz und die Seele Südostasiens leben in diesem Buch, das heute noch so wahr ist wie 1802, als es ein buddhistischer Dichter niederschrieb. *The Tale of Kieu,* übersetzt von Huynh Sanh Thong (New York: Random House, 1973).

Ohsawa, George, *Selected Works*. Ohsawa, der Begründer der modernen Makrobiotik, verfaßte über 300 Bücher. Die meisten seiner japanisch geschriebenen Werke wurden niemals übersetzt. Etwa ein Dutzend seiner Schriften wurden von Ohsawa selbst oder einem seiner Mitarbeiter ins Französische und/oder Englische übertragen. Die englischen Werke sind bei der George Ohsawa Macrobiotic Foundation (G.O.M.F.) in Oroville, Kalifornien, zu beziehen, deutsche Ausgaben beim

Verlag Mahajiva, Laer. Ohsawas reife Schriften strahlen einen kraftvollen Geist des Abenteuers aus und sind eine wunderbare Einführung in die Prinzipien der Makrobiotik. In seinen frühen Werken spiegeln sich noch die Vorurteile und Mißverständnisse seiner Zeit wider. *You Are All Sanpaku,* herausgegeben von Bill Dufty (University Books, 1965), ist von allen in englischer Sprache erschienenen Büchern Ohsawas vielleicht das zugänglichste. *Krebs und die fernöstliche Philosophie der Medizin* (Oshawa Zentrale) erzählt von Georges und Limas Abenteuern in Afrika und vom Besuch bei Dr. Schweitzer. *Die fernöstliche Philosophie im nuklearen Zeitalter* (Thiele, 1985) rechnet mit den modernen Naturwissenschaften ab und stellt ein neues Modell des Atoms vor. *The Unique Principle,* erstmals 1929 in Paris veröffentlicht (G.O.M.F., 1973), führt in die Philosophie von Yin und Yang ein und zeigt Ohsawas jugendliche Versuche, Ost und West zu verbinden. Drei schmale Schriften, *The Book of Judgement* (1960; G.O.M.F., 1980), *Macrobiotic Guidebook for Living* (japanische Originalausgabe, 1947, revidierte englische Übersetzung G.O.M.F., 1985, dt.: *Praktischer Leitfaden der makrobiotischen Heilkunde* (Ohsawa-Zentrale) und *Zen-Makrobiotik* (Thiele, 1982) erfreuten sich in den sechziger und frühen siebziger Jahren großer Beliebtheit. Ohsawas eigene Ernährungsrichtlinien freilich, die sich auf eine ausschließlich aus braunem Reis bestehende Nahrung stützen, sind für Menschen aus dem Westen nicht nachvollziehbar, da sie in einem von Japan verschiedenen Klima leben und einen anderen kulturellen Hintergrund besitzen. Eine vielfältigere und ausgeglichenere Ernährungsweise wird nun von den meisten Anhängern der Makrobiotik praktiziert, wobei sich Kochgewohnheiten, der Gebrauch von Salz und Öl und die Anwendung anderer Grundsätze der Auswahl und Zubereitung der Nahrung ständig weiterentwickeln. Ken Burns Übersetzung von *Jack and*

481

Mitie in the West (französisches Original, 1956; G.O.M.F., 1981; dt.: *Jack und Mitie im Occident,* Ohsawa-Zentrale) und *Gandhi – The Eternal Child* (1954; G.O.M.F., 1986) sind kraftvoll und anregend. Leser, die das Französische beherrschen, werden an *Le Livre des Fleurs* (»Das Buch der Blumen«, 1931; 1972) und an *Le Livre du Judo* (»The Book of Judo«, 1952) Gefallen finden; jetzt auch in deutscher Sprache: *Das Buch vom Judo* (Laer: Mahajiva, 1987).

Ohsawa, Lima, *Das Lima Ohsawa-Kochbuch* (München: Irisiana/Hugendubel, 1980). Eine anmutige Sammlung japanischer Gerichte, die Einsichten in die hohe Schule des Kochens vermittelt.

Plato, *Symposion.* Die Härte und Zähigkeit von Sokrates und seine große Freude am Essen werden in diesem Dialog nachgezeichnet. Der *Staat,* Platos Vision einer idealen, von Philosophen-Königen geführten Gesellschaft, und *Timaios,* eine Abhandlung griechischer Kosmologie und der Ursprünge des Menschen, bieten ebenfalls Anregungen zum Nachdenken. Erhältlich in vielen Übersetzungen.

Rifkin, Jeremy, *Genesis zwei. Biotechnik – Schöpfung nach Maß* (Reinbek: Rowohlt, 1986). Scharfsinnige Kritik an der modernen Wissenschaft, der Biotechnologie, Gentechnologie und der Computerrevolution.

Russel, Walter, *The Universal One* (Waynesboro, Va.: University of Science and Philosophy, 1974). Eine brillante, sich auf die spiralförmigen Gesetze des Universums stützende Studie über Materie, Energie und Bewußtsein. Das Buch wurde 1927 von einem bekannten Bildhauer und Architekten geschrieben und beruft sich auf eine visionäre Erfahrung des Autors. Eine kürzere Arbeit von Russel, *Atomic Suicide?* (1957), überträgt die Prinzipien dynamischen Wandels auf die gegenwärtigen Probleme der Politik und der Umwelt.

Sattilaro, Anthony, M. D., und Tom Monte, *Rückruf ins Leben.*

Die Geschichte meiner Krebsheilung (Laer: Mahajiva, 1985). Der dramatische Bericht über den Vorsitzenden des Methodisten-Krankenhauses in Philadelphia, der sich mit Hilfe der Makrobiotik und eines erneuerten religiösen Glaubens von Krebs im Endstadium heilte.

Scott, Sir Walter, *Ivanhoe*. Der beste der Waverly-Romane, die sich alle durch ein tiefes Verständnis der Natur und des menschlichen Schicksals auszeichnen. Erstveröffentlichung 1820. In vielen Ausgaben erhältlich.

Shakespeare, William, *Gesammelte Werke*. Der Poeta laureatus des menschlichen Herzens. Eine Einführung zu Shakespeare aus der Sicht der Makrobiotik und ein dynamisches Verständnis der traditionellen westlichen Medizin und Philosophie, wie es sich in den Theaterstücken widerspiegelt, sowie die Lehre von den vier Elementen und Gemütsveranlagungen findet sich bei Michio Kushi und Alex Jack, »The Tragical Case History of Hamlet«, in *Diet for a Strong Heart* (New York: St. Martin's Press, 1985). Shurtleff, William, und Akiko Aoyagi, *Das Miso-Buch* (Soyen Ahorn Verlag, 1984). Die Geschichte des Miso und der Miso-Herstellung. Das Buch enthält Rezepte, Quelleninformationen und einen knappen Überblick über die makrobiotische Bewegung in Nordamerika. *Das Tofu-Buch* (Ahorn), *Book of Tempeh* (Harper & Row, 1985; dt.: *Das Tempeh-Buch,* Ahorn, 1987) und *Book of Kudzu* (Avery, 1985) vom gleichen Autor erzählen die Geschichte weiterer traditioneller Nahrungsmittel, die durch die Makrobiologie populär wurden.

Sitchin, Zechariah, *The Twelfth Planet* (New York: Avon, 1976). Die spannende und widersprüchliche Geschichte des Kontakts zwischen den alten Sumerern und der fortgeschrittenen Zivilisation eines fernen Planeten, der im Abstand von 3600 Jahren in unserem Teil des Sonnensystems kommen soll. Robert K. G. Temple's *The Sirius Mystery* (London: Futura, 1976) handelt von den Dogon von Mali, Westafrika, deren Überlieferung die Kenntnis von Besuchern vom Hundsstern bewahrt, was erst kürzlich von modernen Astronomen untermauert wurde. Charles Hapgoods *Maps of the Ancient Sea Kings* (Chilton, 1964) untersucht antike und mittelalterliche Karten, die die Küstenumrisse und das Relief der Antarktis vor der letzten Eiszeit zeigen. Dies sind nur einige der vielen Bücher, die auf eine vereinte Welt hinweisen, wie sie in alten Zeiten bestand, und auf einen möglichen außerirdischen Kontakt.

Spinoza, Baruch, *Ethik*. Eine allumfassende Sicht der Wirklichkeit von einem niederländischen jüdischen Philosophen des 17. Jahrhunderts.

Sugimoto, Etsu Inagaki, *A Daughter of the Samurai*. Autobiographie einer japanischen Frau, die den großen Einfluß der westlichen Kultur, nicht zuletzt der modernen Nahrung, auf den Fernen Osten beobachtete. Eine Neuauflage des Originals von 1926 wude 1966 von Tuttle Books herausgebracht.

Swedenborg, Emanuel. Der visionäre schwedische Philosoph und Prophet, der vom späten 17. bis zur Mitte des 18. Jahrhunderts lebte, nahm die Welt der Schwingungen und des Geistes wahr. Die Swedenborg-Gesellschaft veröffentlichte viele seiner Werke, darunter: *Himmlische Geheimnisse im Worte Gottes, die nun enthüllt sind* und *Von Seele, Geist und Leib*. (Deutsche Ausgaben über Verlagsgemeinschaft Zluhan, Bietigheim, oder Swedenborg Verlag, Zürich.)

Tagore, Rabindranath, *Gitanjali*. Verse von der vollkommenen Bindung an das Wesen Gottes, geschrieben von dem indischen Dichter des frühen 20. Jahrhunderts. Eine englische Übersetzung aus dem Bengali erschien 1971 bei MacMillan.

Tara, William, *Macrobiotics and Human Behaviour* (Tokio und New York: Japan Publications, 1985). Der makrobiotische Ansatz zu geistiger Gesundheit und seelischem Wohlergehen, vermittelt von einem früheren Direktor des Kushi-Instituts.

Teilhard de Chardin, Pierre, *The Phenomenon of Man* (New York: Harper & Row, 1955). Zum Nachdenken anregende Betrachtungen über die Evolution, die Kosmologie und die spirituelle Entwicklung von einem Jesuiten aus Frankreich, der viele Jahre in China verbrachte und dessen Denken mithalf, die moderne Wissenschaft mit der Religion zu versöhnen.

Thomas, *Evangelium nach Thomas*. Koptischer Text, hrsg. u. übers. v. Quispel u. a. (Leiden: Brill, 1959). Dieses kürzlich entdeckte Evangelium beschreibt Jesus, der die Lebensspirale lehrt und dabei die Prinzipien von Bewegung und Ruhe benützt, die jenen von Yang und Yin ähnlich sind. Erhältlich in Übersetzungen aus dem koptischen Original von A. Guillaumont u. a. (New York: Harper & Row, 1959) und ebenfalls in *The Nag Hammadi Library*, herausgegeben von James M. Robinson (New York: Harper & Row, 1977), einer Anthologie verwandter Schriften, darunter *The Gospel According to Philip*.

Thoreau, Henry David, *Walden* (Diogenes). Klassiker über das Selbstvertrauen und das Einssein mit der Natur.

Tolkien, J. R. R., *Herr der Ringe* (Stuttgart: Klett). Die mythologische Erzählung aus Mittelerde vermittelt Ausdauer, Glauben und andere traditionelle Tugenden auf eine Art, die die Phantasie des modernen Menschen anspricht.

Tolstoi, Leo, *Krieg und Frieden*. Umfangreicher Roman über das Leben einer russischen Familie zur Zeit der Napoleonischen Kriege. Prinz Andrejs Nachdenken über das Vollkommene, Pierres Entdeckung des einfachen Lebens und Essens, die Strategie des alten russischen Generals, der sich jeglichen Handelns enthält, verleihen diesem epischen Roman den Geist der Unendlichkeit. Die Qualität der Übersetzungen ist sehr unterschiedlich.

Upanishaden. Sie stellen die Quintessenz der indischen Metaphysik dar, die am Ende des Vedischen Zeitalters niedergelegt wurde. Sie weisen auf die vereinte Beziehung zwischen Erkennendem und Erkanntem, Einzelseele und Weltgeist, Leben und Tod hin. Gute Übersetzungen von Swami Prabhavananda und Frederick Manchester (Vedanta Press, 1947; dt. *Die schönsten Upanischaden*, Zürich 1951), S. Radhakrishnan (Allen & Unwin, 1953) und Swami Nikhilananda (Harper & Row, 1963). Die umfassendste deutsche Übersetzung ist: Deussen, Paul, *60 Upanishads des Veda* (Bielefeld: Kleine, 1980).

Woolman, John, *Journals.* Tagebücher eines amerikanischen Quäkers und friedliebenden Mannes aus dem 18. Jahrhundert. Nicht nur wegen seiner sanften Lebensphilosophie, sondern auch wegen seines Verzichts auf den durch Sklavenarbeit gewonnenen Zucker sind die Aufzeichnungen von Woolman bedeutsam.

Wu Chen-En, *The Journey to the West.* Das kunterbunte Märchen vom Affenkönig, Tripitika, Pigsy und Sandy, das von einem chinesischen Dichter des 16. Jahrhunderts geschrieben wurde, stützt sich auf mündliche Überlieferungen und die wahre Reise eines buddhistischen Mönchs nach Indien auf der Suche nach heiligen Schriften. Arthur Waleys *Monkey* bringt den wesentlichen Teil der Geschichte in einem Taschenbuch, während Anthony C. Yus' Übersetzung (University of Chicago Press, 1975–1983) die gesamte Geschichte in vier wundervollen Bänden wiedergibt.

Yamamoto, Shizuko, *Barefoot Shiatsu* (Tokio und New York: Japan Publications, 1979). Einführung in die Akupressurmassage der Ohsawa-Schülerin, die eine der führenden Shiatsu-Praktiker des Westens ist.

The Yellow Emperor's Classic of Internal Medicine. Alte chinesische Texte zur ärztlichen Kunst, die eine Behandlung durch Yin und Yang und die fünf Umwandlungen beschreiben. Leider ist der vorliegende Text unvollständig und oftmals auch unverständlich. Ilza Veiths Zusammenfassung (Berkeley: University of California Press, 1949) gibt etwas vom Original wieder. Dr. Henry Lus *A Complete Translation of Nei Ching and Nan Ching* bietet in 2 Bänden eine vollständige englische Übersetzung neben dem chinesischen Text (Vancouver: Academy of Oriental Heritage, 1978).

Zeitschriften

Zum weiteren Studium empfehlen wir die folgenden Zeitschriften mit Artikeln von George Ohsawa, Michio Kushi und weiteren Lehrern der Makrobiotik. Obgleich viele nicht mehr gedruckt werden, so sind doch einzelne Restexemplare noch über die Bibliothek des Kushi-Instituts in Becket, Massachusetts, zu beziehen.

East-West-Journal (1971-), Brookline, Mass.
The Order of the Universe (1967-1982), Boston und Brookline, Mass.
Michio Kushi Seminar Reports (1973-1977), Boston, Mass.
Kushi Institute Study Guides (1980-1982), Brookline, Mass.
Macrobiotic Archives (1983-), Brookline, Mass.
The Macrobiotic (1966-1983), Oroville, California
Macrobiotics Today (1984-), Oroville, California
MacroMuse (1982-), Rockville, Maryland
Le Compass (1977-), Paris, Frankreich
Das Große Leben (ab 1986), hrsg. vom Ost-West-Bund, Völklingen.

Anhang 5
Bildungs- und Sozialeinrichtungen
der Makrobiotik

Bildungszentren

Macrobiotics International, ein Netz aus Bildungszentren in den
Vereinigten Staaten, Kanada und anderen Teilen der Welt, das
der Kushi-Stiftung und der West-Ost-Stiftung in Boston angeschlossen ist, bietet der allgemeinen Öffentlichkeit fortlaufende
Kurse für makrobiotisches Kochen, traditionelle Nahrungszubereitung und natürliche Verarbeitung sowie Kurse in Eine-Welt-
Studien an. Eine Einweisung erfolgt auch auf den Gebieten der
östlichen Heilkunde und der westlichen Schulmedizin, der Shiatsu-Massage, der Schwangerschaftsberatung und der Kinderpflege, des Yoga, der Meditation, der Wissenschaft, Kultur und
der Künste. Die von examinierten und qualifizierten Beratern
geleiteten makrobiotischen Bildungszentren bieten ferner Dienste in Ernährungsfragen und Lebenshilfe an sowie Adressen der
in medizinischen Berufen tätigen Mitglieder der makrobiotischen
Bewegung und wirken mit an Forschungs- und Lebensmittel-
programmen in Krankenhäusern, medizinischen Ausbildungs-
stätten, Gefängnissen, Rehabilitationszentren für Drogenabhängige, Pflegeheimen und anderen Institutionen. In vielen Städten und Gemeinden finden sich kleine makrobiotische Bildungs-
und Informationszentren, die ebenfalls Kurse und Dienstleistungen anbieten.

Interessenten können sich an Macrobiotics International in
Boston wenden, um weitere Information über lokale und regio-

nale Einrichtungen sowie Gesundheitsdienste, Bezugsquellen von Naturkost und entsprechende Versandfirmen zu erhalten. Ein jährlich erscheinender Katalog, der bei der Kushi-Stiftung in Boston zu beziehen ist, bringt alle nationalen und internationalen Adressen jeweils auf den neuesten Stand. (Für die deutsche Ausgabe geben wir im folgenden eine kleine Auswahl wichtiger Adressen makrobiotischer Informations- und Bildungszentren.)

Macrobiotics International/Kushi Foundation
Box 850
Brookline Village, Mass. 02147
617-738-0045

Kushi-Institut

Für Personen, die sich in die Makrobiotik vertiefen wollen, bietet das Kushi-Institut, eine 1979 in Boston gegründete Bildungseinrichtung mit Filialen in London, Amsterdam, Antwerpen, Florenz, Lissabon, Barcelona und Tokio, Teil- und Vollzeitlehrgänge an. Diese Lehrgänge eignen sich für Personen, die eine qualifizierte Ausbildung als makrobiotische Kochlehrer, makrobiotische Lehrer oder Berater erhalten wollen. Die Ausbildung ist in vier Stufen unterteilt: 1) Persönliche Entwicklung (3 Monate); 2) Entwicklung der Gemeinschaft (3 Monate); 3) Planetarische Entwicklung (3 Monate) und 4) Vorbereitung zur Abschlußprüfung (1–2 Jahre).

Im neuen Ausbildungszentrum des Kushi-Instituts in den Berkshire Mountains wurde unter der persönlichen Leitung von Michio Kushi mit der Durchführung von Seminaren zum spirituellen Training begonnen. In 10 bis 12 Stufen der Unterrichtung, die jeweils 5 Tage beanspruchen, werden die Teilnehmer in den

Aufbau und das Wesen der spirituellen Welt, das Gebet, die Meditation und die spirituelle Entwicklung eingewiesen. Aveline Kushi hat in den Berkshire Mountains ein Kurzprogramm für Besucher entwickelt, Aveline Kushi Cooking Intensives, das sich mit den Zusammenhängen von Kochen, Kunst, Kultur und Familienbeziehungen beschäftigt.

Kushi Institute
Box 7
Becket, Mass. 01223
413-623-5742

East West Journal

Über aktuelle Entwicklungen wird in den Presseorganen der Kushi-Stiftung berichtet. Darunter befindet sich auch das *East West Journal,* eine 1971 gegründete Monatszeitschrift, die nunmehr ein internationales Publikum von 200.000 Lesern hat. Das *EWJ* bringt regelmäßig Artikel über Gesundheit, natürliche Heil- und Ernährungsweisen, behandelt aber auch Themen wie Ökologie, Wissenschaft, Psychologie, Kunst und den Weltfrieden. In jeder Ausgabe findet man eine Naturkost-Kochkolumne und Artikel über den Anbau und die Weiterverarbeitung von Produkten aus naturgemäßem Anbau.

East West Journal
17 Station St.
Brookline, Mass. 02146
617-232-10000

Deutschsprachige makrobiotische Zentren

In der Bundesrepublik, der Schweiz und Österreich gibt es mehrere Organisationen und Zentren, die den Geist der Makrobiotik in Veröffentlichungen, Seminaren, Kochkursen etc. vermitteln. Der Ost-West-Bund e. V. in Völklingen gibt Ihnen auf Wunsch weitere Adressen.

Ost-West-Bund e. V.
Auf der Juchhöh 21
66333 Völklingen
0 68 02-2 02

East-West-Foundation
Kaserngasse 12, 2. Etage
A-2700 Wien
02 22/8 89 16 63

Makrobiotik International
Hauptstraße
CH-3723 Kiental
0 33/76 26 76

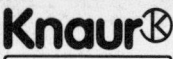

ALTERNATIV HEILEN

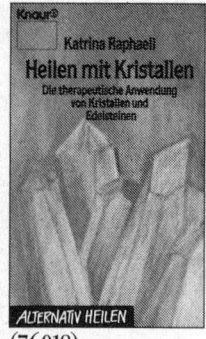
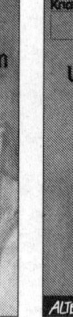

Katrina Raphaell
Heilen mit Kristallen
Die therapeutische Anwendung
von Kristallen und
Edelsteinen

ALTERNATIV HEILEN
(76018)

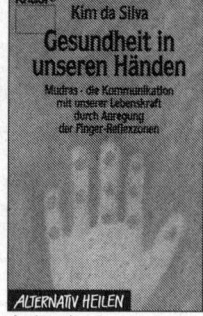

Kim da Silva
**Gesundheit in
unseren Händen**
Mudras - die Kommunikation
mit unserer Lebenskraft
durch Anregung
der Finger-Reflexzonen

ALTERNATIV HEILEN
(76019)

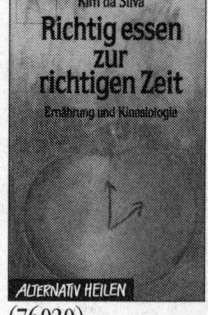

Kim da Silva
**Richtig essen
zur
richtigen Zeit**
Ernährung und Kinesiologie

ALTERNATIV HEILEN
(76020)

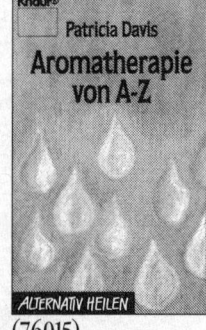

Patricia Davis
**Aromatherapie
von A-Z**

ALTERNATIV HEILEN
(76015)

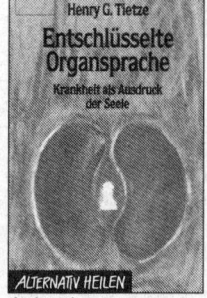
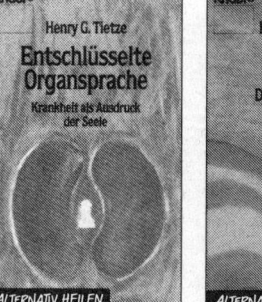

Henry G. Tietze
**Entschlüsselte
Organsprache**
Krankheit als Ausdruck
der Seele

ALTERNATIV HEILEN
(76023)

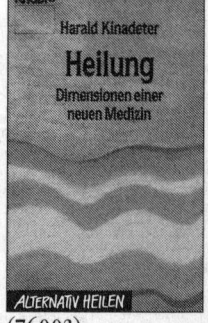

Harald Kinadeter
Heilung
Dimensionen einer
neuen Medizin

ALTERNATIV HEILEN
(76003)